国家出版基金项目
NATIONAL PUBLICATION FOUNDATION

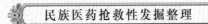

民族医药抢救性发掘整理

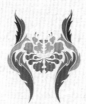

中国侗族医药

上卷

龙运光　萧成纹
吴国勇
邓星煌

主编

中医古籍出版社

图书在版编目（CIP）数据

中国侗族医药 / 龙运光，萧成纹，吴国勇主编. --北京：中医古籍出版社,2014.6
ISBN 978-7-5152-0579-3

Ⅰ. ①中… Ⅱ. ①龙… ②萧… ③吴… Ⅲ. ①侗族－民族医学－中国 Ⅳ. ①
R297.2

中国版本图书馆CIP数据核字(2014)第071970号

民族医药抢救性发掘整理
中国侗族医药

龙运光　萧成纹　吴国勇　邓星煌　主编

责任编辑　张　磊
装帧设计　韩博玥　张雅娣
出版发行　中医古籍出版社
社　　址　北京东直门内南小街16号（100700）
印　　刷　三河市华东印务有限公司
开　　本　710×1000　1/16
印　　张　66.5
字　　数　1082千字
版　　次　2014年6月第1版　2014年6月第1次印刷
印　　数　0001～2000册
书　　号　ISBN 978-7-5152-0579-3
定　　价　136.00元（上下卷）

前　言

　　侗族医药历史悠久，在本民族繁衍生息、防病治病中，历史地位和现实作用都是巨大的。侗族医药是侗乡人民长期与疾病斗争的经验总结，是中华传统医药的重要组成部分，是国家和民族的重要非物质文化遗产。这部书，是中国民族医药学会侗族医药专家委员会认真落实党的民族医药政策，认真贯彻党的十六大、十七大关于大力扶持民族医药发展精神、研究民族医药文化的最新成果，是编著者们在前人研究的基础上，对侗族医药全面、系统的科学总结，其科学性、原真性、实用性、代表性、文献性、创新性已得到国家和湖南省中医药管理局领导和专家们的充分肯定，其侗族文化特色、侗乡地域特色、时代精神特色，十分明显。

　　侗族地处湘、桂、黔三省（区）和鄂西的偏僻山区，交通不便，经济、文化落后。中华人民共和国成立前，侗族没有本民族文字，侗族医药一直沿用言传身教、口耳相传的传承方式，少数用汉文记载的侗医药手抄本也是分散的、零星的、片断的、不成文的记载。许多宝贵的侗族医药经验受侗医传统习俗传男不传女、传内不传外的影响，加之天灾人祸，造成严重失传，有的已经濒临消失。

　　中华人民共和国成立后，侗族人民在中国共产党的民族政策光辉照耀卜，成了国家的主人，解放了生产力，生活水平不断提高。侗族医药得到高度重视，卫生部门和民族工作部门多次组织专业人员开展侗族医药普查，召开各地名老侗医座谈会，广泛收集整理侗族医药民间单方、验方、秘方，编印小册，在侗族地区推广应用，起到了较好的作用。

　　2003 年 9 月 24 日，中国民族医药学会批准成立"中国民族医药学会侗族医药专家委员会"。这个侗族医药专家团队，经过对侗族医药的深入调查研究，8年来编著、出版了 8 本侗医药专著，共约 240.5 万字，从不同侧面，如实记载了侗族医药的一些资料，但都缺乏系统性、全面性。为了进一步认识侗族医药历史和发展现状，中国民族医药学会侗族医药专家委员会先后收集 600 多万字的侗族医药原始资料，通过去粗取精、去伪存真、科学分析、合理编排，在石光汉、邓星煌、萧成纹的总策划下，于2011年2月在怀化学院召开了《中国侗族医药》第1次编委会，通过了邓星煌草拟的编写提纲目录，分工编撰任务和全国侗医药资料的进一步收集、整理工作。半年多来，编委会全体人员以编著本书为神圣使命，自觉加班加点地工作。编委会主任、总策划石光汉主持全面编辑工作，协调各方面相关事宜；主编龙运光患高血压住院，萧成纹年近八旬，身患八种器质性疾病，住院期间坚持在病床上组稿、审校；吴国勇广泛收集资料，认真审校；邓星煌夜以继日地写出了"绪论""后记"和有关章节，并筹集资金。全体编委都不辱使命，出色完成了编撰任务，终于在2011年6月底完成初稿。

本书除前言、题词、序一、序二、绪论、后记外，外加附录一、附录二、附录三，共计100万余字，是侗族医药的小百科全书。

《中国侗族医药》编委会

序　一

　　侗族是我国人口较多的少数民族之一，主要分布于贵州、湖南、广西三省（区）交界地带及湖北恩施地区。侗族医药是我国以中医药为代表的传统医药和优秀民族文化的重要组成部分，是世世代代生活在山区的侗族人民长期与自然和疾病进行斗争中积累的宝贵经验，具有鲜明的民族文化特色。侗族医药既是侗族地区重要的卫生资源，也是中国特色卫生事业的重要组成部分，是人类的共同财富。

　　《中国侗族医药》由中国民族医药学会侗族医药专家委员会编著，全书约100万字。书中较为详细地介绍了侗族医药在不同历史时期的发展过程，系统总结了侗族医药完整的理论学术体系和丰富的实践经验，阐释了侗族医药天、地、气、水、人五位一体的核心学术思想和问病、望诊、摸审、切脉的诊疗方法，收集了大量的侗族医药民间秘方验方。这是侗族医药挖掘、整理的一项重要成果。相信这部著作的面世，对于加快推进侗族医药理论与学术进步，更好地保护和传承侗族医药学这一国家级的非物质文化遗产，具有重要意义。在《中国侗族医药》一书即将付梓之际，提笔贺之，是为序。

马建中

2011 年 8 月于北京

序 二

　　洋洋百万字的侗族医药巨著——《中国侗族医药》即将由中医古籍出版社向国内外公开出版发行，听编者说国家和湖南省中医药管理局领导组织专家评审，对《中国侗族医药》一书给予了充分肯定和大力支持，我感到特别高兴，于是，便接受编委会建议，欣然作序。

　　《中国侗族医药》这部巨著全面地阐明了侗族医药的形成与发展历史；系统地论述了侗族医学的基础理论、诊断方法，侗医治疗疾病的方法、预防疾病的方法、护理方法，侗族药物学等；重点说明了侗医方剂学的形成与发展；精确地介绍了侗族医药的单方、验方；生动地展示了丰富多彩的侗族医药文化；详细地分析了侗族医药与养生保健的关系；全面记载了侗族医药著名人物，侗族医药学术活动、学术团体、医疗单位、科研单位、科研成果、专著和学术论文等。可以说，这部书是侗族医药的百科全书，是对侗族医药的科学总结，是适用性很强的民族医药工具书，是中国侗族地区民族医药文化和史志文化的最新研究成果，其意义和价值在今后的社会实践中一定会体现出来。

　　通过阅读这部侗族医药巨著，将会看到：侗族医药历史悠久，源远流长；侗族医药文化博大精深，根深叶茂，内容丰富多彩，独具特色；侗族医药是中华传统医药之一，为侗乡人民繁衍生息、发展进步，为侗乡人民防病治病、增强健康发挥了重要作用，功不可没；侗族医药为中国革命、建设和改革作过贡献；侗族医药有多项内容是我国重要的国家级、省级、市级非物质文化保护遗产；侗族医药有治病简易，就地取材，医药价廉，疗效显著等优势，能解决侗乡群众看病难、看病贵的部分问题，它是农村健康网络的重要渠道，是侗族地区新农村合作医疗的中坚力量；侗族医药"从土到洋"已走上与现代医药、中医药结合、优势互补、共同发展的道路；侗族医药的抢救、发掘、整理、发展、利用具有医学价值、文化价值、经济价值、生态价值……

　　党的十七大报告提出了"坚持中西医并重，扶持中医药和民族医药事业发展"的新时期卫生工作指导方针，民族医药事业的发展迎来了难得的历史发展机遇。国务院总理温家宝代表国务院在十一届全国人大四次会议做政府工作报告提到要重视保障改善民生，推进医药卫生事业改革发展时强调指出："大力发展中医药和民族医药事业，落实各项扶持政策"。我们一定要认真落实党中央和国务院的指示精神，切实落实民族医药政策，加强地方民族医药立法保护，大力培养民族医药人才，我深信侗族医药全面发展的黄金时代一定会早日到来！

　　这部侗族医药巨著凝聚了中国民族医药学会侗族医药专家委员会领导、专家学者及侗族地区民间医师的心血，我们一定要把这部书发行好、学习好、应用好，真正把侗族医药传承和发展工作推向前进！

　　是为序。

吴宗源

2011 年 8 月 12 日

（吴宗源同志现任中国侗族文学学会会长、湖南侗学研究会会长）

绪　论

　　侗族是中国 55 个少数民族中历史悠久、文化灿烂、勤劳智慧、多才多艺、和谐和美、人才辈出、影响深远的民族。她和各兄弟民族一道团结奋斗，共同开发了祖国的大西南，共同创造了辉煌灿烂的中华民族文化，特别是对现代中国的革命、建设和改革做出了杰出的贡献。

　　侗族分布在贵州、湖南、广西毗连的山区及湖北恩施地区，据 2000 年 10 月第五次全国人口普查统计，在全国少数民族人口中占 12 位。其中：贵州省侗族 162.858 6 万人，占 55%，分布在黔东南苗族侗族自治州的黎平、天柱、榕江、从江、锦屏、三穗、剑河、镇远、岑巩，铜仁地区的铜仁、玉屏、万山、石阡、江口、松桃，黔南布依族苗族自治州的三都、独山等县（自治县、市、特区）；湖南省侗族 84.212 3 万人，占 29%，分布在通道、新晃、芷江、靖州、会同、洪江、溆浦、绥宁、城步、武冈、洞口、新宁等县（自治县、市）；广西壮族自治区侗族 30.313 9 万人，占 11%，分布在三江、龙胜、融水、融安、罗城、柳城、东兰等县（自治县）；湖北省侗族 6.994 7 万人，分布在宣恩、恩施、咸丰、利川等县市。其他省：广东省 55 870 人、浙江省 17 906 人、江苏省 9 528 人、福建省 5 768 人、湖北及其他省市共占 5%。进入 2010 年，全国侗族人口已超过 300 万。

　　侗族居住分布的特点：一是山区，得天独厚的绿色地带；二是基本上连成一片，连成一条长形地带，方圆 20 万平方公里，处于东经 108°～110°，北纬 25°～31° 之间；三是气候温和、生态良好；四是与汉族、苗族、瑶族、土家族、壮族、布依族、水族、仫佬族、毛南族等杂居，和睦相处，共同发展。

　　侗族自称为"干""更"或"金"。侗族是古越人的后代，属骆越支系。据史书记载，宋代称之为"仡伶"或"伶"，明清两代称之为"峒蛮""峒苗""峒人""峒家"，或泛称为"苗"。中华人民共和国成立后，定为"侗族"。

　　侗族有自己的语言。侗语属汉藏语系壮侗语族侗水语支。侗语分南北两部方言，在方言中又各有三个土语区。北部方言包括天柱、新晃、靖州、剑河、三穗和锦屏北部；南部方言包括黎平、榕江、从江、通道、三江、龙胜、融水、镇远和锦屏南部。

侗族原无本民族文字，一直沿用汉字。解放后，党和国家于1956年帮助创立侗文，并于1958年经中央民委批准在侗族居住的农村试点推行。

历史上侗族有自己独特的社会组织。侗族社会的细胞是一夫一妻的小家庭，多为丈夫当家。由同宗共祖的若干家庭组成房族，若干房族组成宗族，房族、宗族都有族长；由若干房族或宗族聚居1个村寨，每个村寨都拥戴一位年长而德高望重的自然领袖。若干村寨组成民主自治性的款组织。

侗族的款组织，大约产生于原始氏族社会末期。款有小款、大款、联款之分。款设款首、款脚，款首由款众民主选举产生或公推担任，负责处理款内事务，款脚负责内外上下联系。集款时，要念诵款词。款词内容有：款坪款、约法款、出征款、英雄款、族源款、创世款、祭祀款，等等，其中约法款最为重要，是具有法规性质的民间习惯法。侗款主要作用是维护社会的安定和本民族内部的团结。因此，侗款使侗族社会长期保持安定、团结、文明、进步的局面，侗乡成为"道不拾遗，夜不闭户"的典范地区。

侗族传统文化树大根深，丰富多彩，特别是十二大精品文化令世人叹服。

一是以鼓楼和风雨桥为代表的建筑文化；

二是以侗族大歌、琵琶歌为代表的音乐文化；

三是以侗锦为代表的工艺美术文化；

四是以芦笙舞、哆耶舞为代表的舞蹈文化；

五是以和谐为本、和谐为美的哲学文化；

六是以民间歌谣、民间故事、民间谚语为代表的侗族民间文学文化；

七是以侗族习惯法为代表的法制文化；

八是以悬壶济世、救死扶伤的侗族医药为代表的医药和养生文化；

九是以助人为乐，尊老爱幼，热心公益为荣的传统道德文化；

十是悦耳动听、富有音乐感的侗族语言文化；

十一是以油茶、苦酒、糯米、酸菜为代表的饮食文化；

十二是以爱林、护林、造林为贵的林业文化。

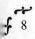

侗乡林业资源、水产资源、动物资源、矿产资源、医药资源、水利资源、旅游资源极为丰富。

侗族医药历史悠久,源远流长。侗族古代神话传说中有关于侗族医药起源的流传,亦有史籍记载。这些口碑资料和史籍记载说明侗族医药同苗族医药、瑶族医药一样,都是从远古神话流传中传承下来的古代原始传统医学。侗族医药的始祖是中华民族人文始祖神农氏炎帝。他的故里在侗族聚居地会同县内,神农氏炎帝是公认的农业之神,医药之神、太阳之神、他尝百草,始有医药。

侗族医药文化博大精深,根深叶茂,内容丰富多彩,独具特色。新中国成立后特别是改革开放以来,贵州、湖南、广西等侗族地区已出版了一批侗族医药文化专著。如贵州陆科闵编著的《侗族医学》,龙运光、陆一纯编著的《侗医吴定元小儿推拿经验》,龙运光、袁涛忠编著的《侗族药物方剂学》《侗族常用药物图鉴》等;湖南萧成纹编著的《侗族医药探秘》,邓星煌、萧成纹、刘逢吉、罗康隆主编的《湖南世居少数民族医药宝典》(侗族医药是书中的重要内容之一),龙文忠、张祥福、曾尚东等编著的《侗乡药膳》,谌铁民、刘育衡、蔡光先、丁锋编著的《中国侗族医药研究》,谌铁民、刘育衡、唐承安、吴永徐、杨德忠等编写的《湖南侗族医药研究》,吴国生、陆中午等编写的《侗药大观》;吴国生、林良斌等编著的《侗医大观》。广西三江吴国勇主编的《广西三江侗族自治县侗族医药调查研究资料汇编》,等等。

侗族医药自古以来就是黔湘桂毗连地带侗族地区的主流医药,为侗乡人民繁衍生息、发展进步,为侗乡人民防病、治病、增强健康发挥了极其重要的作用,功不可没,直到现在,侗族医药仍然在侗族主流医药的"宝座"上,其他任何医药无法替代它,也无法把它挤下"宝座"。

侗族医药为中国革命、建设和改革作过贡献。如1931年邓小平、张云逸率红七军、红八军转移经过三江、通道等侗族地区,萧克领导的红军长征先遣队和后来的红军主力北上抗日,贺龙领导的红二军团在侗乡地区建立根据地,当时红军缺乏西医药,一些伤病员靠侗族医药治病疗伤。解放初期,解放大军经过侗族地区去解放大西南和在侗族地区进行剿匪时,侗族医师也治疗伤病员。一些南下干部来到侗族地区进行革命、建设,也得到侗族医药的良好治疗。

侗族医药得到了国家中医药管理局原副局长、中国民族医药学会原会长、著名民族医药专家诸国本先生的肯定赞扬，他对侗族医药作过调查，充分肯定了侗族医药的地位和作用，肯定了通道地区传承发展侗族医药的做法和经验，对侗族地区鼓舞很大。

侗族医药是我国重要的非物质文化遗产，有些已经申报成功。如贵州黔东南自治州的"侗族医药"已列入第二批国家级非物质文化遗产保护名录。还有三江侗族自治县申报的侗族医药已入选第二批广西非物质文化遗产名录，良口乡名老侗医吴伟文被授予侗族医药文化传承人。

侗族医药具有区域性和民族性的特色。过去侗族医师行医一般是在本地村寨本民族地区，进到城市厂矿行医的极少，一般也不到兄弟民族聚居地行医。当代已打破这种局面，有的侗族医师已经登上城镇医院、高等学府的大雅之堂，大显身手。

侗族医药是侗族地区的主流医药，是侗族人民心中的正宗医药，是侗家信得过的当家医药。自古至今，在侗族人民心中还没有其他医药能够取代它的位置。

《易经》为百经之首，中华文化之根。中医和民族医的产生与《易经》分不开，"医易同源"，中国历代名医很多都懂《易经》，如扁鹊、张仲景、华佗、李时珍等都是易学大师。侗族地区的名医受汉文化影响较深，自古至今，他们学《易经》，用《易经》指导行医用药。《史志》记载，他们的医学论著蕴涵着深刻易理，很多中草药的应用都是以易理为基础，以易理作指导。

侗族医药文化与树木一样，都是有"根"的，根扎在侗族和谐社会的土地上，扎在侗族"和谐为美""和谐为贵"的心灵土壤里。侗族是和谐的民族，和谐是侗族人民世代追求的终极目标和实践要求，是侗族哲学思想的重要内容。侗族医生以"和谐为根""病人为本"，协调着自己的身心，协调着医师与病人，协调着人与社会、人与自然之间的平衡关系，他们在行医采药中寻求和谐，呼唤和谐，奉行和谐，从而做到心态平衡、生态平衡、阴阳平衡、关系平衡。

侗族医药是一门独立的学科，是祖国传统医药的重要组成部分，是与中医药并行发展的具有侗族文化特征的特殊医药。侗族医药与中医药的关系是兄弟姐妹关系，不是主从关系，不是父子、母子关系，不是中医药的1个分支或1个附属品。

侗族医药传承，主要方式是口耳相传。侗族医药经历了原始的巫傩医学（分为送鬼类、招魂类、驱邪类、祈福类、神药两解类）、医巫结合，而后发展为民族职业医的漫长过程。解放前，侗族只有自己的语言，没有自己的文字，清代和民国时代的侗医药手抄本，是用汉字记载侗族医药。到了现代，才由"口传"转入"文传"，但部分农村侗家，侗族医药仍然是师徒相授，口耳相传。

侗族地区的医师、药师、护师三位一体，不像西医分科分得那么细。侗族医师既能看病，又能采药、制药、开处方，并能承担搞好护理工作。自古至今，侗医与侗药是紧密联系在一起的，侗乡流行的医者先识药，识药欲成医，就形象地说明了这点。

侗族医诊疗技法多种多样，用药独特。西医物理诊断强调视、触、叩、听，中医看病主张望、闻、问、切，而侗医对疾病的诊断方式却颇有特色，采用看、摸、算、划、问、闻六诊辨证。

侗医用药方式亦独具一格，除了有药鱼、药衣、药佩、活物、打刀烟等古朴而独特的用药方式外，还明显地具备以下特色：（1）根据药性对症配伍；（2）根据病名投药；（3）内服药多为汤剂；（4）多种药需以黄酒为引；（5）复方制剂较单方的多；（6）多以生品入药；（7）常为一病多方、一方多用；（8）师承药方各异，各师自拟，各具特色；（9）群方中同药异名、同药异用者多见；（10）除汤剂口服外，常佐以内证外治及其他手段。

侗族医疗疾的方法和手段有十八种：（1）推捏法；（2）爆灸法；（3）熨烫法；（4）拔罐法；（5）针刺法；（6）刮疗法；（7）熏蒸法；（8）烘烤法；（9）扯肌法；（10）清洗法；（11）化水法；（12）敷药法；（13）吹末法；（14）吭吸法；（15）冷麻法；（16）热烙法；（17）复位法；（18）服药法。

侗族医生遍布侗乡村寨，凡有侗民居住之山寨，必有侗族医生。有的山寨，全民皆医，家家懂医，人人会药。笔者在通道侗乡工作18年，每年都要到侗寨调查、工作，亲睹八九十岁的老人和七八岁小孩都知道几种草药。客观事实证明，侗族医药是侗乡新农村合作医疗不可缺少的主流医药，是建设和谐小康社会医药卫生资源的重要组成部分。

侗族医药师傅带徒弟对传授者有严格的要求：（1）要为人正直；（2）要行医认真负责；（3）要对病人热情，服务周到；（4）要不计报酬；（5）要能吃苦耐劳；（6）要救死扶伤，助人为乐。如果不达到以上要求，哪怕自己的亲生儿女也不予传授。侗乡行医者总是以厚德载医，悬壶济世，救死扶伤，病人至上为理念、为目的。侗医历来就是医护一体，行医上门，送药到手，护理到家，随喊随到，服务到位，不计报酬。这是侗族"与人为善，助人为乐"的传统美德在侗族医师身上的体现。这样，侗族医师就赢得了广大各族群众的信任和尊敬。因而，侗族医药具有深厚的群众基础，占有广阔的市场。剑河县民族医院百岁侗族民族医主任医师吴定元，行医九十余年，以侗医为基础，取百家之长，熔为一炉，对疾病有独特的认识理念和诊疗技巧，积累了丰富的临床经验，擅长妇、儿科，著有《草木春秋》一书，约40万字。他视病人为亲人，受到群众爱戴，2次评为全国文明卫生先进工作者。

侗族医师，医术良好，一专多能。一般的侗族医师从小跟父学、跟师学，上山入村，受到父辈和师父的言传身教，练就一身真本领，基本功都很好。在百里侗乡，到处都有侗医名师。如侗医骨伤科专家、通道侗族自治县民族中医院原副院长、副主任医师龙开娥，在继承祖传侗族医药的基础上，采用中西医、侗医相结合的方法治好骨伤病人数以万计，干部群众为她高明精湛的医术赞叹不已，在湘、桂、黔三省（区）边境方圆百余里传为佳话。她曾当选全国人大代表、全国妇联执委、怀化市政协兼职副主席、湖南省中医药学会民族医药专家委员会副主任委员、全国民族团结进步模范个人、中国民族医药学会侗族医药专家委员会委员。

侗族医师医术高明，大多是一专多能的医师，优势体现在能治多种疾病上，尤其以治疗蛇伤、骨科、妇科、外伤、内科、儿科及疑难杂症等著称。

侗族医药"从土到洋"，已走上与西医药、中医药结合，优势互补，共同发展的道路，这是历史的必然，时代的要求，群众的愿望。中医药、侗族医药、西医药各有千秋，各有绝招，但中医药和侗医药治本方面，在治疗骨伤科和某些慢性病中，比西医药更胜一筹，且药到病除，化钱少，易为群众接受。党和国家培养了一批又一批中、侗、西医结合人才，他们在侗乡防病治病、保健养生方面发挥了很大作用。如黔东南苗族侗族自治州中医院副主任医师、第六届全国人民代表大会代表龙连寿（侗族），在长期临床实践中，将中医、西医、侗医的理论结合广泛应用，充分发挥了各医的长处和特点，不断提高辨证施治的水平，取得了明显成效，就是明证。

侗医与苗医、瑶医、中医药师等兄弟民族医生关系密切，相互交流，真诚合作，共同发展。侗族自治地方有苗族乡、瑶族乡，有的侗寨内杂居着苗、瑶兄弟民族，他们和睦相处，共同团结进步发展，其医师、药师亦互相帮助、取长补短。更可贵者，有的侗族医生将自己的祖传秘方和医疗绝招无私无偿地传授给苗族、瑶族兄弟和同仁同道。苗族医生、瑶族医生亦然。自古以来，中医药和侗族医药有不解之缘，有千丝万缕的联系，它们互相学习、交流、互补、完善，形成了"谁也离不开谁的关系"，特别是在多民族聚居的山区村寨，中医药与侗医药互相渗透，形成了"你中有我，我中有你"的局面。自古以来，有的中医药师＝就是民族药师傅，他们都戴两顶帽子：中医师和侗医师。

侗族医药的抢救、发掘、整理、发展、利用，都有医学价值、文化价值、经济价值、生态价值，这点在贵州侗族地区已初见成效。

侗族医药具有治病简易、就地取材、送药上门、医药价廉、疗效显著、较少副作用的优势，能解决现在侗乡群众看病难、看病贵的部分问题。它是农村健康网络的重要渠道，是新农村合作医疗的中坚力量。

以歌传医，以歌传药，是侗族医药传承的特殊手段和方法之一，闪烁着侗族医药文化和民间文学的特色光芒。如萧成纹编著的《侗族医药探秘》一书中收录的"侗族医药偏方歌诀五十首"，石光汉收集的《侗医治疗疾病歌诀》，既是对侗族医药治疗方法的概括，又是精彩有趣的侗族民间文学作品，这些歌诀好记、好唱、好传。

保健养生文化在侗族医药文化中占据着重要位置。贵州黔东南自治州民族医药研究所原所长、主任医师龙运光，湖南通道侗族自治县人民医院原副院长、主任医师萧成纹，对侗族的保健养生文化作了科学系统的初步总结，在首届全国民族医药养生保健会上做了介绍，均获中国民族医药学会优秀论文一等奖。

侗族医药的传承自古以来口承多，文传少，大多是口耳相传，师徒相授，一般是传内不传外，传男不传女，传单不传双，传本地不传外地。解放后，特别是改革开放以来已逐渐打破了这种发展模式，有了办培训班和进学校等现代开放的培训办法。

侗族医药有得天独厚的生存条件，侗乡森林覆盖率在 60% ~ 80%，侗乡是真正的"绿色海洋""植物动物王国""药材资源宝库"。侗族医生有取之不尽、用之不竭的中草药资源，但他们并不满足老天和祖先的恩赐，还年年造林，建起了药用植物园、药材基地等。

侗族医药谚语记述了侗族医药的丰富内涵和人文历史及医德医术，如："识得半边莲，可以和蛇眠"、"两脚难移，离不开五加皮"、"母乳不通，要用木通"、"七叶一枝花，疮疡要用它"、"红花都是暖病药、辣口止血有大功"、"气味辛辣为蛇药，酸涩一般止泻凶"、"苦凉都是退身火，甜味起浆补莫雄"、"麻痒昏头带毒性、打毒一般用得通"。这些侗族医药谚语既形象又生动，利于传承。

侗医用药大多用全草类药材，少用动物、矿物和乔木、灌木等植物药材。全草类药材在侗乡遍山遍野，甚至屋前屋后都有，侗医就地取材，得心应手，非常方便。

侗医用药大多用生鲜药材，其疗效比干燥药材不差，并且节省了加工费用和时间。

侗医对茶很重视，侗乡家家户户普遍爱喝油茶。古书记载"神农尝百草，1日遇七十二毒，得茶而解之"。侗医深知茶能解毒，有消食化积、清热除烦、通利小便、清头明目、消暑解渴、清利减肥等功效，常把茶作药品和保健品加以广泛应用。

自古至今，侗医传承和发扬神农"尝百草"的奉献和牺牲精神，总是以身试药，故侗药比较可靠，疗效好。

侗族医药大多用汉文按侗音记载侗族医药的单方、验方和治疗方法及经验，这是由于解放前侗族只有自己的语言，没有自己的文字所致。

侗族医药与"酒"结下了不解之缘。侗族医生将"酒"看得很重，侗医将"酒"作为药或辅助药，除了用酒消毒、泡药治病外，还用酒作催化剂，充分催化植物、动物、矿物药材的药效。

侗乡山区农村里的侗族民间医师已经有一批走出了山门、寨门，登上城市医药领域的大雅之堂，如由中国民族医药学会侗族医药专家委员会选送的侗医杨平花、李兴义、苏文等医师，已在怀化怀仁大药房创办的民族医药健康城行医，并受到群众好评。

侗族医药研究已进入科学发展的轨道，侗乡民间医生已从"散兵游勇"各自为战走向学术组合，并与专家学者结合，组建科研团队，进行攻关，已经出了成果和经验。现有国家级科研团队——中国民族医药学会侗族医药专家委员会，承担了《中国侗族医药》的编写任务，并已成功地在通道、三江、天柱主办了3次侗族医药学术研讨会，2011年10月在怀化学院举办了第四届侗族医药学术研讨会。湖南通道侗医研究所已申报省级科研立项计划"侗医治疗骨伤骨折技术研究"。一批市（州）级、省级侗族医药科研成果，为侗族医药科研开了1个好头，一批侗族医药专著、论文陆续公开出版发行。侗族医药科研已步入了快车道，长期发展必将会出现新的科研局面。

目 录

第一章

侗族医药发展史

侗族医药历史悠久，源远流长，脉络清楚，在侗族地区方志文献和民间口碑传统中均有记载。

第一节　侗族简介

侗族是我国统一的多民族大家庭中的一员，有着悠久的历史。古代称侗族为"黔中蛮""仡伶""峒苗""侗僚""峒人""洞家"等。历史上曾将与黔、湘、桂毗连的山区及鄂西地区的侗人居住区称为"溪洞"。在中国共产党的民族政策光辉照耀下，1953年定为侗族。

侗族经历了漫长的原始社会，跨越了奴隶社会而进入了封建社会。自秦汉到隋唐五代一千余年，中央王朝虽然在侗族地区建立了郡县，但多为"入版图者存虚名，充府库者亡（无）实利"之地，侗族社会内部以地缘为纽带的氏族农村公社组织仍然起着重要作用。自北宋迄南宋三百余年，由于宋王朝对侗族地区的开发与经营，封建制度进一步确立，侗族地区与中原汉族在政治、经济、文化等方面联系也日益增强。明朝结束了侗族地区大姓豪长的割据局面，到清朝道光二十年（1840年），侗族地区基本上废除了土司制度。明、清王朝在"溪洞"地域建立政权的同时，封建文化也随之输入，约于19世纪70年代，即"咸同"农民大起义后，侗族地区亦逐渐沦为半殖民地半封建社会。新中国成立后，侗族人民在中国共产党的领导下，胜利完成了民主改革，走上了社会主义道路。

侗族主要居住在我国西南部的黔、湘、桂毗连的山区，如贵州省的黎平、榕江、从江、天柱、剑河、锦屏、三穗、镇远、岑巩、玉屏、铜仁、石阡、江口、万山，湖南省的通道、新晃、芷江、靖州、城步、洪江、会同、绥宁、新宁，广西壮族自治区的三江、融水、龙胜、罗城，湖北省鄂西地区的咸丰、恩施、宣恩、利川等地。侗族总人口300余万，人口数列我国55个少数民族人口数的第11位。侗族地区境内还居住有汉、苗、壮、瑶、水、布依、土家等兄弟民族，各族人民团结友爱，相互学习，为开发这些地区做出了巨大贡献。

侗族是有本民族语言但传统上无本民族文字的古老民族。党和政府为了提高侗族人民的科学文化知识水准，1958年创立了以拉丁字母为符号的侗文，深受人民群众的欢迎。侗语属汉藏语系壮侗语族侗水语支，分南部、北部两大方言区，其中天柱、剑河、三穗、锦屏县北部以及新晃、靖县等为侗语北部方言；黎平、榕江、从江、镇远县报京乡、锦屏县南部以及通道、三江、融水、龙胜等为侗语南部方言。虽然侗族分为2个方言区，但其语言的一致性是比较大的，差异主要是在语音方面，词汇不同的比重很小，语法上可以说没有什么不同。

侗族居住的山区，气候条件优越，土地肥沃，植物十分丰富，草木茂盛，江河洞穴密集，适宜多种动物繁衍生息。境内中草药资源很丰富，有麝香、牛黄、豹骨、穿山甲、杜仲等名贵药材和硫黄、雄黄、滑石、朱砂、铜、汞等矿物药材，为侗族医药的形成和发展奠定了物质基础。

第二节 侗族医药的起源

侗族医药是侗族先民赖以生存和繁衍的基本条件之一，在侗族历史发展的进程中，为本民族的繁衍做出了不可磨灭的贡献。

侗族医药知识是侗族人民千百年来在其居住的优越地域环境里，在长期的生产、生活中使用药用生物资源方面积累和创造的医学知识。每一代侗族人应用天然药物治疗、预防疾病的内心感受和成果始终保持在语言里，依靠口传的方式传承，经过侗族人民世代的反复实践和历史的优胜劣汰，在侗族千百年的历史传承中得以保存和发展。这些民间医药知识是侗族对付疾病的方法，是侗族所使用的自然的与超自然的、经验的、不成文的、当地孕育出来的医疗观念和医疗行为，它是零散的，包括侗族原始宗教范畴的超自然的一面，也包括民众经验的、世代相传的知其然不知其所以然的一面。它是当地社会的文化产物，是人们熟悉的与当地生活方式息息相关的知识。它具有鲜明的民族性、地区性、口传性、非系统理论性，具有明显的"可获得性"和"可负担性"的基本特色，有着广泛的群众基础，它因"简、便、验、廉"的特点和防治与侗族生存的自然环境、生产活动、生活条件及生活方式紧密关联的疾病的显著疗效被当地人民群众信赖和认同，适应着侗族地区人民健康的需求。但是，由于侗族历史上没有本民族自己完整的、通用的文字，不具备记载自己丰富的医药文化的必要手段，对自己亲手创造的医药文化的起源、特征及演变过程等等未能做出理论的解释，加之历史的偏见，侗医药见之于汉文献的也只是凤毛麟角。侗族医药的传承仍然是以侗族语言（包括古歌、巫词、谚语、传说）为载体，一代又一代的口传心记。这就限制了侗族医药知识传播的空间和频率，桎梏着侗族医药的发展，就更影响了人们对侗族医药的认识，使得侗族医药理论至今仍然徘徊在原始朴素的状态。尽管如此，侗族医药作为一个单一的民族医药，仍有着其存在的物质基础和有别于中医、西医的医药知识，即便在现代医学快速发展的今天，侗族医药在保护侗族民众的健康中仍有着现代医药无可替代的作用，尤其是在边远的山乡。现今的关键是，在发掘侗族医药，继承其精华过程中，侗医药应该调整思路，大胆吸收现代化知识，使其基本理论在科学实践中不断发展和完善，才能加快创新的步伐，推动侗族医药的发展，"咸日新其用……华叶递荣"，使这一现成的卫生资源得以合理的开发和可持续利用，为人类的健康做出贡献。

侗族是一个具有历史悠久，传统文化灿烂的少数民族，自古以来便信仰原始宗教，其信仰的形式主要有自然崇拜、图腾崇拜、祖先崇拜和鬼神崇拜，认为"万物有灵"与人生祸福密切相连。侗族是1个没有文字的民族，他们的历史文化和知识都是靠口传心授，口耳相传，以歌谣、故事、神话传说为载体或者以原始宗教的仪式传播。侗族医药起源经历了人类原始阶段的医疗活动，从侗族民间长久流传的古代神话传说、古歌、巫词、谚语和崇拜信仰活动中，可得知侗族医药起源。

一、侗族医药的起源

针刺工具的发现、创立针刺疗法。

我们在侗族地区民间的调查中发现，侗族民间，尤其是在边远落后、村寨少、居住人口少的山区，有用植物刺，如柚子树刺、皂角树刺、动物刺（如箭猪刺、牛角骨针）、陶瓷和玻璃碎片锋利块等作为治疗工具，用于刺破脓包（已发脓未破）放出脓血水、放血排毒、消肿（用箭猪毛刺牙龈肿痛有血肿症）排毒液等治疗。

侗族居住地区山坡溪水河流多，而且森林茂密，以前这些地方"瘴疠""疫疠"毒气广布，素有"瘴疠"之区之说。而且这些地方各种毒虫、毒蛇、野兽很多，人们上山生产劳动中，经常被毒蛇、毒虫所伤害。一旦遭此伤害，在没有任何医疗救治的情急之中，只能采取自救方法，例如遇到毒蛇或毒虫咬伤，被咬伤的局部马上会肿，侗族先民们首先想到的是如何把虫、蛇毒逼放出体外，减少毒素在体内播散。于是想到用利物利器刺破放血排毒之法，在山中即寻找有利之植物，取其刺来刺扎被咬伤的伤口周围，挤出血水，达到排毒之目的；在家时则把碗打碎，取锋利渣块作工具刺破被咬伤部位周围，挤放出毒血水。经过反复实践验证后，侗民们便熟知用此针刺放血排毒方法，以后侗族民间的侗医就选用箭猪毛刺和牛角磨制成治疗针具，摸索性地用于治疗各种热火毒盛之疮疔肿疱及蛇兽咬伤病症，经过反复实践验证后即作为侗医原始针刺治疗疾病的方法传承下来。我们在侗族民间调查中发现，至今在边远地区的侗医或侗民仍然使用箭猪毛刺针和植物刺放血排毒排脓治疗。这些最古老原始的针刺技术在侗族民间的应用，说明侗族医药起源的历史是非常久远的。

二、考古发现侗族古代人类的活动遗迹

根据湖南省文物考古研究所和怀化地区文物工作队1987年在新晃侗族自治县开展田野考古调查资料记载。调查中在波州镇白水滩、曹家溪，兴隆乡的新村、十宗坪、沙湾、长乐坪，方家藤乡的沙田和县城东约5公里处的大桥溪等8处发现了一批旧石器时代打制的石器，采集出土了石器约200件。石器以单面打制的砍砸器为主，还有刮削器、石撬及少量尖状器和石片。

在考古调查中发现了大桥溪、大同坪、沙子坪、白洲滩、兴隆坳、三月坪等地点共4处新石器时代遗址。在遗址除发现利用打击的大石片稍加修饰的带肩石斧、多次加工的刮削器、砍砸器等，带肩石斧的肩部有捆绑痕迹，应是一件实用工具。遗址堆积有大量螺蛳壳，间有牛牙、兽骨、陶片等，辨器形有罐、釜、

盆、大罐口沿、壶口沿、圈足器鼎、尖底器等陶片。绝大部分遗址有碎砾石或红色砾石，有的遗址内火烧砾石、炭渣与火烧土并存，应是当时人们烧火取暖或烤煮食物的地方。新晃旧石器的发现表明早在1万年以前就有人类在此生活。新晃地区作为广大侗族地区的一隅，这些考古发现从广义方面勾画了侗族地区古代人类的活动史。有了人类就有医疗活动，可以说侗族医药在远古时期就已有了本民族医药活动。

三、有关侗族医药起源的神话传说

神话和传说都是由于当时的生产力低下，先民对自然界所发生的超乎常理的现象如雷、电、雹、冰雪、滑坡、地裂下陷等自然现象不理解，更不能做出科学的解释，而是通过联想推理的方法去认识自然的产生和自然界发生现象，所以出现了神话和传说。编创神话传说的始创者们，是用超越现实、发泄感情、表达意愿、寄托情思和愿望的重要方式，反映了古代人类不怕艰难险阻，勇于改造世界的信心和决心，同时表达了当时人们对未来美好的生存环境、美好生活的热爱和向往，是鼓舞先民们不断与大自然做斗争的巨大而宝贵的精神力量，从侗族民间流传的神话传说，如"祖源歌""祭祖歌""祖公上河"和"开天辟地盘古歌"等侗族古歌中，都可以看到原始神话的内核，从各个不同的角度反映远古时代先民对自然界发生的现象的朴素理解。

在侗族民间流传的神话传说主要有《玛麻妹与贯贡》和《叶香与亮光草》两个传说。从这两个神话传说中，可以想象远古时代先民疾病斗争的精神和理想境界，反映了侗族医药起源和侗族先民早期医疗活动。

四、远古神话传说时代的原始侗族医药

关于传说中的侗族医药起源，在侗族古歌如《玛麻妹与贯贡》中这样的歌词，其大意为：相传古时侗族有个孝子叫贯贡，他母亲生病四处求医，遇到医仙玛麻妹，给他母亲治好病，二人成亲一起行医。医生玛麻妹认识很多药，会治许多病，她教贯贡学习药物知识，"翁哽将退焜，翁嘎将杜给，翁汤将退播賔耿，消腌欲用巴当同"。其内容用汉语意译为："苦的药能退热，涩的药能止泻，味香的药能消肿止痛，关节疼痛要用叶对生"。而《叶香与亮光草》的传说则记载了有一天贯贡的朋友叶香来拜访贯贡，途中看见绿公蛇晰素欲强奸母蛇晰婶，被叶香看见了，当时救下晰婶。为了感谢叶香救命之恩，晰婶的丈夫将治疗眼病的亮光草献给叶香，并教她使用，后来叶香就用亮光草为民治好了不少眼病，受到侗人的喜爱。这个故事叙述了侗族医药起源的传说，故事中予动物晰素和晰婶以人格化，这是源于古代社会的标志。高尔基说过："一般来说，神话乃是自然现象对自然的斗争，以及社会生活在广大学术概括中的反映"。

在侗医对疾病的命名中，还留有源于母系社会时期的医学遗迹，如疾病的命名，男性血尿、淋浊在命名前后加上"妇男"二字，称为妇男摆红症与妇男摆白症；相反，如是女性病人则直呼病名，这种命名法最迟也是产生于母系氏族社会。又如上述医仙玛麻妹就是女性，这只能在母系社会才可能加以歌颂。

五、古代巫医时期的侗族医药

（一）巫术宗教文化和侗族医学

"巫之兴也，盖在上古社会。"世界上任何一个民族，都经历过远古的原始社会阶段，都要从生产生活劳动创造人类文明的漫长流程中，产生具有本民族意识的各种文化的最初因子，再通过以后的实践检验，再实践、修正补充后才能形成本民族的理论文化。

巫文化即巫术文化。巫文化的核心是信仰鬼神，巫术文化在侗族文化中占有很重要位置。从远古时期开始它不仅影响民俗、宗教、医药、饮食、建筑、教育、歌舞、音乐、日常生活、经济、法律，指导美术、生产、民间文学、工艺、戏曲、文艺、婚姻生育、体育养生、人文礼俗、文字以及物质生产的各个方面，而且还对道教、儒教、佛教文化、文学艺术等产生了一定影响。巫文化对侗族医药的影响从古至今就是很大的，现在侗族地区仍然可以看到传袭至今的古巫术之遗风，如民间的图腾崇拜、敬神送鬼、神药两解、神摊还愿等现象。

侗族医药的起源形成及早期发展，受到侗族地区巫术、宗教、歌舞、戏曲等多元文化影响较深，尤其是巫医同源。巫医并存文化的影响较大。由于侗族没有本民族独立文字，加之年代久远，而且缺乏考古实物的验证，只能根据侗族民间的民俗、宗教习俗乃至长期流传至今的遗风加以简述，从中启迪后人了解侗族医药起源、形成和早期发展的概貌。

凡是从事民族民俗文化、民族宗教和民族医药文化的科研工作者，基本上都有一个共同认识，就是巫术和宗教的起源是密切相关联的。从远古时期开始，巫术的起源时间当先于宗教，但从其体现的形式和演示的内容方面看，法术（巫术）的行为又常常与最庄严、最尊崇的各种宗教礼仪相互渗透和相互混杂的。有的可以分别开来释译其是巫（法）术还是宗教习俗的内容，有的是不可明确辨析的表现形式。所以，我们在探讨侗族医药起源形成与早期发展时期的内容时，必然离不开侗族民间法（巫）术和宗教文化在当时的历史时期的内容。

在原始社会，人们在生产活动中，一方面靠劳动智慧和劳动经验，创造劳动成果，争取最大的收获；另一方面由于生产力十分低下，人们对自然界的各种现象（如雷鸣、闪电、冰雹、霜雪、山崩地裂、滑坡、地震、洪水、火灾、火山爆发等自然变化现象）无法理解，特别是对人在各种不同环境产生怪异情况和不可能解决的纷繁复杂的疾病问题，对病症发生所表现的现象更是无法理解，认为人之所以生病是鬼神作祟或激怒祖宗之结果。于是，便对祖宗和一部分自然界或动物敬祭膜拜，侗族冲傩也就随之产生。

傩文化催生了侗族冲傩文化。

傩，是至今还保存着的一种奇特原始文化现象。傩，原本为上古祖民驱邪除疫鬼的禳祭，随着历史的进程发展，这种禳祭逐渐发展为大规模的宫廷傩祀和民间乡傩活动，从古籍记载中可知，周代的傩仪基本保持着原始巫舞的面貌和特征，巫师头戴面具，手持傩器，边歌边舞，降神驱鬼，之后这种巫术文化逐渐从日益发达的中原退却，在地域偏僻、生产生活方式原始的侗族地区长期保留下来。尽管在漫长的历史时期中傩文化受到儒、道、佛思想以及侗族多神元教化因素的影响，但其原始巫术核心及表现形式却基本保持不变，便给我们提供了一种衔接性的文化形态。傩文化一只脚尚停留在原始思维和巫音巫舞巫术之中；另一只脚却已迈进近代生活和艺术、医疗表现的大门，傩文化的这种复杂性多元性，正好是许多现代化土著文化或其他类型文化所不具备的，因此对于研究原始文化向近代文化的过度以及巫术与侗族医药相剥离的过程，具有十分重要的意义和价值。

傩，是古时腊月驱疫逐鬼的仪式。傩舞渊源于遥远的人类蒙昧时期，是我国古老的一种舞蹈艺术。在漫长的历史进程中，由原来的驱鬼逐疫的祭祀仪式，逐渐加进了祈求人畜平安，缅怀祖先，颂扬智慧，以及传播生产生活知识等内容，衍变为一种兼备宗教、文化、巫医、法术娱人娱神的娱乐性质的古朴的民间活动。侗族的冲傩文化就是在这种傩舞的催化下产生演绎出来的。侗族冲傩文化是中国傩文化的重要组成部分，也是巴楚巫文化与百越巫文化融汇而成的多元冲傩文化。

（二）冲傩文化繁衍下的冲傩医学

侗族医药早期受巫傩文化影响至深。在侗族历史上称巫傩为冲傩。侗族冲傩文化对侗族医药产生过深远的影响，甚至可以诠释为侗族历史早期医学——冲傩医学。现就侗族巫傩文化与医学关系，何谓冲傩文化，冲傩文化来源，冲傩文化的特征，冲傩文化传衍出来的医学等方面进行考证与探讨。

1. 侗族冲傩文化源于"农耕文化"

傩文化是农耕时代的意识形态，它只能依附农耕文化才能生存，也是中国古代农耕社会的一种原始信仰，是指导人们思想言行的一种"意识形态"。傩文化是古代中国农耕民族为祭农神——傩神而创造出来的原始文化。何谓傩？"傩"这一名称，用的并不是汉族语言，而是用的侗台族语言。傩，音挪，在侗台语族中，这一音符只要变化声调，就可以代表许多事物。侗台语族称稻神、田、鸟、人、民族等为"傩"，故"傩"有祭祀稻神、田神、鸟神、祖神等多种含义。"傩"就是崇拜神雀的农耕民族所举行的"神雀祭"。傩文化就是因为祭祀神雀而产生的"神雀文化"。侗族历来是以水稻农业为主。自唐代末年以来，诚州（靖州）等"峒人"或"侗人"地区出现了"男丁授田于酉长，不输祖而服期限役"

的社会状况。据《九国志·石处温传》记载："五代时，奖州刺史石处温常祖谷数十万石，前后累献军粮二十余万担"。到了宋代，在湘黔桂边区的侗人地区开垦了大量水田。以上史料说明了早在唐代末，侗族地区就开始了种植水稻，水稻文化就在侗区流传。是"水稻文化"孕育了"傩文化"，傩文化是在水稻文化的温床中成长起来的。中国文化的特点是农业文明，中国农业文明的核心文化即是水稻文化。据林河先生考证，中国水稻文化的发祥之地，应以中国第一大湖——洞庭湖及洞庭湖主要河流的湘江、资江、沅江、澧水流域为首选地。他认为："水稻文化的发祥地应该具有万古粮仓实力的湖湘地区。……中国最早的农耕定居点及傩文化艺术的发祥地，应都集中在过去被人称为蛮荒之地的湖南西部的古黔中地"。中国侗族聚居区位于湘、黔、桂三省区接壤的湘西南、黔东南、桂东北的武陵山脉和雪峰山脉一带。历史上，侗族聚居区古为《禹贡》思州、荆州之地，战国属楚黔中郡。汉高祖五年（公元前202年），改黔中郡为武陵郡，辖无阳、镡成县地。无阳，今芷江、新晃县地；镡成，今靖州、会同、绥宁、通道等地。黔东南侗族聚居区，秦取岭南后，设置了桂林、象郡、南海三郡，其中象郡有镡城县。西汉元凤五年（公元前76年）秋，"罢象郡"二郡，镡城县改隶武陵郡，地处"武陵西，南接郁林"。当时无阳县地，还辖今贵州黔东南天柱、三穗、玉屏、万山等侗族聚居地，和中国水稻文化的发祥地均在古黔中郡，这就无疑确定了侗族自古以来就是中国傩文化的传衍者。侗族冲傩文化是中国傩文化的重要组成部分，侗族的冲傩文化也是巴楚巫文化与百越巫文化融汇而成的多元巫傩文化。

2. 侗族冲傩文化的特征

中国侗族冲傩文化，主要表现在原始图腾的崇拜、宗教信仰方面，其核质与"万物有灵""人生祸福"紧密相关。对天界，侗人崇拜天和天上的日、月，但不以天作为单独的神进行崇拜，而是将它和地连在一起，视为统揽一切、主宰人间善恶的上神。对地界，主要崇拜对象是居住地附近的山岗、巨石、古树、田园以及生活中的水火等。在人们的生活中，侗人的图腾崇拜为"尚鸡卜及卵卜"，有"用鸡以卜吉凶"之俗。卵卜是"取鸡卵画墨，视而煮之，视剖吉凶。人死将葬，以鸡卵掷地，视卵不碎，即为吉凶，遂卜兆"。侗人认为鸡蛋、鸭蛋，是人生的生命源泉，能繁衍子孙，以及保护自己和亲朋。侗人还崇拜女神，普遍崇拜祖先，崇拜"灵魂"。侗人在生活生产活动中讲究禁忌。如孕妇忌当媒人、迎亲人、送亲人，忌参加婚礼，探望病人等。还有结婚忌、丧葬忌、进餐忌（忌敲碗筷、忌食喜鹊、乌鸦肉）、建房忌（建房是忌村内死人）、下种忌等多种禁忌，及忌雷鸣、忌蛇横路。侗族最具特色的冲傩文化还有占卜。占卜的种类较多，如"米卜""螺卜""卵卜""鸡卜""草卜""牛卜"等。在占卜中"卵卜"的方法多种多样，通过"卵卜"来定凶吉。"卵卜"：一是蛋选墓穴；二是墨蛋定吉昌和凶兆；三是熟蛋判断吉凶；四是油蛋照吉凶；五是埋蛋卜阴地。

侗傩认为，"人之所以生病是因为鬼神作祟，病人失去灵魂才生病，必须进行招魂"。冲摊的"招魂"，与沅湘一带其他少数民族，如土家族、苗族民间的"招魂"虽然形式和方法不一样，但目的都是为了将病人的"灵魂"从野外追回或召回。这种方法，冲傩称为"招魂"。冲傩认为，如果是鬼怪所致的疾病称为"命病"，命病只有敬奉鬼神求其和解，召回由鬼神索去的"灵魂"，归还给患有命病的人。

据明洪武《靖州志》记载："溪峒之民……凡有疾病，好祀巫鬼，不知药饵。"在侗族民间流传的《探母病歌》唱道："启禀母亲诸巫看，鹅、鸭虽正在孵蛋，也先用支酬神再商量。我有一只母鸡两只鸭，用来酬神看少那样？再禀母亲，药物甜都要吃，白饭合味就起订。"

（三）侗族图腾崇拜文化萌生的侗族医药

侗族信仰多神论的原始宗教，天地、日月、山川、河流、水井、古树、巨石、祖先、鱼、卵、蜘蛛、蛇、牛等都是信仰崇拜对象。侗族有"灵魂不死"之说，认为人死了以后，其灵魂要返回"半边河水清，半边河水浊"的地方，或升天界。在侗族信奉的多神论中，主要是女神，如医仙、药仙"玛麻妹"和"叶香"，传播天花的"萨多"，制造酒曲的"萨宾"等。而唯一的被普遍敬奉的最高尚的"萨岁"，也是一位女神。侗族图腾崇拜对象有很多，其中与侗医学相关联的主要有以下内容。

1. 天地、日、月

侗族认为天地、日、月是主宰人间祸福的神，凡遇水、旱、风、火、虫、雹等灾害，甚至瘟疫饥饿，以及兵荒马乱，或风调雨顺，五谷丰登，无不归之于天地、日、月所为。所以侗族民间有"平时眼疼头痛以为是触犯了'日、月'之神，于朝于夕，备上三牲酒醴，面向东方，烧香烧纸，作揖跪拜，求之得到神灵宽恕，得以病愈"之说。

侗族作为一个稻作民族，对自然土地从来就是崇拜的，在侗族村寨，基本上都有祭祀土地神的习俗，凡建房造屋动土时，都要先祭土请神。侗民认为土地神能使人畜兴旺，人们健康，谷物丰收，地方安宁，震慑猛兽禽蛇。

2. 水和水井

侗族认为水是生命之源，是生产生活离不开的物质，所以对水的珍惜与敬畏是侗族文化中一个永远的情结。在贵州锦屏九寨居住的古代侗民认为水和水井有神灵，每逢岁末和大年初一，人们起来所做的第一件事，便是带上香纸，到水边去敬祭水神，烧香烧纸作揖拜祭，还抛些碎银钱币于水井中，然后挑水回家煮油茶或甜酒粑粑祭祖。在侗族村寨中的水井，每年正月初一及立春之日，都有烧香敬水神之习，水井边还立有款约保护井水清洁。途中饮用道旁井泉，先做一草标投放水井中，祈求关照，饮之无恙。有的地方认为井神可以保佑儿童健康，在婴儿满月当天的早上，家人备上三牲和酒饮等供品，由母亲抱着婴儿到水井旁边，献上供品，焚香化纸，向水神告知"满月"之喜。还有不少人家，因孩子体弱多病，而将孩童之名写于红纸上，酒礼香纸供奉后拜井为"保爷"或"继爹（干爹）"，凡遇节日均带上祭品及香纸前往拜祭、祈求保佑，儿童易养成人，长命富贵。侗族如新修水井或对老水井进行整修，不得随意开挖或整修，而是要选择吉日良辰，先进行一定祭供仪式才可破土动工。如果某家有病人久治不愈，或突发耳聋，就要投放鲤鱼到水井里，谓之放生，以示祭供，这些鱼是任何人不敢捉来吃的，否则要遭水井神灵诅咒得病。传说水井的神灵可以使鸭多生蛋，很多人常将鸭蛋或蛋壳放入水井中。这些都说明了侗族对水井神灵崇拜与祈求神灵保护的观念密切相关。

3. 树

侗族村寨周围或主要进出路口旁都有古树或树龄较长的原生常绿乔木。侗族民间认为古树有神灵，是"风水树""养村木""保寨神树"，说古树根蔸窟窿里面积蓄的水也有神灵，能治疮疱肿块、消除耳病。逢年过节人们都要到树下烧香化纸进贡，祈求神树保寨护民。

4. 卵（蛋）

相传远古有四个"萨并（sax bins）"孵卵，生下松桑、松恩俩相婚配，生姜良、姜美俩兄妹结成夫妻，生侗族先民。这种由女性孵卵而生族祖的传说，就成了侗族图腾崇拜的对象。所以蛋，特别是鸭蛋，在侗族的宗教活动中，占有极其重要地位和作用。一是男女久婚不育，用蛋为求子灵物，请巫师架桥求子必以鸭蛋为根本灵物；二是小孩面黄肌瘦、食欲不振、神疲困倦，是为"落魂"，此时家中长辈拿一碗米、一只鸭蛋或鸡蛋装入"饭蔸"放在孩儿枕边，伴睡三夜，再将米和蛋煮熟，叫孩子含之以"魂"护体，病亦渐愈；三是认为蛋可护幼避邪；四是蛋有祛邪毒气可治病，至今在侗族民间中仍用滚蛋疗法治病。

（四）由冲傩文化传衍出来的另类文化——冲傩医学

侗族的巫傩文化，早在春秋战国时代就较为活跃。侗族在祈祷祝愿祭祀活动中，将人生祸福紧密结合，在傩文化事象中创造了早期的医疗保健。早在唐代的诚州（今靖州）之地，曾有"病不谒医，但杀之祭鬼"的记载。"凡卧病服药无效，则招巫祈禳，亦有愈者。""蛮俗好巫，每淫祠鼓舞，必歌俚辞……以教巫祝。古武陵医洞夷歌，率多禹锡之辞也。"（《旧唐书·刘禹锡传》）侗族民间，素有崇巫尚卜的习惯。侗族认为："天上生人是股气，地下养人水和土"；"气多气少遭病魔，人死断气转化水"；"人的生存没多久，依赖有气有水"。从早期冲傩文化传衍出来的另类文化——冲傩医学，按其方式与作用分为以下几类：

一是送鬼。如有高烧头痛类小病，一般请冲傩卜卦或掐掌，以探明属何方鬼邪作祟。后采用"泼水饭""烧蒙山""送河边"等方式"送鬼"，以求得精

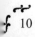

神安慰，保持心理平衡，以解除病痛。

二是招魂（或称追魂）。凡有大病或久病不愈，请当地巫婆看香，通过看香，寻访出恶鬼凶视，以便请傩师、鬼师采取相应措施，如"砍羊菩萨""砍秧人""打替身""打邪象"等骗鬼、保魂、追魂还体方式，以求康复。在侗族聚居地用得较多的，是为受惊的儿童或儿童在室外失足摔跤所致的疾病来招魂。侗人认为，小儿受惊是失"魂"而致，其母手持鸡蛋，于早晚到河边村寨边，连呼数日，招孩子的"魂"归。对身缠疾病，久治不愈者，认为是"魂"已离身，被鬼神夺取，要请两位巫觋（男巫），备上香纸和"三牲"酒饭等祭品，摆在河边或路旁，巫师为其招魂。

三是驱邪。驱邪是巫师以其"法术"手段，禳除鬼魅邪气，佑护人生的一种巫术。这种驱巫术，特别是在节日民俗中尤显突出。侗族的节日，大都和生产与祭祖相关。侗族节日主要有春节（也叫"过年"）、侗年（又叫"小年"或"禾兜年"）、二月二、三月三、四月八、五月五（端午节）、六月六、八月十五、祖宗节等。这些节日大都是喜庆及纪念酬谢祖先或神灵。也有一些节日，在纪念酬谢之时，还进行驱邪，祈求平安。入春驱邪术，晨间放爆竹，贴春符，禁止说不吉利的话，出行向吉利方向，以驱鬼魅和"庆伏邪气"。五月五端午节驱邪，门前挂艾草，小儿系"长命缨"，洒雄黄酒于室内外"医禳毒气"。据说是源于我国远古的祭龙日，借用龙的威慑力驱除所有灾疫邪祟，"禳除病瘟"。"驱邪禳灾"的吉祥节日传承下来，其本来含义应为防灾祛病，祈求健康长寿。

四是祈（求）福。男女久婚不育，请巫师架桥索子，必须用蛋为灵导物，以求生子。侗族男女成婚，陪嫁被子，要藏"红蛋"和红白相间的糯米饭。在祭祀祖宗后，将蛋给新娘吃，企望怀孕。侗人认为，蛋可辟邪，蛋壳也有保护作用。在侗家有门前挂蛋壳的习俗，在八月十五中秋之夜，侗家青年姑娘邀约在一起，用伞遮住自己，到别人家菜园里摘取蔬菜、瓜果，祈求牵线成双。妇女们想通过摘到最大的瓜果，意为瓜果有籽，必有贵子。青年男女们想通过这一活动，能够得到幸福，故称为"偷月亮菜"。

五是"神药两解"。侗族冲傩在给人祭鬼除病的同时，也用一些具有特殊疗法的侗药或治疗方法为病人治病，以精神疗法、药物疗法及推拿按摩之术相结合，起到"神药两解"的治病作用。如侗傩们画水、画符，"以符水治病"。在画水、画符时，巧妙地将药物"移"入水中，嘱患者内服巫师们所画的"神水"，或巫师将"神水"喷于患处。画水，有安胎水、接骨水、咔子水、化乳水等。

（五）巫辞侗歌中的医药传承

侗族古文化，包括医药文化都掌握在佼能庚老和佼贺佬（山寨头领）及冲傩手中。这些山寨头领及冲傩是民族文化的承传者，也是侗族民族文化的不同时期的创造者。他们掌握许多侗族神话、传说、民间故事、民间诗歌、民间谜语和巫辞等。正是由于他们将这些歌词巫辞时常口耳相传，才使侗族悠久的历史和灿烂的民族文化流传至今。侗族医药文化是侗族文化的重要组成部分，"侗医的学术里就渊源于巫师及侗医歌词之中"。侗族民间传说、故事、诗歌、谜语、谚语等，记录了从古至今有关侗医的"口碑"活体文化。如人类起源的神话《松恩松桑》《兄妹开亲》等，以大自然作为起源的神话《洪水滔天》等。还有被誉为侗族民歌百科全书的活体民族文化的《侗族大歌》，无不涉及侗文化的每个角落，包括人的生老病死、男女爱慕之情、社会伦理、民间声乐、社会礼俗、生产生活、祭祀祖先、儿童成长等诸多方面。若没有这些丰富多彩的侗族巫辞侗歌，侗族医药文化是不可能传承至今的。

巫傩文化，在侗族历史上，特别是先秦时代所起的医疗保健作用是早期的冲傩医学文化的具体表现。在侗族地区的黔中郡、武陵郡、象郡，巫师为人治病是巫的职司之一。

第三节　侗族医药文献考

一、明代至清朝嘉庆年间侗族医药资料的抄本

1.《正体秘录》

为广西壮族自治区三江侗族自治县政府调处办干部谭正荣潜心研习的祖传正骨秘集手抄本。成书于明代万历年间（1608 年）。书中较详细记载有各种骨折断筋、脱位、出血等骨伤科的治疗方法。

2.《百○八救世奇症仙方四十翻》

为清朝乾隆二年（1737 年）天柱丹平山石刻手抄录整理刻印成书。后流传于省外，经福建长乐陈念祖审订改刊为《急救异痧奇方》，将四十九翻改为四十九痧。1986 年在剑河县发现侗医吴定元藏有《急救异痧奇方》，序言曰："乾隆年间，黔中人多感异症，病法辄死，方书载治法，有人于丹平山得神授奇方，分四十九痧，多活甚众。此方传至关中，以治诸怪异急症，无不奇验。"现黔东南自治州民族医药研究所保存有该书稿复印本。

3.《玉历医方》

为通道侗族自治县坪坦乡阳烂村龙通跃的学医手抄本，此抄本写于康熙二十二年（1683 年）。龙氏抄本主要内容为伤科。龙氏骨伤科在通道侗族民间有较高的威望，现在传承 10 代。

4.《本草医方》

抄本中有插图书画 239 幅。抄于清康熙三十三年（1694 年）。《本草医方》一直流传至今。

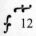

5.《医方流世》《药品总簿》

这两本抄本为通道侗人吴田禄所抄写。记录了侗医祖传秘方、验方和医疗技术经验。抄本抄于清乾隆年间，即乾隆三十二年（1267）。《药品总簿》记载药方327首，侗医病名307个，侗药329种，共112页。

6.《医宗后继（记）》

是通道侗族自治县播阳吴田禄弟子所抄写，抄于嘉庆十八年（1813年）。

二、清末到民国时期侗族医药资料抄本

1.《民药秘方集》

是清末侗医林文志、杨进敏、吴显魁、吴绍汤等传抄的侗医抄本。该抄本收载侗医病名382个，药方491首，侗药521种，共166页。

2.《灵丹草药》

是通道侗族自治县地阳坪侗医吴万清所抄写，抄写光绪二十八年（1902年）。《灵丹草药》是吴万清总结本人临床医学经验而编写的侗医药抄本。抄本载侗医病名27个，验方41首，侗药112种，共12页。

3.《民药传书》

是通道侗族自治县播阳龙吉村粟代保在其收集的当地民间流传的"李氏女间安医术"和"曾术坤医方"等民间资料的基础上整理的抄本，写于民国十六年（1917年）。抄本中载小儿科病88个，方药110首，侗药132种，共38页。

4.《民用秘方》

是1918年后流传通道侗族自治县独坡乡一带的侗医手抄本。《医用秘方》抄本中收集侗医方药320首，在侗医中有较大的影响。

5.《小儿推拿医学》《世代医理妙方》《二十四惊风图解》《救世医书》《救世药方》

是通道侗族自治县独坡乡坎寨村杨柳香、团头乡古伦村粟团保、独坡乡金坑村杨柳禄、小寨村杨再高、虾团村吴世昌、岩桥村吴世高等侗族人传抄的侗族医药抄本，抄写于1929年。

6.《药要须知》

是通道侗族自治县坪坦乡龙儒恩于1936年传给龙敏和粟云享。收载药方479个，侗医病各371个，侗药478种，并绘图。抄本共114页，载有侗医理论、方药和侗药。

7.《小儿痘疹治疗方药》

是通道侗族自治县独坡乡林均恩等侗医于1947年传给龚良松等侗医。龚氏在湘、黔、桂边区行医，以专治小儿科疾病出名。

8.《家用草药》

是通道侗族自治县双江乡侗族民间侗医手抄本，多为"祖传秘方"，汇集几代侗医药临床用药经验。《家用草药》抄本是近代侗族较为系统的医药抄本。

9.《小儿医方集》

通道侗族自治县独坡乡坪寨村侗医黄保信、龚良松等藏存。1949 年转抄本，抄本共收藏侗药 155 种，医方 107 个，医治杂症 65 种，共 42 页。

10.《家用草药集》

是通道县侗医龙治忠所藏侗医药古籍抄本。收藏侗医方 876 首，侗族医疗各 371 个，常用侗药 612 种，抄本共 187 页。是当地侗医药手抄本中收载医方、病名、侗药较为全面的一部侗医药手抄本。

第四节　历代本草侗药考

侗族及其先民历来居住溪峒，唐代以后的史籍中还出现了"峒（峝、洞）人"或"峒民"的称谓。明代以后，对居住在溪峒的"峒（峝、洞）蛮"称谓改为"峒（峝、洞）人"或"侗人"的专称。其理由为"侗人居住溪峒中，又谓之峒人"。（清嘉庆《广西通志》卷二百七十九《诸蛮》）

侗族居住在山寨，多依山傍水，自古以来多以"洞"称呼。在宋代初年，诚州相当于今湖南靖州，徽州相当于今湖南怀化的会同、通道等县，中洞相当于今湖南靖州、新晃一带。在湖南通道旧有罗岩洞、石马驿峒、扶城半峒、芙蓉洞，通称"四峒"。从元明时期以来，侗族聚居区的"峒蛮""洞民""峒人"逐渐变为对侗族专称。侗族医药，源远流长，古朴实用，独具特色，成为侗乡人们朝夕相共、不可缺少的抗衡疾病的手段。由于侗族没有自己的文字，有关侗药记载多以产地，如溪峒、蛮峒、番峒、瑶峒、黎峒，或侗（峒）人、峒獠人应用的形式散载在历代本草上。

一、出蛮峒及侗（峒）人应用的药物

1. 桂

彼土人谓其皮为木兰皮，肉为桂心。其木俱高三四丈，多生深山蛮洞中，人家园圃亦有种者，移植于岭北，则气味殊少辛辣，固不堪入药也。三月、四月生花，全类茱萸。——《本草图经·木部上品卷第十·桂》

2. 丹砂

《衍义》曰：丹砂，今人谓之朱砂。辰州朱砂，多出蛮峒。锦州界猺獠峒老鸦井，其井深广数十丈，先聚薪于井，满则纵火焚之。——《证类本草·卷第三·丹砂》

历史上的辰州、锦州，即现今怀化市的辰溪、麻阳县一带。

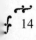

二、出溪峒及侗（峒）人应用的药物

1. 山獭

山獭阴茎，主阳虚、阴痿，精寒而清者，酒磨少许服之，獠人以为补助要药。……山獭，出广之宜州溪峒及南丹州，土人号为插翅，其性淫毒。山中有此物，凡牝兽皆避去。獭闻妇人气必跃来抱之，次骨而入牢不可脱，因扼杀之，负归取其阴一枚，直金一两。若得抱木死者尤奇贵。峒獠甚珍重之，私货出界者罪至死。——《本草品汇精要·兽部·山獭》

2. 蚁

今惟难夷食之。交广溪峒间酋长多取蚁卵，淘尽为酱，云：味似肉酱，非尊贵不可得也。又云岭南多蚁，其巢如薄絮，囊连带枝叶，彼人以布袋贮之，卖以养柑子者，以辟蠹虫。——《本草品汇精要·续集·卷之七下·虫鱼部·蚁》

3. 水银

辛，寒，有毒。之才曰：畏磁石、砒霜。……主治：疥瘘痂疡白秃，杀皮肤中虱，堕胎除热，杀金银铜锡毒。熔化还复为丹，久服神仙不死。邕州溪峒烧取极易，以百两为一铫，铫之制似猪胈、外糊厚纸数重，贮之即不走漏。若撒失在地，但以川椒末或茶末收之，或以真金及输石引之即上。——《本草纲目·石部·水银》

4. 檀香

辛，温，无毒。治中恶鬼气，杀虫。噎膈吐食。又面生黑子，每夜以浆水洗拭令赤，磨汁涂之，甚良。……王佐《格古论》云：紫檀诸溪峒出之。——《本草纲目·木部·檀香》

5. 降真香

辛，温，无毒。疗折伤金疮，止血定痛，消肿生肌。……朱铺山《溪蛮丛笑》云：鸡骨香即降香，本出海南。今溪峒僻处所出者，似是而非，劲瘦不甚香。——《本草纲目·木部·降真香》

6. 人傀

《南方异物志》云：岭南溪峒中，有飞头蛮，项有赤痕。至夜以耳为翼、飞去食虫物，将晓复还如故也。——《本草纲目·人部·人傀》

三、出番峒及侗（峒）人应用的药物

1. 三七

无毒。三七主止血、散血、定痛、金刃箭伤、跌扑杖疮出血不止者，嚼烂涂或为末掺之，其血即止，亦主吐血、衄血、下血、血痢、崩中、经水不止、产后恶血不下、血晕、血痛、赤目痈肿、虎咬蛇伤诸病。生广西番峒深山中。——《本草品汇精要·续集卷之二·草部·三七》

广西番峒，即现广西三江一带侗人居住区。怀化市通道侗族自治县与三江侗族自治县毗邻，同为我国侗族主要居住地区。

四、出黎洞及侗（峒）人应用的药物

1.崖香

辛，微温，无毒。……黎峒出者名土沉香，或曰崖香。虽薄如纸者，入水亦沉……万安在岛东，钟朝阳之气，故香尤酝藉，土人亦自难得。——《本草纲目·木部·沉香》

2.山羊血

山羊血以产滇黔及蜀者佳，以其地深山，多三七苗及理血定风诸草，山羊每食之，峒人追逐得之，山羊本迅跃，无一刻之停，其体血自顶贯尾，终日旋运如飞，又被逐捕，则燥性频发，血随气运，娇捷尤甚。黎峒人捕得，以竹枪刺入其心，取血用，此上品也。——《本草纲目拾遗·卷九·兽部·山羊血》

五、出诸峒中及侗（峒）人应用的药物

1.金

辛，平，有毒。……镇精神，坚骨髓，通利五脏邪气，服之神仙。……生金生岭南夷獠峒穴山中，如赤黑碎石、金铁屎之类。——《本草纲目·石部·金》

2.滑石

甘，寒，无毒。疗黄疸水肿脚气，吐血衄血，金疮出血，诸疮肿毒。时珍曰：滑石，广西桂林各邑及瑶峒中皆出之，即古之始安也。——《本草纲目·石部·滑石》

3.橄榄

酸，甘、温，无毒。……生津液，止烦渴，治咽喉痛。咀嚼咽汁，能解一切鱼、鳖毒。时珍曰：又有一种方榄，出广西两江峒中，似橄榄而有三角或四角，即是波斯橄榄之类也。——《本草纲目·果部·橄榄》

4.杉

辛，微温，无毒。主治漆疮，煮汤洗之，无不瘥。……时珍曰：杉木叶硬，微扁如刺，结实如枫实。江南人以惊蛰前后取汁插种，出倭国者谓之倭木，并不及蜀、黔诸峒所产者尤良。——《本草纲目·木部·杉》

5.鹦鹉

鹦鹉肉：甘、咸，温，无毒。食之，已虚嗽。……时珍曰：即了哥也。《唐书》作结辽鸟，番音也。出岭南容、管、廉、邕诸州峒中。——《本草纲目·禽部·鹦鹉》

6.紫草

甘、咸、寒。入手、足厥阴经，……治斑疹痘毒，活血凉血，利大肠。……

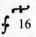

时珍曰：此草花紫根紫，可以染紫，故名。瑶、侗人呼为鸦衔草。——《本草纲目·草部·紫草》

7. 棕虫

土人以为珍馔，土司饷贵客，必向各峒丁索取此虫作供，连棕木数尺解送，刨木取之，作羹味绝鲜美，肉亦坚韧而腴，绝似辽东海参。云食之增髓益血，尤治带下。彼土妇人无患带者，以食此虫也。治赤白带，肠红血痢。其行血而又能补血，功同当归。——《本草纲目拾遗·卷十·虫部·棕虫》

8. 薆香

子大似柏实，裂成八瓣，一瓣一核，核似豆，黄褐色，臭转芳，味转甘，俗呼八角茴香，广西左右江峒中亦有之，形与中原者迥别，其气味相同。北人得之咀嚼荐酒，入药最良。——《本草乘雅半偈·第九卷·薆香》

通过考证，上述侗药均产自侗族聚居区。侗族主要居住在湘、黔、桂边区，峒峒相连。黔、桂、湘边区侗药在历史上称为峒（侗）蛮所用药物，没有明显地域之分。自宋代《本草图经》开始，就有侗药的记载。明代李时珍所著《本草纲目》中，侗族药物记载多达 10 余种。自宋至清，本草中散载的侗族药共计 19 种，其中植物药 9 种，动物药 6 种，矿物药 4 种。在侗族地区地方志中也有记载，如《通道县志》（同治版本）记载，有 200 种侗药进入朝廷。其中木之属 25 种，竹之属 14 种，果之属 32 种，花之属 48 种，兽之属 24 种，鸟之属 28 种，其他属 19 种。另外，侗族民间传抄本中也有专门记载侗药的传抄本，如《家用草药》手抄本记载民间常用侗药 397 种。

第五节　侗族医药学的形成与发展

一、侗族医学古代发展时期

侗族医药形成与发展的历史渊源流长，唐朝以前还处于原始社会时期，这一时期的侗族医学处于原始的萌芽状态，侗族先民们在寻找食物和狩猎的生产生活实践中，常因误服有毒的植物而呕吐、腹泻，昏迷甚至死亡。经过无数次的尝试，人们逐渐认识到某些植物对人体有益或有害，何种植物能治病，在狩猎中也发现了能治病的动物等。再经过不断的实践、积累和总结，侗族先民们对医药知识有了初步的认识，在"万物有灵"的原始宗教信仰作用下，侗族医药进入了原始的萌芽时期。自进入秦汉以后，侗族医药受到楚巫文化的影响，随着冲傩文化的发展，医与巫傩紧密结合进入了巫医学时期（又称冲傩医学时期）。这一时期经历漫长的两千多年，直到近现代侗族地区仍有冲傩医学文化现象存在。侗族地区冲傩（巫师）还为患者做法事或化水等巫傩活动，以求康复或平安。

二、侗族医学近代发展时期

侗族医学近代发展时期，大约在明洪武初到中华人民共和国成立前的几百年，侗族地区的社会发生了剧烈变化。侗族与中原汉族在政治、经济、文化等方面的联系日益增强，因而促进了侗族社会的发展，侗族医药也随之得到了发展，侗族地区的侗族医学以历代口耳传授，世代相承发展到了有文字记载的医学资料。如明洪武年间贵州省《黎平府志》记有"黎平治妇男大小病，山中所踩叶俗名草药，亦颇有效"，明洪武十一年（1378年），黎平侗族吴勉领导农民起义军，他的母亲娘化就在军中行医，所采叶俗名草药，亦颇有效。明洪武年间的《镇远府志》《天柱县志》记录了当地的侗药品和医疗活动。湖南省同治年间（1862～1874）的县志中记载各地侗族药物约200种。乾隆年间《直隶清州志》、道光年间《晃州厅志》的物产篇也收载了当地的侗族药物。广西壮族自治区《三江县志》记载有当地侗族药物数百种。这一时期，侗族地区已有药铺、药堂和坐堂的职业侗医。

新中国成立以来的现代发展时期是侗族医药发展历史上最好的时期。这一时期，从新中国成立之初到20世纪70年代的30年间，侗族地区侗医药学开展了献方药，成立中草医药联合诊所、医药堂等活动，吸收民族医生进入国家医院坐诊，开展侗医药防治疾病，为侗族人民的卫生保健事业做出贡献。这是自新中国成立以来侗医药发展史上的一个小高潮时期。进入20世纪80年代，是侗族医药发展史上最为辉煌时期。从20世纪80年代初期开始，侗族地区开展了侗族医药的挖掘整理，深入侗族地区走访调查，广泛收集医史资料，采集药物标本，编纂侗族医药专著，成立侗医院、侗医诊所，开展侗医临床、药物开发研究和侗医药学术交流活动，并取得显著的成绩。

三、侗族医药队伍的形成和传代形式的考证

侗族医药队伍是逐渐形成的，自古以来都是通过投师、祖传、自学成材等形式传代发展起来的。由于历史条件所限，加之过去的侗乡交通闭塞，信息不灵，文化落后，侗医药队伍受封建保守思想的影响极深，师傅带徒弟，绝技往往留有一手；就是祖传医术也是传子不传女，传内不传外，因而一些特效的秘方、验方和精湛的民族医药技术，常掌握在少数人手中，加上历年战乱、瘟疫流行、天灾人祸等因素，使某些掌握特技的民族医生，尚来不及将医技传代就离开了人世，造成失传。现从1986年至1988年间，以湖南省通道县卫生局业务股股长杨德忠先生和湖南省通道县民族医药研究会已故会长吴永徐先生为首的民族医药调查小组所收集的资料获悉，湖南省通道境内各个时期的名医，有文字记载的可追溯至明末清初。

1. 康熙年间（1661～1722）

（1）康熙三十三年甲戌年（1694年），通道民间流传的侗医草药在各职业民族医之中手抄整理成册。如《本草医方》239图就是在这一时期形成并流传至今的。

（2）康熙二十二年癸亥年（1683年），坪坦乡阳烂村龙通跃（实为杨通跃）外出经商习武，学得医术，手抄医书有《玉历医方》。他擅长伤科，累用效佳，便立医为业，传至今日，已有十代。一般均为单传。至第七代龙儒恩才打破祖传惯例，儿女均传，甚至外籍有志习医诚心求教者亦破例收为门徒，使侗乡龙氏接骨技术流传至今，后继有人。

2. 雍正年间（1723～1735）

（1）雍正八年庚戌年（1730年），播阳龙吉村吴田禄，出身于世代药匠家里，其父母都靠采卖药材营生，济世救人，他继承祖业行医。

（2）雍正十年壬子年（1732年），坪坦阳烂村龙本旺，随龙通跃行医卖药，诊治骨伤，在坪坦、甘溪、沙宜、斗江一带，颇有名气，求医者络绎不绝。

3. 乾隆年间（1736～1795）

（1）乾隆十年乙丑年（1745年），播阳龙吉村吴田禄，在播阳镇开设"医宗药铺"行医治病。据悉这家药店是通道境内较早的一家草药店，由于疗效显著，价格合理，远近慕名求医者甚众。

（2）乾隆三十二年丁亥年（1767年），吴田禄在播阳和贵州的洪州一带，召集亲朋好友，习医觅药，取他人一技之长，集群医秘方精粹。他博览群书，勤奋好学，精心钻研医术。在这段时期内，他撰写了《医方济世》和《药品总簿》两部专著（手抄本），把祖传秘方、验方及各家医术之精华如实记载，汇集成册，向后人传授。

（3）乾隆三十五年庚寅年（1770年），坪坦阳烂村龙从昌（云从）继其父龙本旺之医业，开设"草药店"济世救人，专治骨伤，疗效显著，在坪坦、广西古宜、林溪、高秀一带行医，颇负盛名。

4. 嘉庆年间（1797～1820）

（1）嘉庆十八年癸酉年（1813年），播阳吴田禄的门徒吴万年出师后，开设"医宗药店"。撰写了《医宗后继（记）》手抄本流传至今。先后在播阳、县溪、菁芜洲等地开办"草药铺"，为群众治病。

（2）嘉庆十八年至咸丰四年（1813～1854年），甘溪、黄土、林溪等地的民族民间医生，许多人拜师习医，民族医药诊疗技术在民间广泛潜移默化地流传开来。这段时期的民族医生限于文化水平较低，只是言传身教，没有著书立说。

5. 道光年间（1821～1850）

道光三年癸未年（1823年），播阳吴万年之子吴世旺随其父至贵州、靖州一带行医卖草药，因文化低，全凭口传心记，但医药实践经验丰富，在民间亦享有较高之医疗威信。

6. 咸丰年间（1851~1861）

（1）咸丰四年甲寅年（1854年），播阳龙集村吴万年，收贵州省的石全明为徒，同时将医术传给其次子吴朝满。

（2）咸丰十年庚申年（1860年），坪坦阳烂村龙道选继祖传骨伤科诊疗医术，在坪坦、林溪、高秀一带行医，专治骨伤，很有名气。

7. 同治年间（1862~1874）

（1）同治七年戊辰年（1868年），贵州石金明在播阳、独坡一带行医，收徒弟王钱贵（贵州仑坡人）、杨再高（湖南独坡小寨人）、石朝弯（石金明之女，嫁播阳池喇村后更名石月欢），后来这三人各在一方行医，医术出众，颇有名气。

（2）同治九年庚午（1870年），通道有200种药物被列入当时朝廷，《通道县志》《绥宁县志》（同治版本）有记载。

8. 光绪年间（1875~1908）

（1）光绪三年丁丑年（1877年），地阳坪胡云甫继承吴万清的时辰医术和水治法术，向穴位推拿医术发展，经济安全、疗效显著。

（2）光绪三年丁丑年（1877年），坪坦阳烂村龙道选，到广西融江学得化水法术，正统的龙氏接骨技术蒙上了神秘色彩，从此名声大振。

（3）光绪八年壬午年（1882年），坪坦阳烂村龙怀仁继承祖传骨伤科接骨技术，结合汉族中医理论，编纂了《民间医学验方》等7本手抄卷书，可惜"文革"中付之一炬，无一幸存。

（4）清光绪二十八年壬寅年（1902年），地阳坪草医吴万清，医术过人，总结其临床医药经验，撰写了一本《灵丹草药》手抄本，传给后人。

（5）光绪三十一年乙巳年（1905年），播阳贯团村吴元享，治疗天花、霍乱、肾结石有良方，擅长推拿、穴位按摩、拔火罐、放灯火等技术，在当地有一定名声，求医者较多。

9. 宣统年间（1909~1911）

（1）宣统二年庚戌年（1910年），坪坦乡阳烂村龙儒恩，继承其父龙怀仁之接骨医术，在坪坦与广西交界地带颇有盛名。他精通骨伤科诊疗技术，打破单传惯例，将祖传接骨技术传给其女儿和侄女、孙女，甚至传给外籍汉人，成为第七代龙氏接骨传人。

（2）民国六年丁巳年（1917年），播阳龙吉村粟代保，继承吴田禄之医术并办药店，还广泛收集当时民间流传的"李氏媖安医术"和"曾术坤医方"，手抄《民药传书》流传至今。

10. 民国年间（1912～1949）

（1）民国七年戊午年（1918年），独坡乡林文志、杨进敏、吴显魁等各自民间医著作系相继问世，流传至今的有《民用秘方》（320方），在医界影响甚广。

（2）民国八年己未年（1919年），地阳坪乡曹江昆、曾政益之医术在当地很有名望，继有李大顺、杨金明、龙保堂、陈克帮、韦进道、韦进银、陈通能、陈孝忠等职业民族医生在地阳坪、县溪一带行医，各有所长，在群众中享有一定的医疗威信。

（3）民国九年庚申年（1920年），播阳黄土团村李大明、李大白医药体系兴起，同时还有欧朝潘等，其医术在当地颇具盛名。

（4）民国十五年丙寅年（1926年），团头乡通坪村陈明栋，继承祖传医治蛇伤医术技艺。大高坪村吴文富拜黄柏村苗医潘氏为师，悉心学习传统蛇药医术，药到病除，起死回生，名声大振。

（5）民国十六年丁卯年（1927年），杉木桥乡高村刘汉清继承祖传化水止血医术（苗医），在当地民间颇有名气。

（6）民国十八年己巳年（1929年），独坡乡坎寨村杨柳香与团头乡古伦村粟团保、独坡乡金坑村杨柳禄、小寨村杨再高、虾团村吴世昌、岩桥村吴世高等各家民族医药派系，联合一起，切磋技艺，取长补短，形成了当时侗乡民间牢固的医药体系和诊疗网络。在此时期内问世的有《小儿推拿医学》《世传医理妙方》《二十四惊风图解》《救世医书》《救世药方》等侗医药手抄本，分别出自他们的医疗实践和经验总结。

（7）民国二十五年丙子年（1936年），坪坦乡阳烂村龙儒恩，将其接骨技术传给次子龙敏。同年，地阳坪李大顺将其《药要须知》传给粟云享。

（8）民国三十年辛巳年（1941年），播阳镇龙集村粟丰厚和池喇村姚老四继承粟代宝之医业。同期，吴成旺因双目失明后病故，医术尚未传度，濒于失传。

（9）民国三十六年丁亥年（1947年），播阳镇上寨村吴杭清，继承可团村吴信跃之医术，后又到贵州拜刘东汉为师，学成后行医，颇有医疗威信。同年，独坡乡林均恩、林能忠、林能美、吴富祥、文才主、林文木等医家将《小儿痘疹治疗方药》传授给龚良松，龚在广西、贵州、湖南三省毗邻地界行医，专治小儿痘疹而出名。

（10）民国三十七年戊子年（1948年），县溪镇晒口村吴文唐、吴文先（苗医），其狗咬伤药秘方疗效很好；溪口村伍王生、谢明华的祖传单方验方治疗常见病、多发病很有名气；菁芜洲乡老王脚村吴银旺收有祖传医药藏书；马龙乡民间有《回春医药》藏书；双江乡有《家用草药》手抄本，均为祖传秘方，是四代传真的侗族民间医药经验，其中记叙了356种疾病的治疗方法，464个药方，涉及397种草木药物，很有研究意义和推广价值。可惜这些珍贵的医药藏书手抄本，由于人事变故，至今无法查询。

四、侗族医药古籍藏书

侗族民间医药古籍藏书，其中的内容积累了侗医几代人的医疗实践和临床经验，也充分反映了侗族人民的智慧和聪明才干。侗医们纯朴、勤劳以及济世救人的高贵品德值得称赞。

这些藏书是侗族文化和侗族医药的宝贵遗产，凝聚了侗医几代人的心血和汗水。由于侗族历来没有本民族的文字，侗医师傅带徒弟或祖传秘方均为口传心授，有不少宝贵药方已经失传，现在收集到的是侗族有识之士用汉文结合中医部分理论编纂的手抄本，留传至今，对研究侗族医药的历史和作用也是一批不可多得的重要资料。

1.《民用秘方集》

本书系清末侗医先师林文志、杨进敏、吴显魁、吴绍汤等四代传度的侗医药手抄本，其中载有主治病名 382 个，药方 491 方，实用侗药 521 种，全书 166 页，开页见方。

2.《药要须知》

本书系 1937 年地阳坪茶溪侗医粟元亨接受李大顺入口传度而立册之手抄本。书上注有"上关祖师杨金明、龙保堂、陈克帮、韦进通、韦进道、陈通能、陈孝忠"等各侗医药大师之作。全书载有药方 479 个、医治病名 371 个，选用侗药名 478 种。开页概述医理，续而举方，末页示图，计 114 页。

3.《家用草药集》

本书系龙治忠医生所藏侗医药古籍书，记有侗族民间古代、近代医方 876 个，病名 371 个，传统常用侗药 612 种，开页见方，全书 186 页。

4.《秘传医方》

本手抄本系播阳龙吉村粟丰厚医生所存的侗医药古籍藏书，源于明末清初时期祖传先师吴田禄，经吴万年、石金明、粟代保三代递传。全书载有药方 344 个、病名 324 个、常用侗药 411 种，另附医理、药理简要综述，共 142 页。

5.《药品总簿》

系侗医杨志丁丑年手抄《秘传医方》之作，内容、形式与《秘传医方》类似，记载药方 327 个、病名 307 个、侗药 392 种，全书 112 页，开页见方。

6.《救世医方集》

本书为吴万清入口传度给陈家修之侗医药古籍手抄本，载有药方 337 个、病名 321 个、实用侗药 401 种，开页见方，全书 120 页。

7.《小儿医方集》

本书为独坡乡坪寨黄保信以及侗医龚良松均藏存，1949 年 5 月复制，传于

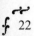

主师吴世高、林均师、林能忠、林能美、吴富祥、文才主、吴永祥、林为木等诸师门徒。全书42页，集方107个，医治杂症65种，侗药155种，开页见方，1988年复抄存留。

8.《秘方点滴》

本手抄本为独坡乡坪寨侗医黄保信1967年撰抄，各老草医座谈会"向党献宝"之验方集，计80个秘方、76个病症、108种侗药，开页见方，计30页。

9.《灵丹草药》

系侗医吴万清于光绪二十八年（1902年）记录的侗族民间医药验方，计41条、27个病名、用药112种，开页见症见方，共12页。

10.《草药医名录集》

本书记录了1986～1988年通道侗乡民族民间草医药人员调查记录，探讨了侗医药的沿革，论述了侗族民间医药的质量、数量及其分布情况。本书为已故吴永徐先生之作。

11.《民药传书》

播阳龙吉侗医粟丰厚继承其祖父粟代保《小儿科》的侗医药治疗验方，计有小儿科病名88个、侗药方110个、侗药132种，计38页，开页见症方。

12.《幼科铁镜》（卷一）

本册系贵州卓溪叟夏鼎铸氏手著，自清康熙年间流传至今，其内容有：（1）十三个不可字；（2）十传；（3）治病不可关门杀贼之说；（4）治病不可闭门缉盗之说；（5）汤方内更换药味之说；（6）面部各穴图；（7）掌面水底捞月，引水上天河至洪池图；（8）掌面运八卦，大指正面牌上位次并说及退下六腑，手背正面推上三关，揉五指节图；（9）侧手虎口合谷穴图；（10）脚各穴图，全身正面用灯火图；（11）全身正面肺俞穴各图；（12）卓溪真传口诀；（13）推拿代药赋。此册共60页。

13.《幼科铁镜》（卷二）

本册主述：（1）望面色审苗窍；（2）从外知内说；（3）五脏腑各有所司；（4）辨胎寒；（5）辨胎热、胎热毒发丹；（6）辨脐风；（7）辨脾温；（8）辨肺热寒、肺虚；（9）辨心热、实热虚、热报以寒；（10）辨心热、昏迷似惊。此册共40页。

14.《幼科铁镜》（卷三）

本册主述：（1）辟明发惊之由兼详治惊之法；（2）惊痫活症；（3）辨惊有疾，盛风盛热；（4）辨热虚似惊风（伤寒）辨病症，阳虚兼痫；（5）辨痉病、慢症。此册40页。

15.《幼科铁镜》（卷四）

本册主述：辨麻症、伤风寒、夹食伤寒、腹痛、吐、泻、痢、疟疾、阴虚似疟等病。此册36页。

16.《幼科铁镜》（卷五）

本册主述：咳嗽、疟后、朱血、中暑热、夜啼、疳积、赤热丹火、淋症、二便病、汗、脓肿、三焦膀胱气病、呆笑、不寐、干瘦、齿病、口疳、重齿、耳痛、重舌、木舌、鹤膝风、遇雷所惊、天疱疮、瘰疬、偏坠、茎肿痛、肾书肿、灸法各症、灸肚大青筋、灸蛇伤、疔疮肿毒方等病症和药方100方。本册50页。

17.《幼科铁镜》（卷六）

本册主载药性小引60方、150味侗药，计40页。

18.《小儿推拿广义》

本书系独坡侗寨吴庆楷医生《小儿科》手抄本之十二卷，又名《草药通书》。书曰："夫之所籍，以为生者，阴阳二气也，除阳烦行，则消水自然，神清气爽，阴阳逆行，则往来失序，百病生焉。则褓裸童稚，尤难调摄，盖其饥饱寒热不能自知，全待慈母为之鞠育。苟或乳食不节，调理失常，致成寒热，颠倒昏沉，既已受病，而为父母者，不知思所以及病之由，却病之乃疑鬼疑神，师巫祈祷，经义理之其谬者矣。幸仙师深悯赤子之夭折，多禄调衔之未良，医治之无术，秘授是书，神动点测，沉离浮坎，而使水火既济，泻实补虚，而使五行无克，诚育婴之秘旨，保赤子之弘功也。乃是迁视斯术，以为鲜当，比如急慢惊风，牙关紧闭，虽是丹药，无可奈何，先视其病之所在，徐徐推醒，然后进药，不致小儿受苦，则推拿一道，真能操造，化夺天功矣，岂不神？欲然治当分六阴六阳，男左女右，外呼内应，三关取热，六腑取凉，男子推上三关，为热、为补，退六腑为凉，为泻；女子推下三关为凉，推上六腑为热，男顺女逆，进退之方，须要热审。凡沉迷霍乱，口眼歪斜，手足犁跳惊呕吐，种种杂症，要而言之，只是四症，四症分为八候，八候变为二十四惊，阳掌十六穴，阴掌九穴，筋看三关，功效十二惊，是缓急生死之症，法是捏推拿做这功，先须寻筋推察，次用灯火按穴而行，审疾针灸，症投汤药，无不随手而应，偏已见，无作聪明，因病次节，分别而施。本书附有推坎宫图，推攒竹，运太阳，推五经，黄蜂入洞，苍龙摆尾，猿猴摘果、二龙戏珠，赤凤摇头，凤凰展翅，飞经走气，按弦搓摩，水里捞明月，打马过天河等十二图，乃学易懂。"全书共82页，开页见叙，歌图并茂。

19.《十二地支所属十二经络33图》

本书摘自清光绪三十二年（1906年）胡云甫手抄本《十二地支所属十二经络生死正面总图和十二时辰均死门日月开神图》，共33图，各图均以穴位指痛处，以简文诗联启情。每页1图，共33页成册。

20.《金鉴外科》

本书系衔纂《医宗金鉴》卷六（十七）"外科心法要诀"的手抄本。主述中脘疽、味痛、脐痛、少腹疽、腹皮痛、缓疽、腋疽、黯疽、肋疽、渊疽、内发丹毒、肋痈、五脏六腑诸募穴、肩中痛、腕痛、兑疽、穿身疽、骨蝼疽、蝼蛄串、手发背、掌心毒、虎口疽、病虾、手丫发、调疽、蛇头疔、天蛇毒、蛇眼疗、蛇背疗、蛙节疗、蛇腹疗、泥鳅疽、代指、虎螂蛀、狐尿刺、鹅掌风等 80 张图和方歌、诊治方法。全书共 124 页。

21.《怪症五十五种》

此书的特色为专述怪症，系侗族民间偶尔遇见的疑难病症医疗经验总结，仅叙 55 例，是余细清、余干街之藏书。手抄本，共 28 页。

22.《外科急救方》

本书载有扑打、猝死、跌压、折伤、夹伤、杖疮等跌打损伤造成之患症及其急救治疗药方 220 方，用侗药 206 种，载有古代人体骨骼解剖图及各骨骼古名称，对于研究民族民间医药历史颇有理论意义和实用价值。全书 107 页。

23.《秘诀方歌》

本书收集侗乡各地民间各种教徒的医疗临床实践经验方或自拟的侗医药方剂歌 50 首，由双江杆了侗医杨时权 1974 年汇编，共 9 页。

24.《二十四惊风图解》

本书载侗医通晓的传统病名、症候——"惊"病的二十多种形象性命名和治疗经验方法，根据症候的表现形式来区别和掌握各惊证的诊断、治疗，且对各惊证均附有形象图和治疗穴位、方法。1 图 1 页，共 24 页。

25.《推拿秘诀十三首》

本书系独坡坪寨黄保信医生叩度师传的《救世医书》中的推拿歌诀 13 首手抄本，末尾 5 页附推拿法示意图。全册 57 页，开页见师传秘诀。

26.《新刻小儿推拿方活婴秘旨全书》

本书载承变论、惊风论、诸疳论、吐泻论、童赋、面部脸症歌、脸症不治歌、面部捷径歌、小儿无患歌、夭症歌、面部五色歌、虎口三关察症歌、虎口脉纹五言独步歌、五脏主治病症歌、掌卜诸穴拿法歌、掌面推法歌、掌背穴治歌、二十四惊推法歌、十二手法主病赋、验症加减法等医疗经验和方法。全册 63 页。

第六节　侗族地方志对侗族医药发展的记载

一、湖北省恩施自治州咸丰县志对民族医药的记载

我县民族医药，是全县各族人民长期以来与疾病做斗争的经验结晶，是祖国医药学伟大宝库的重要组成部分，长期以来，它在保护我县各族人民健康方面发挥了巨大作用。

（一）民族医在民间的流传及应用

民族医在我县产生的历史无从稽考。据老年人回忆，我县广大农村，世世

代代都有民族医为群众防病治病。清末至民国年间有 18 名比较有名的民族医，在当地及其周围都有很高的威望。他们没有设置药铺，大都是赶场天在街上摆摊治病卖药，或走乡串户，或在家应诊，有的自种有中草药园。一般都精于伤科，内、外、妇、儿、眼、耳、鼻喉等各科也有较好的疗效。如忠堡三福庙的朱庭耀善治内、外、妇、儿，名闻咸、来边境，求诊者络绎不绝。白水坝的杨武行善治伤科，治疗跌打损伤每能"妙手回春"。

民间流传下来的单、验、秘方对治疗某些慢性病和急性病，也有独特的疗效。如老里坝一名七十高龄的老太婆传授用黄花草单味外敷 10 至 20 分钟，治疗颈淋巴结核，疗效非常显著，经验证治疗多例，每敷一至 3 次，则可收到明显疗效。忠堡医院曾用此法试治一例髋关节结核，未加用其他任何抗结核药物，仅敷 8 次，便获满意效果。忠堡公社龙洞河一老年妇女介绍用毕血莲（民间称珠砂莲）兑白酒，以文火煨煎，随意频服，治疗急性黄疸型肝炎。一大队赤脚医生曾验证治疗多例，均达治愈标准。忠堡公社卫生院中医李先祥介绍用民间单方红四块瓦单味煎服，治疗产后大出血，亦获得显著疗效。后用此法预防产后大出血，也收到满意效果。总之，民间单、验、秘方蕴藏丰富，各有专长，有的用单味草药治愈妇女产后因不禁房事而引起的子宫内膜炎（民间称月家痨）；有的善治男子因房事过度而引起的虚弱病（民间称色痨病）；有的善治急性肾炎、膀胱炎、尿道炎；有的能治妇科的红崩、白带、子宫脱垂和小儿营养不良枯瘦；有的对外科的疗、疮、痈、毒之治疗有独到之处。但由于封建传统思想的影响，他们大都思想保守，不愿外传，以致收集整理不易。据有的老年人回忆："过去在民间有很多独特的单、验、秘方，已经失传了。"这确是祖国医药的一大损失。

（二）发掘民间单、验、秘方及献方运动

发掘民间单、验、秘方，是开展中草药研究，加快中西医结合步伐的 1 个重要方面。1949 年后，党和人民政府十分重视对民间医药的发掘采集工作。1956 年至 1961 年，在全县曾先后开展 3 次采风献宝运动，共收集单、验、秘方 1465 个，经整理编印成册四集，并要求各医疗单位用于临床验证。

1971 年至 1973 年，在大搞群众性中草药运动中，县、区两级医院又开展了群众性的献方运动。这次共收集单、验、秘方六百多个，汇编成《咸丰县中草药单验方》，印发了五千多册。县中草药研究小组还将其发文通知各医疗单位进行临床验证。实践证明，采用民间单、验方对某些疾病的治疗，能收到花钱少、疗效高的效果。

1975 年 5 月 18 日，咸丰县卫生科召开了全县中草医代表会，到会代表中有 13 人献出了有一定疗效的民间单、验方 72 个，经用于临床，疗效亦佳。（摘自湖北省恩施自治州咸丰县志）

编者按：咸丰县的侗族是清康熙、雍正、乾隆年间从湘、桂、黔等地陆续迁入。

侗民善用草药治病，本文介绍的民族医药，也包括从外地迁入的侗族医药，《咸丰县中草药单验方》当然也包括侗医药单、验方。

二、贵州省天柱县志对侗医药的记载

天柱县境内侗民先辈在长期与疾病做斗争的过程中，不断摸索，总结出具有民族特色的侗医理念体系，为本民族的生存繁衍做出了贡献，乃至医学发达的今天，广大农村群众仍然依靠其防病治病，县内以高酿的石洞、水洞、都岭、黄桥等地的侗医为主要代表。

侗医将时令性疾病、杂病分为二十四症，每症又含三个小症，合为七十二症。二十四症是：上吐下泻症、绞肠症、哑口症、娃崽惊风症、蚂蚁上树症、脱节癫、乌龟症、脚疼症、老鼠下树症、锁喉症、倒胆症、肝症、螃蟹症、妇人浮肿无血脉、猴子下树症（足先露）、冷风作怪症、半边疯症、妇人血脉不通、吐血、妇人生产肚痛、男人结功喉痧、妇女水结成功（板状腹）、小儿舌台头反尾、小儿反疼症等。

诊断采用望、号、划的方法。望即察看病人的毫毛，以辨病情轻重；望病人脸色，判定病的性质，脸色红为热、色淡白为寒等；望四弓定病之缓急。号即号脉，分"四八虎口"和"三阴一阳脉"，脉重有力属肾，脉平稳属肝，脉中缓属脾，脉均匀属心，阴脉属肺，合称四脉；上四脉再加重脉，脉跳 7 次停 3 次属肾，脉跳 3 次停 2 次叫过"虎口"，以上总称"四八虎口"。脉跳 1 次停 3 次称"三阴一阳脉"。划即在病人胸部划一"井"字，从胸部不同部位的形态和病理表现了解病症。以上为侗医诊断疾病的理念依据。病症以取类比象法命名。

侗医治病人多用新鲜草药，并摸索积累出丰富用药经验和有效药方。用药讲究"配头"使药力峻猛、取效迅速。对药物的性味、功效，总结有"大血藤，苦不涩，祛风湿，又治大鹅肠，性产平，能通经，消食积；耗子屎，更出奇，清热毒，治瘰疬"（《常用草药三首歌》）和"藤木通草定祛风；对枝对叶可除脓；枝叶有刺能消毒；叶里藏浆拔毒功；辛可镇痛驱寒湿；甘主肌肉甜亦风"（《药物作用归类概括歌》）等经验。侗医治疗杂病、急症有丰富经验。石洞袁昌益用怀胎草（稻根再生之秧）二至三两，水煎取汁，凤凰衣炒黄研细末，以汁冲服治虚汗不止。用蓖麻籽、冲天泡、指甲花籽、芙蓉树煎水内服，治疗妇人临产催生，服后加速胎儿娩出（《草本集便医方》）。侗医龙耀梁，用散血丹、草乌、一口血、土三七、七角枫、开喉箭（大地风稍）各适量捣烂外敷，治暗伤和骨折；用猫干屎原米切片，外贴伤口。艾烧 7 次即能治蛇伤（《草药医方》）。水洞龙万倾，治乌龟症，分乌龟穿洞、穿心、淘沙三症分治。乌龟穿洞症的症状表现为突然腹痛难忍，如掣如绞，聚积乌龟往上窜走，恶心呕吐，畏寒发热，辗转不安，痛不可忍，汗出淋漓，四肢冷等，类似急性胆囊炎、胰腺炎。用山乌龟、羊不吃根、大救架（青木香）各 10 克，蜚虻（牛虻）7 至 10 个捣为末，水煎前三味取汁冲服蜚虻适量治疗。乌龟穿心症表现为突然腹痛、聚积乌龟上窜钻顶，痛不可忍，恶心呕吐，发热畏寒等，类似西医胆道蛔虫症，治以理气清龟药，用陈米醋 5 两，野花椒 15 至 20 克，加水煎服。乌龟淘沙症表现为腹胀腹痛，从肚脐聚乌龟向上走窜，又从上腹向下窜痛，痛处拒按，发热口干，恶心呕吐，便干或溏，尿黄赤等，类似阑尾炎，肠梗阻，治以清热解毒，行气化瘀，药用三颗针、红藤、白花蛇舌草、蒲公英、一口血、金银花、败酱草适量水煎服治疗。

侗族过去无本民族文字，侗医药历来靠家传师授硬背死记承袭，近代有汉语整理成书。如《草本集便医方》《良方急救》（袁昌益编纂）、《草药医方》（刘耀梁编纂）。

草医广布县内各村寨，治疗骨折、外伤、疗毒、蛇咬伤和四时急症等蕴藏有丰富的单方秘方，因受传统习俗观念束缚，思想保守，单方秘方不轻易外传，即使对自己子女也只传长子不传幼，传男不传女，对其徒弟，某些关键治疗方法和药方出非到临终而不传授。鉴此草医未形成系统医理，停滞于经验治疗，对症用药。坪地镇草医谌祖卿，用破铜钱草洗净后捣烂，用淘米水浸泡后内服治疗"白尿"病（乳糜尿），发病时间短者 5 天，久者 20 天可愈。

草医治病方法多样，有服法（水煎内服）、敷法（生药捣烂外敷）、涂法（以药末调桐油、茶油外涂）、佩法（药袋佩于胸前、衣角、耳上或塞鼻）、喷法（用药汁或"净水"口含喷患部）、推拿（用生姜、茶水推拿穴位）、刮痧（用铜币、瓷质汤匙或清油刮胸背、上肢）等治疗杂病、外伤骨折、毒疮、风湿痛症、毒蛇咬伤、小儿惊风和突发急症，放瓦针治急症、热感（踩犁板，酒喷热灰熨烫患部）。还有用糊米茶清火健脾、醋蛋止泻、绿豆稀饭清暑、肉熬药物补虚、米豆腐减酸止胃病等饮食疗法。

白市名草医宋景河擅长治骨折伤，名扬邻近数县。1945 年，中央金矿远口分矿塌洞，重伤 6 人，骨折 7 人，矿长许振忠开放性骨折及头部受伤。宋景河往治，施治时先口含"净水"喷伤口止血，再喷骨折处止痛进行骨折复位，用大爪藤、云南树叶、夜南根、刺桐皮、破碗花根、土三七、土牛膝等草药包扎固定。经治二旬，伤众复愈如常。宋一生治愈外伤骨折患者难以计数，授徒 30 余众，生前著有《接骨神方》手稿 1 册。1983 年在县内进行民族医药调查，白市联合诊所和兴隆镇卫生院均有专业草医室，专业草医 4 人。（摘自 1995 年 8 月由贵州人民出版社出版发行的《天柱县志》）

三、贵州省黎平县志对侗族医药的记载

县境内山多盛产草药，民间用草药治病历史悠久，《黎平府志》有载："黎平治男妇大小病，山中所采叶，俗名草药。亦颇效。"在长期同疾病的斗争中，

民间积累了丰富的草药治病良方，经验丰富者被称为草医师。这类医师每个自然村寨都有 50 克人，其医术多系祖传。患者多上门求治，也有延请到家。他们多作义务治疗，待患者痊愈之后，随便给以赏赐，广为群众所欢迎。县城关草医谢惕安、中潮瞿光灿等，善治毒蛇咬伤与小儿疾病；岩洞区天堂村龙芝福的"把把药"，能治疗神经衰弱、产后虚弱等疾病，在黎、榕、从等县边境颇有声誉。据调查统计，1984 年全县共有草医 138 人，其中职业草医 15 人。

草医治疗是以药为主，其要绝大多数都产于山坡野岭，可以就地取材。1959 年至 1970 年期间，县卫生科从民间搜集汇编成册，计有内、妇、儿、外科验方 545 个，供全县医药卫生人员参考使用。具体验方举例如下：

神经衰弱，产后或病后体虚，用松树根、钩藤根、算盘子根、天青地白根、苍耳子根、白花树根、通草根、铁枯树根、天青地红根、枫树根和麦冬各 3 克（干品），木质部分砍成七厘米长小块，配捆"把把药"。成人每次 1～2 把炖猪蹄或鸡肉内服（去渣）。

疮、疖、疱毒，用八角枫（白荆条）树枝去皮，烧燃打刀烟涂患处或野漆树、木姜树、樟树一种打刀烟涂患处，1 日 1 次。

胃肠道出血，用瓜子金（鲜叶）3 克捣烂泡淘米水内服，1 日 3 次。

小儿消化不良腹泻，用全黄色毛黄牛粪焙干，每次 10～20 克冲死。胎或胎盘不下，用黄牛粪适量同米醋加热，敷产妇膀胱区（丹田），反复更换加热，即可堕下。

病后与产后血虚、食欲不振，用黄沙药（又名鸡筋参、黄鸡郎）根（干、鲜均可），30～60 克，炖鸡肉或猪蹄内服。

风湿骨痛，用铁骨头（骨节藤）40～60 克炖鸡肉或猪肉内服。

急性肝炎（阳黄），用田基黄（鲜品）50～100 克，煎水加白糖口服，1 日数次，或加九牛胆、过路黄（路边黄、巴地黄，干、鲜品均可）各 30～40 克合用，或单用，1 日 3 次。

坐骨神经痛，用满坡黄、震天雷、半枫荷（枫荷桂）干品，各 25～30 克，煎水内服，1 日 3 次。

急性胃痛，用柳叶一枝箭（干、鲜品均可）5～10 克，口嚼或煎水内服，1 日 3 次。又方：定海根（青藤香）5 克煎水内服，1 日 2 次。

腹泻、痢疾，有三方：（1）海蚌含珠（铁苋菜、鲜品）全草，50～100 克煎水内服，1 日数次；（2）朱砂莲 10 克，碾末或煎水服，1 日 3 次；（3）三月泡树与枫树嫩尖各七个，捣烂泡水内服，亦可单用。

崩漏，用侧柏叶 100 克，煎水加百草霜 2 克内服，1 日 3 次。

外伤出血，用细叶紫珠鲜叶或岩豇嫩叶适量，捣烂或嚼烂外敷。

蛇咬伤，用阴行草全草鲜品，捣烂泡淘米水内服、外洗，每日数次，服后有寒战者，即可排毒。

腮腺炎，用木别 1～3 颗，磨米醋外敷，或用青黛粉调水敷。

九子疡，用糯米藤全草加九牛胆各适量捣烂外敷。

走马牙疳，用打不死（凹叶锦天）鲜品 20～40 克，捣烂兑淘米水含服，另用药敷百会穴。

喉炎，用八爪金龙根（开喉箭）鲜品 50 克煎水含服，1 日 3 次，亦可加射干鲜品 3 克同用。

还有以水（或酒）治骨折，颇有奇效，通称水师。其疗法是，用水或酒盛于碗中，经画符念咒后，称为"化水"。用此水喷于伤患处，可立止疼痛，然后将骨定正复位，继用此水日涂数次，直至治愈为止。1978 年，县人民医院外科医师梁念祖，以水师化过的酒实践于临床病人，据伤者感受，在 2 分钟内起止痛效果，并可维持 3 至 4 小时，水、酒中可否有药，尚待研究。光绪年间，廖家湾水师廖如鳌曾以符水为人治骨折颇获奇效。水口弄村水师代老贾（瑶族），以"化水"治疗骨折疾病，子孙相传五代，远近登门求医，疗效好，愈合快。茅贡已炭村水师杨通儒（侗族），用"化酒"接骨治伤，闻名于毗邻各县。至 1984 年，全县仍有水师 10 余人，分散在德凤、中潮、孟彦、茅贡、水口、洪州、岩洞、尚重等区。

民间土法医疗还有按摩、推拿。其治法是：因风寒感冒、周身不适或劳累过度所引起的病症，有用古铜钱或汤匙蘸植物油或水拧上胸部，有用生姜片、蒜瓣、葱头捣烂布包刮背、胸、颈、头部等等，以祛风解表，俗称"整痧"。人体偶有不适，方法是在颈椎两侧、肩周、肩背、上臂一定穴位处反复按摩、推拿，待各部位发热呈深红状为止。有时相应内服一盅姜糖开水发汗配合施治，效果更佳。还有用牛角放入燃红火炭子拔于脑门、太阳穴等部位，以此祛风除湿，疗效颇佳。风湿关节炎、瘀血类病，采用针灸，针以普通钢针火烧消毒，插入穴位。灸法，则要艾叶（陈旧愈好）捣绒放姜片上，点燃艾绒置于患处，有热感就反复移动，疗效很好。小儿风寒发热、头痛、腹痛、惊风等疾患，采用鸡蛋煮熟去黄放入银器，帕子包好，湿水加热，反复滚刮于脑门、太阳穴、脐部周围与四肢内关节，起祛风解热作用；小儿风寒感冒、痧症等，以口含水（或酒）砸于脑门、太阳穴或手脚内关节处，可祛风除湿。（摘自 1989 年 5 月由巴蜀书社出版发行的《黎平县志》）

四、贵州省锦屏县志对侗族医药的记载

贵州省锦屏县地处山区，草药资源丰富。民间用草药治疗，历史悠久。在长期同疾病的斗争中，积累了丰富的草药治病良方，家家都掌握一二种小偏方。经验丰富者，称为医师。患者大多上门求治，也有少数请到家治疗，待患者病愈之后，随便给予报酬。民间医疗，简、便、廉、易，流传经久不衰，广为群众欢迎。诊断方法：拿脉、观色、看耳、摸躯、观形态、闻味等。对病的分类以症状和身

体部位来分别定病名。杂病有 44 症、5 龟、6 风、16 丹之分。44 症是：麻拳症、羊癫疯症、老鼠症、太阳症、南蛇霍乱症、南蛇症、乌鸦症、蛤蟆症、鸡爪风症、野鸡症、劲骨风症、黑风症、黑眼症、鲤鱼症、蚂蚁症、白马症、咬牙症、哈口症、穿心症、撮箕症、母猪症、飞蛾症、迷惊症、蜈蚣症、霍乱症、雷公症、岩鹰症、小儿惊战症、浮漂症、绞肠痧症、螺丝症、鹭丝症、缩筋症、歪嘴症、抽筋症、野羊症、白痢症、牙关紧闭握手拳头症、羊毛痧症、鼓皮症、水鼓风症、偏头风症、缩阴症、铁痧症、蛐鳝（蚯蚓）症；5 龟是：辣椒龟、南蛇龟、米龟、冷水龟、月经龟；6 风是：大麻风、波罗风、大腿风、脐风、闭口风、锁喉风；16 丹是：走马丹、鬼火丹、天火丹、水火丹、葫芦丹、野火丹、烟火丹、粟米丹、苞谷丹、蛤蟆丹、蜘蛛丹、串蛇丹、铜钱丹、手掌丹、蚂蚓丹、黄蜂丹。

根据病情，民间医疗一般有敷、刺、刮、提、挑、按、摩、推、拿、点穴、放瓦针、艾灸、拔火罐、爆灯火等。还有各种草药验方，每户都能掌握其中一种或数种。

1. 骨科

较有名的有瑶光姜月楼，为锦屏、天柱、剑河、台江等清水江两岸的群众治好很多骨折患者，在群众中享有盛誉。他以眼看、耳听、手摸和对比测量等方法诊断，用手法整复，杉木皮固定，配以"咒水"和中草药内服外敷，治愈各种骨折。新化乡新化司村欧阳世林，是锦黎两县毗邻乡村有名的骨科草医，终年外出上门行医。一些医院治疗未愈者，经他医治基本痊愈。

2. 蛇伤

民间医治蛇伤历来以中草药为主。锦屏蛇医师，民国时期有城关杨连生、九寨张宝元；新中国成立后有小江龙宜茂、巨寨马安龙必良、黄门王求英、新化欧阳传贵等。他们的好药方治愈了不少蛇伤患者。1970 年 5 月，铜鼓曹家山曹某被蛇咬伤脚，先请别的蛇医治疗，疗效不佳，引起下肢溃烂流脓，转县医院治疗，县医院医师诊断后建议截肢，他不同意，自动出院请小江乡龙宜茂治疗。龙运用传统治疗方法，采取洗患处，以药外敷内服，经半个月治疗，患者痊愈。

3. 痔瘘

痔瘘是常见病和多发病，难于根治。铜鼓乡花桥曹才柏医生专设肛痔科诊疗室，专治痔瘘，开始用草药治疗，后为中西结合。他先后自费到杭州痔科医院和北京广安门医院痔瘘科学习，能熟练掌握先进的诊疗手术，配以草药，效果更佳。治疗方法是：内痔单颗用"消痔灵三步注射法"，多颗内痔采取"胶圆套扎法"，混合痔采取"内扎外剥离法"，全栓性用"剥离取栓痔核法"，脱肛、腐肉"行套扎术"等，并给予外敷、内服中草药。其手术后无痛苦，不出血，无后遗症，术后当天照常大便。据统计，1985 年至 1987 年，经他治疗好的有 258 例，治愈率达 98%。患者有来自湖南的会同、靖州、邵东、洞口、新晃，四川的林水，本省的天柱、剑河、凯里、镇远、三穗、榕江、黎平等地。

此外，农村还有一些义务治病能手，未收取病人分文，如新化乡的祖传草医詹月姣。为方便找到草药，她将室后菜园种上草药80多种，病人家随喊随到，晚上经常提灯笼出入新化寨、新化司等村寨，为小儿治疳积，治疗风寒感冒、吐泻等。（摘自1995年8月由贵州人民出版社出版发行的《锦屏县志》）

五、贵州省从江县志对侗族医药的记载

（一）民间治疗方法

1. 刮痧

民间常用治疗中暑、重感、上吐下泻、倦怠乏力等急性病症的方法，为多数人所掌握。刮痧的方法简单易行，习以汤匙、铜钱或碗口、瓶盖等圆钝的边缘，蘸植物油（茶油、菜油）或水沿脊柱两侧由上而下，由内而外均匀地刮，视病人的忍耐程度掌握用力轻重，直刮至出现红斑点、红条为止，不损伤皮肤。症状严重者，刮遍颈项周围及胸部、肘弯等。

2. 挑痧

主要治疗上吐下泻、腹痛、烦躁不安等病症。民间医生认为，外感风寒暑湿后长期瘀积腹内，久酿成痧，表现在背部有少许红色疹子，疹子中央长出一根红色汗毛，民间称为"羊毛"，这种痧症即为"羊毛痧"。挑痧的方法是用一根纳鞋底针挑破红色皮疹，将"羊毛"挑出，然后用"叶烟屎"（叶烟杆内存留的烟油）涂擦即可。

3. 掐痧

将食指和中指弯曲，用两指中节内侧蘸清水（有的用唾液）在眉间（印堂穴）、颈项、背部用力紧掐数十次，使局部发红发紫为止，使用这些方法，往往几十分钟内病人自然症状缓解。

4. 捶背

此种方法简单方便。病人周身酸痛、嗜睡时，用拳头或用木槌及其他重物给病人捶背，只需十几分钟病人便感觉轻松，症状慢慢消失。

5. 拔火罐

主治伤风感冒、头痛。用牛角、竹筒、玻璃瓶或陶罐，将一纸片点燃或一颗烧红的炭火放进筒（瓶）中，迅速将筒口对准要拔的部位（一般选择在背部或额中）让筒中的氧气烧完后产生负压，使筒（瓶）紧紧吸附其上，十余分钟后取下，所拔处皮肤隆起呈红色，几小时后可见疗效。

6. 止惊退热镇静

病孩痉挛、谵妄、不省人事时，民间常用拇指指甲掐患者"人中"即可使之苏醒。发热、呕吐时，用陈艾煮水，再用煮熟的鸡蛋去掉蛋白，将一小银器（银

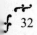

戒指或银毫）放入蛋黄中，用布包好蛋黄。蘸艾叶水抹患儿头部、前额、面颊、颈部以及胸、腹、背和四肢。腹痛时，用成人穿过的布鞋底烘烤，用一层布隔住病孩脐部，再用拷热（能承受的热度）的鞋底熨烫，谓之"沤肚子"，几分钟后病情可缓解。

7. 打"刀烟"

表皮外伤感染引起淋巴结炎（痛羊子），民间常用黄荆条（白荆条）、枫木条、青木条或油茶树枝着火燃烧，将烟子熏在柴刀或斧头面上，然后用手指抹取黑色的脂油，民间称刀烟，直接涂于疔疮或创口周围和淋巴结上，使炎症不扩散，减轻局部疼痛，可治疗淋巴结炎，取得疗效。

（二）从江县中草药资源

从江县地理气候环境适宜中草药的繁殖生长，药源丰富，种类繁多。境内各族居民长期与病魔做斗争，积累了用中草药防病治病的丰富经验。

1. 品种

1986年9月县成立中药资源普查领导小组，抽调17名有经验的人员，在全县7个区45个乡（镇）行程2135公里对中草药进行普查。已发现境内共有中草药资源354个品种，植物类323个品种，占中草药资源的93.9%，其中野生植物类267种，人工栽培植物类56种；动物类有31个品种，占中草药资源的6.1%，其中野生动物类26种，家生（人工饲养）动物类5种。

植物类中草药资源较丰富。根及根茎类：共有122个品种，占植物类资源的37.7%，如桔梗、川芎、升麻、白芷等。

（1）皮类：共有10个品种，占植物类资源的3.1%，如杜仲、刺五加、柴胡、厚朴等。

（2）叶类：共有7个品种，占植物类资源的2.17%，如冬桑叶、大青叶、薄荷等。

（3）花类：共有14个品种，占植物类资源的4.33%，如金银花、闹羊花、菊花、槐花等。

（4）籽实类：共有51个品种，占植物类资源的15.79%，如猕猴桃、木瓜等。

（5）全草类：共有56个品种，占植物类资源的29.72%，如半枝莲、淫羊藿、泽兰、白花蛇舌草等。

（6）藤类：共有11个品种，占植物类资源的3.41%，如海风藤、鸡血藤、大血藤、夜关门等。

（7）菌类：共有7个品种，占植物类资源的2.17%，如茯苓、菌灵芝、桑寄生、银耳等。

（8）其他类：共有5个品种，占植物类资源的1.54%，如白胶香、望月沙、补骨脂、松香等。

动物类中药主要品种有穿山甲、鳖甲、桑螵蛸、猴骨、乌梢蛇、金钱百花蛇、熊胆、麝香、大鲵等。

2. 蕴藏量

经普查，从江县野生中草药资源蕴藏量约有 108.34 万千克，其中野生植物类约 108.12 万千克，占野生中草药资源蕴藏量的 99.8%。

蕴藏量在 10 万千克以上的中草药品种有桔梗、山苍子、猕猴桃、茅草根 4 种；5～10 万千克的有续断、狗脊、牛膝、大蓟、鱼腥草、桂皮 6 种；1～5 万千克的有勾藤、银花、何首乌、天花粉、党参、五倍子、土茯苓等 22 种；1 000～5 000 千克的有草乌、蛇莲、萹蓄、天南星、岩白菜、龙胆草、独脚莲、猴骨、半枝莲等；1000 千克以下的有五灵脂、白花蛇舌草、半夏、常山、厚朴花、栀子、朱砂莲、菟丝子、穿山甲、丑牛、鳖甲、九香虫、蝉蜕、黄连、牛胆水等。

中草药资源中，属名优品种有银耳、熊胆、麝香、三七、黄连、吴茱萸、杜仲等（后四种为引种培植的中药）；属品质优良的品种有乌梅、续断、钩藤、鳖甲、龙胆草、桔梗、菌灵芝、麦门冬、天门冬、猴骨、黄柏、厚朴、桂枝、茯苓等（后四种为引进栽培中药）。列为珍稀保护动物的有穿山甲和大鲵等。（摘自 1993 年 3 月由贵州人民出版社出版发行的《从江县志》）

六、通道县志对侗族医药的记载

通道少数民族有本民族语言，但无文字，历代民间草医无法用民族文字著书立说，仅有少数人以汉字手抄医本传世，如：康熙年间的《本草医方》《玉历医方》，乾隆年间播阳吴田禄的《医方济世》《药品总簿》，光绪年间坪坦龙怀仁的《民间医药验方》和地阳坪吴万清的《灵丹草药》，民国年间的《民间秘方》等。这些医药手抄本，荟萃了县内民族医药之精华。

解放后，1956 年在江口乡水涌村试办了第 1 个草医联合诊所，随后，马龙、陇城、临口等乡镇也相继建立草医联合诊所。60 年代初，全县计有草医 425 人。其中，在各公社卫生院工作的 15 人，大队医疗室 110 余人，各村寨 300 余人。

（一）药物

据《通道县志》（嘉庆版）和《绥宁县志》（光绪版）载，通道县内有野生中草药 62 种。主要有：香附、半夏、桔梗、葛根、薄荷、枸杞、百合、通草、车前、豨莶、紫苏、黄精、白芷、皂荚、茱萸、桃仁、杏仁、山楂、栀子、葛麻、小茴（头）、牵牛（子）、夏枯草、草决明、五加皮、苍耳子、何首乌、金银花、薏苡仁、益母草、金樱子、石菖蒲、小钓香、土牛膝、天南星、天门冬、五倍子、大风药、蒲公英、土茯苓、乌头、木通、苦参、白藓、厚朴、独活、仙茅、藁本、荆芥、白及、黄连、火麻、天麻、良姜、两宝等。

《通道县志》（康熙版）载的花草中，有部分可作药用。即：花类 22 种：牡丹、芍药、紫薇、海棠、玉簪、凤仙、芙蓉、鸡冠、蔷薇、茉莉、木槿香、百日红、月月红、秋海棠、杜鹃花、七姐妹、雁来红、兰花、葵、莲、桂、菊。草类12种：凤尾、龙须、虎耳、狗尾、马鞭、包茅、芭蕉、菖蒲、蒿、艾、蓼、藻。

1983年，通道林业局杨进干主编的《树种资源报告》一书中，记载林木、藤木药用植物达200余种。主要有：竹柏、厚朴、凹叶厚朴、杜仲、大血藤、天竺菊、川桂、十大功劳、酸枣、三叶杉、喜树、苦木、山拐枣、半风荷、岩花海桐等。

1985年6月，省中医药研究院谌铁民与通道卫生局杨德忠、吴永徐以及县药材公司黄健山等人，对通道的中草药资源进行了1次普查，涉足21个乡镇、241个村寨，采访民间草医236人，并重点考察了三省坡、八斗坡、破石山、黄沙岗等几大名山的野生药物资源，为时两年多，收集、考证、整理药用植物为689种，并编写50余万字的《湖南侗族医药研究》一书。该书首次记载新发现的中草药物46种，即青苔（地钱科植物东亚地钱）、红菌（红菇科植物苦红菇）、牛屎菌（灰包科植物头状马勃）、土萌子（松萝科植物卷发松萝）、牛奶树（桑科植物石榕树）、狗奶树（桑科植物台湾榕）、亮光菜（荨麻科植物圆瓣冷水花）、白细辛（马兜铃科植物小叶马蹄香）、辣蓼七（蓼科植物葡茎蓼）、肾囊草（蜡梅科植物山蜡梅）、白叶子泡（蔷薇科植物灰毛泡）、老鸦兜藤（豆科植物蛋果崖豆腐）、青鱼胆（黄杨科植物竹叶青）、红穗葆藤（鼠李科植物多叶勾儿茶）、独角牛（鼠李科植物钩刺雀梅藤）、山茶草根（山茶科植物野山茶）、白映山根（杜鹃花科植物云锦杜鹃）、水白蜡树（木犀科植物腊子树）、黄河江（马钱科植物蓬莱葛）、甜棒垂（萝科植物吊灯花）、双铜（萝科植物黑鳗藤）、大叶细米葆（马鞭草科植物紫珠）、土荆芥（唇形科植物石荠）、天青地红（唇形科植物黄捕鼠尾）、蚂蟥七（苦苣苔科植物折毛圆筒苣）、大降龙草（苦苣苔科植物华南半蒴苣苔）、肉肉菜（苦苣苔科植物腺毛半蒴苣苔）、蟒蛇草（苦苣苔科植物短茎半蒴苣苔）、黄痧根（茜草科植物华南伏牛花）、接骨柴（茜草科植物云广粗叶木）、百解藤（茜草科植物广东玉叶金花）、光一枝箭（菊科植物多枝兔耳风）、观音竹根（禾本科植物凤凰竹）、稗子（禾本科植物旱稗）、水兰花（莎草科植物条穗苔草）、三胆草（莎草科植物花葶苔草）、出头针（禾本科植物假俭草）、马愿草（禾本植物扁穗牛鞭草）、关门草（禾本科植物假稻）、水竹根（禾本科植物水竹）、软筋藤（天南星科植物兔惊藤）、山竹叶花菜（鸭跖草科植物疣草）、山珠子（薯蓣科植物毛芋头薯蓣）、水洋荷（姜科植物细纹加罗姜）、粉姜（美人蕉科植物姜芋）、扁担粉（为竹蠹虫侵入老竹或竹制品内蚀害竹质而落下的竹粉屑）。

（二）单方、验方

《湖南侗族医药研究》一书，归纳侗族医方为1420首。按传统手抄本的"以病位聚类法"，计分为6个科，即内科病医方735首、小儿病医方206首、妇科病医方119首、外科病医方224首、皮肤科医方58首、五官科医方78首。其特点是：一是古朴。医方按病名立名，无专用方名；以酒为引占28.1%；载药不载量，以手抓为量或以根、段、节、把、只为量。二是独特。一病数方，一方多用。三是单味为主。1420首医方中，一味药817首，占56.2%；两味药占19.7%；三味药以上占24.1%。

（三）用药方式

民族医疗的用药方式，一般就地取材，即采即用。早期用药方式有药鱼、药衣、药佩、活动物药用、打刀烟等。

（1）药鱼：将鱼养于稀释的药水中，取鱼煮食以作药用。如治肚腹病，将鲜茵岩草适量捣烂泡于盆中，将鲫鱼置于盆中喂养，作药用时取鱼煮食即可。

（2）药衣：将衣服与药同蒸，取出给病人穿戴，以治疗疾病。如治小儿"走胎"（小儿疳积），用鸡婆刺根（大蓟）、枣树根各适量与小儿衣服同蒸，待衣服晾干，给小儿穿着，病即慢慢消除。

（3）药佩：将药物佩带于患者身上，以治疗疾病。民间常取黄荆条茎枝7根，佩带小儿身上，以治"走胎"（疳积）病。

（4）活动物药用：如将活鼻涕虫（蛞蝓）置蜈蚣咬伤处，任其爬行治伤。

（5）打刀烟：用药物鲜枝燃烧，取其蒸气液作药用。如治蛇伤，用鲜八卦风茎燃烧，靠近未加热的刀面上，取其蒸汽液作涂伤口周围而治之。

解放后，民族医药工作者在医疗实践中，总结和验证了不少良方。

（1）防治流感方：有四种。①十神汤：黄荆条、莲子湾、田边菊、车前草、大百解、毛秀才、细兰叶、水杨柳、倒钩藤、算盘子根、箭杆风、九节风、白头花树等生品各0.5千克，兑水15千克煎熬至10千克，供50人1日量，分2～3次服完。②三星汤：水灯草、田边菊、车前草、黄瓜香、金银花、紫苏、白头花、蒲地莲等各生品0.5千克，兑水7.5千克，煎煮至5千克，供14岁以下50名儿童服用一天，分2～3次服完（婴幼儿用量酌减）。③复方贯众汤：贯众10克，甘草5克，银花10克，白茅根10克，加水300毫升，熬至200毫升，作成人1日量，2次服完（小儿酌减）。④烟熏消毒方：枫木树球半斤、苍术4两、雄黄5钱，置于10～30平方米室内，用火烧烟熏10分钟，即达到消毒之目的。

（2）治胃脘痛方：干品药物血七15克、鸡脚七15克、满山香10克、灵芝10克，兑水煎服，1日1剂，连服3日。停服1周后再服3剂。

（3）治痔疮方：千里光干品100～200克或鲜品200～300克，加水3000毫升，煎至2000毫升，去渣，盛于盆中，先用热气熏疗患处，待水温降至45度左右再坐浴15～30分钟，每日2次，2～4日即可治愈。

（4）治精神病方：倒钩藤20克、石菖蒲10克、山姜20克、大血藤10克、

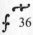

八角枫 10 克、见风消 20 克、黑眼风 10 克，加水 300 毫升，煎至 100 毫升，每日 1 剂，分 2 次服，15 天为一疗程，间隔一周再服。初发病人视病情可重复服用 2 ~ 3 个疗程。慢性反复发作者，每个疗程可间隔 15 天，持续服 2 至 3 年。对"痰迷心窍型"病人，加重石菖蒲剂量 20 ~ 50 克 / 次，另加黄花远志 50 克 / 次。对"气滞血瘀"型病人，加丹参 20 克 / 次。"心脾两虚型"病人，加土党参、土人参各 20 克 / 次。

（5）治蛇串疮方：黄泡子鲜叶适量，烘干研末，用茶油调匀呈稀糊状，将患处用浓茶温水或淡盐温水洗净，再用调配好的药物涂敷患处，外用纱布包扎固定，一天一换。若疮面溃破流黄水，可直接将药末撒于患处，包扎好，一般 2 ~ 3 天即愈。黄泡子有收缩伤口、止血和解毒功能，还可用于医治"黄水疮""湿热疮毒"等疾病。

（四）医疗技术

民族医疗将疾病情况归纳为风、痧、痢、惊、症、疮、淋、疹、痛九大类，计 507 种。具体分为：内科病 244 种、小儿病 113 种、妇科病 43 种、外科病 57 种、皮肤病 21 种、五官病 29 种。

治疗方法除内服、外洗草药煎剂外，还采用一些独特方法，如推拿法、挑割法、针刺法、水治法、瀑灸法、熨烫法、刮疗法、扯疗法、熏蒸法、浴洗法、敷药法、吹沫法、吸吮法、热烙法、复位法、冷麻法、含疗法。

20 世纪 50 年代中期，全县用黄荆条制成药剂注射液防治疟疾，效果神奇。20 世纪 60 年代用含糖分较高的刺壳根、臭牡丹根、土党参等煎服治疗营养不良症，成本低，疗效好。黄荆条注射液治疗流行性脑膜炎，鹅不食草治疗疟疾，三香除痢散治痢疾，针灸大椎、陶道、合谷三穴位治疗疟疾，毛秀才加正骨水医治骨折，三星汤预防流行性感冒，蒲地莲治疗蛇伤，均有显著效果。

独坡公社卫生院医师萧成纹与独坡大队卫生室赤脚医生吴庆阶用"石菖蒲、倒钩藤合剂"治疗各类精神病 26 例，有效率 92.3%。其论文在 1994 年全国民族民间医药学术会上交流，评为四等奖。县人民医院唐根尧，用中草药配制"定经汤""疏肝助孕汤""助育汤"，辨证施治，治疗不孕症 14 例，治愈 10 例（均怀孕），好转 2 例，有效率 83.3%。县民族中医院龙开娥，1980 年治疗靖州县一位胫腓骨粉碎性骨折病人，只 20 天就下床活动；1984 年，双峰县一名 8 岁男童股骨陈旧性骨折及皮肤溃疡，她接诊后 40 天痊愈；1986 年，辰溪县一名腰椎间盘损伤者，已卧床 7 个月，久治不愈，她接诊 1 个月即行走出院。她对腰椎间盘突出症有独到的疗法：滚、揉、推、扳、旋转复位等。其论文《腰椎间盘突出症的治疗》载入湖南民族民间医药学术研究会 1989 年编的论文集内，并获二等奖。（摘自 1999 年 5 月由民族出版社出版发行的《通道县志》。）

七、新晃县志对侗族医药的记载

新晃《卫生志》中，对第三章《草医》一节作了较为翔实的记载，还摘录了民间的各种秘、验单方，可视为重。新晃草医源于远古，随历史演进，明代之末，开始出现了中草药治病的民间艺人，他们在龙溪口一带摆摊设点为民行医。清代咸丰年间，已开有药店 7 家。民国初年，方家藤何家田的吴敦明开办了敦厚堂药号，以济世治人为本，重医道，广施救济，其药业发达。尚有敦仁堂、保善堂、大生堂等药号。随后有方家藤道塘草医杨承学、杨承林兄弟（称杨痘师），擅长治疗麻疹天花（时称斑麻铁痘），精通内、妇、儿科，在治疗方法上，除用药物外，还采用爆灯火、熏洗、针灸、放血、桐油温脐、鸡蛋敷脐推拿等法治疗民间疾病。尤其是敷脐和推拿，对小儿高烧、惊风有独到之疗效。其后人杨先尧、杨先觉承祖业精草医善推拿，自制青木香威灵仙汤治胃病有奇效，用中草药治疗癫痫、肝硬化腹水、肾病、肝胆及泌尿结石、血症、小儿麻痹等疾病均有疗效。其用药特点为胆大量重，用药之猛实属少见。

20 世纪 40 年代初，中医药师陈祖培、杨国桢、甘烈武等 7 人取得省卫生处审查颁发的合格证而开店营业，他们发挥个人专长，采用中、草医结合治疗各种疾病。为民众解除灾难。其间，还有谭士元、王步和、李老湘、张松戊、郭振南、杨青南、杨楚明、田一诚、陶学宗、黄辅仁等等。他们分布在波洲、方家藤、鱼市、林冲及县城等地，充分利用各地丰富的中草药材资源，广泛采集各种大宗药材、地道药材、珍贵药材，还有诸如见风消、隔山消、黄鹤藤、地线、蜈蚣草、珍珠莲、水杨梅等民间常用草药，通过自行炮制加工而成为治病良方，采取多种奇特的治疗方法，积极开展防病治病，救死扶伤。他们在临床医技上发展自己的专长，在中草药研究上各有造诣，均为侗乡民众的健康做出了贡献。

新中国成立以来的 60 年间，民间草药曾一度成为广大农村急病救治的主体。之后随中、西医药的不断发展，草药逐渐走向萎缩。1959 年曾召开中草医人员座谈会，收集民间秘验单方 1 410 个，并编印成册为临床所用。1978 年，在此通过座谈采访等形式，收集老草医、赤脚医生的单验方 64 个，标本 162 份。1984 年，曾向省卫生厅推荐民族药谱样品 32 种。新世纪以来，县中医院老中草医师杨先觉与该院吴谋军、杨祥医师共同收集编著了《医药谱》，该谱不仅阐述了新晃医药的源流及中草医在民间的建树，而且用大量篇幅介绍了 8 种奇特的治疗方法，新晃民间的 28 种草药及 126 个验方，为侗乡草医药谱增添了丰富的内涵。

治疗方法简介

（一）爆灯火

该法又名打灯火。用灯芯草蘸植物油点燃在穴位或皮肤异点上直接烧爆的

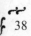

一种方法。适应于患者感冒、偏头痛、腰腿痛、新生儿破伤风、小儿癫痫、鼻流血、痘、麻疹等疾病。

1. 急惊风

爆穴位：人中、承浆、百会、合谷及大椎穴各一焦。印堂、内关、解溪各一焦。

2. 脐风

爆穴位：囟门、眉心、人中、承浆、少商、脐周围 6 焦。

3. 头痛

爆穴位：神庭、前发际正中直上 5 分，太阳穴、耳后静脉各一焦。

4. 泄泻

爆穴位：拇趾内侧甲旁约 1 分，长强穴尾骨尖下 5 分。

5. 呕吐

爆穴位：用酒搽抹胸部，如有红色疹点出现，从上至下行灯火疗法。

（二）外敷药法

1. 小儿涎液过多（俗称流口水）

用天南星研细调醋敷涌泉穴。

2. 小儿发高烧

（1）用小雄鸡 1 只，去肠杂，纳老姜、银戒指、灯芯数根，敷脐 1 ~ 2 时取下，鸡肉与戒指均呈绿色即效。

（2）四仁散退烧法：用桃仁、杏仁、栀仁、枣仁各 3 克，调鸡蛋清敷于两手劳宫穴。

另有放血疗法、水喷面法、草药治蛇伤法、中草药治骨伤法、综合治疗法等未作简介。

舞水河畔的新晃龙溪口，水陆交通便利，舟车四通八达，为医药的繁荣创造了极为有利的条件。所以，解放前这里就已成为全县的中医中药中心。龙溪口市内的两街（正街、老街）、一阁（镇江阁）、三宫（万寿宫、禹王宫、灶王宫）、一院（姚家院子）就是医家开店和摆摊设点为民诊病、治病的所在地。

在旧社会，有钱人开店，无钱人摆摊。老街是一条弯拐形的小街，它由老街、万寿街、斌星街组成，在那里摆摊设点的最多，有药摊、算命摊、卜课摊、香纸摊、水果摊、糖食摊、粉面摊等等，其中唯药摊独多。名噪当时的有杨氏两家药摊，一名杨承学，一名杨承林。兄弟二人是数代祖传，在老街悬壶行医的医药世家。他们是本县方家藤洞坡道塘人，诊病兼卖药，药不议价，随病人奉献。到他那里，有钱人可以诊病；万一没有钱，也可以诊病。每逢场期前来求诊者，人集如市；接出诊者亦络绎不绝。平时，兄弟二人背上药囊，走村串户，足迹踏遍了湘黔边境的山山水水，在舞水沿岸颇有声气。特别是对治疗斑麻铁痘（即天花），有独特之功效，故在群众中有"杨痘师"之称。他们还擅长内、妇、儿科，对草药、推拿尤精，且学识渊博，除医理外，命理、地理也很精通。在理论上，推崇《内经》、伤寒、温病等经典，重视阴阳五行学说的研究。在疾病治法上多种多样，变换多端。除用药治外，还有灯火熏洗，针灸，放血，烧犁口，桐油温脐，青蛙、小鸡、鸡蛋敷脐，推拿等法。尤其是敷脐和推拿，对退小儿高烧、止惊风，有独到之疗效。

其次是吴氏、周氏、黄氏等数家药摊，均卖草药。在医技方面，各有所长。

吴氏医，四川人，卖的均是名贵草药，如四川峨眉山、贵州梵净山的凤凰七、血三七、血卫见、百味莲、夜落金钱等，以及自己炮制的各种各样的蛇酒、膏药等。在医技方面，主治跌打损伤，对骨伤科尤有专长。

周氏医，名叫周士地，本县沙湾人，卖的多以本地产的草药为主。在医技方面，精儿科，善推拿，对幼儿更具有专长。

黄氏医，本县大湾罗人，卖的均是攻毒的草药，治疗毒肿瘤有特效，对外科亦有专长。

另外，还有代仁和等药摊，在旧社会为保护侗乡人民的身体健康，也起到了积极的作用。

正街是一条呈弯形的长街，分上正街、中正街、下正街，上至三拱桥，下至癫子岩，全长约一华里，是龙溪口的贸易中心。此街大商号特多，有药店7家，最兴旺的首推敦厚堂药号。敦厚堂药号由本县方家藤何家田吴敦明开办。他为人敦厚，重医道，以济世活人为本，药不高价，顾客盈门。平时广施救济，贫病受益。且荒年施粥，夏暑施茶，修桥补路，广结喜缘。因此，生意兴隆，药业发达，可算是龙溪口药号中最有名望的一家。解放后，加入公私合营。

其次，有罗同仁堂、敦仁堂、保善堂等药号，均经营药业并应诊。但他们的经营方式却各有不同。

罗同仁堂，是贵州玉屏罗家寨罗同仁开，药物充足，在龙溪口沿袭数代，颇有声望。他崇拜古人，常在药铺上供神农药师，表示不忘医家之祖。到罗玉泉代，药店更加兴旺，找他诊病的人较多，但治好了病后，喜欢自吹，因此，群众给了他"罗牛皮"的绰号。

敦仁堂药号，为陈敦仁开，卖药并应诊，对内科疾病颇有研究，在群众中声望较高，解放后入公私合营。

另有大生堂、丰厚堂、曾师周等药号，在经营方式上，存在不同的弱点和不足，有的没落、倒闭，有的业务极不景气。如大生堂，资产丰厚，药物充足，初期曾走红一时。但在经营上，由于以牟利为主，不久便没落了。丰厚堂药号，为陈伯银开，由于资本少，业务差，终被挤垮倒闭。曾师周药号，只卖药，不诊病，虽然资本丰厚，但由于有药无医，业务平平。解放后入公私合营。

总之，这些药摊、药号，形成了龙溪口的医药中心，为解除人们的疾病痛苦，

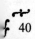

起过一定的作用。

名医介绍

解放前的龙溪口由于药摊、药号比比皆是，因而有名的医生也应运而生。县内一些地方，也随之出现了一些挂牌行医的中草医生。如民国时期本县波洲的谭士元医生，群众尊称为谭先生，波洲谭家溪人，在波洲街上挂牌行医。他具有较高的医德，对病人认真负责。他开的用药处方，每味药都注明另包。凡是病人在他那里检的药，都要经他核对无误后，方交给病人服用。他精内、儿科，在波洲一带威望很高。波洲的胡介侯医生，波洲胡家人，在龙溪口坳上挂牌行医，习仲景法，善用桂枝汤。诊病重舌诊，处方用药不过几味，效果灵验，名噪一时。继而有王步和、熊明轩、李老湘等医生，均有一定的医技。李老湘医生善治痫症，惜其失传。

抗日战争时期，流寓我县的中医有杨国桢、张松茂、郭振南等，他们的医技各有专长。杨国桢医生，河南人，专妇科，善治崩漏带下等病。鸡冠花、黄十、苡米、淮山、白果、乌贼首、当归、白芍、椿皮等为常用良药，治喜温补涩，处方药味多，药量重，有胆有识，效果多灵验。

张松茂医生，安徽人，专外科，对花柳病研究独精，善用毒药治病（毒药即砒霜、红升、白泽、斑蝥等），效果如神。自制丹药治疗附骨疽有独特之功效。惜此医保守，良方秘而不传。

郭振南医生，山东人，专骨伤科，手法如神。

解放前，名医有杨青南、杨楚命、杨先尧、田一诚等，他们的医技亦各有专长。杨青南医，本县鱼市禾公溪人，善治风湿病，自制青木香皮子药汤，治风湿有卓效。本人喜西化，处方立案，多以某某系统病患命名。在鱼市一带有声望，故有鱼市南药师之称。解放后入联合诊所。

杨楚明医生，本县林冲大坝人，专内科，重脾胃学说，喜用补中益气汤。爱诗词，遵古不化。书写症状，多以四句诗概括。解放后入联合诊所，后被选为省人民代表。

杨先尧医，本县方家藤洞坡道塘人。早年随父学医，解放前夕在龙溪口万寿街挂牌行医，专内、妇、儿科，尤精草药推拿。自制青木香威灵仙汤治胃病，颇有效验；治风湿性心脏病，也有独特的见解。他为人谦虚谨慎，病家随喊随到，随到随诊，关心病人，备受病人欢迎。解放后参加联合诊所工作，曾任本县凉伞区联合诊所所长，方家藤卫生院院长等职。

田一诚医，本县波洲炉冲人，专儿科、善推拿，推崇《幼科铁镜》，常告诫后学者说："小儿为何多病？是以为小儿为稚汤之体，气血未充，囟门未合，易受外邪。母喜抱儿入睡，鼻常对儿囟门，母鼻出之气且冷，犹双龙出洞，直射儿囟门，这是使小儿多病的原因之一。"他晚年对眼科多有研究，常用四味大发散、八味大发散，解决眼科中的不少痼疾。解放后入联合诊所。

解放初期的中草医，有陶学宗、黄辅仁、罗远明、贺聘贤、陈联三、邓崇高、杨先觉，及波洲"四唐"即唐贺生、唐昭斌、唐昭垣、唐昭芳等。这些医生在中医理论上各有研究，中医医技上各有专长，中医临床都有各自的经验。

陶学宗医，邵阳人，重内科，精针灸，好文学，喜古文。在中医理论上造诣较深，诊病仔细，处方严谨，药物配伍，味少而精，诊病效果好，深得群众好评。后入联合诊所，是县一届政协常委。

黄辅仁医，邵阳人，专内科，重命门学说，温补为法，右归饮、右归丸为常备处方。肉桂、附片、枸杞、巴戟天等为常用良药。处方字迹工整，每味药喜三字排列，如杭白芍、秦当归、北枸杞等，处处注明道地药材。治疗虚损病，有药到病除之效。后入诊所工作，曾任县政协委员。

罗远明医，邵阳人，重中医理论研究，注解《伤寒论》。善用小青龙汤治疗喘症。后入诊所工作。

陈联三医，四川人，在本县新晃城东街挂牌行医。精内科，善治肠胃病，特别是自制吐泻散、肚痛散，用于临床，效果很好。

至于"四唐"，均为本县波洲暮山坪人，早年行医，解放初期名声大振。唐贺生，重内科，推崇《笔花医镜》。唐昭斌，精儿科，宗钱仲阳学说。唐昭垣、唐昭芳，均行医兼药业。他们在临床上都有较丰富的经验，在医技上都各具专长和特点。

解放后，上述中草医人员，纷纷响应中国共产党的号召，走向集体和国家中医医疗单位，为人民贡献自己的医技。但也有少数人，因种种原因而改行，从事其他职业。

1953年，以名中医陶学宗为代表，在龙溪口正街组织成立了前所未有的晃县中医学会，开展中医学术交流，提高医疗水平，培养中医中药人才，解决中医后继乏人、乏术的问题。接着，又积极发展会员，不断扩充学会组织，充分发挥了学会应有的积极作用。中医学会的建立，标志着晃县中草医事业开创了1个新的局面，为创办中医联合诊所、中医院奠定了良好的基础。

1954年，在县卫生科的直接领导下和中医学会的支持下，在龙溪口正街创办了第1个联合诊所——新晃县中医联合诊所。为满足病者的需求，1956年又在龙溪口下正街建立了第二个联合诊所——新晃县中西医联合诊所。由于县城联合诊所的建立和发展，全县区乡的医药人员也积极行动起来，在六个区内都建立了区级中草医联合诊所。县、区中草医联合诊所的建立，为发展全县中草医药事业，解除侗乡人民的疾苦，开创了历史的新篇章。

中草医联合诊所建立后，有名望的老中医、老药工都参加到联合诊所中来，成为联合诊所的主人和得力骨干，使联合诊所越办越兴旺。

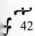

1957年，根据县卫生科的安排，将龙溪口两所联合诊所合并充实，组建成新晃县总联合诊所，所址设在龙溪口原汇丰商行。总所设管委会，下设股室，成为全县中医业务技术的指导中心和行政管理机构。与此同时，各区中医联合诊所也纳入县总联合诊所领导和管理。总联合诊所内、外、妇、儿科均已具备，发挥了中医的传统优势，解决了不少疑难重症问题，进一步推动了全县中医事业的发展。

1958年后，总诊所迁龙溪口福音堂，改称为新晃县联合医院，各区诊所又划归各区领导。联合医院招收中医学徒20余人，进行业务培训（后转为县卫校）。在疾病治疗上，采用传统方法，治愈不少如肝炎、结核、胃溃疡及十二指肠溃疡以及顽固的风湿病等疑难重症。在药物方面，遵古炮制法，自制丹药加水打丸子、治砂樟脑散、加减一扫光等，在临床应用，颇有效验。医院设有住院部，有病床10余张。全院工作人员医德医风、服务态度不断改善和提高，门诊就诊日平均百余人次。经济上独立自主，自负盈亏，购置了房产设备。新晃的中医事业，从此出现了1个崭新的局面。

1981年初，在经历了"文化大革命"的曲折以后，在联合医院的基础上，又创建了"新晃县中医院"，分设门诊和病房，有内、外、妇、儿、五官、口腔、骨伤等科；增添了X光、检验、心电图、脑血流图、神灯、激光等医疗设备；建立了中西药房、急诊室、注射室、换药室等；设病床20余张；制定了各项规章制度。全院工作人员积极努力，工作有条不紊。此外，到目前为止，县人民医院设有中医科和中西医结合的病房，乡镇卫生院都有健全的中医中药，乡村医生大都采用中草药（侗医药）为病人诊病。我县的中草医药事业可算是遍地开花，空前繁荣。（摘自1993年5月由生活·读书·新知三联书店出版发行的《新晃县志》）

八、三江县志对侗族医药的记载

《三江县志》载：县属乡村人民，多信巫神，鲜用医药，即有用者而市远医寡，又苦不便，兹录各方，藉资采用，蛊亦间有，并附及之。

（1）解鸦片烟方：晨起，饮盐汤一碗，瘾发又饮一碗，二日后，即觉吸烟无味，瘾亦顿减，过数日断矣。盖盐能润肠，又能清火解毒，性与烟相反，故煮烟入盐则爆，吸烟者皆喜甜而恶咸也。又甘草、食盐各等份放锅内，炒至全熟，成混合物，瘾发时，逐少频频放口内，一星期一钱，可脱戒。又每日早起，即生鸡蛋二只，瘾发，又食一二只，半月瘾断。又铁扫帚根，浸酒，饮之瘾断。

（2）误吸鸦片烟方：硫璃灯水，灌之，大吐，即愈。又用清油灌之，即解。又先饮以生油或清油，再用干狗粪研末，开水灌之，更效。

（3）误食金属等物方：韭菜勿切断，煮熟，多多吃下，数小时或数日，自会裹其物由大便而下。又新棉花撕极碎，搅入生蛋清内，多多灌下，棉花自裹其物而下。

（4）误吞铁针方：咸蛋煮韭菜同食，针即从大便裹韭菜出。

（5）解砒霜毒方：生桐油两杯灌下，大吐，即愈。又防风一两，研末，冷水调服其效如神。

（6）解断肠草毒方：不饮水可救。速用白鸭血，或羊血，灌之，大吐即愈。又服羊油二三两，亦效，此草，羊食最肥，故能解其毒。又生豆腐，服一二碗，亦效。或用黄豆擂碎，去渣，冷水冲服，亦可。又白糖五六两，冷水调服，立效，惟忌热服。

（7）解野菌毒方：绿豆生研，汲水搅之，澄清，服即解，又掘地穴，深数尺，冷水搅之，名曰地浆，服之神效。

（8）解食蛇毒方：烟屎，用冷水洗出二三两，饮之效如神。又雄黄调水，服亦效。

（9）蛇咬伤方：竹木杆烟筒内烟屎，冷水洗出二三碗，饮之，毒重者甜而不辣，多饮为佳，伤口甚痛，内有蛇牙，烟屎擦，必出，此为蛇咬第一良方。又用两刀，水内相磨，取水饮之，虽痛苦欲死，可救。又白手甲花一棵和独蒜头捣烂，加入人口涎，调敷伤口，毒水出，即愈。

（10）解蜈蚣毒方：樟树叶煎，冷服，极效。又十指甲磨水，冷服，亦效。

（11）蜈蚣咬伤方：十指甲磨水，敷之，效如神。又秋海棠子，捣敷，亦效。

（12）解救百毒方：服上地浆水方，能解百毒，凡食隔日蔬菜等物，或田间井沟等水，误中无名百毒者，服数碗，极神效，饮后戒鳝鱼。又巴墙草，捣烂，煎汤，冷服，屡试屡效，神方。

（13）解吃桐油毒方：干柿饼，亦解。又莲蓬壳，煎水饮，神效。

（14）诸骨卡喉方：橄榄核，磨浓汁，滚水调服，即下。又灰面四两，冷水调密，敷两膝盖，一时之久，其骨立化，其奇方也，一切禽鱼兽骨，皆治。又食山楂膏，亦效，或煎浓汁饮之，亦可。又砂仁、草果、威灵仙各三钱，白糖一两，水煎，服三四碗，无论何骨，皆极神效。

（15）治霍乱方：上吐下泻；曰霍乱转筋；吐而不泻，曰干霍乱，此症，冬夏均有之。方用樟木、杉木、干枫叶、旧绳索、扫把梗、灶心土、苏叶各等份，如生盐一撮，炒焦，铁丁锈数条，同煎浓汤，当茶服，立刻见效。又细看病人背上，如有黑点，用针挑破，出血，即愈。又白矾末，调阴阳水，服一二钱，神效。又食盐一撮，放刀口上烧红，阴阳水冲服，亦效。此症忌食饭，米汤亦忌，并忌姜。

（16）治疟疾方：土牛膝煎汤，临发一小时前服之，或发时服之，均效。又青蒿三钱，知母一钱，煎汤早晚服之，服后盖被卧，出汗即愈。又蛇皮研末，塞两耳内，立效。又疟初起三四日后，草果研末，置脐中，外用膏药掩之，即日愈。又满天星，清早塞两耳，各一丸，三年久疟，亦可立愈。又小儿久疟，鳖鱼煮食二次，无不愈。

（17）治双单喉蛾方：手指甲烧灰，吹入，其蛾立破，至便至神，或用灯草烧灰，吹入亦极有效。又先于后颈窝，如刮痧法刮之，忌倒刮，其痛稍缓，以便进药，轻者亦可即愈。又牛鼻绳（即穿牛鼻绳），愈久愈妙，取常穿在牛鼻中者，约五寸许，烧灰，存性，吹患处，即时溃破出脓，吐之，立愈。又鸭蛋一只，取清，加皂角刺末，七分调和，鸭毛蘸点患处，并拨之作痒，吐出腻痰，再加冰硼散点之，立效。

（18）治蛇头疮方：手足指皆是，用塘角鱼一只，硫黄、雄磺各一仙，共剁融敷之，初起最有效。又指甲花下半截，连泥和酒糟捣融，敷之，半日肿消，痛止。

（19）治冻疮方：足跟生疮，未破时，用冷浸半点钟，二3次即愈。又莱菔、辣椒，煎汤洗之即效。又溃烂者，大黄末，水调服，可止痛。

（20）治无名肿毒方：乌梅一两，去核，轻粉一钱，共研末，作小饼，用时涂膏药上，贴之即消。又鸡蛋白、灰面、食盐共捣，和敷之，一宿即愈。又野葡萄根，晒干，研为末，水调，敷之，即效。

（21）治坐扳疮方：蚕豆壳炙灰，茶油调擦，即愈。又大蒜头苗，烧灰敷之，亦效。又槐树皮，三棱母，煎汤洗，均愈。

（22）治风眼下泪方：鲫鱼胆和人乳半杯，饭上蒸之，再露天一宿，点眼角，用桑叶煎汁，洗之立愈。又冬天不落桑叶煎汤，日日温洗之，或加芒硝少许更佳。

（23）治聋闭方：梧桐子捣烂，冲服，一月自愈。

（24）治耳鸣方：白毛鸡、乌骨鸡各一只，甜酒四两煮食。又生地黄，截塞中，日易数次，或煨熟尤妙。

（25）治耳痒方：牛乌头一个，乘湿削尖如枣核大，塞入耳内，日换数次，过三五日便愈，兼治耳鸣。又用野芋一个，煨熟，切圆块，照上法治之。又用细辛一钱，或五分，泡水，用布滤清，蘸药棉洗之，均效。

（26）治鼻血不止方：大蒜头捣烂，敷足心，即止。又用线扎紧手中指第二骨节弯曲之处，即止，左边扎左，右边扎右，极效。

（27）治口鼻出血方：以韭菜汁一碗饮之，立愈。

（28）治小舌落下方：用盐，以筷子点之即止。或用盐橄榄烧灰，存性研末，吹之，即效。

（29）治口臭方：每夜临卧时，口含荔枝肉一二枚，次早吐出，即愈，此杨妃方也。

（30）治牙痛方：紫苏根晒干，烧红点痛处，即愈。又含白矾少许，即愈。又南瓜蒂浸盐内，取出烘干，痛时取一小块嵌齿间，诚无不验。又用韭菜子烧烟熏之，牙虫即出，法用笔管，纸糊喇叭口，可以收烟，效更神。

（31）治心气痛方：真山羊血，温酒冲服，颇效。又乌梅一只，红枣二只，杏仁七只捣碎，男用酒，女用醋，调服即愈；又郁金一钱，香附八分，煎服即愈。年久心痛，浓煎小蒜，饱食，勿着盐，自效。又炒谷芽煎汤，代茶，久服，各种心胃气痛，均效。

（32）治呃逆方：芦根或枇杷叶，或橘皮，煎浓汁饮，均效。

（33）治食积方：饭搓成团，加盐少许，烧枯，煎水，服下，即愈。

（34）治腹痛方：食盐炒热，布裹烫之，即愈。又用刮痧法刮之，亦效。

（35）治咳嗽方：嗓呛曰咳，有痰曰嗽，甘梨恣啖，或蜜糖蒸服，甚效。又橄榄七枚，冰糖七粒，蒸服，亦愈，风寒咳嗽尤效。又寒咳，核桃连皮，加冰糖少许，捣烂，开水冲服数次，即愈。又热咳，甘蔗白米煮粥，食之即愈。又久不止，川贝母末二钱，猪肺同煮，淡食，3次即愈。又紫菀、款冬花各一钱，百部五钱，研末，每服三钱，姜三片，乌梅一只，煎汤服，日二次，甚效。

（36）治泄泻方：热泻，气酸臭，色浑浊者是，用六一散服之，甚效，或绿豆汤温服亦效。又车前子研末，米汤饮下二钱，亦效。又寒泻，气不酸臭，色如清水者是，用胡椒末，和饭作饼，贴脐上，或酒炒艾绒作饼敷，或用胡椒大蒜作饼敷，均效。又用刮痧横刮小腹两旁，极效。

（37）治痢疾方：鲜荷叶烧枯，研末，每付二钱，陈皮、甘草煎汤送下。又金银花焙干，研极细，红多加黄糖，白多加白糖，冲服即愈。又赤痢，白槿花五六朵，瓦焙，研末，调黄糖服；白痢，山楂灰三钱，研极细，白糖和服，极效。又噤口痢，党参、莲肉各三钱，新汲井水二杯，煎一杯，徐徐服下，或加姜汁炒黄连，亦可。又苗山糟醃红边鲤，蒸食甚效。

（38）治大便不通：莲须、葱白各三根，淡豆豉七粒，捣烂敷脐上，良久自通。又麻油半盏，蜂蜜半盏，调和服，甚效。又草乌，研细末，葱一根，蒸草乌末，纳肛门内，即通。又雄猪胆汁，小管灌肛门，亦效。

（39）治小便不通方：车前草煎汤服，即愈。又猪耳菜汁、米泔水，和服，亦效。又葱数十根，剪断，炒熟，布包，敷小便处，立效。

（40）治中暑方：新黄土与蒜头，研烂，和新汲水，去渣，服之，亦效，惟忌食冷物。又暑日行路，最易受渴，速用荞麦一撮，炒黄，水煎服，立愈。

（41）治痧症方：忌食姜，南蛇藤煎水兑酒服之，立效。又生白矾为末，每服一钱，不拘男妇，阴阳水服下，各项痧症及中暑昏晕，皆效。

（42）治绞肠痧方：旱烟屎如豆大，放病人舌底，掬水灌之，垂死可救。

（43）治羊毛痧方：急用荞麦粉，以冷水和丸如鸡蛋大，在病人脐旁心窝内外摩擦，良久，丸热，破视中有羊毛，换丸再擦，以不见羊毛为度，虽危可救。又用十字街头土，照上法治，亦效。

（44）治疗疮方：疗为最险之毒疮，忌食猪肉，急捣芭蕉汁服，毒解肿退。又无论已破未破，取饭一团，嚼烂，放疗头上，再用槟榔肉一枚盖之，用布扎住，数日即愈。又生白菊花根，捣汁服之，以渣擦患处，亦效。又鸡粪敷于疗上，以膏药盖之，以免污秽，无论何疗皆效。又疗毒攻心，呈呕恶懊 等状，急饮菜籽油一杯，麻油亦可。

（45）治小儿惊风方：甘草二分，朱砂一分，生大黄三分，共为细末，加黑砂糖一钱五分，将开水调和，徐徐灌下，立即安善。又葱姜捣烂，擦额上及脉息等处，亦效。

（46）治预防惊风方：小儿生三朝，用鸡蛋按在手心，向小儿背及臀部左右擦之，至啼哭止，视擦处似乎生毛，用钳揭去，或日久自脱，如初次不生，七八朝再擦之，永免惊风。

（47）治急惊风方：用通关散吹鼻，取涕，次以竹沥，或梨汁，石菖蒲汁，灌之，痰消病自愈。

（48）治慢惊风方：用煨姜、红枣各等份，煎汤，频服。

（49）治小儿虫积方：腹痛时作时止，蚕蛹炒食，甚效。又楝树根，煎服，其虫立去。又葱汁、菜油各半盏，调和服下，虫化为水，病除。

（50）治小儿食积方：即疳积，用葱汁、生姜汁、生大黄汁、石榴根皮汁各等份，每日服半杯，七日饮食渐增，胀消痞解，真良方也。又盐硝二三两，用纸包好，放布袋内，缚儿脐上，甚效。

（51）治淋浊方：小便不利曰淋，利而便前有浆曰浊，有赤白两种，管痛则一，白果炖熟，连汤食之，半月必愈。又六一散、豆腐浆冲服，亦效；冬瓜，清水煮，日食三大碗，亦效。又五淋通治，血珀三两，分七次陈酒冲服，即愈。又赤白浊通治，生半夏三钱，和鸡蛋白为丸服完即愈。又鸡蛋一枚，顶上敲开一孔，入生大黄末三分，纸糊煮熟，空心服，四五日愈。

（52）治跌打损伤方：先用童便灌之，后以麻油好酒各一碗煎服，暖卧一夜，即愈。又大生蟹捣烂，热酒冲服，极醉为度。又冬瓜皮、牛皮胶各一两，剁碎，研末，每五钱热酒下，能饮酒者宜多服，酒后盖被，取微汗，即愈。

（53）治羊须疮方：旧棉花炙灰，香油调敷，即愈。又白矾、花椒研末，加冰片少许，鸡蛋白、麻油调涂，即愈。

（54）治痔疮方：地骨皮三两，龙衣五钱，矾石一两，同煎水洗之，日久可愈。又用盆盛沸汤，以木盆盖上，留一孔，用洗净韭菜一把，泡汤中，乘热坐孔上熏后洗，数次即愈。又内痔落出肛外者，用大团鱼一只，火煅为末，擦痔，即刻收。又外痔，用槐花煮汤，频洗，即愈，或用榕树叶煎洗，亦效。又酒痔，用青蒿叶为末，粪前血，冷水服，粪后血，酒调服，神效。又丝瓜烧灰研末，酒服6克，亦效。

（55）治癣疥方：五倍子、去虫、火虾、白矾各等分，研末，先以干擦，再用油调涂之，亦效。又皂角和醋熬成膏，涂敷之，数次即愈。又核桃肉和红蜡烛油，与水银三分，混合敷之，亦效。又多年顽癣，五倍子一两，浓煎，取汁，再以好蜡四两，调敷数次，即愈，永不复发，屡试屡效。

（56）治多年恶疮方：马齿苋捣烂敷之，极效。

（57）治月经不调方：竹纸三十张，烧灰，淡酒半斤和匀、澄清，温服，极效。

（58）治经水不通方：薏苡根一两，水煎服，不过数服，即通。

（59）治血崩不止方：旧毡毛烧灰，或旧棕簑烧灰，置瓦上，收火气，温汤冲服三四钱，神效无比。又多年旧烟杆，以油透者为佳，截一寸烧灰，黄酒调服，下喉即止，极有神效，黄酒即甜酒。

（60）治乳痈方：蒲公英四钱，鲜凤尾草一把，同捣烂，加陈酒煮数沸，尽量饮之，即愈。又虾浆，用好醋蒸熟，敷之亦效；若已溃烂，用蚂蚁放瓦上炙干，研末，菜油调敷，亦效。又旧水仙花根，捣烂敷之，极效。

（61）治安胎方：将莲肉去心，不去皮，家用青苎麻洗净，胶白糯米各三钱，水煎，去麻，每早连汤服1次，或服汤不服莲米，亦可。此方专治惯坠胎者，屡试神验，有小产患者，服此妙。又南瓜蒂煅研，糯米汤送下，亦效。

（62）临产六字箴言：睡忍痛，慢临盆。见《达生编》，极宜为效。

（63）催生保产无忧散：紫厚朴（姜汁炒）、蕲艾（醋炒）各七分，当归（酒炒）、川芎各一钱五分，生芪、荆芥穗各八分，川贝母（去心净）为末，不入煎，冲服，菟丝子拣净，酒泡各一钱，川羌活、生甘草各五分，枳壳（面炒）六分，白芍（酒炒）二钱，冬月只用一钱，引用生姜三片，水二大盅，空心服，此方至稳至效，切记不可加减。又百草霜研末，每服三钱，童便、米泔、醋调服，其效如神。又催产神方，去母粉五钱，温酒服，入口即产，不顺者即顺。又以其夫裤带剪寸许，煎汤，饮即下。

（64）治头风方：有偏正虚实之别，兹有一方兼治者，真白茯神一两为末，或汤酒送下，每服二钱，数服痊愈。又生姜三片，将纸包好，打湿，火煨熟，乘热贴印堂两太阳，即愈。又白芷三钱，炒，研末，和米粉三钱蒸熟，乘热贴患处，包头扎定，次日即愈，甚者三次必愈。

（65）治眼赤痛方：大黄三钱煎服，即愈，如大便结闭，加倍服之，其效如神。

（66）治烂弦风方：眼弦赤烂，用雄猪油拣净一两，川椒去核（开口者）三钱，入油熬枯，去渣，加铜绿五钱，研细末，入油成膏，临睡时敷之，次早洗去，数次愈。

（67）治眼起梅花方：初起时，以蜂蜜点之，一夜即愈。

（68）治刀伤方：旧毡帽烧灰研末敷，立能止痛，收口。又海螵蛸研末敷之，立愈。又龙眼核，去外黑衣，研末敷之，颇奏奇效。

（69）治烫火伤方：先用童尿灌之，或用白糖、蜂蜜热水调服，以免火毒攻心，切忌用冷水淤泥等；后用真糯米敷之，再用糯米淘水去汁，加真麻油一茶杯，用筷子搅一二千下，可以挑起成丝，用笔蘸油涂之，立即止痛，愈即无疤，神效无比。又尿桶陈尿，或浸或淋，一时久，再用蜂蜜和麻油涂之，自愈。

（70）治疯犬咬伤方：万年青连根捣融，绞汁灌之，不论久近皆愈。又洗净污血，杏仁捣融敷之，内服韭菜汁一碗，七日再服一碗，四九日共服七碗，伤口再煮熟鸡蛋盖上，艾绒烧数十次。百日内忌盐醋，一年内忌猪肉、鱼腥、酒、色，终身忌狗肉、蚕蛹、饭豆。

（71）治吊死立效方：不可割断绳索，急以衣裹手，紧抵粪门，若妇女，连前阴抵住，缓缓抱下，安稳放倒，一人踏其两肩，以手紧提其发，不可使头垂下，又轻轻摩其腹，一人摩手足，缓缓弯去，若已梗直，但渐渐弯之，又用脚紧抵粪门、前阴，不使泄气，以两人用竹管吹其两耳，不可住口，如此一饭之久，即有气从口出，不可松手，少顷，以淡姜汤或清粥灌之，令润喉咙，渐渐乃能动止。凡身体稍软，心下微温者，虽一日以上，多吹多擦，无不活者，勿谓已冷，忽略不救。又炒熟生盐二大包，从头喉熨至脐下，冷则随换，不可住手，其痰尽下，并用人对口以气灌之，其效如神。

（72）治溺死立效方：捞起时，急将口撬开，横衔筷子一只，便可出水。以竹管吹其两耳，碾生半夏取汁或末，吹其鼻孔，皂角末置管中，吹其谷道。如系夏月，用一人覆卧，躬腰，将溺者肚腹横覆于上，微微摇动，水亦可出。或用牛，则牵牛缓缓行，自然腹中之水，从口与大小便出，再用苏合丸或生姜汁灌之，并生姜擦牙。冬月则将湿衣更换，一面炒盐布包熨脐，一面厚铺被褥，取灶灰多多铺被褥上，令溺者覆卧其上，脐下垫以棉枕，仍将草灰厚盖之，灰上再加被褥，不可使灰入其眼内，其撬口衔筷灌药等等，均照夏天法。醒后，冬天宜少饮汤酒，夏天少饮粥汤。又方，先打垫泥一堆，置地上，以溺者仰卧其上，更以壁泥覆之止露口眼，自然水气喻入泥间，其人即醒，虽身僵气绝，可救。

（73）治冻死立效法：虽人事不知，但胸前稍有微温，皆可救，倘微笑，则急掩其口，如不掩，则笑不止，中气散，不可救药矣。又不可近火，见火必大笑而死。治法，先用生半夏末吹鼻，再用灰炒热布包熨心腹上，冷则更换，更以热水盆置卧具之四面，俟稍能活动，用温酒徐徐润其口，再用生姜汁和陈皮煎服，极效。落水冻死者，先脱其湿衣，换他人贴身暖衣包之，余与冬寒冻死治法同，又用毡和草荐卷之，绳缚定，放平稳处，令二人相对推踏滚转往来，候四肢温即活。

（74）治跌死立效方：急扶起，盘脚坐地，以手提其发，将生半夏末，约豆大，吹两鼻中，以姜汁灌之，只要心头微温，虽至一日之久，亦活，再用白糖调水与服，散其瘀血，童便灌之。

（75）治打死立效方：松节捶碎一二斤，入锅内，炒起青烟为度，以老黄酒二三斤，四围冲入，滤净，候半热，撬开牙关，灌入即活。

（76）治触电立效方：如手足一部，方麻木不能活动，急取黄土泥与水调和，将手足伸入泥内。设电已通行全身，不省人事，急取沙土泥铺地，用水洒使湿，令触电者卧其上，再将沙土铺身上，自然苏醒。

（77）治惊吓死立效方：用醇酒一二杯，温灌之，自活。又生半夏末，吹入鼻中，亦效。

（78）治蛊之注意及治法：以毒药药人，令人不知者，谓之蛊毒。造蛊之法，以百虫置皿中，俾相啖食，其存者为蛊，旧刑律有造蓄蛊毒之条，相传苗瑶之地有此俗，以蛊毒置入饮食中，能使人昏狂失志也。

（79）苗妇嫁蛊：凡山僻小径之银钱衣包，如取之归，蛊亦随之至。苗妇卖梨果者，多有蛊，小儿买时，先问曰："中有蛊否？"如其答曰"无"，则不害。

（80）苗壮蓄蛊：中蛊者，绞肠吐逆，十指为黑，吐水不沉，嚼豆不醒，含矾不苦是也。治法，取蘘荷汁，可以无患。蘘荷叶，似甘蔗根，似芽姜，差肥，春初生，根可为葅。白蘘葅，性好阴，木下生者尤美。神农经云，蘘荷治中蛊，服其汁，卧其叶，即呼蛊主姓名。

（81）岚雾作瘴：岚雾作瘴，人感之多病，腹胀成蛊，盖湿热之地，毒蛊生之，非第岭表之家性惨害也。中蛊解法，觉物在胸膈，急服升麻以吐之，觉物在腹中，急服郁金以下之。入其门，上下无纤埃者，蓄蛊之家也。

（82）治蛊良方：用三七末莘荠为丸，又用白矾及细茶分为末，泉水调下，得吐则止，古方服白蘘荷汁而卧其叶，其功缓矣。

（83）蛊毒犀：药中珍品，能吸一切肿毒者，今所谓骨括犀，乃蛇角也，以至毒能解毒，故曰蛊毒犀。

（84）吸毒石：西洋岛中毒蛇脑中石也，置患处，粘吸不动，毒尽自脱，亟以人乳浸之，可用数次。（摘自广西三江县民国时期县志）

第七节　侗族医药现代发展时期

中华人民共和国成立以来是侗族医药发展最迅速的时期。这一时期可分为2个阶段：第一阶段是从1949年至1980年，这个阶段侗族地区的各级政府，在党和国家民族政策的指引下，开始着重对民族医药发掘调查收集整理，及发挥民间草药医为人民健康事业服务的积极作用，相继发出有关调查民族医药、中草药、各地民族医生积极投入当地卫生事业为人民健康服务活动。这个阶段为侗族医药自新中国成立以来快速发展时期。第二阶段是从1978年贯彻落实中共中央中发（1978）56号文件批示卫生部《关于认真贯彻党的中医政策，解决中医队伍后继乏人问题的报告》和国家卫生部、国家民委联合下达的（82）卫中字第8号、

（83）卫中字第 14 号文件《关于调查抢救老民族医药学术经验》和《关于继承、发扬民族医学的意见》，以及 1984 年全国第 1 次民族医药工作会议后的三十多年。侗族地区开展了侗族医药调查研究、文献整理、人员培养，成立医药医疗科研机构、临床应用和药物开发研究。这个阶段是侗族医药自新中国成立以来的高速发展时期。

一、中华人民共和国成立以来侗族医药发展第一阶段

侗族医药从建国之初到 20 世纪 70 年代期间，是快速发展阶段。从 20 世纪 50 年代开始，党和国家领导人对挖掘中医药民族医药宝贵遗产非常重视。1955 年 12 月 12 日周恩来总理在给刚创办的中国中医研究院的贺词中说："发扬祖国医药学遗产，为社会主义服务。"1956 年毛泽东主席提出"要以西方的近代科学来研究中国的传统医学的规律，发展中国的新医学"。1958 年提出"中国医学是 1 个伟大的宝库，应当努力发掘、加以提高"。1958 年国家卫生部下达了《关于切实整理秘、验方，认真地推广运用的通知》后，侗族地区各级政府注重关心和扶持民族医药的发展，召开中草医药代表大会和座谈会，鼓励各地民族医药人员献技献方，应用祖传、师传的民族医药技术方药为当地人民卫生健康事业做出积极贡献。在这一时期，贵州省黔东南苗族侗族自治州政府和卫生部门从新中国成立之初即鼓励当地民族医、中草医在当地设立诊所发挥自己的才干为民疹病疗疾，到 1956 年全州就有民族医、中草医联合诊所、个人诊所近 50 所；湖南通道侗族自治县有侗医、中草药诊所 50 余所；广西三江侗族自治县有侗医、中草药诊所 20 余所；湖北省恩施自治州有侗医、中草医诊所 7 所。

从 1955 年开始，侗族地区分别召开民族医、中草医药代表大会、座谈会。1955 年贵州省黔东南苗族侗族自治州人民政府十分重视民族医、中草医药的发掘和发展，责成州卫生局通知各县卫生部门组织召开民族医、中草医药代表会和座谈会，各县参加会议的代表非常感动，纷纷主动献出祖传秘验方 4 000 多个，镇远县蕉溪侗医龙作泮献出了祖传五代的正骨法和接骨续筋药方。1958 年 5 月黔东南自治州卫生局在镇远古城召开了全州中草医、民族医药代表大会，到会代表 336 人，州政府和省卫生厅领导参加了会议，参加会议的代表当即献出世代相传的秘方验方 2 831 个，药物标本 1 212 种。州卫生部门将民族医生所献药方整理编写成《黔东南中草药验方选编》发至各基层医生学习和应用。湖南通道侗族自治县于 1956 年在县政府所在地召开了全县民族医、中草医药代表大会，到会 36 位代表深受感动，都积极向大会献方献技。会后由卫生部门编写成《通道民间草药验方集》（油印本）分发给乡村医生学习和应用。广西壮族自治区三江侗族自治县和龙胜县、融水县也分别召开了不同形式民族医、中草医药代表会和座谈会。在党和国家民族政策指引下，在侗族地区各省各级政府的关心和支持下，

广大侗族医药人员欣欣鼓舞，感动非常，各地的侗族医药从业人员纷纷使出侗医药的看家本领，积极投入到为当地人民群众的卫生健康事业的服务行列，为振兴和发展各地民族医药、中草医药事业的复兴做出积极贡献。

侗族医药从 20 世纪 50 年代末期开始到 70 年代，主要体现在成立公立民族医药研究和鼓励侗族医药人员办诊所，吸纳侗族医药专业人员进入公立医疗单位工作，支持侗族医药人员应用侗药诊疗技术和中草药为广大人民群众防病治病，积极开展采、种、制、用（四自）和针灸、拔罐等中草药医疗活动。这个持续了多年的医疗活动就是后来被称之为"农村合作医疗、一根针、一把草"的中草药"赤脚医生"运动时期。在这一期间，侗族地区都相应成立了民族医药科研和临床医疗机构，加快了侗族医药理论整理、临床应用和药物开发的步伐，取得了丰硕的成果。

贵州省黔东南苗族侗族自治州于 1958 年 10 月成立了自治州卫生科室研究所（编制 23 人），下设民族医收集组、草医收集组、临床疗效观察组。临床观察组在州医院病房对肺结核、急性传染性肝炎和肺结核等专病进行民族药物疗效观察。临床结果表明，民族药治疗肺结核有其独特方法和较好疗效，外地患者纷纷写信要求提供药物。1959 年该所民族医、中草医收集组，组织 10 余名民族医生（其中有侗族医生）对境内的雷公山区域内的原始森林资源进行了普查，采集到药用植物 300 多个品种，制作标本 1000 余份。在成立两年多的时间内，收集到民族医中草医药秘方、验方 4000 余个，并编写成《黔东南民间中草医秘验方》第一集，发给基层医疗单位用于临床。还有镇远、榕江、剑河、凯里等县也相继成立了中草医药研究所，进行中草医秘、验方的收集和临床疗效观察。1961 年，精简机构，州、县研究所撤销。

从 1958 年起，黔东南自治州公办医疗机构逐步吸收侗族民间中草药医（指的是民族医、民间医生）到医院工作开展民族医、中草医诊疗业务，应用侗族医药为当地人民诊治疾病。从 20 世纪 70 年代后，黔东南自治州大部分县、区医院、公社卫生院、大队相继设立草医药门诊（室）、诊所、合作医疗站（点）。镇远县蕉溪卫生院吸收祖传五代的侗族医生龙作泮在医院开设接骨病床 10 张，收治骨折病人。其治疗骨折病人技术独特，疗效好，1974 年州卫生局确定该院为中草药治疗骨折科研单位。1971 年，榕江县医院吸收侗医丁运富来院建立草药诊室，以他为骨干开展草药自采、自配方、自制药剂方法研究治疗眩晕、支气管炎、泌尿系结石的方药，获得了很好疗效。1975 年剑河县柳堡公社卫生院草药医门诊占该院门诊总量的 57.8%，1980 年全州各县的医院和公社卫生院草药医的门诊量都超过本院门诊总量的 30% 以上，这些数据证明了草药医（民族医）在农村山区、侗族居住区发挥着主要作用，广大人民群众对民族医草药医是十分拥护和爱戴的，是具有坚实的群众基础的医药科学。

1981 年，黔东南自治州据不完全统计，草药医民族医疗机构有 102 个，有草药医（民族医）生 3357 人，其中职业草药（民族医）生 116 人，业余草药（民族医）生 3241 人。侗族人口比例最高的天柱县有草药（民族医）生 2200 余人，平均每个大队就有民族医生 7～8 人。

湖南侗族地区的侗族医药在新中国成立之初至 20 世纪 70 年代的发展，主要是从 1965 年开始以通道侗族自治县为主对侗医药进行调查与普查。1956 年，该县召开了全县名老草医（当时对民族医统称草医）代表座谈会，到会 36 人。以后又相继召开了 2 次草医药人员代表会，在几次代表会议上，草医药人员积极献方献药献技，还有的民族医献了许多草药标本。会后编写了《通道民间草药验方集》（油印本），发给乡村医生学习和应用。20 世纪 50 年代中期，通道侗族自治县根据侗族群众诊疗工作防病的需求，在自愿组合的前提下，该县马龙、临口、陇城三个乡成立了"草医联合诊所"。这里所指的草医，主要是当地侗族民间的侗医药人员。到 20 世纪 60 年代，该县有民族医药人员近 300 人。1961 年以来，该县利用当地的侗医药资源优势，开展防病治病活动，取得显著的疗效。如"黄荆条制剂防治疟疾""鹅不食草塞鼻法治疗疟疾""贯众汤治疗流感""蒲地莲合剂治疗蛇咬伤""土荆芥油治疗钩虫病""苦参天花粉外治宫颈炎"等侗医药治疗常见病多发病在临床上取得较好疗效。

二十世纪六七十年代，是侗乡大搞草药活动时期，侗族地区又开展了规模较大的民族民间药物普查工作，这项工作是湖南省卫生厅药政处组织的，主要是以采标本、收集验方为主的调研活动。如通道侗族自治县抽调 100 余名"赤脚医生"上山挖草药、采标本，采集侗药标本 177 种、386 份，收集侗医单方、验方 200 多个。此次调研成果由该县卫生局汇编成《民间草医药方集》（铅印本），发到基层供乡村医生学习。其中有 26 种侗族药用植物标本，被收入《湖南药物志》。

广西壮族自治区侗族主要分布在三江侗族自治县，其余分布在融水、龙胜、融安、罗城等县。建国初期，据三江侗族自治县 1957 年统计资料，该县有一技之长及防治各种疾病的侗族民间草药医生 158 人。在县委县政府的关心和指导下，于 1957 年成立了"三江侗族自治县卫生工作者协会"，当时参加协会会员中就有侗族民间草药医生 132 名。这些侗族草药医生绝大多数都是祖传、师传的民间医生，他们中有少数人是以行医为职业，走乡串寨为民看病，有的是在集镇所在地设点行医，而多数是半农半医的兼业医生。按党的有关政策，还吸收了一部分民间侗族医生到国家医疗机构工作。用侗医草药为当地人民防病治病，在农村医疗所工作中发挥了很大的作用。特别是应用侗医药对肝炎、肝硬化腹水、骨折、风湿、类风湿等疑难病症以及农村常见病、多发病的治疗效果较好，而且经济实惠，深受广大群众的欢迎。据《三江卫生志》记载，从古到今，侗医药一直是当地人们用以防病治病的主要手段。如今，三江侗族自治县的老侗医仍然积极地不遗余力地做好家传、师承带徒工作，为使侗族医药能永久传承和发扬发展而做出贡献。

二、中华人民共和国成立以来侗族医药发展第二阶段

从 20 世纪 80 年代初到现阶段，是侗族医药高速发展的时期。这个时期主要是以发掘、调查、收集、整理研究侗族医药资料为重点，以及开展临床医疗药物开发研究，促进侗医药产业化发展时期。

在这一时期，贵州省侗族医药整理研究开发主要由黔东南苗族侗族自治州卫生局承担。1982 年，黔东南自治州卫生局，根据国家卫生部、国家民委（82）卫中字第 8 号文件精神和贵州省民族医药调查会议要求，组织了 332 人调查组对全州 11 个县、56 个区、358 个公社的苗族侗族医药进行调查，11 个县有苗、侗等民族医生 3 960 余人，其中侗医有 1 500 多人。1983 年，自治州卫生局又组织了 157 人的调查组再次对苗、侗医药重点调查。2 次调查历时一年，召开各种类型座谈会数百次，访问高龄苗、侗医生百余人，收集到侗医药民间医药资料包括古籍医药、医方手抄本和医疗经验方手写书稿，如《百〇八救世杂症仙方四十九期》《草木春秋》《侗药 300 味歌诀》《吉祥公医案》《祝由十三科》《开路科》《欧胜前草药治验方》等 100 多万字资料。初步摸清了侗医的形成、发展，及对人体生理、病理认识，诊病方法、治疗法则、药物方剂的理论依据。撰写了《黔东南民族医药初探》《侗族常见病症》等学术文章。同时收集侗族刮痧工具，复制了侗医 300 年前作膀胱取石术的手术器具和手术取出的巨大膀胱结石（实物）标本。

1984 年，为发掘整理研究民族医药，自治州建立民族医药研究所，剑河县成立了民族医医院。同年，州民族医药研究所举办了以学习民族医学史、民族药物学及苗文、侗文为内容的民族医生培训班。参加培训的民族医生骨干 20 余人，学习半年。从 1986 年开始，在全州民族医药调查基础上，经过进一步补充调查研究和整理，由州民族医药研究所所长陆科闵为主的侗族医药研究人员，先后编著出版了《侗族医学》《侗医吴定元小儿推拿经验》《侗族常用药物图鉴》《侗族药物方剂学》，撰写发表了《侗医方剂的形成与发展》《侗族药物类别和命名法》《侗族药物多样性分析研究》《侗族医药在历史时期与现时阶段的价值和意义》《侗医诊断方法略考》《侗医预防医学思想论概》《侗药骨髓炎敷剂治疗骨髓炎 100 例临床疗效观察》等侗族医药学术论文 60 多篇。侗族医药专著的出版发行，结束了侗族医药学长期以来没有专书论述记载的历史。

黔东南自治州民族医药研究所侗族医药研究成果荣获省、州科技进步奖多项，其中陆科闵等承担的《侗族医药资料调查研究》成果获贵州人民政府科技进步四等奖；龙运光、袁涛忠、杨晓琼、罗建新等承担的《黔东南侗族药物类别和命名方法及其标本展示研究》成果获得贵州省医学科学技术成果二等奖；龙运光、

袁涛忠、杨晓琼等承担的《黔东南民族药物标本库建设及其标本展示研究》获黔东南州科技进步二等奖，任阶廷、龙运光等承担的《侗药治疗骨髓炎临床观察研究》荣获黔东南州科技进步二等奖，等等。

2000年，黔东南自治州民族医药研究所创建了全国首个民族药物标本库"黔东南民族医药标本库"，到现在该库收集苗族、侗族药物标本2400多种，其中侗族药物1 000余种，制作药物标本14 000多份，标本展厅展出药物标本800余种，其中侗药标本200余种。医史展厅展出了侗医300年前作膀胱取石术用的器具（复制品）和取出的巨大膀胱结石（实物）、侗医收藏的古医籍书稿、临床治病经验方书和老侗医写的临床医案手稿以及侗族民间常用的刮痧用具、牛角火罐、防病用具等实物。该标本库现被列为贵州省青少年科普教育基地、黔东南自治州科技教育基地和凯里市旅游观光点。

黔东南自治州侗族医疗新科研机构发展较快。侗医医疗机构主要有：由侗医药专家龙运光之子女龙彦合、龙滢任创办的"黔东南便民民族医院"设独立门诊部和住院部，开放病床30张，应用侗医药品种达500多种，以突出侗医药特色为办院方向。镇远县侗医治疗骨折的第六代传承人龙华湘在镇远县蕉溪镇成立了"龙华湘骨科专科医院"，设有病床60张，2010年又在凯里成立了"黔东南骨科医院"。侗医龙之荣创办的"天柱县侗医精神病专科医院"设有病床30张。另有由侗医杨汉梅创办的"苗蒸堂民族医院"，由吴康远、吴增堂成立的"苗侗民族医医院"等民族医院。以突出侗医药特色具有代表性的诊所有：凯里市侗医张有碧创办的"侗医诊所"，张有碧是家传侗医第八代传人，自创了"三针一罐"的侗医疗法，独具侗医特色。天柱县侗医刘彪创办的"骨伤专科诊所"，该所有一套自创的侗医复位接骨手法，用自制夹板固定上药的方法。还有剑河县已故老侗医吴定元先生之孙（家传第十二代传承人）吴必成在剑河县民族中医院开的侗医药诊室，在继承吴公传承侗医药经验基础上又自己摸索出一套治疗小儿惊吓、妇科疾病的治疗方法，因其疗效好，经济实惠，非常受当地和周边广大患者的欢迎。以侗医药为主开展业务的诊所在侗族人口集中的天柱县、黎平县、从江县、榕江县、锦屏县、剑河县、三穗县、镇远县、岑巩县等县城或乡镇所在地比较多。

侗族医药研究机构主要是黔东南苗族侗族自治州民族医药研究所，主要有侗医专家龙运光创办的"贵州省黔东南州弘扬民族医药研究所"，侗医覃世辉创立的"帅辉疑难病胃病研究所"，三穗县侗医宋先林创办的"中草医药研究所"，天柱县侗医龙之荣建立的"黔东南州民族医药研究所天柱县精神病研究室"。这些侗医药研究机构中以研究侗医药学理论为主的有"贵州省黔东南州弘扬民族医药研究所"，自成立以来组织了多位侗族医药科研人员开展侗医药基本理论研究，并取得一定成绩。其余的研究所主要是以临床医疗进行侗医药的主药制剂开发和临床疗效观察研究为主攻方面。据不完全统计，至今侗医药自用制剂品种有100

多个品种，如"侗医降糖散""侗医降脂降压茶""康复乙肝散""侗医骨髓炎敷剂""骨力神散""侗医咽炎散""侗医鼻喷宁""侗医消炎排石散""侗医消食散"等。由侗医覃世辉研制治疗慢性咽炎的"金龙含片"已升为国标药投入生产。

1984年秋天，全国第1次民族医药工作会议以后，湖南省对民族医药进行了系统的发掘和收集整理工作。湖南侗族医药调研工作由湖南省中医药研究院谌铁民、唐承安、刘育衡，通道侗族自治县杨德忠、吴永徐、黄建山等，对通道县中草药资源进行调查。调查重点主要是通道侗族自治州及周边县的侗族医药情况。他们从1985年6月至1988年5月，对通道县21个乡镇，241个自然村进行调查，采访了263名民族医药人员，收集侗族民间医药抄本32册（本），有关民间古籍医药书12册。在调研中收集到侗族民间中药单验方2456个，侗医病名1454个，侗医治疗方法18种，侗药药名2161种，侗医诊疗器具8种。通过对所收集的"口碑"活体资料、手抄文献资料进行文献整理，编写完成了《湖南侗族医学研究》专题材料，约50万字。这些成果包括考证侗药689种，其中46种药物新资源的药用价值，以及436种药物临床新用途；整理医方1 420首，非药物疗法7种，辨考病名938种，病症453种。其研究成果获湖南省医药卫生科技成果三等奖。在发掘、整理的基础上，侗族医药科研人员及侗医药人员撰写科研调查论文、临床经验总结论文多篇，参加学术交流或公开发表。《湖南侗族医药研究》是湖南省侗族医药研究重要成果，填补湖南省侗族医药研究的空白，也是湖南侗族医药从"口碑"医学变成"文传"医学的标志性成果，1990年获湖南省科技进步三等奖。在随后的十多年里，湖南省中医药研究院刘育衡、蔡光先等研究人员在湖南侗族医药研究的基础上，于1998年1月至2001年12月，对我国侗族医药进行为期四年的研究，其成果《中国侗族医药研究》于2002年通过湖南省中医管理局组织的成果鉴定，该项成果获2004年湖南省科技进步二等奖。

由通道侗族自治县第一人民医院萧成纹等人研究完成的《湖南侗族医药文献整理与临床应用》研究成果，对湖南侗医药历史、侗医特点、预防保健、传统侗医疗法进行较为系统的文献整理；对湖南侗医、侗医药治疗35种疾病的5647例临床疗效进行临床经验总结；整理出1980首侗医单验方，对其中精方238首从侗药名、侗文、基源及拉丁学名、性味功能、侗医主治、应用方法等方面进行了系统的考订；对常用侗医偏方50首编成歌诀等方面进行研究。其成果获2005年怀化市科技进步三等奖。该项成果的主要支撑材料《侗族医药探秘》一书，2004年6月，由湖南省岳麓书社出版发行。全书共8章，36.5万字。近20年来，萧成纹等湖南省侗族医药的发掘、收集和文献整理做了大量的工作，先后编写完成《湖南侗医药研究》《侗族医药探秘》等专著。

广西侗族医药源于古越人的医疗实践，是聚居于广西的侗族人民防病治病的经验总结，通过文化交流，吸收了兄弟省区侗医药、兄弟民族医药的养分，在发展中形成了自身的特色，为广西侗族人民的健康繁衍做出了重要的贡献。随着广西加大对民族医药事业发展的支持，侗医药事业得到相应的发展。

20世纪70年代末80年代初，为了贯彻落实卫生部药卫字（1977）444号文件《关于民族药调查整理科研任务》和区民族药调查整理工作会议纪要精神，广西三江侗族自治县有领导、有组织、有计划地开展1次民族药调查，县卫生局从林溪、同乐、洋溪三个卫生院抽调吴荣欢、伍国辉等懂中草药的同志，同自治区卫生局（厅）药品检验所抽到三江参加这项工作的同志，组成民族药联合调查队，从1978年5月28～7月14日，历时46天时间，对全县10个乡26个村寨进行调查。调查中，以侗族为主要对象，采取召开座谈会议和个别访问相结合的方法，对有经验的民间医生、老草医药人员、乡村医生和有一技之长的民众、干部进行深入细致的调查，在46天当中先后召开了座谈会15次，调查访问了各族医药人员92人，其中侗族72人，苗族9人，壮族2人，汉族7人，瑶族2人。并参与编写《广西民族药简编》（内部发行，1980年3月印）。收集到药方292条，药方中的药物就有180种，采集药物标本116号。1992年出版的《八桂侗乡风物》一书中"民间医药卫生"专章，介绍了三江侗医常用的制剂和治疗方法、常见病症、疾病的侗医药治疗、侗医预防疾病的方法等。1999年编撰的《侗族文化简论》介绍了侗族民间传统医药文化。2007年8月下旬，为进一步摸清广西侗族医药现状，明确广西侗族医药的特色优势，进一步加快侗族医药事业发展，自治区卫生厅再次组织专项调查，结果表明，广西侗族流传的特色技法有10多种，如牛角拔罐疗法、木梳刮痧疗法、油灯点灸、刀烟外涂疗法、棒击疗法等；常用侗药、草药293种。侗医药广泛流传和（或）服务于三江160多个侗寨，是三江侗族自治县的医疗卫生资源之一，仍在为保护侗乡人民的健康发挥着重要作用。原广西三江侗族自治县中医医院院长、中国民族医药学会侗族医药专家委员会副主任委员吴国勇副主任中医师承担此项科研课题，编著了《广西三江侗族自治县民族医药调查研究》一书。

第二章

侗族医药基础理论

自从生命诞生以来，从人类的历史开始，人类就一直致力于解释天地和人类的创始，致力于了解生命和生活的意义。

自古以来，侗族的先民为了民族的存亡，在与大自然艰苦的抗争和与疾病斗争中生活，渡过了漫长的历史岁月，在千百年来的生产生活中，产生了丰富多彩的口传文化，其中包括古代的原始侗族医药文化。人的认识是从实践和感觉开始的。实践的过程，引起感觉的东西或事物，幻想在人们的头脑里反复多次出现，就会在人的大脑中形成概念，并进而上升到对事物本质及其相互联系的规律性认识，这就是理论。任何一种理论形成后，又必须回到实践中去验证，补充和修正，只有这样经过实践——认识——再实践——再认识的不断总结、提高的过程。才能得以进步和发展，才能更好地指导实践。侗族医药理论是侗医对人体与大自然关系的宏观认识，是人体自身脏腑器官及其功能的朴实理解，是对各种疾病的发病原因、病理变化过程和诊断防病治病规律性的认识。侗族医药理论体系的形成和发展，是侗族医药作为一门相对独立和具有特殊的传统民族医学的重要标志，也是侗族医药学在发展过程中具有学术和基础理论逐渐趋于成熟的体现。

侗族医药是侗族人民在长期的生产、生活中使用药用生物资源、矿物资源方面创造、积累的，依靠口传方式传承的用于维护健康以及预防、诊断、改善或治疗身心疾病，以侗族文化固有的、可解释的或不可解释的理论、信仰和经验为基础的知识、技能和实践的总和。它是零散的，包括各少数民族原始宗教范畴的超自然的一面，也包括民众经验的、世代相传的知其然不知其所以然的一面，是各少数民族所使用的自然的与超自然的、经验的、不成文的、当地孕育出来的医疗观念和行为。它与当地生活方式息息相关，是当地社会的文化产物。

侗族医药具有鲜明的民族性、地区性、单传性、保密性、散在性、古朴性、非系统性理论性等特点，侗族医药没有文字传承和文字教育，"口传"是侗医药传承的主要方式。

侗族医药有广泛的群众基础，深受群众欢迎。民间侗医医药一体，充分利用本地的天然药物资源，采取适合当地情况的行医方式，为当地群众所认可，体现出了"可获得性""可负担性"和"简、便、廉、验"的特点。

第一节　侗医学术思想

一、天、地、气、水、人五位一体

　　天、地、气、水、人五位一体的思想，是侗医学术思想的核心。侗歌"古闷冬庚系韭梭，得地长庚系冷垠"，"索冷拱晕庚喂病，庚对董梭转变冷"，意为"天上生人是股气，地下养人是水和土"，"气多气少人遭病，人死断气转化水"。侗医和冲傩认为，天是看不见顶的庞然大物，是股气，地是有形之物，即土和水；人是气所生的，由土和水所养。这就是侗家的"天人"和"地人"之说。在《人类起源》侗歌中的四个"奶奶"以及她们所生的松恩、松桑就是"天人"的代表；洪水滔天，人烟绝迹，十二兄妹只好配婚，便是"地人"的化身。人的起源与五位一体的思想，是侗族先民们通过长期观察，对人的起源与自然界的关系产生的基本概念。他们以物质来解释世界的本源，认为人是天、地、气、水四种物质组成的，看到事物的本质及其属性，并以此来解释生与死的转归。《庄子·至乐篇》中就有"察其死而本无生，非徒无生也而本无形，非徒无形也而本无气，杂乎芒芴之间而有气，气变而有形，形变而有生"。《管子·内业篇》中有"凡人之生也，天出其精，地出其形，合此以为人"。《管子·五行篇》中又写道："人与天调，然后天地之美生。"在印度和希腊有风、火、土、水四元素之说。我国古代为五元素水、火、金、土及天人相应之说。这些学说，都是古代人们经过长期的对自然界各种现象的观察和总结，是人们在生产劳动和实践经验中得出来的一些朴素的理论，这对于医学的发展和医学体系的形成确实是有帮助的。另一方面，也应该看到，古代的人们不仅受到客观条件的限制，同时也受到认识上的限制，许多理论缺乏客观检验，当然也就存在某些错误和缺点。如"五位一体"对物质形态、结构和性质的表述只能是笼统的表面的，认识物质的本质尚欠深入。

二、侗医对人与自然的认识

　　侗医中对人类的起源、生存和发展方面研究的学者认为，人类的成长经历了一条漫长艰难的进化道路。人类从来不是上帝创造，不是上帝的作品；人是自然的产物，是物质运动的结果。是大自然的作品，是最伟大、最重要的作品。在人的成长发展的道路上，从始至终都处在大自然的各种环境、气候变化和各种生物之间的病原竞争中。在生与死的较量中，人类凭借他们的智慧，他们独特的思想、语言和文化，顽强地从充满死亡威胁的自然中走出来了，在大自然中寻求到了自己的生存空间和适应大自然无穷尽变化的各种方法。侗族祖先在经历了从认识大自然的各种变化莫测的自然对人类形成的威胁。严寒酷暑、风雨雷电、毒虫、猛兽给他们的生活带来了极大的困难考验之后，认识人类的生老病死无不与大自然的自然规律相关联。百岁侗医吴定元先生提出了"人跟天地走，气随自然流，天变人也变，莫跟自然斗，不可倒着走，灾难要临头"的人生与自然变化密切相关的论述。

在侗家人的理论里，人是从大自然中产生的，是大自然的作品，和自然有着生生息息的关系。人的生存和发展必须依靠自然，适应自然，在大自然中按照自然界的规律发展。因此，侗医通过长期的实践、总结、再实践、再总结的基础上提出了天、地、气、水、人五位一体的学术思想。

三、侗医对生理病理的认识

（一）侗医对生命结构的认识

侗医对生命的认识观点，源于古代时期人们对各种生物的生存繁殖、发育成长的观察后，进而对人体生命的认识，在远古时代混沌时期，先民们认为人的生命是上帝所给，是由天地所生，如侗家的"天人"和"地人"之说。随着历史进，社会发展，人类智力智慧不断进化和发展，逐渐对宇宙间大自然中各种现象和生物动物生命生存繁衍产生了新的认识。据侗族民间用于为亡人开路、印柒做道场法事的经书——《油皇心印妙经全集·玉圣心印妙经》中记载有人体生命结构为"人各有精，精合其神，神合其气，气合体征……神依形身，精依气盈，不凋不谢，松柏青青，……七窍相通，窍窍光明"。从这段佛教文化的记载中可以看出侗族古代民俗文化已将人体生命结构的"精、气、神"三种主体元素提示出来，并告诉后人，人体的生命维持除靠原始（父母）所给之外，同时还得适应天体长期自然的"松柏青青"和"窍窍光明"之变化。也就是人之所生，父母先禀，依靠后天所养，同时需要适应"天人相应，顺应自然"的规律。这与我国《庄子·至乐篇》中记载的论点是相一致的。

（二）侗医对人体生理的认识

侗医在认识人体生命结构的基础上对维持人体生命生存的生理方面的认识也是非常科学的。侗歌"庚廖凡间呃瞑久，全靠枚索和枚冷"，意为"人的生存没多久，依赖有气和有水"，说明气和水在维持人体功能活动方面的重要性。在临床治疗上，侗医非常重视气和水的作用，常常使用补气、补水的方法。在用药上，凡是块根及甜味药物，都作补水、补血之用。侗医对血和水的认识是为同义词，血和水在体内是同一物，统称"血水"。

（三）侗医对人体病理的认识

侗医对人体病理的认识，强调的是调节好人体的阴阳平衡，注意表里精神情志的调养，尤其要重视对气血水液方面的调节，所以，侗歌"索冷拱晕庚喂病，庚对董棱转变冷"，意为"气多气少人遭病，人死断气转化水"。侗医认为气和水两者失去平衡，人就要生病；气和水由量变到质变，是疾病的病理过程。《庄子·知北游》中载有"人之生，气之聚也，聚则为生，散则为死"，侗傩和侗医的认识与庄子之说有些相似。

（四）侗医对致病因素的认识

古代侗医对致病因素的认识，主要责之于自然界的各种邪风毒气、动物、毒虫伤害，或怪之于鬼神侵害人体而致病，侗族古歌中就有"呃偻叽构呃病，佟病都系逗亮、闷敦、漾冷、淋霖、抖仑、优喉、瘟、蜥、猛、厉、娘、毒蕾、吆判妞、斗奈相害庚"，意为"谁吃粮食不生病，生病都是着凉、天热、湿水、淋雨、受风、饱饿、发瘟、蛇、虎、虫、草、鬼、山神这些降给人的"。致病因子归纳起来，不外乎一是物理因子；二是生物因子；三是鬼神。这些认识虽然是从感性的形象思维出发，但其概念还是明确的。

近现代侗医认为导致疾病发生的原因是多种多样的，也是复杂的，有的是某种因素单独致病，有的是多种因素混同致病，如环境、气候、情志、饮食、劳损、房事不节、外伤和虫兽伤等，这些因素在超越正常时或在一定条件作用下随时都可能使人发生疾病。主要的致病因素有以下几种：

1. 环境因素

古代侗族居住在洞穴中，或依树搭棚而居，难避风霜雪雨暑湿之邪，经常遭受来源于自然环境的风寒暑湿的侵害而发生疾病。由于环境卫生条件差，蚊蝇滋生繁殖快，常常叮咬人体，传播"瘴疠"之气，侵犯人群，常引起疾病发生和流行，故民谣有"八月谷子黄，摆子鬼（疟疾）上床，十有九人病，无人送药汤"和"遭了瘟疫病，满寨难逃生，哪个躲不过，阴间去投生"之说，十分形象地记述了疟疾和疫病流行的危害。

现在，疟疾虽然已基本消灭，由于环境因素传播的严重危害人们健康的疫病也较少了，但是因仍然存在山休滑坡、洪涝、森林火灾等自然灾害给人们带来伤害而致病的自然灾害因素。

2. 四时气候变化

侗族群体多居住于贵州、湖南、广西及鄂西四省区接壤的高原或丘陵山区，虽然地处亚热带，但四季分明，在高原山区阴寒湿毒邪气较盛，在丘陵地区则多雨潮湿等邪气容易伤人引发多种疾病。

侗医认为，人类生活在自然界中，由于自然界的运动变化，各种寒热湿毒邪气必然会直接或间接地影响人体，人体要适应自然界变化的影响，必然得相应地做出生理性和病理性的反应。如果人不能适应四时气候的常变或突变，就会导致疾病发生。

3. 情志不调

人有喜、怒、忧、思、悲、恐、惊等情志变化，如遇到喜庆之事，因高兴至极或者受到强烈、突发事件的刺激和恐吓，或者遭到长期而持续的打击压抑，都会引发人体气机神智运行紊乱，脏腑气血功能失其调节而发生疾病。侗族情歌有"怕是阴间我两命不相带，害我苦磨只剩一身骨头几根筋"，"奶奥怄气饮不吃来差不饮，不到十天命归西"，这些歌词记录了人因为思念、忧伤过度而病之因。

4. 饮食不当

常言道："民以食为天。"所以，饮食是人类赖以生存和保持健康的必备条件。但在日常生活中要有一定的尺度，如果饮食不节制，暴饮暴食没有尺度，饮食不讲究卫生，都会损伤胃肠功能而致病。侗族群体中，有些地区的侗民喜食血红，或过量饮酒，过食肥腻，或过多进食腌制品和酸性食物，这些容易引发胃肠病。有些地区的侗民喜生食猪血、蛇血等物，易引发肠道寄生虫病发生。所以，侗族民间有"犯酒、犯肉、犯食"之说。随着农村卫生常识的宣传和普及，这类致病因素相应减少。

5. 劳动所伤

劳动，包括脑力劳动和体力劳动，都是人类生存生活所必需的条件。但无论何种劳动，都要注意劳逸结合，不可过度，如体力劳动者超出自身所能承受的重量、强度，就会损伤筋骨而致病；如脑力劳动者长期过度用脑，经常通宵达旦熬夜工作，就会耗精血精气，损伤大脑而致病，故侗医有"劳损伤筋骨，久坐伤血肉"之说。

6. 房事不节

男大当婚，女大当嫁，结婚后夫妻生活是夫妻恩爱，家庭和睦的要素之一，也是人类繁衍后代的本能。但如果夫妻性生活不节制、不卫生都可影响身体健康而致病。一般对男子房事不节所致疾病称为"色痨""血灌肠""撞红病"；对女子因经期同房或产后恶露不净时同房所致的疾病称为"月家病"和"月子病"。所以侗医对房事不节制引起的疾病称为"犯女人、犯男人"。

7. 外伤虫蛇野兽伤害

侗族地区坡多山高，森林茂密，各种毒虫、毒蛇、野兽较多，侗族同胞在外劳动和生活中，经常发生跌倒、打伤、压伤、刀斧砍伤、枪弹伤、刺伤、烧伤等意外损伤，或遭到毒虫、毒蛇、野兽、牲畜的攻击而造成伤害致病，轻则伤皮肤局部，发生出血肿痛，重则伤筋断骨和内脏，导致危重疾病发生，有的造成终身残疾，严重者可死亡。

五、侗医对药物性味功能的认识

侗族医药，自古以来是医和药不截然分开的。中华人民共和国成立前，对医生称呼为"药医"，至今边远山区仍有"药医"的称谓。在侗医药传承中，有学医生识药之习惯。所以，侗医对药物性味和功能的认识是比较熟悉的。

侗医认为药有三性即冷寒、温热、平和，有六味即酸、甜、苦（辣）、麻、涩、香。

侗医认为药物功能有：酸味药有柔和之力，甜味药有补益之功；苦味药有逐火退热之功；麻（辣）味药有打散、通经、止痛之功；涩味药有止泻之功；香味药有通气顺、消积之功。侗歌"翁哽将退焜，翁嘎将杜给，翁荡将退播赛耿，消腌喉用巴当同"，意为"药苦能退热，药涩能止泻，药香能消肿止痛，关节痛用药要叶对生"。

六、侗医对疾病的分类和命名

古代冲傩医和侗医将疾病分为"身病"和"命病"两类。所谓"身病"是指身体因遭受外部邪风毒气的侵犯，或身体某个脏器发生病变，需要用药物治疗才能康复的病；而"命病"则是指身体器官查不出任何病变，但人体又感觉非常不舒服，终日困倦乏力，提不起精神，茶饭不思，或狂言躁动不安，心神不宁，或胡言乱语，查之无病，需要用冲傩的形式进行治疗才能治好的疾病。

古代冲傩和侗医对疾病的命名，多数是以取象比喻的方法命名，如"老鼠症""飞蛾症""鱼鳅症""乌龟刨沙症"等。也有根据季节气候，或病症表现命名的，如"春痧症""热痢""冷骨风""对口疮""夜啼惊""头痛"等。

近现代侗医对疾病的分类和命名，是在古代医对疾病认识的基础上，经过了由感性到理性的过程。通过长期再实践——再认识的不断总结、提高，伴随着历史发展和医学发展，侗族人文的进步，侗医对疾病的分类和命名也发生了较大变化。

（一）近代侗医对疾病的分类和命名

根据疾病发生的病原、临床表现等对疾病做出分类，归纳起来可分为风、症、惊、痢、疮、痧、痛、伤寒、霍乱、妇人病、小儿病（风、疳积）、外科（含五官、皮肤）病、内科病及其他杂症等十二门，各门又分为若干种，如"风"有72种，"症"有24种，"惊"有24种，"痢"有24种，"痧"有10种，"疮"有28种，"痛"有28种，"伤寒"有12种，"霍乱"有6种，"妇人病"有48种，"小儿病"有68种（有24风、36种小儿病、8种疳积），外科（含五官、皮肤）病有72种，内科及其杂症有152种，总计有各种病症568种。分述如下：

（1）七十二风：翻白风、落马风、扇风、瘫风、望头风、阴箭风、昏目风、暗气风、老花风、肿风、音风、饥饿风、朝骨风、毒气风、黑风、边风、筋风半边风、滴体右风、咬牙齿风、扯喉风、扯锯风、反背风、狂风、甲剪风、笑风、干吐风、疼痛风、扯筋风、细筋风、黑皮风、黑夜风、扁担风、青蛙风、鹦刁风、颜狗狂风、狸皮风、鱼背风、螺子风、蚊风、螳螂风、猴子风、鸡爪风、鹰风、迷风、急惊风、慢惊风、翻眼风、惊风半边风、眼半开手足冷迷风、烧热迷风、肚痛马蹄风、痛脐风、肚痛大肠风、肚痛风、肚气痛气风、肚痛阴箭风、老鼠风、节骨风、嘈心风、头痛风、偏头风、走马风、马蹄风、冷骨风、酒风、中风、中风不语、半边风、半年风、瘫风、软膝风、鸡婆风。

（2）二十四症：锁喉症、夜盲症、泥鳅症、癫狂症、单马症、双马症、老鼠症、霍乱症、猴子下树症、斑麻症、鳅鳝症、贪风症、冲正症、血症、转食症、板带症、魁星症、猿猴症、鲤鱼症、母猪症、蛤蟆症、蚂蟥症、猛蛇症、散蛇症。

（3）二十四惊：扯弓惊、胎惊、乌鸦惊、乌眉惊、月家惊、天吊惊、撮口惊、慢瘄惊、双眼翻白惊、慢风惊、肚痛惊、翻惊、调热惊、蛇丝惊、马蹄惊、鹰爪惊、水泻惊、撒手惊、内吊惊、迷魂惊、膨胀惊、夜啼惊、鲫鱼惊、脐风惊。

（4）二十四痢：热痢、冷痢、水肉痢、鸡蛋痢、蚌蛤痢、蟮科痢、沙兼痢、起泡痢、白泡痢、劣刀痢、疾痢、水痢、乌痢、红痢、螺丝痢、白痢、黄痢、黄红痢、青痢、黑痢、五色痢、脓痢、酒痢、月家转痢。

（5）二十八疮：大粪疮、天泡疮、内痔疮、月家生疮、田头疮、肉疮、对口疮、粪门生疮、疔疮、阳梅疮、阳梅痘疮、肥疮、肩疮、毒气疮、胎毒热疮、骨节疮、漆疮、油疮、翻花疮、臁疮、蛇头疮、外痔疮、颈寸疮、阳物生疮、肛门生疮、脐疮、头上生疮、头生肉疮。

（6）十种瘄症：羊毛瘄、绞肠瘄、泥鳅瘄、蚂蟥瘄、黄瘄、控脑瘄、水黄瘄、少年黄瘄、瘄症入腹、瘄症霍乱。

（7）二十八种痛症：头痛、头风痛、偏头痛、脑瓜痛、肺痛、心肺痛、肝肺痛、心痛、心头痛、心腹痛、肚痛、肚腹痛、连铁痛、胸痛、肠痛、肚脐痛、烧热身痛、筋骨痛、腰痛、腰腿痛、脐腹痛、胁下痛、周身骨痛、四肢致痛、肾虚腰痛、风湿骨痛、久病骨节痛、节骨痛。

（8）十二种伤寒：伤寒入内、伤寒入筋、伤寒发狂、伤寒血结、伤寒转笑、伤寒转狂、伤寒转哑、伤寒咳嗽、伤寒兼瘄、伤寒入骨、伤寒走胆、伤寒偏底。

（9）六种霍乱：霍乱瘄症、霍乱干呕、霍乱呕吐、霍乱泄泻、霍乱胀满、霍乱转筋。

（10）四十八种妇人病：下阴肿、下阴烂、下阴肿毒、下阴痒烂、月家风、月家寒、月家痨、月家开路、月家身肿、月家身痛、月家肚胀、月家肚痛、月家昏迷、月家泻泄、月家转狂、月家转摆、月家转痢、月家烧热、月家崩山、月家崩漏、月家摆白、月家摆红、月家腰痛、月家腹痛、月家癫狂、月家打摆子、月家生疮痛、月家红崩山、月家肾腑痛、产后缺乳、产后腹痛、闭经、月经不调、妇人白淋、妇人产难、妇人乳胀、妇人乳痛、妇人崩山、妇人崩红、妇人摆白、妇人摆红、妇人阴风症、妇人落小肠、妇人水红不断、妇人月信不通、妇人行月不对、妇人阴户肿痛、妇人脱出尿泡（子宫下垂）。

（11）小儿二十四风：小儿惊风半边风、小儿鹰爪风、小儿蛤蟆风、小儿满口风、小儿摇头风、小儿摆脑风、小儿推磨风、小儿扁担风、小儿急惊风、小儿细筋风、小儿扯筋风、小儿扯锯风、小儿扯合风、小儿走胎风、小儿观音风、小儿老鸦风、小儿白眼风、小儿反背风、小儿天吊风、小儿鹰风、小儿痘风、小儿蛇风、小儿起风、小儿迷风。

（12）三十六种小儿病：小儿久泻、小儿开口、小儿气促、小儿发热、小儿阴肿、小儿肚泻、小儿肚胀、小儿肚痛、小儿呕吐、小儿咳嗽、小儿脱肛、小儿痘烂、小儿痘毒、小儿出酒疾、小儿阴裆肿、小儿软骨病、小儿大人月家、小儿大便不通、小儿小便白色、小儿麻疹、小儿麻泻、小儿麻痛、小儿麻出不快、小儿麻疹透发不畅、小儿麻咳不止、小儿麻白色、小儿麻黑色、小儿麻狂风、小儿麻风丹痒、小儿麻出久未收、小儿麻收后出麻疱。

（13）八种小儿疳积病：小儿疳积走胎、小儿疳积身肿、小儿疳积发黄、小儿疳积吃水、猴子疳积、水疳积、火疳积、小儿虫疳积。

（14）七十二种外科（含五官、皮肤科）病：无名肿毒、跌打损伤、跌打重伤、重伤昏迷、跌打损伤猝死、暗伤腰痛、暗伤断骨、骨折、七孔流血、毒蛇咬伤、蜈蚣咬伤、九子疡、背痈、家狗咬伤、癫狗咬伤、火伤、水烫伤、刀斧伤出血不止、头伤出血、伤目出血、明伤流水、明暗两伤、草鞋伤、伤筋、刀口伤、刀口烂、钉耙伤、异物（子弹、铁钉、竹竿等）、误吞蚂蟥、误食疗肉、吞铜入肚、糠壳卡喉、鱼骨卡喉、天蛇头、手指生蛇腮、手足指甲出血、火牙痛、虫牙痛、走马牙疳、火眼、眼痛、乌云盖顶（眼生白翳）、耳痛、耳出脓血、耳痛流脓、疟耳风、卷蛇蛋、舌肿、咽喉双鹅、喉咙痛、喉咙起红点、牛皮癣、羊毛疔、毒气疮疡、草气成毒、疮疖、火疗、汗斑、蛇皮豆、蛇皮花、蛇皮带、痔漏、内外痔疮、老鼠穿洞、落大肠、痛叉指、蜘蛛毒、靫口、鼻出血、蜡烛花、癞子、骨溶骨症、自缢。

（15）一百五十二种内科病及其他杂症：感受风寒、鼻塞不通、闷头烧、发热、伤风感冒、伤风咳嗽、远年咳嗽、老年咳嗽、咳嗽日久、咳痰、咳嗽吐红、咳嗽走邪、咳嗽气喘、老人气促、摆子、摆子出头、烧热手足寒、拐子出头、打拐子、拐子不出头、冷包热、红病、痨病、痨病吐血、虚汗、虚肿、脚转筋、眼目晕花、病后体虚、病后多梦、失眠、转食病、呕吐、呕吐不止、受暑吐泻、肿风气喘、肿风病、肿胀、身肿、打饱嗝、阴缩、冷泻、火泻、未食病、肚痛泻泄、肚痛呕吐、肚腹胀、心头胀、吃水吐水、吐泻不止、肚痛胀、肚泻、肚气、吼病、肝肺痛、肝痛、肝胀、连铁反背、连铁口干、劳疽、走马入筋、走马入骨、走马风、走子、男（女）摆白、男子崩白、羊癫疯、各种中毒、黄疸血症、血花盖顶、血淋、吐血、吐血痰、吐血不止、吊疏惊、吃青蛙小便急痛、肚痛起青筋、肚痛疡子、肚痛起拱、耳聋气闭、中风、中风不语、半边风瘫、瘫风、瘫风麻木、头痛眼花左、头肿兼膝肿、头痛头晕、双足难移、风湿麻木、风湿水肿、风入人心、懒黄病、嘈心病、腹胀痛、腹泻、雷鸣肚痛、腹痛（胀上截）、腹痛（胀下截）、寒泻、蛤蟆尿、锅巴瘟、钩虫病、蛲虫病、蛔虫病、癫狗狂（狂犬病）、瞽目眼（甲亢）、黄痧入内肿胀、黄痧肚胀、黄痧走疸、单腹胀、水膨胀、黄疸初起、黄疸如金、黄痧病、黄肿病、黄疸、黄病、食痨黄疸、热淋、食菌子发癫、食死肉生疔中毒、食欲不振、转黄大泻、泄泻、夜梦遗精、久促肝、气促、气痛、气喘、水溺、水肿、见花败、中暑、不思饮食、久病无力、久咳不止、久泻、小便自来不知、小便摆红、小便不通、小便摆白、上界野鸡、上吐下泻、上甲病、大小便不通、大小便下血、大便不通、大肠冷虚（里急后重）、下界野鸡、下阴走子（隐睾）、下甲病。

（二）现代侗医对疾病的命名

主要是根据疾病发生的原因及特征等进行命名。归纳起来，现代侗医对疾病的命名有如下几个原则：

（1）取像比喻命名：命名直观、生动、形象。如"老鼠症"（淋巴管炎、淋巴结炎，形似老鼠串行），"野鸡症"（出血性疾病、由鲜红的血液联想到与雄性野鸡从头到尾红色的羽毛相似），"猴子下树"（难产，脚先露），"母猪疯、羊癫疯"（发病时发出类似猪或羊的喊叫声），"九子疡"（颈部淋巴结肿痛，长出的肿块有多个排成行）等。

（2）根据症状命名：如发热、咳嗽、咳（吐）血、呕吐、鼻孔出血、便血、妇男摆红（尿血）、妇人摆白、泻（肚）泄等。

（3）根据疾病部位命名：如口疮、对口疮、骨痛、背花、绣球疮、关节痛、腰痛、胸口痛等。

（4）根据疾病特征命名：水臌病、红丝疔、蛇头疔、半边瘫、烂脚丫、卷口（皲裂）等。

（5）根据致病因素命名：冻疮、蛇咬伤、烧烫伤、枪伤、竹刺伤、刀砍伤、漆疮、隔食症、打伤、摔伤等。

七、侗医辨病立证与治疗法则

无论何种医学治疗疾病时，都有其不同的辨病辨证的纲要和治疗法则。侗医也不例外，也有本民族医的辨病立证纲要和治疗疾病的法则，虽然在文献中和收集到的侗医药手稿、抄本等史料中未见有系统的侗医药辨病立证的纲要和治疗法则资料的记载，但是，我们从这几年来在天柱、锦屏、黎平、剑河、三穗等县和湖南新晃侗族自治县调查采访中，收集了散在侗族民间有关侗医在诊治疾病时，在承习前辈诊病经验基础上，通过长期临床实践，总结提出了具有本民族医药特色的辨病立证纲要和治疗法则。

（一）辨病立证

侗医在诊断疾病时，是根据疾病发生的时间、地点、场所、发病原因，以及病情发展变化所表现出来的临床症状，进行辨病（症）分析，分别归纳为"玄象、内外、冷烫、强弱、血气"十个辨病（症）立证的纲要。其各个纲要的特征分述如下：

1. 玄、象

玄：患者发病时晕晕眩眩，是病非病，或疯疯癫癫，看似有病但查无病所，难以寻求病因。患者本身自觉无病，而外人看其行听其意辞认为有病之征象，如病人时有自言自语，或狂言乱骂，时而恢复如常，与人对话答非所问，做些不该做的事等即属于玄。

象：疾病发生时病人所表现的临床症状很像某种动物的形体（态）、动作或声音，如老鼠症、泥鳅症、飞蛾症；肝病引起的腹水症，形似水牛之肚子，名曰"水膨病"；又如癫痫病发作时病人发出类似于羊或猪的叫喊声，侗医叫做"羊癫疯"或"母猪疯"症。这类病症即归属于象。

2. 内、外

内：发生在内体，所表现的症状以内部为主的病症即属于内病，如肚子痛（胃脘痛、腹痛）、胁痛、腹泻（泻肚子）、便血等。

外：致病因素是由于外来伤害（摔伤、碰撞、刀斧砍伤、枪、刺、挤压伤、火烧、烫伤、毒蛇毒虫、禽兽所伤）和体内热火毒邪、水湿毒气（如火热毒所致疔疮红肿，脓痰，水湿毒气所致的痒疮、疹等）伤害，病痛部位临床症状多见于人体皮肤肌肉的病症。

3. 冷、烫

冷：指疾病发生时临床表现的症状有怕冷、泻下、夜尿多、喜热、手足发凉，或遇寒冷病情加重，得温热病情减轻的病症。

烫：指的是所发病症临床表现的症状有怕热、口干苦、便干、尿黄、喜凉、身体发烫，或遇热时病情加重，得冷凉病情缓解的病症。

4. 强、弱

强：指的是患者平素身体较壮实，发病时临床表现的症状有脾气暴躁、火气很大、心烦意乱、面红耳赤、发病较快、嘴干苦、便干结等都属于强。

弱：指的是患者平素身体较差，发病时起病缓慢，临床主要症状为没有神气、乏力、气促、不重复讲话、病痛缠绵、久治难好、面部没有光泽等虚弱之象即属于弱。

5. 血、气

血：指的是人体血水的盛衰与疾病发生发展所表现之征象，以此辨别患者血水旺或亏损之纲要。如生病后，临床表现有吐血、鼻孔出血、下阴流血、肛门出血、尿血、妇女洗身月水过多或崩漏之象即属于血。

气：侗医认为"古闷冬庚系韭梭"，意为"天上生人是股气"，所以气是指疾病发生发展的过程中的精气肾衰的反应情况，发病时临床表现的症状有神气不振、讲话声音细小或不愿意多讲话、行走时气急没有力等即属气证。

总之，在辨病立证时虽然有十个纲之分，但临床病症的表现常常是错综复杂。所以，在辨病立证时要根据的临床症状综合分析，抓住主要病因症状进行辨病立证。并依据不同病症，采用不同的治疗原则。

（二）治疗法则

侗医在辨病（症）时，根据临床症状综合分析辨病（症）立证，提出了"内则调之，外则疏之，冷则热之，烫则凉之，强则泻之，弱则扶之，血则和之，气则理之，玄则驱之，象则克之"的治疗法则。其各个法则的应用分述如下：

1. 内则调之

是指发生在体内的病症，根据发病原因、临床症状，选用不同的方药进行调节治疗。

2. 外则疏之

是指发生在体外的疾病，根据致病原因和病情进行治疗。是外伤引起的死血（瘀血），或伤筋骨关节，或伤皮肉血脉之症，即选用散血、续筋接骨、止血通络止痛、祛腐生肌的方药内服，外则选用新鲜续筋接骨、止血消肿、生肌之侗药敷之。

3. 血则和之

这里说的"和之"，是指调和之意。如人体出现血水亏损之证，就得用有血肉之物调养，或用甜味块根之药调养；如发生出血瘀证就得用散血之药疏通经脉，使血脉通行而达到调和之目的。

4. 气则理之

所谓理之，指的是理顺、调理、疏理之意。如果发生涉及气方面的病症，如因不愉快之事，引起气乱致胸腹气，性情急躁胀胁下隐痛，就要用疏理散气的药物治疗；如因食积气滞引发肚腹胀满，打饱嗝症，不思饮食就选用理顺积气消食化积的药物治疗；如久病、大病后导致气虚体弱，就需用补气之品调理（补）治疗，病方康复。

5. 冷则温之

凡疾病发生临床表现症状有怕冷、身凉、手或脚发凉、喜欢暖和、脉慢等，即属于冷证，当选用温热药物治疗。

6. 烫则凉之

临床表现症状有面色红、身体、手足发烫、怕热、喜欢冷凉、脉快等属于烫证。即选用冷凉的药物治疗。

7. 强则泻之

指的是疾病发生时，临床表现症状有病势强盛之状，如疼痛剧烈、高烧不退、粪便燥结、尿时辣痛等属强证。即选用泻下、清退热毒药物治之。

8. 弱则补之

侗医认为体质素来虚弱，或大病久病后身体亏虚为弱证。所以对身体虚弱的病人，就得采用补法治疗。补虚，有补血水、补内气。选用甜味药物内服以治，施以药膳调补等方法治疗即可康复。

9. 玄则驱之

这里说的驱之，是指驱逐和导引之意。主要是针对所发病症是病非病，或沉默寡言，或胡言乱语，或癫狂躁动，或惊恐不安等病（相似现代的精神抑郁、精神分裂和惊吓病）。如遇胡言乱语、狂躁不安之证，必须采取驱逐之法，选用泻火退热的药物把体内之毒热、火郁驱逐出体外；出现忧郁症者和惊恐症的病人，除了用疏解、收惊药物治疗外，同时还用心理疏导疗法治疗。

10. 象则克之

这是侗医对取类比象的疾病治疗的一种方法。如水臌病（肝硬化腹水），就需用散瘀消癥解毒消水的药物，或用软化包块的药物治疗方能有效。所谓"克之"有攻克和克制之意。

第二节　侗医的诊断方法

一、侗医的诊断方法

侗医诊断方法，归纳起来主要有看、划、摸、问、算、闻六种。

（一）看诊

侗医非常重视看诊，因人体内的精、气、血、水、神志、经脉运行直接与自然界相通于全身内外、上下、筋骨、脉络，并且无时无刻都是相互作用、调节联通。所以体内的任何一个部位部件（脏腑气血功能）一旦发生问题，必将会反映到人体外部，如面部、眼、耳、鼻、口唇和皮肤色泽、神气神色以及四肢皮肤筋肉之变化即可初步测知内部病变。

侗医看诊内容较丰富，这里只介绍侗医常用的看神气形态、看毫毛、看面部、看孔窍、看指纹、看舌苔等几种看诊方法。

1. 看神色形态

侗医认为，人的面部神气色泽形态的变化可以反映体内精、气、血、水旺虚和体内各器官功能活动的正常与否。所以，侗医诊病首先是看病人面部和形态的变化。一是看面部神气色泽，辨疾病之分类。如面神旺而色红，属热病；面神虚而色白或淡白，属冷寒病。面部色泽萎黄、暗黄，属肝、脾二脏亏损；深黄、鲜黄为肝胆有湿邪毒气。二是看病人形态辨疾病之轻重。如自行走动尚有力，疾病初发，属轻症；如由人搀扶或自己行走缓慢，已久病属重症。三是看动作辨虚实，如躁动不安，说话语急音大，病属实；反之喜坐着不动或靠坐，话少或音低弱者，病属虚。所以剑河县民族中医院主任医师吴定元（百岁老人）编有看面色歌："心家有病面赤，肺家有病面白，脾家有病面黄，肾家有病面黑。"

2. 看毛发

看毛发主要观察头发的竖、伏、干、湿、软、硬、枯、荣。如头发柔软光泽，则身心健康，神气内守。如干枯欠光泽，主体虚弱，儿童主疳积。头顶漩涡处有几根头发竖起，压之松手又立，是失魂，易受惊吓，夜啼不安。如儿童头发枯黄稀疏，属血水亏虚，荣养不足。青壮年头发枯黄易脱落者，是肾家虚损或"犯妇男"之病症。观察太阳穴上毫毛，主要是辨疾病之轻重，如毫毛柔顺则属病轻，如太阳穴毫毛竖立散乱是病重之症。

3. 看眼睛

侗医认为，眼睛目珠发黄者多为湿毒邪阻；眼睛目珠有蓝斑或蓝褐斑者，孩童多有虫积。眼睛目珠有丝状血络网络，是肝旺有热。如红肿布满血丝为肝胆有火热之毒气。眼睛珠有白点斑云状是翳子。如布满白云状是"蒙眼瞎"（白内障）病。如眼珠无神，属病重。

4. 看鼻

侗医先辈指出，看鼻一是看鼻梁（印堂）；二是看鼻尖和鼻之形态、色泽变化。因为鼻孔属人体精气与自然界精气相通相连的"通道"，开关之出入口，很容易遭受外来的各种毒气、恶风之邪的影响和侵害。侗医看鼻梁主要是观察其色泽的变化，如鼻梁处发青，多是受到惊吓恐吓，有魂不守家之疾（如睡眠差，噩梦较多，易受惊，孩童则现眼睛半闭半睁之象）。鼻梁发黑即属病重之象。鼻孔两侧呼吸如鱼鳃吸水状，则有火热之毒邪侵犯肺家。如鼻尖红或肿，是肺家火热毒邪较重；如鼻流清涕则属外来风邪寒湿所致。流浊涕而不易排出为外来热毒火邪所害；久流脓涕伴有腥臭难除和脑门（前额）胀痛者，属鼻渊（有的地方叫"臭鼻"）。

5. 看身

主要是通过观察耳朵形态和耳朵尖后面的脉络、耳朵孔的分泌物辨病。耳朵形态以耳垂状实色泽红润为常。如耳垂瘦，色泽暗或暗黑者，是肾家虚损，阳气不旺；耳垂瘦薄色泽白，耳后脉络细小，属气、血、水亏；若孩童耳朵背发凉，但脉络鲜红，是"油麻"（麻疹）将发之征象；耳朵尖背脉络青紫而粗，是落魂走胎症（受惊吓或心、脾两家亏虚）；耳孔有脓血水流出且有腥臭味，是"烂耳症"有热毒湿毒侵犯所致。

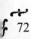

6. 看口唇

侗医认为，口唇形态、色泽的变化，可以预测体内血水津液的旺亏。一般说正常口唇形态自如，色泽多为淡红。若口唇肿胀，唇色红或红多为火毒；口唇之色淡白为体虚；青紫色属冷寒毒重或有瘀血、疼痛之疾；口唇出现干燥裂口或侵血，是火毒、热毒积于体内，津、血、水液虚损之症；如口唇内收发紧，活动不灵活，色泽青紫者，是属病重危。

7. 看皮肤

侗医认为，皮肤上有毛孔，下有脉络布满，是人体全身之表。一旦遭受外来邪风毒气侵犯首当其冲，体内脏器功能发生病变都可以通过皮肤反映出来。

侗医看皮肤，主要看皮肤色泽、形态的变化。如皮肤发黄者，是黄疸症。鲜黄、鱼黄为湿毒、热毒、酒毒内犯。暗黄、姜黄病久是体虚湿毒积滞不利之症。皮肤出现红色或紫红色斑（血）疹，手、脚或腹背对称散发，是体内风毒、火毒、热毒较重；斑疹不凸现，色泽淡红散发于皮肤久不消，是气血亏虚之症。皮肤肿胀，按之马上复起者是体内水湿毒邪侵害肌肤；如按之难于复起者属体内虚极，排水功能减弱。故侗医吴定元有"体肿按下复能起，是因体内湿毒侵；按压不起是体虚，急用血肉之味补虚"之说法。受外伤者，皮下瘀点斑块，还有各种毒火禽兽所伤皮肤肿痛，疔、疮、疖、痈、疽引起皮肤红肿、热疼，多属火毒、热毒，有属寒证、热证和虚实之分。

8. 看指纹

看指纹诊法，有的侗医又叫"纹诊"或"指掌纹诊"，主要是通过观察患者手指（多以看食指和小指为主）纹形的色泽和形状来了解推断病情和病位。如指纹青色紫主惊吓、主痛；指纹蓝色主喘咳；指纹鲜红主病在外表；深红为病在里，属热；浅红纹形不清病属寒。剑河县民族医院主任医师吴定元（百岁老人）有指纹诊病歌曰："身安定见红黄色，红艳多从寒里得，淡红隐隐体虚寒，莫待深红转化热"，这是通过色泽辨疾病寒热歌；看指纹形状变化主病歌是："腹痛纹入掌心中，弯内风寒次茅侵，纹向外弯痰食逆，水形脾肺两阴伤"。

9. 看"四窍"排出物

侗医所谓"四窍"指的是口、鼻、下阴二道（尿道、肛门道）。如鼻孔流清涕是风寒邪气引起，病在外表；如鼻孔流浓涕或黄脓涕，病则在里，有痰湿热毒。若口吐泡沫清稀痰是有冷寒；咳吐浓痰是内火热毒伤肺家阴水之证。如呕吐之物恶臭，是胃中有食积热毒；如呕吐清稀口水，是虫积之痰；如呕吐鲜红血水，是为胃内热火毒逼迫之病或胃烂穿孔。

10. 看尿道排出物

主要看排出尿液的颜色辨体内疾病。如尿色黄、量少，是体内有热，火毒伤水液；尿液混浊不清，是因湿毒、梅毒所致；如尿色红有尿痛，则是石淋之证。

侗医有辨尿歌诀："看尿辨识肾家病，色黄红白要分清。尿黄肾家有热毒，尿白不清湿毒因。如见尿出红血尿。定是肾家有石淋。"肾家指的是肾、输尿管、膀胱和尿道。

11. 看肛门排出物

主要是观察粪便。如大便黄褐，臭味难闻，多属湿热毒流注肠道；大便干结，状如羊粪，多为肠中热毒伤津水。大便清稀甚如水下泻，属胃肠虚寒或遭外寒湿毒侵犯；大便稀且有红脓白脓，是属痢疾。白脓多红脓少为白痢，红脓多白脓少为红痢。便中见血，其色鲜红者，多为痔疮；大便之色油黑者，多为胃肠溃烂出血，顺肠道下注。

12. 看指甲

侗医通过看指甲的变化，辨体质气血之虚实。如指甲光滑红润，说明气血旺盛；若指甲洁白有纹沟或易破损者，是气血虚亏之证。

13. 看舌诊

通过观察患者舌色和舌苔判断病情。舌见红色，若有小黑点或黄燥，胃有蓄热；舌淡边有齿痕，苔白或白厚，脾家虚；舌淡边有齿痕深，苔白者，属气血虚；舌淡苔滑腻是痰湿水饮症；舌尖红苔少或薄黄，是心火偏旺之疾；舌边红，苔薄黄或黄，肝胆有湿毒、热毒或郁火。舌上有如粟米粒分布者，瘟疫热重；舌红苔干者，内有实热火毒；舌如胭脂色者，体内热毒火毒伤津水阴液；舌条发麻，苔白，因血水虚损有疫毒；儿童喜弄舌并伸出口外者，脾家心家有虚火。

总之，侗医看诊内容很丰富，仅列以上常用诊法供后人习用之。

（二）划诊

"划痕"诊法，与观察毫毛变化一样，具有独到之处。此法系王元坤、王正刚二位侗医所传授。具体方法是：在病人胸前划一"井"字，划痕之前先口念咒语（相当于中医理论"祝由"科用语），念毕即用香签棍或火柴棒（有的用牛角制成专用的划痕棒），在病人胸前正中划一"井"字，然后观察被划痕周围的皮肤变化情况。若见显现出类似飞蛾、蜘蛛、老鼠及蛇等动物形状者，即可分别诊为"飞蛾症"（侗医诊病所用病名，下同）"蜘蛛症""老鼠症"及"南蛇症"。其中前三症之形状多显现于"井"字中间，而"南蛇症"中的"南蛇挂膀"和"南蛇抱柱"症的形状多出现在"井"字的旁边，其病变部位又多见于肢体上。

划痕诊法一般只见到一种病症形状出现，合并形状显现的情况不多见。

因"划痕"诊法在病症的诊断范围方面比较局限，仅对上述几种疾病有特殊意义及价值，对于其他各脏腑部位诊断价值不高，所以是为侗医常用诊脉方法，可视为侗医特殊诊断方法之一。

此外，还有灯火照诊法，这种诊法是用红纸搓成捻子，蘸上菜油点燃后持于病人眼前，令病人视其灯捻之光，如病人视其光为黄者，可诊为肝病。此法主

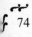

要用于诊断肝胆疾病，对其他的诊断目前尚未收集到，故无重要意义。

（三）摸诊

侗医的摸诊是用手指触摸患者身体某部位辨病的一种方法，摸诊内容有摸脉、摸皮肤、摸筋骨、摸肚腹等。

1. 摸皮肤、摸筋骨、摸肚腹

摸皮肤诊法，是医生用手指摸或手指背面轻轻在病人的前额、面部触摸，如皮肤热烫是体内有热或发热；如皮肤冷凉是外受寒冷邪气，体内有寒之症。在病人患处摸测局部有否硬块肿包，有没有脓液，皮肤有否发烫或疼痛。

摸筋骨诊法，主要用于诊察外伤病，看筋肉是否受伤，按之有无疼痛，皮肉是否有瘀血肿块；摸受伤部位骨头是否有骨折，或骨折后摸之是横断或斜断，是否移位。摸骨关节了解有没有脱臼等。

摸肚腹诊法，主要用于诊察肚腹内有无瘀血、腹水、虫疾、包块，按压有否疼痛、气胀等症，确定病位所在。

约300多年前，侗医对排尿困难病患者进行肛门指诊，确诊膀胱结石。

2. 摸脉

侗医摸脉，有的称号脉、拿脉或听脉，一般多为单手摸脉。摸脉时除注意各种脉象主病外，还应注重"三出三转""四八虎口"的脉理对辨病的指导作用。

（1）平和脉：三部有脉，脉来平和，不大不小。平和脉是健康人之脉象。

（2）粗脉：脉来粗大有力，脉管大易于摸到，粗脉多为热病。

（3）细脉：脉来细弱无力，不易摸到。此脉多见于虚弱之病症。

（4）长脉：脉来虽饱满而长，但却不快；脉力不大，脉管不粗。多见于寒证或久病及劳伤之疾。

（5）短脉：此脉摸来短而无力，多见于热病初起或热病将愈之象。

（6）快脉：脉来有力，其速很快。表示热病或出血过多的疾病。

（7）慢脉：脉来速度缓慢，深沉力弱。多见于久病体虚或暗伤劳损多年之病症。

3. "三出三转"诊脉法

此诊脉法是已故侗医王元坤先生（剑河县南明人氏，享年80余岁，行医60多年）根据其师传方法，结合自己几十年临床实践经验，摸索总结出来的一种诊脉方法。

（1）诊脉部位：中医谓之尺脉之后，即腕横纹上三寸部位。

（2）诊脉原则：男取左手，女取右手，谓之单手诊脉法。

（3）诊脉方法：医者用左手或右手，先托住患者手腕，要求患者手指自然向掌心屈曲，医者用食指、中指、无名指按在诊脉部位上，进行拿（切）脉。

（4）脉象："三出三转"指的是医者食指所拿部位的脉象，谓之"出脉"；

中指所拿部位的脉象，谓之"中脉"；无名指所拿部位反映的脉象，谓之"转脉"；三脉合称谓之"三出三转"。

（5）脉理：其含义为有出有转（转，指返回来之意），脉之来回不停，出转自如，谓之生命不息，身体健康，此乃正常脉象。

（6）异常脉象：主要表现为医者一呼一吸，出、中、转脉各跳3次，即表示病在心和肺；医者一呼一吸，出、中、转脉各跳四次或四次以上者，则病初起，定有高烧之症；医者一呼一吸，出、中、转脉各跳2次，病情轻；医者一呼一吸，只扪及出脉及中脉各跳2次，而转脉不扪及者，病在肝胆；医者一呼一吸，只拿（切）获出脉，而中、转脉未能扪及者，病在肾；医者一呼一吸，只切到转脉，其他脉不获者，病在胃肠、膀胱；医者一呼一吸，出脉在四次以上，它脉切不到者，病在膀胱，小便困难；医者一呼一吸，三脉不能扪及者，口唇发紫，病重；医者一呼一吸，三脉不能扪及者，又见口唇发白，上下口唇收缩，病情垂危，近于死亡。

4.四八虎口脉

指"四脉"，即：脉重有力，属肾；脉平稳（脉平稳往返活动），属肝；脉由快转慢，属脾寒或体寒；脉先阴（脉之来往力弱不易摸出），属肺和气虚之症。以上合称四脉。四脉再加重脉跳七下，停三下，属肾；脉跳三下，停两下，叫"过虎口"，合称为"四八虎口"脉。侗医认为脉有深、浅、快（强）、慢（弱）之分，依据"风、虚、沉、气、痛、冷、热、疱"八证之验，胃之"四脉"应"八证"或"八证归四脉"之论。还有"脉在浅处，主风虚之疾；脉在深处，主积气之症；脉跳缓慢，主冷痛之病；脉跳急速，主热疾之患"之说。现代侗医将摸脉辨病的主要脉象和主病编为脉诀论唱："浅如漂木似捻（摸）葱，无力阴虚有力风，快热骂寒头眩痛，慢则气虚滑疾攻，深脉重按揣寰沙，无力阴寒痛泻嗟，快滑热疾水蓄滞，有力气急或癥瘕，转脉极慢一息三，有力冷痛脏多痰，无力痛停精气弱，阴旺阳亏气血寒……"。这种记唱脉诀之歌是在吸纳了现代中医学诊脉的基础上结合侗医诊脉特点归集所编，有利于记忆传承和创新。

（四）算（卦）诊

算（卦）诊属于家族或宗族秘传诊法，是指本家（宗）族传承多代，行医年限长，其医疗经验丰富，尚有一定巫傩医术的老侗医，运用易学的阴阳、五行、运气、八卦学说之原理，根据患者生辰八字、病症等预测疾病发生的原因、病情发展、转归和预后等作出判断的诊病方法。此法在侗族医学中有传承，但现在掌握应用的人不多。在此记录，仅作研究侗医理论参考之用。

（五）问诊

侗医问诊，主要询问病人发病时间、场所、诱发因素、病痛部位、症状表现、治疗用药情况。

（1）反佐问诊法：此法是医生先拿脉结合看诊初步辨病，将病人应当出现的症状向其陈述，询问病人是否正确的一种验证方法。如医生分析病情不符合，则不予以下药，再根据其他症状重新进行诊察辨病明确后再施用药物。

（2）问发病季节和时间：根据春、夏、秋、冬四时季节发病时的不同时间，辨别病的内外、强弱、毒气、虚损等。在冬、春季发病者，多属内虚体弱、阳气不旺所致，常见有宿疾、痰毒、寒证；久病体虚、抗病能力不强等，多见内虚证。在夏、秋季发病者，是因体内血水受损、毒邪（热火毒、暑湿毒）过重，或遭毒蛇咬伤所致，常见有痧证、热病、丹毒、疔疮疖癣等病症。侗医又有以昼夜发病之分，白天发病者，多见热火毒证、实证；夜间发病者，属内虚、寒凉病证多见。

（3）问发病原因：问发病前是在家还是在外，是否遭到惊吓或其他刺激。问发病期间饮食情况，如能正常吃东西，病情轻易治；如进食没有味，吃东西少，病情重，病情恢复较慢；不能进食则病危难治。问病人大小便变化，二便通畅病轻易治，二便不通畅病重难治。

（4）问妇女的经、带、孕、产等生理特点和变化情况。

（5）问儿童生长、发育、饮食等生理和发病情况。

（六）听闻诊

通过听病者的言语声音，闻汗气、呼吸气味等变化，判断病证。语言细微而不想多说话者，气虚；声音嘶哑者，肺阴虚火旺；声音洪大者，体内有热；喉中有声响者，肺家有痰火；语言悲声者，病在肝；呻吟不止者，病在心肾或有经脉不通。病人呕吐物酸腐，胃家有积滞；大便酸臭，胃肠积热；小便有大蒜味，肾家有病；小便有骚臭味，肝胆有湿毒；呼吸有臭味，胃家有热；鼻出臭味，肺家热；身体汗臭味浓，体内虚火旺。

（七）侗医诊断妇科疾病的方法

1. 侗医关于妇科疾病的认识方法

侗族因没有本民族文字，其传统文化和医药学理论，很难在相关古籍史书资料中寻觅，只能通过深入侗族民间调查了解，从侗家老人和侗医药人员的口碑资料，以及近代其他记载侗族的社会发展史、风土人情、民风民俗、歌谣谚语、故事传说等资料中，进行搜集研究整理。根据现在资料证实，侗医关于妇科疾病病因的认识方法，主要是通过长期临床医疗实践、生活习惯、生产方式观察，总结摸索提高，代代相传，再经后世有识之士逐渐提炼上升而成为朴实的侗医学理论。

2. 侗医关于妇女身体健康征象的认识

侗族医学认为妇女身体健康的征象：从外表看上去，颜面桃红，无萎黄色白或发青，口唇淡红不发紫，头发乌黑亮粗状密长（侗家妇女习惯留长发，梳成辫子或盘成发髻），精神饱满，语音洪亮，眼睛有神，体质健壮，做活路（劳动）

能干耐劳（累得），按时洗身（月经按期而至）。结婚妇女生育正常，夫妻和睦赖拱（夫妻生活很好之意）。以上就是妇女身体健康（生理、心理正常）的征象。

3. 侗医关于妇女身体不健康表现的认识

侗族医药认为，妇女身体不健康时，外表看上去面色光泽不好，没有桃红花色，口唇发白或发乌（青紫色），语音细小不洪亮，忧郁不乐，头发色黄枯槁，侗语曰："本国赖雅"（很难看之意），精神提不起来，体质瘦弱，做活路不行，不耐劳作，体力较差，不可负重。不按时洗身，或提前或延后（月经不按期而至），或洗身肚痛（痛经、月经不调等），久婚不育等。以上都是妇女身体（生理心理）不健康的表现。

4. 关于妇科疾病病因的认识

侗医在观察妇女身体健康征象的基础上，又通过日常生活、生产活动，以及临床医疗过程，观察妇女身体健康发生变化的情况，认识到妇女发生疾病与以下因素密切相关。

（1）先天不足，授受不壮相关。侗医在长期的生活接触和临床实践观察中，认识到女子身体生长发育健康与否，与自己的父母身体健康状况密切相关。如侗族谚语说："种好出壮苗，根粗树高大"，又如："爹妈身高大，娃崽个不小"，认识到女子身体瘦弱不结实，形体不丰满，长大成年后，弱不禁风，经常容易生病者，是与父母授受（遗传基因）不壮密切相关。这种取象比喻，同中医学的"先天禀赋不足"理论是相吻合的，与现代医学的遗传基因学说是相一致的。

（2）后天营养不足，生长发育受影响。由于受"无后为大""重男轻女"和"多子多福"封建意识影响，过去大多数夫妇，尤其是农村夫妇都有多胎生育，少则生育3胎，多则生育五六个孩子，有的甚至生七八胎，如果没有男孩还要继续生育，而且生育间隔时间很短，有的前一个孩子还不满周岁，又怀第二胎等现象比较普遍。这样，母体因多胎密集生育，身体虚弱，调理不当，使其乳汁营养质量下降，加之母乳喂养时间不长，特别对女婴更是哺养不佳，很容易使女孩营养不良，使其生长发育不健康，长大成年后体质较差而经常生病。常见疾病有女子该洗身（该来月经）时而不来，或不按期洗身（月经不调，或前或后，经量少等），以及体弱多病，形体瘦小，久婚不育等。

（3）妇女多胎生育，调养不当而致病。侗医认为，妇女之病，与多次怀孕多胎生育，调养不当息息相关。过去，因没有节育措施，育龄妇女多胎生育较为普遍，不仅对所生子女养育不利，而且严重危害妇女身体健康，最常见的妇科疾病有子宫脱垂、宫颈糜烂、阴道炎、带症和月经不调等病症。因妇科疾病得不到及时治疗，更加重妇女身体虚弱，在农村多胎生育和调养不当是导致已婚妇女多发妇科疾病的主要病因。

（4）其他因素而致妇科疾病。侗医认为，妇科疾病的发生除上述主要病因外，

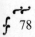

还有长期情绪压抑、心肝之气条达不顺，伤及脾胃，冲任受损引起妇科疾病。再有同房过多，男子酒醉同房，洗身（月经期）同房等，伤及胞宫产道，以及常年在水中劳动容易受伤等因素，损伤妇女心理、生理健康，也是导致妇科疾病发生的病因。

（八）侗医诊断四大证候的方法

1.四大证候简介

四大证候，乃是侗医根据疾病发生的病因、临床症状、发病部位、发病季节以及发病规律之不同，用比类取象方法进行命名认定的病症。四大症候即："飞蛾症"、"老鼠症"（又称耗子症）、"蜘蛛症"（又称波丝症）、"南蛇症"（又分为南蛇抱柱、南蛇挂膀、南蛇抱腰三种）。这四大证候在侗医学的二十四证候中属于起病急、病情较重、变化快、治疗难度大等为特征的急症，故侗医称为四大证候。

2.四大证候的诊断方法

王元坤老医生诊断四大证候较为独特，除应用望、问、摸（切）等诊法外，主要是运用侗族医药的"观察毫毛法"和"划痕法"为主进行诊断，具体方法如下：

（1）观察毫毛法：通过观察两太阳穴处毫毛变化情况，判断疾病发生、发展及病情轻重的方法叫观察毫毛法。无论大人或小孩，当有疾病（证候）染身时，患者两太阳穴处数三四根毫毛，出现不同程度的竖立。轻证只稍显斜立；重者毫毛呈直立状显现；而无病者太阳穴毫毛不会竖立，看上去平整光亮无乱。

注：用观察毫毛法诊断疾病，不是百病皆宜，只限于前述四大证候，而对其他病症，诊断价值不高。

（2）划痕诊断法：划痕诊断法，同观察毫毛诊法一样，具有独特之处。此法的具体操作，即在病人胸部用火柴棒或细木棒，轻轻在皮肤上划一"井"字，然后仔细进行观察，划痕后凡属"南蛇症""飞蛾症""蜘蛛症""老鼠症"之证候者，皆有象形物状显现出来。其中"飞蛾症""老鼠症""蜘蛛症"之形状显于"井"字中间；"南蛇症"中的"南蛇挂膀""南蛇抱腰"之象形物多数在"井"字外边缘显现出来。

注："划痕诊断法"虽为侗医学诊断方法之一，但只局限于诊断前述四大症候，无助于其他疾病的诊断。

①飞蛾症：

病因：上山劳动或徒步行走时突然被雨淋湿，然后又遭太阳照晒，由于体表被雨淋湿，加上衣服隔阻，体内湿气外排受阻，遏于肌肤，汗孔（理）失去正常排泄功能，导致体内郁热而发生飞蛾症。故此症好发于古历6~8月，尤其是时晴时雨的天气更为常见，冬春季节则少见。

临床症状：患者开始感觉心前区发紧，全身酸软乏力，继而出现气促呼吸困难、恶心呕吐（吃什么吐什么），接着出现心窝（胃上脘处）剧烈疼痛、神昏、说话不清，但无昏倒、头痛、高烧、口唇发绀等症。

诊断：望诊：诊见太阳穴毫毛竖立。划痕诊断：于病者胸前部划"井"字后，片刻则显现出飞蛾之形象，头向上，翅居两侧。

②老鼠症（又称耗子症）：

病因：上山劳动时赤脚，或长途行走，过河涉水，两脚处于时干时湿，一阵发热，一阵受凉者，易发此症。

临床症状：患者先湿足部，开始发起形如鼠状之包块，然后沿皮下逐渐上行于腘窝中，局部呈撕裂样剧痛或刺痛，继而从腘窝中沿大腿内侧或外侧上行腹股沟，最后进入腹腔，鼠状包块移行到哪里就痛到哪里，尽管疼痛剧烈，但患者无汗多、昏厥等症，不过饮食不好。

诊断：用划痕法，在患者胸前划"井"字后，皮下之包块开始显现出来，其状如"鼠形"。如病情严重，如鼠已上行至腹胸部时，亦于腹胸部显出"鼠形"。

③南蛇症

南蛇症因其好发部位不同，临床症状和治疗方法各异，又分为"南蛇抱柱""南蛇挂膀""南蛇抱腰"三种不同证候。

南蛇抱柱：

病因：常见手心发热或小孩经常将手送入口中吮吸，口水（唾液）流入手心而发病。此病好发于双手，起病之初在掌心。局部呈现出类似蛇状红色线条，故称南蛇抱柱。小孩成人均可染此病。

临床症状：发病初期，手掌心感觉灼热微痛，继而循斧口（合谷穴）、腕部、前臂逐渐上行，其行走的局部显现出蛇行走状红色线条，起始部为尾，上延伸部为头，红色线条局部刺痛，伴有烧灼感，小孩染病时常搔抓啼哭不安，余无特殊症状。

诊断：用望诊法，发病时望见患者太阳穴处的毫毛竖起，同时可见疼痛部位有一条红色如蛇的形影。

南蛇抱腰：

病因：多因吃喝饮食冷热不交引起。

临床症状：起于右胸乳房部，有痛、痒、烧灼感，如搔抓则症状加重，同时局部出现蛇状红线，继而"蛇"呈环形绕腰背至对侧乳房部，重者"蛇头"之头尾交接，病人出现心紧气促、呼吸困难、不能张口、言语不利等症。

诊断：用划痕诊断法，于病人胸前划"井"字，局部显现出一条红色蛇行线状沿右侧乳房从腋下沿腰背部行至对侧乳房部。

南蛇挂膀：

病因：与南蛇抱腰相同。

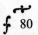

临床症状：病起于右胸乳部，逐渐上行至同侧肩部，再由肩部斜下行至左侧腋下，又绕到右侧伤腹，上行至头部，最后行走至病症先发生位置相交。行走的局部出现红色线"蛇"状影，伴有疼痛、胸闷、腹痛等症。

诊断：与"南蛇抱腰"症相同。

④蜘蛛症：

病因：一时太阳一时雨，被日晒雨淋时或劳动时，汗水未干即下河洗澡所致。

临床症状：开始头痛、颈痛呈跳状爆裂样痛，时有刀割样痛，当症下行至胸腹时，头颈疼痛减轻或消失，而胸腹部出现剧烈疼痛，大汗淋漓，咬牙切齿，两手握拳屈曲于胸前，同时伴有发热。

诊断：用划痕法，在病人胸前划"井"字，过一会"井"字内或周围即显现出蜘蛛样形影。

治疗：首先用 1 个壁虎窝盖住蜘蛛，然后再取 5 ~ 6 个壁虎窝，放铁板上置于炉火上煅烧成性（炭），迅速放入碗中，扣上一小碗或大茶杯，用一杯井水冲入碗中，轻轻摇动后叫病人内服，日服 3 次，病愈即停服。如效果不理想则继续服用，药量需增加 2 ~ 3 个壁虎窝。

王老认为："蜘蛛和壁虎都是动物，而壁虎又是蜘蛛的克星，故取相克之物治疗病则可愈。"王老医生共治疗蜘蛛症者 100 余例，均获较好效果。

（九）侗医对各种筋证的诊断

1. 筋证的论述

侗医所称之"筋"者，是因为各种筋证发病时所表现的临床病症（症状）都与人体的筋和肉抽动、收缩相关联。侗医说的"筋"，指的是人体的筋脉、筋肉、筋骨、筋经、筋血的总称，各种筋证发生时，由于发病的病因不同，有的是因为伤及气血所致，有的是伤皮肉或筋骨所致，有的是外邪风寒毒气伤及脏腑引发，有的是因为惊吓抑郁等情志所伤而发病，虽然临床症状表现都有手足抽动，眼睛翻白眼或大声吼叫，或牙关紧咬等共同特征，但伴有不同的其他症状，所以治疗方法亦有所不同。

2. 各种筋证的分类和名称

（1）外邪毒气所伤的有：鲫鱼筋、天吊筋、月家筋。

（2）因气血水液虚亏所致的有：缩痧筋、撒手筋、昏迷筋、胎筋。

（3）因情志所伤的有：鹰爪筋。

（4）因脏腑所伤、功能受损的有：膨胀筋、潮湿筋、着地筋、弯弓筋、蛇丝筋、肚痛筋、马啼筋、水泻筋、呕逆筋、脐风筋、夜啼筋。

3. 筋证发病的共同特点

筋证指的是一种证候，其发病原因虽然有所不同，但发病时所表现的共同特点为：发病急，变化快，病情较重或危重，治疗及时，恢复也较快。

4. 筋证的病因、病机分析、临床症状

（1）鲫鱼筋

病因病机：因感受外邪风寒毒气，伤及肺家所致。邪伤肺家，肺气不顺，排痰毒不畅而致唤气（呼吸）困难急促难受等。

临床症状：突发咳嗽痰涌不绝，口吐泡沫，四肢舞动不停，抓衣拍胸，唤气（呼吸）急促，感觉很难受等。（注：因发病时其临床表现形如鲫鱼在水中急游，不停地跳动，口中不停地吐出水泡呈连珠状，故而名曰"鲫鱼筋"。）

（2）天吊筋

病因病机：天吊筋是婴幼儿多发病症，其发生的病因，主要是母亲在当风处喂奶食，遭受外来风寒毒气之邪伤及肺脾两家（脏），肺家受损，肺气不顺，脾家受损而生痰毒，痰毒难排，伤及筋脉、筋络所致。

临床症状：发筋时咳痰涌吐奶食，头向前向上挺，脚手往后伸直，眼睛向上翻。（注：因其发病时头部向前向上挺，脚手往后伸直，形似用绳索捆颈向上牵拉之状，故名"天吊筋"。）

（3）月家筋

病因病机：月家筋常见于刚生孩子不久的妇女，因当风睡卧或月内（注："月内"指的是生孩子坐月或月经期间）受风寒毒气，伤及筋气、筋血、筋肉、筋络所致气血不和、筋血有瘀、筋经不通畅而发筋证。

临床症状：突发风痰涌心头（胸口），眼瞪（眼珠不转动）、撮口、提拳、头偏左右（头部左右晃动不安）。肚胀、走筋（气窜动）。气急、哭不出声。（因本筋证常见于刚生孩子的妇女，多发生在满月后，病因系坐月或行经期间感受风寒邪气所致，故名月家筋）。

（4）缩纱筋

病因病机：由于素来体质较差，阳气不旺（肾家或脾胃功能差）或大病或久病，导致气血津液亏虚，身体极度虚弱所致。因发病时身体踡缩如棉纱团状，故名"缩纱筋"。

临床症状：双目微睁，迷迷糊糊不清醒，四肢疲软无力，自己无法支持坐立，身体蜷缩怕冷等。

（5）撒手筋

病因病机：因为风热毒邪侵犯体表，热毒入内，再侵犯筋肉、筋血、筋经和肺家，耗损津液所致突然发生急症。

临床症状：发高烧不退，咳嗽，吐黄痰，大汗淋漓，头项强硬，咬牙切齿，四肢抽搐，双手往下一撒即死。（注："死"指的是突然惊厥昏迷之危象。）

（6）昏迷筋

病因病机：因为寒气及水湿之毒入侵机体损伤气血，或因受到外来的突然刺激，造成惊吓恐惧情绪不安，或者因为在母体内遭受胎毒所伤。

临床症状：突然手脚抽筋、两眼上翻，两眉间出现青筋，愁眉苦脸，或突发昏迷不省人事，牙关紧闭如死一般。

（7）胎筋

病因病机：因为怀孕时不慎吃了有毒之物，胎儿在母腹中遭受胎毒伤害而致。

临床症状：胎儿出生时两眼不开，只见张嘴哭但又哭不出声音，手脚抓舞如哑巴一样。

（8）鹰爪筋

病因病机：因受热火毒气伤血伤气所致。

临床症状：脸红筋胀，发高烧，头痛，咳嗽痰多，出气不匀，时快时慢，呕吐，头向后仰，时有惊跳啼哭不安，身上有小（粟）米大小疹子和鬼打印（瘀斑），两手十指弯曲硬如鹰爪。

（9）膨胀筋

病因病机：因受寒冷或热毒之气所伤或食物积滞伤及脾胃所致。

临床症状：呼吸急促，恶心，呕吐，肚腹胀满疼痛难受，双眼翻白。

（10）潮湿筋

病因病机：因为饮食不调，时饥饿时饱胀（进食过多引起积滞）而损伤脾胃家，伤气血经脉所致。

临床症状：饮食不化，肚腹胀满难受，突然跌扑受惊，恶心呕吐，哭闹不安，睡卧不得安宁，摇头吐舌，身上发热，眼睛发红起血丝，表现出惊恐万状之形。

（11）看地筋

病因病机：因乳食所伤，夜间睡觉突然遭到惊嘿（吓），或天气冷热不调（一阵热一阵冷）所引起。

临床症状：脸色发黄，肚腹隐痛难受，肚痛泻下，饮食减少，慢慢消瘦，感觉全身无力，夜间出冷汗，两眼翻白，肚痛有抽痉，抽痉停后一身酸痛，手脚发凉，两眼看地，时有阵发性嘴巴歪或咬牙磨齿。

（12）弯弓筋

病因病机：饮食冷热不均而损伤脾胃，进食减少，引起身体虚弱，又遭风寒毒气伤害，造成寒痰闭塞肺家经脉所致。因其平时行、坐上半身多前倾，腰背后凸，形如弓箭之状，故名"弯弓筋"。

临床症状：食欲下降，饮食减少，消瘦乏力，咳半声嗽，夜间出汗，哭声不扬或哭不出声，两眼经常闭眼少睁，一侧手向后、一侧手向前向上举动不安。

（13）蛇丝筋

病因病机：因为饮食不节或无度，经常饥饱不分，伤害脾家胃家，造成血水不足伤及血气所致。

临床症状：饮食胃口不开，进食没有味道，或食多食少、生冷酸辣不分，四肢发冷，咳嗽气短，肚起青筋，摇头弄舌，如蛇吐舌头，一伸一缩吐丝之状，故名"蛇丝筋"。

（14）肚痛筋

病因病机：因为过食生冷冰凉食物，饮食不洁，遭冷湿毒气伤害胃肠所引起。

临床症状：肚脐周围冷凉疼痛，脸色发白发青，吐清水，手足发冷，全身软弱无力，发寒战，肚痛时弯腰或用手压迫搓揉疼痛减轻，得热痛减。

（15）马啼筋

病因病机：因食过夜荤毒之物，又遇有热风毒气伤及脾胃所致。

临床症状：肚腹疼痛暴急、阵阵发作，抱腹弯腰啼哭，脸色苍白，头面出汗不止，嘴唇青暗，手脚乱动，如马举蹄嘶叫之状，故名"马啼筋"。

（16）水泻筋

病因病机：因为遇到外来冷热毒邪气伤害，或食油荤之物过多损伤脾胃肚腹所致。

临床症状：肚腹响声不断，伴有疼痛，面色发白，口唇发白，睡觉时翻白眼，眼皮不能闭合，大便稀如水泻，1日数次，时止时泻，久久不愈，身体虚弱。

（17）呕逆筋

病因病机：因为饮食过度，造成食积食滞伤及脾胃，胃气上犯所致。

临床症状：食乳即吐，胃脘胀满，突发惊厥，不省人事。

（18）脐风筋

病因病机：多因胎儿出生七日内脐带遭到外部毒邪侵犯所致。

临床症状：手脚欠温，肚腹作胀，口角起黄丹，口内咽喉见有白疱突起。

（19）夜啼筋

病因病机：因为喂养不当饥饱无常，损伤血气、水液，营养不够所致。

临床症状：肚腹胀大如鼓，面色发青，头出冷汗，肚皮青筋暴露，手足发热跳动，大叫一声即死。（注："死"指的是突发惊厥昏迷之急象。）

（十）侗医诊断痧证方法

痧，侗医称之为"瘕""瘕麻"等。该病临床表现主要有：头昏脑胀、胸腹烦闷、恶心、呕吐、困倦乏力、全身胀痛，严重者胸背部发出痧点，甚则昏迷，四肢冰冷，舌强不语，或寒或热，时胀时痛，口唇青紫，甲壳发白或青等。该病一年四季皆可发生，尤以夏秋季多发。痧证发病原因多数由于素体虚弱或久病体虚。遭受外来痧毒、暑湿、暑热毒气，或饮食失其节度，伤损胃肠而发。侗医认为痧证当及时治疗，如救治不及时，会引发其他病症，重则危及生命。在侗族民间有"百病从痧起"之说，所以民间凡遇风寒感冒、发热身酸痛时即选刮痧、放痧先治疗，轻可自愈。稍有加重，即往医院治疗。侗医对痧证的命名较多，而且名称各地又有差别，常见的有几十种。现将侗医诊治常见的痧证方法录于后。

1. 从凉热看痧证

痧犯太阳则头痛发热；犯及少阳则耳旁肿胀，或寒或热往来不定；犯及肚腹面目如火，身有热而不寒、腹痛，甚或小肚腹、胁下痛；犯及腰则腰痛，身有热象。凡有病邪侵犯人体上述部位皆有发热之症。

病症犯肺则咳嗽、痰喘，微热甚或鼻出血；如犯心则心痛、胸闷，额头冷汗如珠，身或热或凉；犯及膀胱则会出现尿黄或尿血伴有身热；犯及肠可见泻下或便有脓血样，属痢病，伴见身热重则呕吐；犯肝则身不能转侧，外热内火甚则吐血；若犯及体内上中下三部则热毒内攻，上则口干渴，下则便硬结难解。诸上之症，皆因外热邪毒所致，当认真审之而以治。

2. 痧证脉象诊察

痧证之脉，多见弱缓、细涩，亦有弦快、浮大而无力之脉。痧退脉见还，痧将退也。

3. 痧证舌诊

痧证急症昏迷，唇舌发黑者凶，黄色者重，淡红者略轻；痧证始发舌淡红苔白或滑，加重时舌质由淡红至红或降红，白苔转见黄苔者是内热，黄变燥或黑是内热极之象。

4. 点亮看痧法

用红纸搓成灯草样纸捻，蘸菜油点燃，在黑暗处照看患者胸前背后皮肤表面见有红点及斑点是痧证发展之征。如是暗红斑或黑斑块状疹者，痧症在发展，病重是也。

5. 辨认痧证方法

切一小块去皮的生魔芋，让患者一小点一小点嚼烂慢慢品尝，半炷香后仍然不觉得口中发麻者是痧，此乃辨痧方法之　。另　法是取生黄豆数粒，叫病人细嚼慢品，如嚼后尝不出生黄豆的腥味即为痧症。民间侗医这种简单朴实的辨认痧证方法很是简便实用，又便于学习推广。

第三节　侗医治疗疾病的方法

侗医治疗疾病学分为药物治疗和非药物治疗。任何一种医学理论体系中，都有一门治疗学的基础理论。治疗学是对抗和防止疾病，帮助人体恢复健康的专门学科。侗医治疗学是研究侗族医学理论体系不可缺失的学科。

一、侗医治疗疾病的几个特点

（一）强调全面诊察，注重病因治疗

侗医认为人之所以生病，有多种因素所致，一则是自身体内脏器有疾或某方面功能失调而病；二则是遭受外来各种邪风毒气侵犯而病；三则是人与自然界天地水气循环规律不相适应所致病。所以，侗医自古以来，在辨病（症）诊治时，十分强调诊病要全面诊察，注重致病之因，抓住病因治疗是为其治病方法特点之一。

（二）强调急则药治，缓则药食以养

侗医在治疗疾病中，很注重对疾病急缓的救治和调养，如侗医吉祥公在传授给徒弟急救小孩"惊办麻"（即撒手惊，其症表现为高热不退、咳吐黄痰、大汗、颈部发直、闭嘴咬牙、抽筋撒手，甚危急之症）的救治方法曰："突遇腊坤（小孩）惊办麻，急用灯火爆点筋，再爆一窝风五爵，醒后再用抖养功"。侗医镜丞公在其临床医集中有"病急当施药先救，疾缓则食药以养"。侗医的这些传承方法，足以证明是侗医千百年来在临床医疗实践中总结提出的治疗方法之精髓。

（三）用药首选鲜品，追求疗效为重

侗医居住地区，森林覆盖面积较广，药用资源丰富。侗医治病用药可随用即采，喜欢用新鲜药，因新鲜药物效果好，且用之简便。中华人民共和国成立前，侗族地区的民间医生多半没有储备更多药材，常常是在屋前屋后或居所附近的菜地、坡边栽种些常用的、名贵的药物，以备急用。侗医治疗，无论是内病或外伤病，首先选用疗效好的新鲜药物。如治病需要，常采用内服药物、外用敷剂方法，以提高治疗效果，加快病愈，或减轻患者痛苦。

（四）强调有病即治，病后调养

侗族民间有"人吃五谷会生病，得病就要早治疗"和"病从浅中医，三分治疗、七分调养"的谚语。所以，侗医治疗疾病时，很注重"病则急以药治，复后则调养而康"的综合治疗方法。每当人有疾病需用药物治疗，病情好转后就得用饮食调养，如炖仔鸡汤、鸡稀饭、吃些鸡蛋、鱼肉、猪肝、猪心、猪腰和猪瘦肉或药膳等调补身体营养。还要做好心理开导、服侍（俗语招呼、侍候，即现代说的护理）工作，调整好病人心态，增加抗病信心，促进疾病早日康复。这是侗医治病的特点之一。

（五）治病不分贵贱，尤善施舍

从古代至今，侗族民间的侗医，为民治病从来没有贵贱之分。无论晴雨雷电，只要病家有求，必往之。在治病过程中，也从来没有索取和论价之习，随患者家属视家境情况予之，或多或少，从不计较。对于极苦贫寒的患者，侗医不仅给予救治，甚至还施舍予养病康复之品等。侗族医药这种高尚的医德，从古至今，在

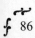

广大的侗乡仍然彰显于民间，侗医这种优良的医德医风得益于侗族之内皆骨肉、无贵贱之分、族外之间皆朋友、遇难当施之的款约古训。侗医师带徒或家传医术之前，首先教授之以医德。如侗族名医姜彦儒（贵州省锦屏县清末时期当地名医）收徒时首先告诫徒弟："人不忠厚不学医，有吃无吃亦去医，晴雨雪夜也要去，冤家对头不忌医"。这种治病的高尚医德充分展现出侗族医学的民族本质和特色。

二、侗医治疗疾病的方法

在长期的医疗实践中，侗医探索总结了一整套简便易行、行之有效、取材方便、易于推广应用的独具特色的治疗疾病的方法。侗医治病方法分为药物疗法和非药物疗法两种。

（一）药物疗法

药物疗法又分为药物内服法和药物外用法。应用的方法和特点分述如下。

1. 药物内服疗法

（1）内服汤药：侗医治病多用药物煎熬汤药为主，熬药时用土陶罐和砂罐，忌用铁器物煮。

（2）内服药酒：在治疗外伤病或因外邪侵犯人体有瘀证、疼痛、肿包骨痛等病，侗医治疗时有选用鲜药磨酒或用干品药泡酒内服，有的用药物加工成药粉用酒兑服，还有用甜酒煮药内服。

（3）冲阴阳水内服：用药物烧成灰或碳，放在1个碗内，再盖上1个小碗，立即倒入冷水或开水摇匀后服用，用头发热成炭冲阴阳水服，治疗鼻出血。用农村作的酒曲烧成炭冲阴阳水内服，治疗酒痢证疗效很好。

2. 药膳疗法

侗医药膳疗法有药物炖肉（鸡、猪、牛、羊、鸭、鸽），入用住心炖三七或芭蕉芯，治疗心脏病，有一定疗效。杜仲炖猪肾子治疗腰酸痛；土党参、山药、莲米炖鸡、鸽子补体虚；煎烤内服药，如用樟树皮粉拌猪肝烤煮内服，治疗鸡蒙眼（夜盲）症；用家养鸽子屎（晒干打粉）拌煮肝煎熟或烤熟内服，治疗小儿疳积；用新鲜巴岩姜（骨碎补）洗净去毛制成细末与鸡蛋调匀，用小火煎熟内服治疗咳嗽效果较好。侗医药膳疗法内容很好，且疗效好，易学便用，各地侗族村寨中均有常用。

3. 药物蒸汽吸入疗法

这种方法是药物煎熬开后，用一根竹管或纸卷成管子，一头对着药罐口，另一头对着口鼻，再接吸药物蒸汽。如用犁头草把斜偶（九节茶）和八爪金龙煎水吸蒸汽，治疗慢性咽喉炎或声带嘶哑症，可获佳效。

4. 药物外用疗法

药物外用疗法，常用的方法有以下几种：

（1）药物外敷法：药物外敷法有用新鲜药物捶烂或嚼烂外敷，干粉药物调酒、醋、植物油或动物油外敷，用药物调熬成膏药外敷等方法。

（2）药物磨汁外擦（涂）法：这种外擦涂法也是侗医治疗常用药物方法，如用独脚莲磨酒涂擦治疗寸耳癀（腮腺炎）症，及热火毒引起的肿块症；用血三七磨酒外涂治疗急性扭伤等，均可获很好的效果；药酒外擦治疗风湿腰腿痛、劳损和跌打损伤痛等。

（3）药物浸泡疗法：这种疗法多用于治疗月经冷宫疼痛、骨伤后康复、筋骨关节疼痛、筋脉不通的肿痛等病症。浸泡疗法包括直接浸泡和用帕子蘸药液外敷方法。

（4）药物佩戴法：药物佩戴疗法有背药包，戴药镯、药兜等方法。背药包在侗族民间使用率最高，常用治疗小儿惊吓、夜啼不安，或老年人体虚多病、胆怯易惊之证。药包各地用药虽有差异，但制作方法基本相同，有用菖蒲、山奈、钩藤或青米冬、朱砂加上茶叶和大米，用布包好线捆好，佩戴在胸前，让药味散发出来，通过口鼻吸收而达到祛病之目的。有的医生用藤本药物做成手镯戴在手腕上；有的用药物打成粗粉装袋，捆绑在肚腹或腰部等，通过皮肤吸收药性而治病；还有用药物做成药枕、药垫（坐垫、鞋垫），用于治疗头骨痛、颈椎病，防治痔疮和防治烂脚丫、脚汗等病症。

（5）药物防毒虫、蚂蟥咬伤法：到了春季，各种毒虫、毒蛇出洞觅食活动，很易伤人，侗族民间在上山劳动前，有的用药汁或鲜药搓烂涂抹在手臂或脚杆上（膝以下），如下田时用土烟油（老人吸烟用的烟杆沉淀的烟油）涂抹在手臂和脚杆上，蚂蟥闻到后就不敢咬人。又有的人上山前用雄黄、菖蒲酒或水液擦在手脚上防毒虫、毒蛇咬伤等。

（6）药物熨烫法：用药物碾成粉炒热，用布包好熨烫穴位或病患部位，有用药物切成块在炭火上烤热后直接按熨病痛部位，以达消炎、消肿、止痛之目的。如用生桐油籽烤热后熨烫卷口（皲裂），用萝卜烤热熨烫冻疮（未破溃）。古人用桐油涂在手心在火上烤热，然后按压在婴幼儿肚脐上熨，治疗小儿消化不好泻肚症。

（7）药物熏蒸法：据侗医张碧华（1647～1748）后人介绍，"他发明了一种热烤发汗方法，找一块黄泥地的土坎挖1个长坑，深约尺许，上面架几根树干铺上竹帘，再铺上一层松毛（马尾松叶），然后再坑前面烧烤，等松毛烤热，叫病人睡上去用被条盖好，直到病人发汗，四大关节发热即揭开被条，医生马上用米酒涂擦全身皮肤，反复五次，用于治疗冷塞泻风湿病证，效果极佳"。这种方法就是侗医最早发明使用的药物熏蒸疗法。现代侗医在农村中仍有应用药物熏蒸治病，只是方法有所改进，有的是利用烤炭火的大火桶熏蒸，有的是自制木桶熏蒸床开展熏治，在城市中已有专用熏蒸工具。

（8）药物吹沫法：把药物碾成极细粉末后，用竹管、麦管或纸管为工具，将药粉放入管中，对准患者耳道、鼻孔、咽喉部位轻轻吹入患处，使药物粘附在病灶点，达到消炎、退肿、减少渗出、消除分泌物目的，使之得以康复。

（9）药物清洗法：用药物煎熬过滤去渣，待药液消温凉后，用棉花或纱布（揉成细布）蘸药水清洗患处，这种方法多用于外伤、疮疡病症。

（10）药物塞治法：用新鲜药物搓烂或做成药物条，直接塞放入病患处，如鼻出血时，用苦蒿或刺泡嫩叶搓烂后塞入鼻孔可止血；有用药物碾粉做成药条，塞放入肛门、阴道、疮痈管内，通过吸入药性，起到清热止血、排出毒脓、消肿、生肌之功能，多用于治疗痔疮出血、阴道炎症和疮痈引流毒瘀之病症。有的运用于引产（这种方法已不多用）。

（11）药物坐浴疗法：用药物煎煮去渣，倒入盆中，趁热先蹲在盆上熏，待药液温后坐入盆中沐浴或洗浴，这种方法主要用于治疗肛门和妇科疾病。

（12）药液疗法：将药物熬成药液，倒入浴缸或洗澡盆中，待药液温度适中后进入盆内浸泡。这种疗法主要用于消除疲劳，防治感冒，治疗风寒湿邪所致之病症。

（二）非药物疗法

侗医非药物疗法有手法治疗和器具治疗两方面，其具体操作方法分述如下。

（1）爆灯疗法：用红纸或灯芯草熏菜油点燃后，对准穴位快速点爆，用右手拇指轻按点爆位置，以减轻灼痛。另一种方法是用草纸浸透药酒后铺在疼痛部位，然后用灯火点爆，成行或成圆圈点爆，每天或隔天1次，主要用于治疗风湿、骨痛、神经痛等顽症。

（2）艾灸法：用艾条或自制药条点燃后，对准疼痛部位或穴位灸，到局部发热或感热烫即可。每天1次或2次，用于治疗冷寒湿性疼痛症，体虚不足之病症。

（3）拔罐法：侗医拔罐疗法有药筒拔罐、牛角拔罐和吸负拔罐几种。药筒拔罐是用锅将药物和竹筒火罐煮开（涨）半小时左右，改用小火保湿，取出竹筒罐甩去药水，趁热拔罐（注意温度不可过烫，免伤皮肤），现在多数是药水蒸热竹筒罐来拔。牛角拔罐在农村中常用，用牛角尖部制作的小火罐，拔时夹一小段炭火放罐中直接对准穴位吸拔。吸负拔罐的工具有竹罐、玻璃罐、陶瓷杯，拔罐时用纸点燃在罐内烧，再快速拔病患处或穴位上。留罐时间，如拔瘀血留罐5分钟，如拔冷寒湿邪气留罐时间10～15分钟。这种方法主要用于治疗拔出毒汁、瘀血，通络，祛寒湿邪气，止痛。对体虚极，有出血性疾病、传染病、心脏病、孕妇、儿童发热者等病不宜用此法治疗。

（4）针刺疗法：针刺疗法的所用器具有钢针、铜针、银针、五星针、七星针、梅花九星火针等，侗医针刺疗法所选定穴位多数是取痛点周围（阿是）穴位为主，有的医生配用阴、阳穴位，或按八卦方位选穴治疗，这就是侗医针刺疗法的特点。这种疗法主要用于治疗风寒冷湿疼痛、扭伤、滚（摔）伤肿痛、骨节肌肉、神经疼痛等病症。

（5）刮疗法：侗医的刮治疗法主要是以刮痧、刮背和痛点刮伤为主。刮治疗法所用器具有牛角治板、麻线、茶杯和块根药材几种，特别是铜板刮痧钩现在农村中仍常见。刮治部位多取背部、肩胛部、颈部，有的医生也选手臂和四肢大关节窝（腋下、腘窝）和穴位刮治。刮治方法，有用桐油、菜油、盐、葱姜水、炭火子母灰水作润湿（滑）剂，用刮治器具蘸润湿剂从上至下刮治，病人感觉灼热微痛即换部位刮，一般轻病刮1次即好，重些病症，则需多次刮治方愈。刮治疗法主要用于治疗遭雨淋后身废紧不舒服，受凉感冒，风湿腰腿疼痛，劳损疼痛等各种痧证。

（6）放血疗法：放血疗法是用工具点刺病痛部位或穴位，使之出血或挤压吸负出血，排出毒气、毒汁，消肿、化瘀的一种简便治疗方法。所用工具有动物骨刺，如象牙骨针、箭猪毛、虎牙骨针、火铜鱼刺；植物用皂角刺、牛五刺、机肝刺、柚子刺；自制的陶器、玻璃碎利片、不锈钢针、绣花针、缝衣针、现代的三棱针等。放血操作方法，如遇毒蛇、毒虫咬伤等急症时随取放血工具，在伤口周围点刺放血，尽早尽快放出些许毒血，排出毒汁；如治常见病，先把工具消毒，治疗部位消毒后再行放血治疗。放血法主要用于治疗毒虫、蛇咬伤排毒，急性蛾子症，发高烧，以及外伤引起瘀血，风寒湿毒邪滞留疼痛等病证。

（三）侗医治疗痧证方法

侗医治疗各种痧证，是以辨病（症）施治为主。根据不同病因而予以不同药方治疗。但侗医治疗痧证时有1个共同治疗方法，就是先刮痧。以刮颈、背部为主；其次是用瓦针放痧，急重痧证放十指头，针刺后挤出一点血；如热重加放耳朵尖（顶）部正中处，放出些血水，痧证稍有缓解再辨病（症）用药调治。

1. 侗医的简易退火疗法

小儿高烧的退火疗法简便易行、易学、安全、可靠有效，可免除针药之苦，易被患儿家长接受，值得推广。

方法1：在黄泥土处深挖一米以下的地方取出黄泥1 000克，用米醋调成稀泥，分成3份，用毛边纸包好，患者稍稍斜卧，1份放在患者头部印堂穴处，1份放在膻中穴处，1份放在脐中处，不断将米醋淋在稀泥上，稀泥干后又用醋淋，并不断观察体温表，如果小儿体温下降至36度时，立即将用毛边纸包的稀泥取下，不然，过度退火会造成不良反应。

方法2：用黄牛屎调醋，用毛边纸包好，使用方法同方法1，功效相似。

方法3：用芭蕉水调鸡蛋清（蛋黄不用），按以上方1、方2使用。

方法4：用药棉蕉酒精，不断在患者的大动脉处擦拭，能降火，效果良好。

2. 侗医滚蛋疗法

鸡蛋煮熟后，将蛋浸入冷水中，10分钟后把蛋壳轻轻敲碎去壳，把蛋破成两半，去掉蛋黄，将银扣子、银器或金戒指放入蛋白内，两半合拢，用布包好，在沸水中烫热，取出扭干水后，在患者的头、胸、腹部、肛门处行滚，待冷却后又放入沸水中加热，反复操作，效果良好。

3. 火攻温筋、散寒、祛风、除湿疗法

用犁板钢放在火中烧红，将侗医自己的脚后跟擦上桐油，即踩上火红的钢板上，待脚后跟发出"呜"的叫声后，急忙把侗医烫热的脚后跟踩到患者身体的各部位上，以达到治愈的目的。

4. 挑治疗法

用不锈钢针消毒，在患者脊部找出红斑点，在小儿的耳部与食指三关处挑静脉血管放出少量瘀血，在舌根下面金津、玉液穴放出少量瘀血，能治疗各种邪气证候。

5. 发汗疗法

方法1：将患者背朝火炉边躺下，医者加柴烧大火烤患者背部，患者深感背部发热难受时，医者速用冷水擦在背上，经反复操作，直到患者背、胸部大汗淋漓为止。

方法2：用芫荽菜、生姜、辣子炒好，开汤吃下，直至发汗。

方法3：挖土坑6尺长，深1尺5寸，放入松毛坑烧热，将火灭熄后，患者睡下土坑，盖上被子，露面于外，全身发汗，病邪寒毒排出，再用干毛巾擦去全身汗水，患者身上一切病症痊愈。此法在民间常用，价钱低廉，疗效可靠，深受民众欢迎。

为了更好地继承和发扬祖国医学遗产，努力挖掘民族医药医术，丰富祖国的民族医药宝库。我在贵州侗族聚居地区常用中药、侗药，并做了一些专门研究，方便患者，减少打针的痛苦和煎药的负担，取得一些临床外科治疗验方，其方法有内塞、外涂、外洗、外敷、包扎、擦拭等方式。

6. 侗医针挑疗法

侗医针挑治疗腰背、四肢各部位的疼痛，疗效较好，简便易行。

肩为手足三阳经交会之所，亦为肺之分域。肩部发病，多因外邪直接侵害或肺脏受邪而影响经络。在背部督脉贯脊行于中，足太阳径分左右循行于脊旁，故外邪常引起背部变形。又因背为胸中之府，胸为肺脏所在，胸肺有病，也能牵及。此外，肩背部常因负重致使扭挫损伤，引起身体各部位的肌肉表面生长筋膜，捆绕着肌肉，会有胀痛感、酸痛感、绳捆般痛等，它可以从背辐射到胸腹部痛，有的又可以从肩辐射到脚，像绳扯般胀痛，严重的引起下肢瘫痪。

（1）材料：普通缝衣针1～2根，75%酒精棉球装瓶备用。

（2）方法：患者取坐位或侧卧位，按合谷、曲池、肩髃等穴位，选好部位，消毒皮肤后用消毒缝衣针挑刺，以不刺破血管为度。一般挑1次见效，2～3次可治愈。

（3）具体操作：以三棱针或大号缝衣针，根据患者病症选择体表上有关部位或穴位，运用各种不同方法挑破浅层皮肤异点或挑断（出）皮下纤维，根据病情不同可在针挑出涂上局部用药，可提高疗效。

（4）功效和作用：①疏通经络，活血化瘀；②清热解毒，消肿止痛；③祛痰解痉，祛风化湿，软坚散结；④调和阴阳，健脾开胃；⑤调节机体功能，提高人体免疫力。

侗医的针挑疗法是我国古老的传统医学的宝贵遗产之一。侗医针挑疗法安全有效，操作简便，方法独特，适用范围广，对一般感冒、各种扭伤、腰痛、颈椎病、肩周炎、各类关节疼痛、痛经、面瘫、痧证等均有较好的疗效。

（四）侗医手法点穴按摩推拿疗法

1. 侗医点穴按摩法

按摩、推拿是徒手来治疗疾病的方法。在湖南省通道侗乡侗医常采用点穴法，通过适合于人体的各体表部位特定的动作（手法），以此来调整人体的生理功能，改变病理状态而达到治疗疾病与保健的目的。

点穴按摩疗法，经历数千年的发展，在历代医家努力钻研实践中，手法的技巧和针对性不断提高，其治疗范围也不断扩大，主要针对腰椎间盘突出、腰椎间盘膨出、腰椎骨质增生、颈椎病等有较好的治疗效果，同时对临床某种疾病的治疗起到了广泛的预防、保健作用。推拿术则是具备科学性和适用性，为了侗族医药发展，值得推广运用。

侗家点穴按摩和中医学都将人体视为1个相互对立而又完整统一的整体，采用一阴一阳这一古老朴素的观念，概括了人体内部的一切变化。一阴一阳说"天地者，万物之上下也，阴阳者，血气之男女也"，万物之能始也，"动极者镇之以静、阴亢者胖之以阳"。中医认为健康的人体是应该"阴平阳秘"的，当病邪作用于人体，人体内正邪斗争，若破坏了阴阳的相对平衡，那么就产生了疾病。推拿所做的各种手法均具有特异的阴阳属性。如推、揉、抖、搓等手法相对动而属阳，按、点、牵等手法相对静而属于阴。针对疾病过程中的阴阳失调，可以通过手法作用，或泻其有余，或补其不足，以达到阴阳平衡。

点穴按摩调整筋骨，如腰椎间盘突出症、颈椎病、跌打损伤，医者根据患者的症状和手下的触摸感觉"手摸心会"来判断是筋断、筋短翻，还是骨折、脱位和错缝，做到心中有数，有的放矢，方可运用适合的手法使错折者对合，然后对瘀血气虚运用补气、活血化瘀手法，对肿胀用散法、消肿散瘀等。

例如颈椎病的点穴治疗有很好的效果。颈椎病又称颈椎综合征，是由于外伤、劳损、外感风寒湿邪等所致的颈部曲度的改变，以及椎间、关节、韧带的退行性的改变，引起颈椎的内外平衡失调，刺激或压迫颈部血管、神经、骨髓而产生的一系列症状。多见于40岁以后，男女均可发生，女子发生部位依次为第5~7颈椎之间。主要临床表现为颈、肩、臂痛，上肢麻木，颈部活动受限，或有头痛、眩晕、恶心、呕吐、耳鸣、视物不清等症状，甚至出现上下肢活动障碍或痉挛性瘫痪，或引起一些相似内科疾病等。治疗先用中指点穴疏督脉6~9遍，后取穴大椎、风池、风府、颈肩敏感点、肩髃、曲池、内关、外关、合谷等穴做重点按、揉、放手法，颈椎阳性反应点为主。根型以椎旁痛点加缺盆、极泉，脊髓型可疏通督脉，加上下肢常用腧穴，交感型加人迎、扶突、太阳、心腧等穴，椎动脉型加脑户、玉枕、角孙、百会、睛明等穴。

侗家点穴按摩治疗颈椎病、腰椎间盘突出目前已有很好的突破，希望以后能在侗族医药上有所开发和发展，在不久的将来有所推广应用，也为更多的患者解除痛苦。

2. 侗医小儿推拿法

（1）侗医推拿常用手法：

①推法：推法是小儿推拿中常用的手法。推法有疏通经络、调和营卫、理气活血之功能。操作时，一般都需要特定药水或其他润滑剂。推时要有节律，频率不宜太快，以200~300次/分钟为好，用力适当揉和均匀，始终如一。方法如下：

1）直推法：以拇指桡侧或指面，或食、中二指面，在穴位上作直线推动。推动方向与补法、泻法有关，应根据病势、部位，穴位而定。

2）旋推法：以拇指指面，在穴位上作顺时针方向旋转推动。

3）分推法：用两手拇指桡侧或指面，或食、中指指面，在穴位上向两旁相反方向推动，称分推法。如从穴位两端向中间推动，称合推法，又称合法。分者，医以两手之指，由经穴划向两边也。

凡推法必似线行，不得斜曲，恐动别经而招患也。春夏用热水，秋冬用葱姜水，以手指蘸水推之，过于干则伤皮肤，过于湿则难于着实，以干湿得宜为妙。推法中分补（由指尖向指根推）、泻（由指根向指尖推）及平补平泻（来回推，又称清法）等，因其方向不同，故作用有异。

②揉法：以中指或拇指指端，或大鱼际或掌根，在穴位上旋转揉动，称揉法。揉法以手腕转回环宜轻宜缓，绕于其上也，是从摩法生出者。可以和气血，可以活经络，而脏腑无闭塞之虞矣。

揉法操作时要轻揉，用力均匀；按经穴，不离其处，而旋转之。

③按法：用拇指或掌根在穴位上向下用力按压，称按法。按法具有通经活络、祛寒止痛和帮助消化等作用。使用按法时常配合揉法。按而留之者，……以言手法，则以右手大指面直按之或用大指背屈而按之，或以两指对过合按之。其于胸腹则又以掌心按之。宜轻宜重，以当时病机行之。

④掐法：用右手拇指指甲重刺穴位的方法叫掐法。操作时以不掐破皮肤为准。临床常配合揉法同用。掐由甲入，用以代针。掐之则生痛，而气血一止。随以揉继之，气血行而筋络舒也。注意：掐时要逐渐用力，不要掐破皮肤。

⑤捏法：用双手拇、食两指将皮肤捏起，随捏、随提、随放，随着向前推进的方法叫捏法。操作时捏皮肤多少，提拿用力大小，都要适当，切不可拧转，捏得太紧不易向前推进，捏少了不易提起皮肤。捻动时需作直线推进，不可歪斜。方法有捏脊法、挤捏法。

⑥捏脊法：以双手拇指与食指作捏物状手形，以患儿腰骶开始，把皮肤捏起后，双手拇指交替向前捏捻，每向前捏捻三下，用力向上提一下，至大椎穴处，随后再以食、中、无名指端沿脊柱两侧向下梳抹，每提捻一遍后梳抹一遍，此法称捏三提一法。对小儿消化不良、不思饮食有良好效果，对成人闪腰岔气、神经衰弱、肠胃功能紊乱、腹胀等亦有效，具有理气止痛、化积消食、助消化之功能。

⑦挤捏法：以双手拇指或食指、中指、无名指指端，从穴位或部位周围向穴中央用力挤捏，直至皮肤红润和充血为止，约3～5遍。有时用三棱针刺后再行挤捏。此法主要施术于大椎、新建、天突、太阳、眉心等穴，有清热凉血、消炎止痛作用。

⑧摩法：摩法是小儿推拿中最常用的手法，分为指摩法、掌摩法、旋摩法三种。顺摩为补，逆摩为泻；掌摩为补，指摩为泻；缓摩为补，急摩为泻。摩者，谓徐徐揉摩之也。……摩其痈聚，以散瘀结之肿；摩法不宜急，不宜慢，不宜重，以中和之意施之。

1）指摩：以食、中、无名三指指腹在穴位上，作不间断的回旋抚摩，称指摩。

2）掌摩：以右手掌心在穴位上作回旋抚摩，称掌摩，多用于腹部。

3）旋摩：以双手全掌指面着力，从患儿下腹部开始沿升结肠、横结肠、降结肠的部位，两手一前一后作交替旋转运摩，称旋摩法。于小儿蛔虫性肠梗阻为有效手法，可缓解病情。

4）运法：以拇指或食、中、无名指指面，在一定穴位上作弧形或环行运转，称运法。运法宜轻不宜重，宜缓不宜急，在体表旋转摩擦推动，以不能带动深层软组织为宜，一般每分钟80～120次。

此法顺运为泻，逆运为补；左运肝，右运凉；左转为吐，右转止泻。临床常用运太阳、运八卦、运水入土、运土入水等。

⑨滚法：用手背小指侧面附着于穴位上，使腕关节的伸屈运动和前臂的旋转运动配合而作连续滚动的方法叫滚法。

⑩搓法：以双手掌心相对用力，紧贴患处或穴位上，然后两手交替或同时用力快速搓动的方法叫搓法。搓时用力要对称，搓动要快，移动要慢。搓法对四肢、腰背、胁肋最常用。在推拿之后，做搓法以结束治疗，具有调和气血、舒通

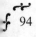

筋络的作用。

⑪拿法：捏而提起谓之拿。以大拇指和食、中两指，或用大拇指和其余四指，作相对用力，在穴位或一定部位进行有节律提捏的方法叫拿法。拿法有消肿解痉、缓解疼痛的作用。操作时用力要由轻而重，不可用猛力，动作缓慢而有连贯性。

⑫摇法：使关节做被动的环转的方法，称摇法。摇法具有疏经活络、通筋骨、和血脉之功能。摇法的动作要平和，用力要稳，摇动方向及幅度必须在生理容许范围内，由小到大，不可粗暴行事。颈部、肩关节、髋关节、踝关节常使用摇法。摇法具体分以下几种：

1）肘关节抖摇法：一手握住患者手背，一手托住肘关节下部，作环转摇动，并轻微抖动。本法常用治疗肘关节脱位的整复以及风湿性疾病、急性扯伤所致的疼痛症。

2）颈项部摇法：一手扶住病人头颈后部，另一手托住下面，作左右环转摇动。动作宜缓慢轻微转动，用力不可过重。本法常用于治疗颈项强痛酸楚、落枕等病症。

3）肩关节摇法：一手托住患者肩部，另一手握住腕部或托住肘部，做环转摇动。本法对肩关节脱位整复、肩周炎、风湿性疾病及扭伤引起的疼痛治疗效果较好。

4）髋关节摇法：患儿仰卧，髋膝屈曲，医者一手托住患者足跟，另一手扶住膝部，作髋关节环转摇动。本法常用于治疗髋关节脱位整复，急、慢性腰腿扭伤疼痛以及风湿麻木等病症。

5）踝关节摇法：一手托住足跟，另一手握住脚掌，做踝关节环转摇动。本法常用于治疗踝关节扭伤，具有活血散瘀，消肿止痛的作用。

（2）侗医小儿推拿常用穴位及主要作用：

①头面部穴位：五经面部，凡面色青主肝，色赤主心，色黄主脾，色白主肺，色黑主肾。凡小儿须识别病症，细察五经颜色，照头面部穴位推拿，无不应验。

1）天门穴：有疏风解表、开窍醒脑、镇静安神作用。治外感内伤均宜。

2）坎宫穴：推此穴有醒脑明目、疏风解表、止头痛之功效。治发热头痛。

3）太阳穴：能疏风解表、清热明目、止痛。

4）山根穴：有醒目、开关窍、定神作用。

5）人中：醒神开窍。用于急救昏迷不省人事、窒息惊厥或抽搐。

6）迎香穴：宣肺气、通鼻窍。用于感冒和慢性鼻炎。

7）牙关穴：通气开窍、醒神。治口眼歪斜、牙关紧闭。

8）百会穴：安神镇惊、升阳举陷。治惊风、惊痫、烦躁症。

9）风池穴：发汗、祛风寒。用于感冒头痛、发热无汗。

10）天柱骨：降逆止呕、祛风寒。治外感发热、恶心呕吐、项强痛。

②胸腹部穴位：

1）乳旁穴：止呕、宽胸理气、止咳化痰。治胸闷、咳嗽、痰鸣、呕吐。

2）乳根穴：宽胸理气。治喘咳胸闷。

3）天突穴：理气化痰、降逆平喘、止呕。治咳嗽痰喘胸闷、恶心呕吐、咽喉肿痛、痰塞、呼吸不畅等症。

4）膻中穴：宽胸理气，止咳化痰。

5）胁肋穴：顺气化痰。治胸闷、食积、痰壅、腹胀。

6）中脘穴：健脾、和胃、消食。治呕吐、腹胀、腹痛、泻泄。

7）腹阴阳穴：健脾和胃、理气消食。治肠鸣、腹泻、恶心、呕吐、腹胀、腹痛。

8）神阙（肚脐穴）：湿阳散寒、补益气血、健脾和胃、消食导滞。治腹胀肠响、腹泻腹痛、吐泻、食积。

9）天枢穴：疏调大肠，理气消滞。治急慢性胃炎，消化功能紊乱所致腹泻、呕吐、腹胀、便秘。

10）丹田穴：培肾固本，湿补下元、分清别浊。治先天不足的小儿腹痛、疝气、遗尿、脱肛等症。

11）肚角穴（石门）：止腹痛。治各种腹痛、寒痛、伤食痛。

③腰背部穴位：

1）肩井穴：宣通气血，发汗解表。临床上治疗结束后以此穴作为总收法，亦可治感冒及上肢风湿疼痛。

2）肺俞穴：调肺气，补虚损，止咳嗽。治风寒、久咳。

3）脾俞穴：健脾胃，助运化，驱水湿。治脾胃虚弱，乳食内伤，呕吐，腹泻，疳积，饮食不用，黄疸，水肿等症。

4）肾俞穴：滋阴壮阳，补益肾元。治肾虚泄泻或阴虚便秘，下肢瘫痪等症。

5）脊柱穴：调阴阳，理气血，和脏腑，通经络，培元气，有强身健体之功。治小儿外感发热，有清热退烧作用；治小儿疳积、伤寒风湿疼痛均有效。

6）七节骨穴：温阳止泻。治虚寒腹泻、久痢。配合揉百会、丹田穴可治脱肛、遗尿。

7）龟尾穴：调理大肠，止泻通便。治泄泻、便秘、脱肛、遗尿。

④上肢穴位：

1）五经：心、肝、脾、肺、肾五经穴。

2）心经：中指尖、中指端，心、三节小肠。治心火旺盛引起的高热昏迷、气血不足、心烦不安。

3）肝经：食指末端。平肝泻水，熄风镇惊。治惊风、烦躁不安，五心烦热，口苦、咽干等。

4）脾经：大指端脾，二节胃。健脾胃，补气血。对脾胃虚弱、气血不足所引起的食欲不振、肌肉消瘦、消化不良、疳积等有效。

5）肺经：无名指端肺，三节色络。上推为清，下推为补。疏风解表，化痰止咳。治感冒、发热、咳喘、虚汗、流涕等。

6）肾经：小指正面。向里推补肾，向外推利尿，治肾炎、便秘，久病体虚，肾虚久泻、多尿，虚汗喘息。

7）大肠穴：涩肠固脱，温中止泻。治虚寒腹泻、脱肛、下痢。向外正推泄肝火，向里推补大肠。

8）小肠穴：清利下焦湿热，治小便短赤不利，水泻等。

9）肾顶穴：小指尖端。收敛元气，固表止汗。治自汗、大汗不止。

10）肾纹穴：手掌小指第二指间关节横纹处。治疗眼结膜充血、眼前房出血、患儿高热、呼吸急促、手足厥冷、目赤、鹅口疮、热毒内陷。

11）四横纹穴：掐此穴退热除烦，推此穴调中行气、活血消胀满。治腹泻、消化不良、气血不和、疳积等症。

12）小横纹穴：退热，消肿。治烦躁、口疮、唇裂、腹胀及脾胃热结。

13）掌小横纹穴：清热散结，宽胸宣肺，化痰上咳。治喘咳、口舌生疮、百日咳、肺炎等。

14）胃经穴：清中焦湿热。治脾胃湿热，胃气不和，呕恶嗳气，胃肠突热，脘腹胀满，发热烦躁，便秘纳呆等。

15）板门穴：气促气急，气吼气痛，呕吐用之。

16）内劳宫穴：清热除烦，治心经有热所致的口舌生疮、烦渴、齿糜烂。

17）内八卦穴：除胸腹膨胀，呕逆气吼，饮食不进。

18）小天心穴：目赤肿痛，口舌生疮，小便短赤等症用揉法，惊风抽搐、烦躁不安用掐法。

19）运水入土穴：补脾土虚弱，健脾助运，润燥通便。治脾胃虚弱、完谷不化、腹泻、疳积等。

20）运土入水穴：清脾胃湿热，利尿、止泻。治新病实证，因湿热内蕴所致少腹疼痛、小便赤涩、痢疾等。

21）总筋穴：清心热、散结、止痉、调理气机。治惊风抽掣、潮热、牙痛、口舌生疮等湿热症。

22）大横纹穴：调和气血。治寒热往来，烦躁不安，乳食停滞，腹泻、呕吐等。

23）十宣穴：多用于急救，有清热、醒脑、开窍的作用。

24）老龙穴：中指甲后1分处。用于急救，有醒神开窍作用。心火突热，虚脱气闭常用此穴。用掐法。

25）端正穴：揉右端正降逆止呕，治恶心呕吐；揉左端正，升提治水泻、痢疾。眼左视掐右端正穴；右视掐左端正穴。

26）五指节穴：去风化痰，苏醒人事，通关膈闭塞。四肢乱舞，掐五指节穴，清心经为主。与老龙穴合用，能安神镇惊，祛风痰，通关窍。

27）二扇门穴：发汗透表，退热平喘。治惊风、抽搐、身热无汗。

28）上马穴：滋阴补肾，顺气散结，利水通淋。用于阴虚阳亢，潮热烦躁，牙痛，小便赤涩淋沥等。对体虚、肺部感染有干性罗音，久不消失者配揉小横纹穴，湿性罗音配揉掌小横纹穴。

29）外劳宫穴：温阳散寒，升阳举陷之佳穴。兼能发汗解表。

30）精宁穴：行气、破结、化痰。治痰食积聚，气吼痰喘、干呕、疳积等症。

31）外八卦：促进肠蠕动，消除腹胀。治胸闷、腹胀、便结。

32）威灵穴：在手背二、三掌骨歧缝间。治急暴死、惊风、昏迷不醒等症，有开窍醒脑急救的作用。

33）一窝风穴：在手腕背侧、腕横纹中央凹陷处。温中行气，痹痛，关节不利。

34）三关穴：位于前臂桡侧，阳地至曲池成一直线。治一切虚寒病症，温热散寒、发汗解表。

35）天河水穴：前臂内侧正中，自腕横纹至肘横纹成一直线。清热解表，泻火除烦，治热性病症，清热而不伤阴。

36）六腑穴：前臂尺侧，阳池至肘成一直线。清热、凉血、解毒。治一切高热、烦渴、惊风、腮腺炎、鹅口疮、咽痛等症。

⑤下肢穴位：

1）箕门：大腿内侧，膝盖内上缘至腹股沟成一直线。具利尿作用，治小便赤涩不利与清小肠合用。

2）百虫穴：膝上内侧，髌骨上缘肌肉丰厚处。通经络，止抽搐。治四肢抽搐，下肢痿、痹、瘫痪。

3）膝眼穴：髌骨下缘，髌骨韧带内外侧凹陷中。安神、镇惊。治下肢痿软，惊风抽搐。

4）足三里穴：健脾和胃，调中理气，导滞通络。治消化不良，腹胀腹痛、呕吐泄泻、胃痛等症。

5）前承山穴：前腿胫骨旁，与后承山相对处。治抽搐，配合拿委中、按百虫、掐解溪治角弓反张，下肢抽搐。

6）三阴交：足内髁上3寸处。疏经络，通血脉，利湿热，通调水道，健脾胃，助运化。治遗尿、癃闭之常用穴。

7）解溪穴：踝关节前横纹中点，两筋间凹陷中。镇惊、止吐泻、往后仰。

8）大敦穴：足大趾爪甲甲根外侧与趾关节之间。治鹰爪惊，急、慢惊风。

9）委中穴：小儿往前扑者，委中掐之，治成人腰背痛。

10）后承山：腓肠肌肌腹陷中。止抽搐，通经络。治腿痛转筋，下肢痿软，惊风抽搐。

11）仆参穴：跟骨外侧下凹陷中。治昏厥、惊风、小儿吼喘。小儿急死，将口咬此穴可回生。

12）昆仑穴：外踝后缘跟中点凹陷处。本穴治急、慢惊风等症。用掐法。

13）涌泉穴：足掌心前 1/3 交界处。引火归元，退虚热，治五心烦热。

第四节　侗医预防疾病的方法

一、侗医预防医学的特点

侗族医药学在绚丽多彩的少数民族传统文化宝库中，形式独具一格，别开生面。侗族先民们在长期的医疗实践中，不仅积累了丰富的临床治疗经验，而且也形成了许多宝贵的预防医学思想。

（一）注重"天人相应，人气合一"，强调顺应自然变化规律

侗医在长期艰苦生活历程中，通过与疾病斗争实践，充分认识到人与自然息息相关，紧密相应，人与自然是密不可分的。他清楚地告诫人们，人的生存与自然界变化是密切相关的，要随着自然界的变化规律而随时调整自身生活节律。总之，要顺应自然界的变化规律行事，切不可与自然界的变化而逆反生活，否则就会发生疾病。

（二）注重环境对人体影响，讲究居住地的选择和房屋的修建

侗医在医疗实践中，逐渐认识到地理环境及居住条件的好坏，与人体的健康紧密相关。笔者曾采访已故八旬侗医王元坤，他说："居家之不衰，与其住地之风水相关。如居其阴山，则无阳气；若居其高处，五行金水匮乏不利也。居家择地宜当阳，四周山清水秀之地吉也。"此言绝非封建迷信色彩，而是根据其在几十年的医疗实践观察中总结出来的经验之谈。他所说的"风水"，实际是指的地理条件与环境；"阴山"是指居住在深山低谷，阳光照射量不足，既阴暗潮湿，又显得压抑或闭塞的地方；"阳气"是说曝光照射充分，地势较为开阔，空气新鲜。因此，侗族人民在选择宅基地时，比较讲究，绝大多数侗民都选择背靠青山，面朝田坝或河流，视野宽广，阳光充足的地方修建房屋。侗族村寨，大多数建于溪河旁、田坝中或山脚下。居住在这种有山有水有树的优美环境中，无疑是对人体的健康是非常有益的。故侗族民间中流传着"门前有河水，好洗身上泥，屋后有青山，生活像神仙"的谚语。

侗族聚居区，因大多数地处高寒山区，寒湿邪气较重，易于伤人致病。所以侗族人民在修建房屋时，非常注意防寒防潮湿等。所修建的住宅，面朝南方，日照时间长，达到散寒祛湿之目的；卧室内为木楼板，墙壁上方有木格窗，保持空气流通；房屋四周均有排水沟。南侗地区所建房屋以吊脚木楼为主，大多数修建二三层楼房，人居楼上，底层堆放柴草或杂物。这种建房形式十分有利于避湿防潮，对预防寒湿性疾病的发生，行之有效。

（三）注意饮食起居，强调劳逸结合

侗医对饮食、起居、劳逸结合非常重视。提倡平时饮食要注意方法，不可暴饮暴食，或过食生冷及膏粱厚味；讲究粗细粮食搭配，荤素饮食结合；不吃腐败霉变食物等科学饮食方法。侗医有"犯（过）酒、犯肉、犯谷"之说。明确告诫人们，酒性热可除寒，饮用适度能调养人体；肉类虽能补血补体，过多则易伤胃肠；谷食养人体，亦不可过饱，过饱则伤身体。

侗医认为人与自然为一体，在日常生活中就得根据自然界四时季节气候调整自身的起居生活，这样才能顺应自然，身体方能健康而不生病。故侗族民间有谚语云"早睡早起，身体不虚，冷不贪睡，热不贪水"之说。吴定元说："贪睡会伤肉，熬夜伤神气，久坐伤骨，久走伤筋，久劳伤身。"提醒人们生活、劳动要掌握好尺度，注意调节饮食、生活起居，做到劳逸结合，保持身体健康。

所以侗医强调和要求人们注意劳逸结合，吃住行走、居卧劳作都要适度，不可太过或不及，否则容易损伤身体，导致疾病发生。这种思想是符合养生科学道理的，应当很好地继承发扬。

（四）注意调节情志，保持身心健康

侗医认为天有风、寒、暑、湿、燥、火六气，人有喜、怒、忧、思、悲、恐、惊七情。天之六气正常运转，能生养万物，反之亦能损万物；人之七情调节正常，则身心健康无病，反之易导致疾病发生。侗医指出"饭养身，歌养心"，强调人们要注意调节情志，平素不能遇喜太过，动则怒气冲天，或过分忧思悲切、惊恐。因忧思伤脾胃，过喜伤心，怒则伤肝，悲切伤肺，惊恐伤肾，因此，提倡人们要经常参加吹芦笙、踩歌堂、打三棋、唱山歌、唱酒歌、看侗戏等有益于身心健康的文体活动，以期达到调节人之情志，保持脏腑器官功能正常运行，促进身体健康之目的。所以，侗族聚居区的村村寨寨大多数都设有芦笙堂、踩歌堂等娱乐活动场所。许多地方还利用农闲时间或民族传统节日开展丰富多彩的群众性的吹芦笙、斗牛、斗鸡、唱歌等大型比赛活动。春节期间，还组织演侗戏、玩花灯、玩龙灯活动。这些文体娱乐活动，不仅能增强民族团结，而且有利于提高人们的身体素质，对预防疾病起到积极的作用。

（五）强调群体预防意念，防止疾病传染

侗医在与疾病长期斗争中，逐渐摸索总结出部分群体预防疾病方法，对有些传染性疾病也有所认识，并提出了相应的预防办法。例如：侗医发现桐籽树的花可以杀死蛹蛆，便告诉人们在桐树开花季节，拾来从桐树上自然掉落下来的花朵，撒于居家附近的粪堆上和厕所内，任其腐蚀发酵后即可杀灭蛹蛆。在1个村

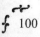
100

寨中同时投放桐树花杀蛹灭蛆灭蚊蝇的方法，效果很好，起到集中杀虫、群防之效。有许多侗族村寨，还在傍晚时全村寨统一布置燃烧大蒿菜（艾叶）、杂草、化香树叶、桉树叶等，有条件的地方还在燃料中适当撒些雄黄，用来驱蚊防病。《靖西县志》记载："三月五日，家家悬艾，持蒲剑，饮雄黄酒以避疠疫。"所以，每年端午节，侗族地区家家户户都要自制菖蒲雄黄水，喷洒在房屋周围；门窗上插新鲜艾叶、菖蒲，以防毒蛇、蜈蚣等进入家中，伤害人体。这些方法一直沿用至今，效果很好。

侗医认识到许多疾病具有传染性，会"过人"（传染给健康人），提醒人们对有传染性的疾病要多加注意，尽量阻断传染源。例如认为"大马蜂"（麻风病）、"猫鬼病"（肺结核）等疾病的传染性强，对人们危害较大。所以凡是患这些病而亡者，要抬到离村寨很远的山间荒野连同死者生前穿过及睡过的衣被一块用干柴草将其烧为灰，然后再挖坑埋葬，预防病源传染扩散。

侗族自古以来比较讲究卫生，有经常洗澡沐浴、隔离、更衣的传统。在侗族居住区瘴疬流行季节，邻村间暂不交往，各家各户非必要时互相不串门，有群体隔离之意。若有从远处或外出对来，常止于村寨居住点外，待家人送衣迎之，要求来者换下衣物，并待换下的衣物洗净蒸煮，以祛疫疬恶之，防止瘴疬流行。根据《三江县志》记载："瘴气，遭之急伏地，或嚼槟榔，或含土，庶几可免，否则立病如疟……"所以，居住在"瘴疬"地区的侗族人民经常吃黄瓜、辣椒、蚺蛇、山柰、石菖蒲、姜黄、藿香、薄荷、折耳根（鱼腥草）、捶油籽（吴萸）等，可以预防瘴气的发生，嚼槟榔也能预防瘴气。

此外，侗医对某些传染性强、流行广泛的常见传染病也有所认识。如"油麻"（麻疹）、"打摆子"或"摆子病"（疟疾）、"寸耳癀"或"耳癀"（流行性腮腺炎）、"水臌病"（肝硬化腹水）等疾病。侗医认为这些病会"过人"。因此，告诫人们发现上述疾病时要做好隔离，不要随便接近病人，尤其是小孩、老年人体弱多病者更要注意预防，否则易被传染。

（六）注意环境水源保护，讲究个人卫生

侗族人民在选择居住地时，大多数依山傍水而建，在房屋周围都要求有树林山水。所以现在各地区的侗族村寨中，有的村寨仍然保留着已有千百年的参天古树，侗族同胞称这些古树为"风水树"，并认为这些风水树保佑村寨风调雨顺，村民平安、六畜兴旺、五谷丰登。因此，对这些古树保护得相当好。在乡规民约明文规定"寨中古树无论何时，任何人都不准随意破坏砍伐"。就是在大炼钢铁及十年动乱期间，侗寨中的风水树仍然保存完好。侗医认为，村寨周围房前屋后绿树成荫，古树参天，非常有利于保护水土流失，土坎山坡就不会被雨水冲崩；有树林保持水源，井水、溪河水不会干涸。这些认识充分说明侗族人民对环境保护是非常重视的。

侗医不仅注意对环境的保护，同时也重视对饮用水源的选择和保护。强调凡是人的饮水，必须是泉水或井水，而且要注意保护好水源。因此，在侗寨中的水井绝大多数都是用方石块或长条石块砌筑整齐，井口用石板或树圆木盖好，防止树叶和不洁净之物坠入井中污染水源。饮用水井，井口边有溢水沟，保持井水常流动。非饮用水池修在低于饮水井的下方。为保证饮用水井卫生，侗寨中规定由各家各户轮流定期对饮用水井进行清淘，清除淤泥杂草，疏通水井周围的排水沟。有些地方还在水井旁边立有告示石碑，碑上刻有掘井人姓氏、掘井时间及保护水井卫生的乡规民约或护井条文昭示后人，永久保护水源卫生，保证人们身体健康。

侗医十分重视个人卫生，认为人之所病，因生活无常度或过劳，酒色伤身或为不洁等。因此，强调人们在生活中要讲卫生，养成勤洗衣被、勤洗澡的良好习惯。侗族民间谚语就有衣服"不怕笑补，就怕笑脏"之说。侗家人有"解凉"（洗澡）的良好习惯和传统习俗，家家户户都有供洗衣被和洗澡用的大木盆。侗家姑娘结婚时，娘家都要做大木盆、小脚盆（洗脚）用作为嫁妆陪送，其含意为告诉女儿到了婆家后要讲卫生，勤洗衣服、勤洗澡，不要让别人取笑自己不讲卫生等。侗族这种良好的传统卫生习俗自古有之，一直流传至今，有些地方至今还保留着传统的洗澡节。例如贵州省锦屏县平秋侗族山区，每年农历立夏这一天，全村寨都休息来欢度自己独特的节日——洗澡节。立夏这天早上，寨里的老人就吩咐孙辈们背着背兜，上山去采集九里光、三角枫、金银花、蒲公英、兰花、刺梨、刺老包、大乌泡、马桑、蛇倒退、斑鸠窝、小红活麻葛麻藤、节骨草、四方草、杨梅树、大血藤、追风伞、枇杷叶等一二十种具有清热解毒、消肿化脓，治疗皮肤疮疡等功能的中草药，特别是九里光不能少。侗谚："用了九里光，百年不生疮。"药采回家后，清洗干净，用井水煎熬。一般是三五户共熬一锅，等到药水熬得纯浓飘味后，即可舀去，配以少许的米酒和盐巴，搅拌均匀，方可浴洗全身。因此，这一带的侗族同胞自立夏沐澡后，不管农活再忙再累，三五天就得洗澡1次，保持身体卫生。否则，"立夏不洗澡，全身毒疮咬"。

侗医还告诫人们不可恣意妄为，以图一时之快而"犯男人，犯女人"而导致"色痨"之灾，反对淫欲过度，保护身体健康。

在个人卫生方面，吴定元也强调："妇女洗身（月经期间）不可同房，男人酒醉不可同房；无论男女，劳累过后不可纵欲，以防伤身，既害人又害己。"王元坤也指出："青少年患腰痛，其因有三，一是为显力气大过人，而过于负重伤筋；二是因酒色过度而伤肾；三是因过度劳作而伤形所致。"同时又告诉人们"青少年筋骨气血尚未满实，不可蛮力以致伤身；更不可酒色过度，恣意纵欲而伤其气血之形"。上述侗族老医师所言，告诉人们要讲卫生讲科学，否则会影响身体健康而发生疾病。

（七）提倡无病早预防，有病早治疗

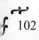

提倡无病早预防，有病早治疗是侗医预防医学思想的中心内容。侗医不但重视疾病的治疗，而且更重视无病先预防，有病早防变。侗族民间有不少传统的防治疾病方法。如用菜籽油涂于鼻孔下方防止生漆过敏；用鲜黄荆条树叶捣烂取汁外擦，或用烟油（土烟斗中的焦油）外擦手足皮肤，可预防蚂蟥、毒虫、毒蚊伤害。冬季，常用活血化瘀、散寒祛湿的草药或干辣椒、茄子根茎和生姜煎水洗脚，或用生萝卜烤热后熨烫手足局部，预防皲裂和冻疮。夏天，常饮用米醋和生大蒜防止腹泻；煮食野蕈时放入适量生大蒜同煮，观察大蒜色泽变化情况，如大蒜很快变黑，说明蕈有毒不能食用。还有的将煮熟的蕈子先喂狗来分析蕈子有毒与否。用这种方法预防食物中毒，的确是侗族人民的创举。

侗医常用"背药包"和"捏脊法""滚蛋"等方法预防小儿感冒，促进脾胃消化功能，增强儿童体质，提高儿童的抗病能力。

侗医根据内病外治的原理，选用新鲜的藤类药物做成手镯给病人戴，预防小儿惊风、咳嗽等。还用桐籽油涂于大人手掌心再置火上烤热，趁热覆盖在婴幼儿的脐上和脚掌中心（涌泉穴处），如法反复热熨，直到幼儿肚脐和脚掌发热为度。每天1～2次，连续3～5天，亦可防治婴幼儿伤风感冒、腹泻、腹胀等疾病。

此外，侗医还提倡有病早治疗，防止病情加重或变生他病。如被毒蛇、毒虫、犬兽所伤，尽快切开伤口引流毒液，或用大蜘蛛放在伤口上吸吮毒液；用竹筒拔罐、放瓦针（用锋利的碎玻璃或瓷碗片刺破伤口周围）等方法，及早排出毒液，然后敷上新鲜的解毒药物，防止毒邪传至身体其他部位而变生它证，加重病情。

所述/仅为侗族医学思想体系预防医学思想之一斑，还有老年医学预防保健，营养保健以及各科疾病的预防措施和方法等诸多内容，均有待搜集整理。总之，侗医预防为主，防治结合的学术思想从古到今始终贯穿在侗医长期的医疗实践中。因此，挖掘、整理好具有民族传统特色的侗族医药是我们从事民族医药研究工作者义不容辞的重任。

二、对预防疾病的认识及其方法

（一）环境卫生

侗族在环境卫生方面比较注意，首先在选择居住环境和房屋建筑结构上，力求符合卫生要求。如侗族一般建房地基主要选择在有山有水的地方，故侗寨多建于溪河旁、田坝中或山脚下，大多依山傍水，寨边绿树成荫。民谚说："门前有河水、好洗身上泥，屋后有青山，生活像神仙。"这种有山有水的优美环境，无疑对人体的健康是非常有利的。

在建房结构上，力求达到牢固、宽敞、明亮舒适。房宅方向多坐北朝南，面对河流田坝，每个房间均留有格子（窗户）。居室内多半做木地板。房的四周开有排水沟，多数地区喜欢修建二、三层楼房或吊脚木楼，人居其上，有利于避湿防潮，可预防寒湿病。这与《素问·调经论》所说"夫邪之生也，或生于阴，或生于阳；其生于阳者，得之风雨寒暑；其生于阴者，得之饮食居处……"以及与《素问·四气调神大论》所说"是故圣人不治已病，治未病，不治已乱，治未乱"的预防疾病措施是极相符合的。

侗族传统的风俗习惯，基本上是讲卫生、爱清洁的。如在住房四周栽竹栽果，寨子旁边植风景树，美化环境，而猪牛圈、毛坑（厕所）多是距离住房一侧另起，或设在吊脚楼下。房宅周围卫生，除不定期清扫外，每年腊月二十以后，各家各户都要进行1次大扫除，侗族称为"扫坑"或"扫扬尘"。宋代吴自牧的《梦粱录》上就有"十二月……不论大小家具扫门间、去尘秽，净庭户……"的记载。可见这种大扫除的习俗早在宋代就已形成了。

每年端午节，侗族家家户户都悬挂菖蒲、鲜艾叶，房宅周围遍洒菖蒲雄黄酒，借以药物之力杀灭害虫，保护环境卫生。

还有每年桐油花开季节，侗族将落在地上的桐油花捡回撒于毛坑（厕所）内灭蛹蛆，预防蚊蝇滋生。由此可见，少数民族对环境卫生是很重视的。

（二）个人卫生

侗族早有"病从口入"的观点，认识到个人卫生的重要性。漱口（用手指头或洗脸毛巾擦洗牙齿及口腔）、洗脸、洗手、洗脚、洗澡已成为经常。如锦屏县一带侗族山区每年举行洗澡节活动。立夏这天早上，各家老人要儿孙们上山采集九里光、三角风、银花、刺梨、刺老包、大乌泡、三月泡、马桑叶、蛇倒退、黄葵、斑鸠窝、红木麻、葛麻藤、节骨草、四方草、杨梅树、节骨茶、桃子树、橘子叶、菖蒲、艾叶、枇杷等一二十种中草药（特别是九里光不能少，俗话说："认得九里光、一家不生疮"），然后按人口多少分成三五家共一大锅，分给各家人人洗澡。其他地方也有在端午节上山采中草药煮水洗浴的习惯。

还有天柱、三穗、剑河一带的"解凉"（即盆浴，烧热水盛于大木盆里，用浴巾帕擦洗，俗称解凉）。凡侗族住户，均有1～3个大大小小的木盆，供洗澡用。姑娘出嫁时，娘家都备有大小木盆陪嫁。

侗族历史上就有讲究个人卫生的风俗习惯。基本上做到饭前便后洗手，客人进门及吃饭后都要打水洗脸（有的地方还在盆中放上一小碗水，供客人漱口用），睡前要洗热水脚。这种卫生习俗，不仅起到防病作用，而且是一种文明的表现。

（三）饮水卫生

少数民族多居住在山间水旁，多饮用泉水或小溪水。泉水是从土石中渗出来的，具有过滤作用，小溪水多半也是从林间石缝渗滴而来，这些水源，大多是长流水，清洁干净、卫生。侗乡居民每年还义务清洗水井4～8次，尤其在夏秋之交时，必须清洗。有的地方将饮水井与洗菜池分开，饮水井居上方，洗菜池在下，井的周围均修筑排水沟，有的井上面还有盖板。还有的村寨建立了水井卫生公约，刻石碑竖于井旁，大家遵守。如天柱县邦洞区坪地镇石硬村上寨的大水井旁就立有石碑，可惜在文化大革命期间被当成"四旧"而遭毁坏。如遇下大雨涨水时，饮用水中含有泥沙，人们将挑回来的水都要"挣恨"（北侗方言：沉淀一阵之意）再饮用。

（四）饮食卫生

侗族对饮食卫生具有自己的特色，尤其是多种多样的具有民族传统特色的食品加工和饮食配制方法，更令人赞赏。如侗族的"腌鱼""腌肉""油茶""扁米""粑果"等食品味美可口，制作简便，既有健胃生津、助食消化、增进食欲的作用，又有营养丰富、促进健康之功能。农村差不多家家户户有腌缸、醋缸、酸菜缸。夏季口渴，多饮用腌酸水、米醋、食用酸汤菜，不仅能解渴，而且可以预防肠道疾病。

侗族人民对疾病的预防和方法，是在长期实践中逐渐认识的，其内容很广，形式多样，并结合民族的生活特点形成的固定风俗习惯，使其世代相传，自觉实行，不断发展。

三、侗族人民对传染病的认识及预防

侗族在长期的生活实践中，逐渐认识和了解到疾病有传染和不传染的区别，并创立了一些预防措施。侗族均认为麻风病是"过人"（传染）的，而且很难治疗好。一旦发现麻风病人就老远躲避，麻风病人要脱离健康人群居住。如果麻风病人死亡后，尸体连同平常的衣服被子一定要全部火化，然后埋葬在距离村寨很远而且很少有人去的荒山野岭才行，切断传染源。

对麻疹，侗医及人民群众不仅认为这种病是"过人"（传染）的，而且知道小孩只要出过1次"麻疹"后，就一辈子不会再发。所以在许多地方都是有意识地将未出过麻疹的儿童带入患病家中接触传染，其目的是使孩子在少年时期感染，尽量避免到了成年时期以后再患麻疹，防止发生危险。天柱、三穗一带侗族地区有"老来做油麻（麻疹），不死也要垮"之说，这种认识与现代预防医学的观点基本上是符合的。

在护理麻疹病人方面。知道要避风寒，不能外出游走，不能过早地退烧。否则，"油麻"就不会"下树"（即好转之意），是要死人的。

在治疗上，侗医强调要用生透发的药物如"香椿树叶"、"芫荽"、"浮飘"（浮萍）、"鱼香菜"（薄荷）等中草药煎汤内服，将"麻疹"的内毒散发出来。这种治疗方法及用药法则与中医学和现代医学治疗麻疹的方法是相一致的。

侗医对蜂、蛇、黄鳝毒害皆有一定认识及预防措施。这里人们认为大蜂子到了古历的七月，毒蛇到了八月，黄鳝到了九月以后的毒汁特别厉害，如不小心被蜇着或咬伤就很难治疗，告诫人们到古历七、八、九月三个月要千万注意。所到至今侗族民间仍流传有"七月蜂、八月蛇、九月黄鳝惹不得"的民谣。

对蜂蜇伤或蛇咬伤的治疗，侗族医生、民间医生均有许多秘验方。当被蜂子蜇伤时，侗医应用食醋或老酸汤（农村常年腌制的酸汤）直接涂擦患处，可散毒消肿。流散在侗族医生和民间人民群众手中治疗蛇咬伤的方法及药物比较多。如用人的头发捆扎伤口上端，防止蛇毒往上蔓延流延；有的地方用大蜘蛛放在伤口上，让其吸吮毒液；有的侗族医生、民间群众运用放"瓦针"（用碎玻璃或碎碗块，选尖角锋利的，用盐水或茶水清洗伤口局部后，直接在伤口周围刺破）将毒液排除，然后再用新鲜中草药敷于伤口处。这些方法治疗蛇咬伤均收到较好的疗效。在锦屏县三江镇就有一位姓龙的侗族蛇医，专治蛇伤危重症，应用新鲜中草药治愈了不少蛇伤病人，在当地享有较高的声誉。

侗族对"瘟疫"的预防，也具有独到的见解及预防措施。如"痢疾""伤寒"等传染病，侗医认为这种病传染厉害，而且与水源有密切关系，一旦染上，便会殃及全家，祸及全寨。如果发现这种病后，侗医就要将病人集中在水源的下游居住，并用有刺的藤蔓、树枝等将所有进寨的路口全部封住，其目的是告诉人们这里有传染病人，健康人不能进入，病人亦不能随便外出。在病区的健康人则要暂时搬到水之上游的山上躲避，以切断传染源，防止大面积流行。这些方法在当时缺医缺药的历史条件下，对预防传染病的流行，起到了相当重要的作用。

四、侗族医药在防治地方病和传染病中的作用

（一）侗族医药在防治"疟疾"中的作用

各民族都有自己的医药史，在历史的长河中，为了本民族的繁衍、生存和发展，保护本民族人民身体健康，民族医药都建立了不可磨灭的功勋。居住在湘、黔、桂三省（区）交界的侗族人民在长期劳动生产、与疾病做斗争的漫长岁月中，特别是在防治地方传染病疟疾方面，积累了丰富的经验。

众所周知，疟疾过去称瘴气、瘟疫，对侗乡人民的身体健康危害极大。疟疾病早在明清时期就有记载，有资料表明，明朝隆庆二年（1568年）"恩戈瘴气流行"；清康熙十九年（1680年）"瘟疫。床上白骨，沟中僵尸，惨然满目"；乾隆十三年（1748年）"七月疫，城乡遍染，十口九卧"；道光五年（1825年）"甘溪瘴气势盛"；民国十五年（1926年）"疟痢交相发生，山居独户，病死无人殓埋"；1955年湖南省通道侗族自治县疟疾暴发流行，当时总人口91 057人，患疟疾者36725人，发病率高达40.3%，死亡346人，病死率0.9%。由此可见，疟疾对侗乡人民健康和生命危害甚大，影响了生产力和民族经济的发展。为此，新中国成立后，疟疾被列为计划防治的重点疾病之一，1951年列为疫情报告制度，1956年党中央在《全国农业发展纲要》草案中明文规定将疟疾列为限期消灭的疾病之一。

解放初期，由于疟疾传染源的常年积累，发病率居高不下，当时新中国刚

成立不久，百废待兴，化学抗疟药尚不能满足需要，难以普及应用。这时利用传统侗药来防治"疟疾"，就成了当务之急，当时卫生部门全力投入抗疟工作，挖掘、收集整理侗族民间草药来防治危害各族人民最大的疾病——疟疾。由于侗药药源丰富，经济简便，疗效显著，围绕疟疾流行的三个环节，利用侗族草药开展一场防治疟疾的歼灭战。

1. 消灭传染源

疟疾病人血液中的疟原虫就是造成疟疾流行的传染源，治好1个疟疾病人，就意味着消灭千千万万的传染源。当时除了为数不多的阿的平、百乐君、乙胺嘧啶、金鸡钠酸、扑疟母星等中西成药和化学合成的抗疟药外，侗乡各地组织有关制剂单位，制成"常山注射液"运用于临床，有效地遏制了疟疾的猖獗流行。

2. 切断传播途径

疟疾是通过按蚊咬人而传播的。大搞爱国卫生运动，清除蚊子滋生场所，消灭蚊子是切断疟疾传播途径的重要举措。当时没有大量的灭蚊药，全县就普遍开展土法上马，用侗族草药辣蓼草、枫木树球及中药苍术、雄黄等大搞烟熏灭蚊，有效地减少了按蚊密度，切断了传播途径。

3. 保护易感人群

当时利用侗民族药黄荆条煎水口服预防疟疾，开展全民性预防服药，对提高侗乡人群抗疟能力，起到了较好的作用。

由于卫生部门各级领导充分认识了侗族医药在防治"疟疾"中的积极作用，大力推广使用，加之化学抗疟药等综合措施，基本上消灭了疟疾的流行，侗族医药在防治疟疾中的作用是不可低估的。

（二）侗族医药在防治钩虫病中的作用

由于历史原因，侗乡经济不发达，贫穷落后，卫生习惯差。农民历来使用未发酵的粪便田地施肥，因而人们极易感染"大粪疮"而导致钩虫病，且发病率居高不下。患钩虫病者面黄消瘦，贫血，乏力，严重影响着侗乡各族人民身体健康和劳动能力。党和政府非常关心少数民族，多次组织医务人员对钩虫病开展普查普治，在国家困难时期，化学药严重缺乏时，使用推广民族药防治钩虫病取得了显著效果，其作用已被实践所证明，不可低估。

预防钩虫病，在于积极治愈钩虫病患者和杀灭排放在粪便中的钩虫卵、钩虫蚴，也就是要消灭传染源和切断传播途径。侗乡从1952年开始结合改厕，长期在农村推广民族药辣蓼草、号桐杆、黄荆条、石灰等放入粪池发酵，对杀死钩虫卵及钩虫蚴起到了重要作用，有效地切断了传播途径，故而钩虫发病率逐年下降。

民族药土荆芥发挥了很大的作用。如湖南省通道侗族自治县1971年"县除害灭病办"进行的1次钩虫病治疗的观察，菁芜洲、临口2个乡用民族药土荆芥治疗钩虫病6 902例，复查感染率则下降至24.3%。所以当时在全县广泛地推广了用土荆芥驱钩虫并取得较好疗效。

侗医药在侗乡遍地皆有，少花钱，疗效好，无毒副作用。从以上数据充分证实其优越性，在经济落后地区，开展全民普治钩虫病，使用民族药切实可行。

土荆芥为藜科植物土荆芥的全草，侗名"骂洋油"，侗文 Mal Yangc Yw，其拉丁学名 Chenopodium ambrosioides L.，有祛风除寒、通经杀虫之功效，侗医常用于驱钩虫、蛔虫，每次 3 ~ 9 克，睡前 1 次服，儿童酌减，也可蒸馏制成土荆芥油，每次 5 ~ 8 毫升。

（三）侗药在防治"流感"中的作用

"流感"，历年来在侗乡山寨连年流行，用侗族民间药防治"流感"的效果显著。

1. 十神汤

主要用于成人"流感"和"普通感冒"。方剂组成：黄荆条、莲子湾、田边菊、车前草、大百解、毛秀才、细兰叶、水杨柳、倒钩藤、算盘子根、箭杆风、九节风、白头花树。用法：每味生药 0.5 千克，兑水 15 千克，用大锅煎煮至 10 千克，可供 50 人 1 日量，分 2 至 3 次服。

2. 三星汤

方剂组成：水灯草、田边菊、车前草、黄瓜香、金银花、紫苏、白头花、蒲地莲。用法：每味生药 0.5 千克，兑水 15 千克，煎煮至 5 千克。可供 50 名 14 岁以下儿童 1 日量，2 ~ 3 次分服，婴幼儿酌减。

3. 复方贯众汤

方剂组成：贯众 10 克，虎杖、桎木树叶、马齿苋、鱼腥草各 15 克，甘草 5 克，银花 10 克，白茅根 10 克。用法：将上药兑水 300 毫升，煎熬至 200 毫升，供成人 1 日量，2 次分服，小儿酌减。此方适用于"胃肠型流感"病人服用。

4. 烟熏消毒方

方剂组成：枫木树球半斤，苍术 4 两，雄黄 5 钱。用法：用火烟熏，置于 10 ~ 30 平方米室内，关闭门窗，15 分钟至半小时可达空气消毒目的。此法最适宜于公共场所作空气消毒。

侗乡人民居住在边远山区，偏僻落后，卫生条件较差，常有夜间赤身露体睡眠的不良习惯，历年均有不同程度"流感"流行。

"流感"冬春季最易发生，对人群危害甚大。开展全民侗药预防服药这一措施，经验证实，确有一定疗效。

在侗药防治"流感"的方剂组成上，必须针对性地选择，才能收到较好的疗效。"三星汤""十神汤"中的黄荆条、田边菊、金银花、紫苏等药物，具有抗病毒、消炎、解毒、退热、镇痛等作用，常被选用于"普通型流感"；而虎杖、鱼腥草、桎木树叶具有收敛、助消化、杀灭肠道细菌之作用，多用于"胃肠型流感"。

用侗族药防治"流感"这确实是一件花钱少、办好事之壮举。民族药预防流感，应考虑有选择性的使用和推广。

第五节 侗医护理方法

侗族人民在长期的生活历程中，不但创造了灿烂的民族文化，而且在与疾病斗争中总结积累了许多具有本民族特色的医药经验和护理方法，现将我们在民族民间调查中搜集的有关侗族医药几种护理方法介绍如下。

一、收惊法（侗族民间又称之为"收黑"）

在侗族民间因地域不同，收惊法所用的方法也有区别，但总的法则基本一致，就是医者（侗族民间医生）先烧些香纸，念上一段或几段咒语，其词的大意为"弟子（医者）奉师命来为病人，驱鬼邪收回惊魂，希望各路神仙保佑，敬请祖师（上师）帮助"。念完后用手粘土锅底下或土灶门口存积的黑灰（即锅烟灰），实际上属于中药的"百草霜"，在患者头部前额划上避邪的护身符。常见的以划"十"和"王"字为多，划完符医者用双手轻轻抱住患者头部用拇指揉印堂穴，食指按揉太阳穴，中指和无名指分别按压风池、风府穴等穴位，同时按揉 36 次即告收惊完毕，此法主要流传在北部侗族地区。而南部侗族地区常用藤本植物药做成药镯、药项圈戴在患者手足及颈项上，戴药之前，同样烧香纸念咒，方法大致相同。

收惊法，主要是针对小儿夜间啼哭或烦躁不安难以入睡，以及被意外惊吓所致的恐惧障碍症进行心理治疗的一种护理方法。虽然在具体操作中带有一些巫术色彩，这主要是受古代医药起源与发展过程中巫医结合方法和冲傩招魂的影响有关，但从其操作方法分析，实质上是一种心理暗示疗法，结合用药和按摩方法起着主导作用，其原理是通过心理精神调节，解除心理障碍，通过经络穴位按摩来调节人体阴阳平衡，而达到治疗之目的。

二、土法降温

在边远落后的山区和少数民族地区，自古以来都是缺乏医药的角落，因此卫生保健及医疗得不到保障。为此，患病者多数仍然依靠当地的民族医药人员进行防治。当遇到发热病人时，除内服药物外，侗族医生们还根据"水火不相容"之理论，运用寒凉之物配合降温。常见的有以下几种。

1. 稀泥（稀牛粪）降温法

具体方法为：选用泡冬田中的稀泥或用水牛的大便加井水调成稀泥状，然后直接贴敷于患者腹部及四肢，干后又涂，每次持续 30 分钟至 1 小时左右，每天 2 至 3 次即可。

按：稀泥、牛粪和井水属寒凉之品，具有清热作用，牛粪还能解毒，用后有清热之功效。

2. 药物外敷降温法

选用民族药：水芹菜、薄荷、车前草、苦蒿菜鲜品适量捣烂加少许盐巴，然后敷于患者腹部、手足掌心及腋下等部位，再用芭蕉叶或青菜叶盖上，保持药的湿度，如药干后又换湿药直至发热退下来为止。

按：上述药物性味苦涩寒凉，具有解毒之功，用之有效。这也是侗族医药长期以来与疾病斗争的经验总结，值得推广应用。

3. 放血退烧法

本方法主要用于配合治疗因扁桃体肿大引起的发热不退及高烧引起惊厥症。其操作方法是用针（旧时用缝衣针）或刀片（农村常用剃刀）过火消毒后直接刺（或轻割）患者十指尖（十宣穴），并挤出血，同时医者一手拉病人的手掌，另一手从肩头往下推揉按摩，反复数次，双侧交替进行，必要时可针刺足趾放血。

按：放血退烧法，一般发热不用，此为应急止惊厥而用之，施行放血后，对放血部位要做好保护，防止感染。

三、桐油温熨法

具体操作方法为：取桐油适量放于大人掌心，在炉火上烤热，然后迅速用掌面覆盖在患儿的肚脐上（神厥穴）或足心（涌泉穴）同时轻轻揉按。如此反复操作，一直到感觉局部温热，皮肤见红为度，不可过烫，以免损伤皮肤。

此法主要用于婴幼儿伤风受凉，鼻流清涕，喷嚏不止，咳嗽，畏寒以及受凉引起腹泻、大便有风泡之症。

四、对小儿麻疹护理

当小儿患了麻疹后，家长要求孩子不出门，也不准洗脸，目的是防止受凉加重病情，这是不科学的，洗脸可用热水或温水不会受凉。同时要特别注意观察孩子的病情变化，如疹子发不出或发出而不透（即不彻底之意），就用芫荽或柳树枝叶煎水内服，使之发出来。当疹子透发消退后，这时孩子体内很虚弱，仍然不准步出户外，怕体质虚极中邪，还要适当进食一些营养品，如鸡蛋、鸡汤之类，这种方法对防止麻疹并发症和体质恢复都有科学道理的。

五、对肺结核的护理方法

中华人民共和国成立前广大农村由于环境卫生极差，肺结核患病率也比较高。侗医在临床治疗该病时，也摸索出一些比较科学的护理方法，传授给患者及家属，使之广为流传应用。

因咳半声嗽，肺结核病人有时发出痰鸣音类似猫叫声，故侗族民间称为"猫鬼病"。患该病患者消瘦，所以有的地方又叫"害痨病"。

侗医治疗肺结核病的同时告诫家属和患者要加强营养，多吃鸡蛋、豆腐等类食物，不能过度劳累，如结婚之人在发病初期、急性期需要隔床，在恢复期也不能过多同房，要节制性欲。还要注意预防伤风，以免加重咳嗽。这些简朴的护理方法与现代医学对肺结核病护理法则是相符的，很有科学道理。

六、急性肝炎的护理

急性肝炎是消化系统中最常见的一种传染病，良好的护理病情就能转危为安，患者就能尽快康复。

（一）情志护理

祖国医学认为肝的生理功能主疏泄，藏魂，"肝喜条达而恶抑郁"，"怒伤肝"，"百病皆生于气"，肝病的发生无不与抑郁、恼怒、急躁等内在因素有关，因此情志护理尤为重要。

病人入院后，护理人员首先要把他们当亲人，理解病人，同情病人，多给些安慰、解释和开导，以消除心理上的障碍，同时对病人态度要和蔼可亲，工作上一丝不苟。让病人感到好像在家里一样，安下心来，乐于接受治疗。如病人思想不愉快，护理人员应当消除其不悦的心情。如能做好对急性肝炎病人的情志护理，这将对病人的早日康复起到事半功倍的效果。

（二）临床护理

肝炎病人住院期间，大部分采用中西医结合治疗，护理人员必须严格遵守医嘱，分别运用不同的给药方法，口服给药必须强调护理人员送药到床头，看病人服下。肝炎病人采用中医分型治疗，在护理上根据具体情况进行辨证施护。如热甚于湿者，必须严密观察体温，如发现有高热患者，一面做物理降温，一面向医师汇报，及时进行处理；急性病人，病情危笃，护理人员更要提高警惕，严密加强观察，注意病人的神色、形态和情志方面的变化，如病人呕吐、烦躁不安或抽痉，甚至于昏迷不醒，护理人员要镇定自如，立即进行抢救，立即送服牛黄清心丸1粒，同时针刺人中、内关、合谷等穴，随即向医师汇报，做好相应的护理。

（三）饮食与体疗

肝炎属消化系统传染病，病人常出现食欲不振、恶心呕吐、腹胀、腹痛、腹泻等症状，根据其具体病情给予不同的处理。护理人员可教病人或家属取干山楂50克，用烤箱烤干，或放锅内用文火烤成黄褐色，研成细末备用，每服15～20克，每日3次，米汤送下。这样可以改善病人食欲不振、腹胀等症状。同时要病人多服用鲫鱼汤，既开胃又增进蛋白的摄入；多食新鲜水果、豆制品和蔬菜，这些食品既增进维生素的摄入，又能帮助消化吸收。另外用炒麦芽煎汤代菜，既能帮助消食，又有疏肝解郁的作用，对肝脏的修复起到了一定的作用。肝藏血，肝有病变，凝血机制差，患者有鼻衄、月经过多等出血倾向，用鲜白茅根50克煎汤代茶饮。本品甘寒，清热凉血生津，对肝脏有保护作用，能增加肝细胞的再生。另外用红枣、山药、苡仁熬粥做辅食，更有异曲同工之妙。

急性肝炎病人宜卧床休息。根据《内经》"人卧则血归于肝"，血归肝则肝有所养，有助肝脏康复。急性肝病一旦转变慢性，则既要注意休息，又要去户外漫步活动，这样动静结合，使气行血活，有益无弊。

（四）禁忌

肝炎病人不宜食脂肪类食品，更不宜多食含糖量高的食物，因为糖能满中助湿，不但对消化不利，更能影响祛湿退黄，反能造成脂肪肝，转而损害肝功能；对于辛辣燥热之品，也只宜少许服用；酒类之品必须严禁摄入，食之可储蓄中毒，以致加重损害，导致病情恶化。此外，肝炎病人不但不能用力过重，更应该注意节欲。

（五）卫生宣传

肝炎是传染性疾病，一定要向患者、家属及探视人员进行卫生宣传，当病人入院后，对患者曾居住活动过的地方，可用84消毒液消毒，切断传播途径。平时注意个人卫生，养成良好的卫生习惯，饭前便后要洗手，与传染病人隔离，传染病人接触过的东西要消毒后清洗，废物可焚烧或消毒后再进行处理。另外防止医源性传播，护理人员必须实行一人一针一筒注射，且1次性使用。病人出院后，用过的餐具，衣服等一定要用消毒液浸泡，防止扩散传播蔓延。

第三章

侗族药物学

侗药是具有侗族本语词汇名称的，在民间侗医医疗经验指导下应用的天然药物。

侗药是侗民族在同疾病做斗争中用于治疗和预防疾病的，并且被侗族民间长久的医疗实践所证实为安全、有效的天然物质。它还必须具备两个特征：一是必须有完整的本语词汇名称，二是必须是侗医用于治疗疾病的天然物质。因此，侗族药物只是侗族地区所分布有的药用物种中的一部分，而不是泛指侗族地区分布的所有药用物种。从严格意义上说侗医应用的"借词"名称的药，应不列入侗药。

侗族在长期的民族繁衍进程中，发现并积累了利用所处环境里的植物、动物强身治病的知识，逐渐形成了自己的医药文化。

侗族药物的独特疗效和侗族药物资源极具开发利用的价值已为人们所认识。但是，侗族由于过去没有自己完整、通用的民族文字，不具备记载自己丰富的医药文化的必要手段，对自己亲手创造的医药文化的起源、特征及演变过程等等未能做出理论的解释；又由于历史的偏见，侗医药见诸汉文献的也只是凤毛麟角。因而，使得侗族药物理论至今仍然徘徊在原始朴素的状态，侗族药物的传承仍然主要是依靠一代又一代的口传心记。这就限制了侗族药物知识传播的空间和频率，就更影响了人们对侗族药物的认识和侗族医药自身的发展。因此，研究侗族对药物的分类及其对药物命名的方法，是整理、总结、提高侗族医药理论的基础研究之一，是认识侗族药物的钥匙。侗族的医药文化是实用文化，属于侗族的口传文化。认真地、深入地研究流传于民间、口头传承的侗族医药，对于总结、提高侗族医药，丰富我国传统医药，对于侗族药物资源的研究开发及可持续利用，对于侗族医药的发展和创新，充分发挥其保护人民健康的作用都有重大的学术意义和实用价值。

第一节　侗族药物的分类

侗医应用的药物有植物药、动物药、矿物药3大类。对贵州和湖南的侗医常用的705种药物分析研究表明，矿物类药物9种，占1.28%；动物类药物63种（隶属46个科），占8.94%；植物类药物包括真菌、蕨类植物、裸子植物及被子植物共633种（隶属151个科），占89.78%。

侗族在生活、生产实践中以植物可供人、畜等食用和以植物形态或器官等特征将植物分为"菜"（指可供人或家畜等食用的植物）、"树"（木本植物的总称）、"藤"（包括藤本植物和蔓生植物）、"草"（泛指高等植物中除了树木、庄稼、蔬菜以外，茎干柔软的植物）、"花"（指植物的繁殖器官，与汉语含义一致）等类。在发现了这些不同类别植物中的一些植物有治疗疾病的功效后，逐步总结出主要按侗族在生活中划分植物的类别来归类的植物药分类方法。

　　侗药植物药分类方法属人为分类系统（artificial system），仅以性状、形态、习性等的不同作为分类依据，不考虑亲缘关系和演化关系。它的分类阶元（Category）很简单，将性状或形态或习性等相近的归为一类，类下分种。它这样的分类方法具有鲜明的民族文化特色。迄今，在侗族地区，这样的分类方法仍具有较强的实用性。

　　随着社会的进步，侗族医药受中医药文化的影响越来越深（在侗语北部方言区这种影响较为突出），侗族药物分类中增添了借词名称的药物（借词，是指凡是1个概念，在侗民族语言里没有相当的语言来表达的时候，可以从汉语或其他兄弟民族语言里借来。这样的词称之为借词。侗药名称的借词主要是借汉语中药名。在分析研究的705种侗族药中借词占13.76%）。侗族药物名称借用汉语词，对丰富、发展侗民族医药文化的意义是毋庸置疑的，是侗语词汇发达的标志之一，完全符合语言发展的一般规律。

　　对705种侗族植物药的分析研究，侗族植物药主要可分为以下几类：

　　一、"Kaok ★（靠●）（蕨▲）类"，占1.90%。它泛指用来垫牛圈用的可供牛吃的蕨类植物，有少数不用来垫牛圈的蕨类植物药未归为"Kaok"类。

　　二、"Jaol ★（教●）（藤▲）类"，占7.42%，它包括藤本植物和蔓生植物。

　　三、"Mal ★（骂●）（菜▲）类"，占16.90%，指可供人或家畜等食用的植物。

　　四、"Meix ★（美●）（树▲）类"，占14.38%，木本植物的总称。

　　五、"Nyangt ★（娘●）（草▲）类"，占10.58%，泛指高等植物中除了树木、庄稼、蔬菜以外，茎干柔软的植物。

　　六、借词为药名的植物药，占13.76%；

　　七、不归入上述类别的植物药，占35.06%，包括以侗语物种名称或花、根、茎等名称为药名的植物药。

　　★侗族药名（下同）

　　●与侗语音近似的汉语同音字或近音字译音（下同）

　　▲汉语释义（下同）名称的被修饰的中心词，是药名的主体，第二、第三……个词素是起修饰作用的词。

第二节　侗族药物的命名

侗族药物名称的产生主要来源于民族语言。侗语南北两大方言区及其次方言区的语言差异，主要是在语音方面，词汇不同的比重很小，语法可以说没有什么不同，侗语语言的一致性较大，就今天全国 56 种语言来说，侗语要算方言间基本上能够通话的最统一的语言之一。因此，研究侗族药物命名方法、侗族药物命名的规律能反映出侗民族对其所使用的天然药物的认识，而这种认识具有鲜明的民族特性。

侗族给药物命名的方法简朴，是侗族在长期的生活、生产实践中对客观世界的认识不断深入、全面归纳总结的结果，是对长期应用天然药物同疾病做斗争的经验总结，是侗族在没有自己文字记述自己药物的状况下，侗族药物的传承只能在口传文化的环境中产生的。他们给予侗族药物的名称具有明显的民族语言特点，尽管各种侗族药命名的特征不尽相同，药物名称还有着朴素及原始的胎记，但是，它们有着 1 个共同的特征，就是"药物名称具体、生动、易懂、易记，很适宜仅以语言的方式传承"。

一、侗族药物命名的规则

侗族药物命名的规则是：药名的第 1 个词素是表示类别名称或药用部位名称或物质。

二、侗族药物命名的方法

侗族常用药物的形态、气味、颜色、生长条件等相关的特征或药用器官给药物命名。命名方法主要有以下几种构成完整的侗族药物种名方法以及由中药名称借词构成侗族药名的方法。

1. "类别词＋专指名或特征性词（词组）"构成完整的侗族药物种名。

2. "药用器官的名称词＋专指名或特征性词（词组）"构成完整的侗族药物种名。

3. "侗语物种名称词＋特征性词（词组）"构成完整的侗族药物种名。

4. 借词构成完整的侗族药名

三、侗族药物名称的语法特征

侗语属于汉藏语系、侗傣语族、侗水语支。在语法上侗族药物（下称侗族药）名称有以下特点：(1) 绝大多数侗族药的名称是由 2 个或 2 个以上有意义的成分构成的词或词组，一些是"联合式合成词"，前 1 个构词成分是通类名，后

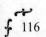

面的构词成分是专指名或修饰词（词组）；或者前 1 个构词成分是通称的名词，后面的构词成分是修饰词（词组）。一些是名词后面加辅助成分的"偏正式结构"。在译为汉语时，读音要"倒过来读"。如：侗族药 Nyangt kebp naemx ★（娘更冷●）（水蜈蚣草▲）（莎草科植物水蜈蚣 Kyllinga brevifolia Rottb. 的全草），在这里，Nyangt（草▲）是通类名，kebp naemx（水蜈蚣▲）是专指名。又如侗族药 Maenc bagx ★（门巴●）（白薯▲）［葡萄科植物白蔹 Ampelopsis japonica（Thunb.）Makino 的根］，在这里，Maenc（薯▲）是通称的名词，bagx（白色▲）是修饰词。又如侗族药 Maenc suic ★（门隋●）Maenc（薯▲）suic（蛇▲），译为汉语时读作"蛇薯"（葫芦科植物蛇莲 Hemsleya sphaerocarpa Kuang & A. M. Lu 的块根）而不能读作"薯蛇"。又如侗族药 Jaol enl mas ★（教应玛●）Jaol（藤▲）enl（筋▲）mas（软▲），译为汉语时读作"软筋藤"（旋花科植物日本菟丝子 Cuscuta japonica Choisy 的种子及茎叶）而不能读作"藤筋软"。(2) 少数的侗族药的名称是不分主从关系的联合词组，如侗族 il xangp il daengs ★（一向一档●）il xangp（一长矛▲）il daengs（一砧子▲）（一支长矛 1 个砧子▲）（瓶尔小草科植物瓶尔小草 Ophioglossum vulgatum L. 的全草）。极少数侗族药的名称是单音词，如侗族药 anl ★（按●）（麻▲）（桑科植物大麻 Cannabis sativa L. 的种仁）。(3) 相当的一部分侗族药名称吸收了汉语借词，在这些侗族药名称中虽有的成分是借汉，但还有一部分仍保留着侗语的固有词的成分，还是按照侗语语法结构的规则。如侗族药 il jiuc nugs mant ★（一尽奴蛮●）（il jiuc（一枝▲）nugs（花▲）mant（黄▲））（一枝黄花▲）（菊科植物 一枝黄花 Solidago decurrens Lour. 的全草），侗族药 nugs zix jings ★（奴紫荆●）（nugs（花▲）zix jings（紫荆▲）（紫荆花▲）（豆科植物紫荆 Cercis chinensis Bunge 的茎皮、花）。

第三节 侗族药物的命名实例

一、"类别词＋专指名或特征性词（词组）"命名

1. "类别词＋专指名"命名

如：侗族药 Meix yaop sanc ★（美尧禅●），Meix（树▲）（类名），yaop sanc（枫荷▲），（枫荷树▲）金镂梅科植物半枫荷 Semiliquidambar cathayensis H.T.Chang 的枝、根、皮。

2. "类别词＋形态特征"命名

如：侗族药 Meix dous aiv ★（美兜介●），Meix（树▲）（类名），dous aiv（鸡窝▲），（像鸡窝的树▲）茜草科植物白马骨 Serissa serissoides（DC.）Druce 的全草。

3. "类别词+气味特征"命名

如：侗族药 Jaol dangc ★（教糖●），Jaol（藤▲）（类名），dangc（糖▲），（甜藤▲）茜草科植物鸡矢藤 Paederia scandens（Lour.）Merr. 的全草。

4. "类别词+形态特征+气味特征"命名

如：侗族药 Mal kap max semt ★（骂卡马辰●），Mal（菜▲）（类名），kap max（马耳朵▲），semt（酸味▲），（叶有酸味的马耳朵样的菜▲）蓼科植物皱叶酸模 Rumex crispus L. 的根。

5. "类别词+植物器官+气味特征"命名

如：侗族药 Mal demh semt ★（骂登辰●），Mal（菜▲）（类名），demh（果▲），semt（酸味▲），（果有酸味的菜▲）酢浆草科植物酢浆草 Oxalis corniculata L. 的全草。

6. "类别词+植物器官+形态特征"命名

如：侗族药 Mal dongc sinc bav laox ★（骂同辰巴老●），Mal（菜▲）（类名），dongc sinc（铜钱▲），bav laox（大叶▲），（大叶铜钱菜▲）伞形科植物积雪草 Centella asiatica（L.）Urb. 的全草

7. "类别词+性状特征+颜色+植物器官特征"命名

如：侗族药 Mal naemx mis yak niv ★（骂论米亚丽●），Mal（菜▲）（类名），naemx mis（奶水▲），yak（红▲），niv（小▲），（叶小红色有乳汁的菜▲）大戟科植物地锦 Euphorbia humifusa Willd. 的全草。

8. "类别词+形态特征+生长环境"命名

如：侗族药 Mal mudx jenc ★（骂满岑●），Mal（菜▲）（类名），mudx（胡须▲），jenc（山▲），（山上长的有胡须的菜▲）百合科植物粉条儿菜 Aletris spicata（Thunb.）Franch. 的全草。

9. "类别词+气味特征+生长环境"命名

如：侗族药 Jaol dangl jenc ★（教荡岑●），Jaoi（藤▲）（类名），dangl（香▲），jenc（山岩▲），（长在山岩上的香的藤▲）胡椒科植物绒毛胡椒 Piper puberulum（Benth.）Maxim. 的全草。

10. "类别词+气味特征+功用"命名

如：侗族药 Jaol dangl bogl padt ★（教荡播盘●），Jaoi（藤▲）（类名），dangl（香▲），bogl padt（补血▲），（补血的香藤▲）木兰科植物南五味子 Kadsura longipedunculata Finet & Gagnep. 的根。

侗族药 Jaol bogl padt yak mags ★（教播盘亚麻●），Jaoi（藤▲）（类名），bogl padt（补血▲），yak（红▲），mags（大▲），（大红色的补血的藤▲）木通科植物大血藤 Sargentodoxa cuneata（Oliv.）Rehd.& Wils. 的茎。

二、"药用的器官名称词＋专指名或特征性词（词组）"命名

1. "药用的器官的名称词＋专指名"命名

如：侗族药 Dabl mians ★（傣棉●），dabl（肝▲）（药用的器官名称词），mians（水獭▲），（水獭肝▲）鼬科动物水獭 Lutra lutra L. 的肝脏。

侗族药 Sangp nyangtjal ★（尚娘架●），Sangp（根▲）（药用的器官名称词），nyangtjal（茅草▲），（茅草根▲），禾本科植物白茅 Imperata cylindrica （L.）Beauv.var.major（Nees）C.E.Hubb 的根茎。

2. "药用的器官名称词＋气味特征"命名

如：侗族药 Demh daoc semt ★（登桃岁●），Demh（果▲）（药用的器官名称词），daoc（酒糟▲），semt（酸▲），（酸酒糟味的果▲）蔷薇科植物野山楂 Crataegus cuneata Sieb.& Zucc. 的果实。

3. "药用的器官名称词＋颜色特征"命名

如：侗族药 Maenc bagx ★（门巴●），Maenc（薯▲）（药用的器官（块状根）名称词），bagx（白色▲），（白薯▲）葡萄科植物白蔹 Ampelopsis japonica（Thunb.）Makino 的块根。

4. "药用的器官名称词＋形态、颜色特征"命名

如：侗族药 Nugs jaenv aiv yak ★（奴尽介亚●），Nugs（花▲），（药用的器官名词），jaenv aiv（鸡冠▲），yak（红色▲），（红鸡冠花▲）苋科植物鸡冠花 Celosia cristata L. 的花序。

三、"侗语物种名称词或侗语物种名称词＋特征性词（词组）"命名

1. "侗语物种名称词＋生长环境"命名

如：侗族药 Xingp mant jenc ★（讯蛮岑●），Xingp mant（黄姜▲）（物种名称词），jenc（山▲），（山黄姜▲）百合科植物多花黄精 Polygonatum cyrtonema Hua 的根状茎。

2. "侗语物种名称词＋形态特征"命名

如：侗族药 Oux xuil dal ★（偶秀大●），Oux（米▲）（物种名称词），xuil（珠子▲），dal（眼睛▲），（像眼睛珠样的米▲）禾本科植物薏苡 Coix lacryma-jobi L. 的根及种仁。

3. "侗语物种名称词＋颜色特征"命名

如：侗族药 Naos yak ★（闹亚●），Naos（鱼香菜▲）（物种名称词），yak（红色▲），（红色的鱼香菜▲）唇形科植物皱紫苏 Perilla frutescens （L.）Britt.var.crispa（Thunb.）Hand.-Mazz. 的叶及种仁。

侗族药 Naos sup ★（闹素●），Naos（鱼香菜▲）（物种名称词），sup（碧绿色▲），（碧绿色的鱼香菜▲）唇形科植物薄荷 Mentha haplocalyx Briq. 的全草。

4. 以"侗语物种名称词为"药名

如：侗族药 Sunl ongv kuaot ★（专翁括●）sunl（刺▲）ongv（坛▲）kuaot（酒▲）（刺酒坛▲）蔷薇科植物缫丝花 Rosa roxburghii Tratt. 的果实。

侗族药 duilbaengl ★（蒂棒●）（桃子▲）蔷薇科植物山桃 Prunus davidiana（Carr.）Franch. 的叶及种子。

侗族药 biins ★（变●）（团鱼▲）鳖科动物中华鳖 Amyda sinensis（Wiegmann）的全体。

侗族药 al ★（呷●）（乌鸦▲）鸦科动物大嘴乌鸦 Corvus Macrorhynchus Wangler 的全体。

四、以借词构成完整的侗族药名

在侗族药名中，以汉语借词为药名的占有一定的数量，其中矿物药的药名除个别的外［如：明矾（侗族药名：weenc ★（刜●）（矿物明矾石 Alunite 经加工而成的结晶）］，绝大多数是借汉语的中药名［如：硫黄（侗族药名：Liuhuang ★（硫黄●）（硫黄矿硫黄 Sulphur），朱砂（侗族药名：Julxap ★（朱砂●）（天然的辰砂矿石辰砂 Cinnabar）］，在植物药中，借汉语的中药名亦占一定的比例（在本次分析研究的 633 种侗族植物药中占 13.27%），在动物药中借汉语的中药名占的比例很少。

以借词构成完整的侗族药名中，有的属于侗语中的新借词，是按照汉语的读音直接全借方式借入。如：侗族药 Shexiang ★（麝香●）（麝香▲）（中药麝香的原名）麝科动物麝 Moschus moschiferus L. 的雄兽香腺囊中的分泌物，侗族药 Sedp bav il jagc nugs ★（寸巴一贾奴●）Sedp（七▲）bav（叶▲）il jagc（一枝▲）nugs（花▲）（中药七叶一枝花的原植物名）百合科植物七叶一枝花 Paris polyphylla Sm. 的根茎。

有的是半借半译词，按照侗语构词规律结合。如：侗族药 Wangc lieenc naemx ★（王连水●）Wangc lieenc（黄连▲（近似当地的汉语音））naemx（水▲）（水黄连▲）（中药汉语俗名水黄连）毛茛科植物多枝唐松草 Thalictrum ramosum B. Boivin 的全草，如：侗族药 Nugs miinc yeex ★（奴民野●）Nugs（花▲）miinc（棉花▲）yeex（野▲）（野棉花▲）（中药汉语俗名野棉花）毛茛科植物打破碗花花 Anemone hupehensis（Lemoine）Lemoine 的根。

有的是老借词。侗药 Wap jaenv aiv ★（华尽介●）Wap（花▲）jaenv（冠▲）aiv（鸡▲）（鸡冠花▲）（中药鸡冠花的原植物名）苋科植物鸡冠花 Celosia cristata L. 的花序。

第四节　侗族用药的特殊方法

　　由于当时的历史条件，人们无法解释大自然中有关生、老、病、死等自然规律。每当瘟疫流行，病魔缠身时，唯一的只能信赖巫医"驱魔""祛邪"，以期摆脱死神的威胁。一旦传染病流行，侗族同胞们成批地遭受劫难时，人们才日积月累、年复一年的收集防治疾病的药方。侗族民间广为流传着"食之与药""食疗经验""侗不离酸"等食俗，是有益于人们保健的。侗族先民们有他古朴而独特的用药方式：

　　（1）药鱼：例如将鲜茵岩草（鸢尾科植物鸢尾 Ivigtecdomm）适量，捣烂后浸泡在一盆清水中，再将鲫鱼饲养其中，取鱼煮食，治疗肚痛。

　　（2）药衣：如将鸡婆刺根（菊科植物大蓟 Japonicum）、枣树根（鼠李科植物枣 Zizfphusjujba）各适量，与患儿的衣服同蒸后，晾干，令患儿穿蒸过的药衣，以此治疗"小儿走胎"。

　　（3）药佩：取黄荆条（中药常山 Vitex Ngundo）茎枝7根，用青布缝成三角形，制成药佩，佩带身上治疗"小儿疳积病"。

　　（4）活物：将活动物置于患者病痛处，如将活的鼻涕虫（蜗牛科动物 Euiota Similavis）置于蜈蚣误咬处，任其爬行治之。

　　（5）打刀烟：将药物鲜枝燃烧，靠近未加热的铁器，让其水蒸气直接凝聚于铁器上，收集其液供药用。取鲜八角风（茜草科植物风霜树 Cephalantehug Ccciaenta）茎枝燃烧，靠近未加热的切菜刀，使水蒸气凝聚其上，收集油液瓶装备用，用来治疗毒蛇咬伤。

　　这些古朴而有疗效的用药方法，在当时确实起了一定的作用，如果说巫医是心理治疗的话，那么，这些古朴而简便的侗医用药方式就是侗族先民们赖以驱走病魔，摆脱死神的"法宝"了。

　　侗医用药方式亦独具一格，除药鱼、药衣、药佩、活物、打刀烟等古朴而独特的用药方式外，还明显地具备以下特色：

　　（1）多根据药性对症配伍；

　　（2）根据病名投药；

　　（3）内服药多为汤剂；

　　（4）多种药需以黄酒为引；

　　（5）复方制剂较单方为多；

　　（6）多以生品入药；

　　（7）常为一病多方，一方多用；

　　（8）师承药方各异，各师自拟，各具特色；

　　（9）群方中同药异名，同药异用者多见；

（10）除汤剂口服外，常佐以内症外治及其他治疗手段。

侗医与侗药是紧密联系在一起的，侗乡流行的"医者先识药，识药欲成医"不仅形象地阐明了这一观点，而且已成侗医历史的客观事实。

第五节　侗族药物名录

本名录录入侗医常用的植物药有隶属138个科的510种，动物药有隶属34个科的47种，矿物药9种。

本名录使用的侗文，依据《侗汉简明词典（初稿）》（贵州省民族语文指导委员会研究室、中国科学院少数民族语言调查第二工作队编 . 贵州民族出版社，1959年第1版）、《汉侗简明词典（初稿）》（贵州省民族语文指导委员会研究室编 . 贵州民族出版社，1962年第1版），侗药的侗语名称以这两本词典为语音和书写标准。

录入药物的顺序为植物药、动物药、矿物药。植物药按侗族药物的类别分类，以侗文声母顺序升序排列。

药物名称以侗族药物侗语名为正名。药名录入的书写顺序是：侗药侗语名、与侗语音近似的汉语同音字或近音字译音、原植（动、矿）物名的中文科名、种名、拉丁名，最后是药用部位。（本名录由袁涛忠、龙运光、杨晓琼编辑。）

一、Zhiwu Ems 植物药

（一）Kaok Daengs Ems 蕨类药物（18 种）

Kaok aol ov （靠告挝）里白科植物芒萁 Dicranopteris dichotoma （Thunb.）Bernh. 的全株。

Kaok baox nugs biad （靠巴奴坝）卷柏科植物垫状卷柏 Selaginella pulvinata（Hook. & Grev.）Maxim. 的全株。

Koak bial （靠坝）水龙骨科植物庐山石韦 Pyrrosia sheareei （Baker）Ching 的全株。

Kaok bial bav daml yais 水龙骨科植物毡毛石韦 Pyrrosia drakeana （Franch.）Ching 的全株

Kaok did 中国蕨科植物粉背蕨 Aleuritopteris farinosa（Forssk.）Fee 的全草。

Kaok dind max （靠登马）莲座蕨科植物福建莲座蕨 Angiopteris fokiensis Hieron. 的全株。

Kaok dinl ngang（靠蹬雁）水龙骨科植物金鸡脚 Phymatopsis hastata（Thunb.）Ching 的全株。

Kaok dogc（靠朵）阴地蕨科植物阴地蕨 Botrychium ternatum（Thunb.）Sw. 的

全株。

Kaok mac nguap（靠麻伶）水龙骨科植物抱石莲 Lepidogrammitis drymoglossoide/s（Bak.）Ching 的全草。

Kaok mac senc（靠麻辰）水龙骨科植物石韦 Pyrrosia lingua（Thunb.）Farw. 的叶。

Kaok maemx（靠懵）紫萁科植物紫萁 Osmunda japonica Thunb 的根茎。

Kaok munh（靠扪）蚌壳蕨科植物金毛狗 Cibotium barometz（L.）J. Sm. 的根茎。

Kaok naeml（靠嫩）铁线蕨科植物铁线蕨 Adiantum capillus-veneris（L.）Hook. 的根茎。

Kaok naeml（靠嫩）铁线蕨科植物扇叶铁线蕨 Adiantum flabellulatum L. 的全株。

Kaok nungx aiv seit（靠浓盖隋）鳞毛蕨科植物贯众 Cyrtomium fortunei J. Sm. 的根。

Kaok sangp ids（靠尚唉）骨碎补科植物肾蕨 Nephrolepis auriculata（L.）Presl 的全草。

Kaok sedl inv（靠寸嗯）凤尾蕨科植物凤尾蕨 Pteris nervosa Thunb. 的全草。

Kaok sup （靠素）铁角蕨科植物铁角蕨 Asplenium trichomanes L. 的根茎。

（二）Jaol Daengs Ems 藤类药物（51 种）

Jaol bac samp bav（教八三把）木通科植物木通 Akebia quinata（Houtt.）Decne. 的木质茎 Jaol bac sedp bav （教耙寸把）五加科植物鹅掌藤 Schefflera arboricola Hayata 的根。

Jaol bav yaop （教巴尧）五加科植物常春藤 Hedera nepalensis K.Koch var. sinensis（Tober）Rehder 的茎叶。

Jaol bic bac（教枇杷）桑科植物地瓜 Ficus tikoua Bur. 的茎、叶、果。

Jaol biins jenc（教炳近）防己科植物金线吊乌龟 Stephania cepharantha Hayata 的块根。

Jaol bingh kgal （教乒架）桑科植物薜荔 Ficus pumila L. 的花托。

Jaol bogl padt yak mags （教播盼亚麻）木通科植物大血藤 Sargentodoxa cuneata （Oliv.）Rehd. & Wils. 的茎。

Jaol bogl paodt bienl （教播盘宾）蓼科植物毛血蓼 Polygonum cynanchoides Hemsl. 的根茎。

Jaol dangc（教糖）茜草科植物鸡矢藤 Paederia scandens（Lour.）Merr. 的全草。

Jaol dangl bogl padt （教荡播盘）木兰科植物长梗五味子 Kadsura longipedunculata Finet & Gagnep 的茎、果。

Jaol dangl bogl padt （教荡播盼）木兰科植物南五味子 Kadsura longipedunculata Finet & Gagnep. 的茎藤。

Jaol dangl jenc （教荡岑）胡椒科植物毛蒟 Piper puberulum （Benth.）Maxim. 的根茎。

Jaol dangl niv （教荡丽）防己科植物轮环藤 Cyclea racemosa Oliv. 的根。

Jaol demb gangc （教东杠）木兰科植物铁箍散 Schisandra propinqua （Wall.）Baill. subsp.sinensis （Oliv.）R.M.K.Saunders 的果实、根茎。

Jaol demb gangc （教东杠）木兰科植物五味子 Schisandra chinensis （Turcz.）BailL. 的果实、根茎。

Jaol eni mas （教应麻）海金沙科植物海金沙 Lygodium japonicum （Thunb.）Sw. 的全草。

Jaol enl mags （教硬麻）葡萄科植物乌头叶蛇葡萄 Ampelopsi aconitifolia Bunge 的根、茎、叶。

Jaol enl mas （教应骂）旋花科植物日本菟丝子 Cuscuta japonica Choisy 的全株。

Jaol enl mas （教应玛）旋花科植物菟丝子 Cuscuta chinensis Lam. 的全草。

Jaol geiv miix （教给米）石松科植物石松 Lycopodium clavatum L. 的茎叶。

Jaol ids ngox bav qak bial （教唉我巴恰帕）葡萄科植物岩爬藤 Tetrastigma obtectum （Wall.）Pl. 的全株。

Jaol ids suis （教唉隋）葡萄科植物三裂叶蛇葡萄 Ampelopsis delavayana Planch. 的茎叶。

Jaol igs suis（教唉隋）葡萄科植物蛇葡萄 Ampelopsis brevipedunculata（Maxim.）Trautv. 的全株。

Jaol jabs （教甲）桑科植物地枇杷 Ficus tikoua Bur. 的茎、叶。

Jaol jedl Sexc （教者神）苋科植物土牛膝 Achyranthes aspera L 的根。

Jaol jcnc liccs（教进列）豆科植物多脉羊蹄甲 Bauhinia pernervosa L.Chen 的叶。

Jaol jingv guac （教应挂）五加科植物常春藤 Hedera nepalensis K. Koch var. sinensis （Tobler）Rehder 的全草。

Jaol jiux （教九）防己科植物青牛胆 Tinospora sagittata（Oliv.）Gagnep. 的块根。

Jaol jus liongc kuc （教九龙宫）夹竹桃科植物毛杜仲藤 Parabarium huaitingii Chun & Tsiang 的茎。

Jaol lac dingc seit （教那顶奢）鼠李科植物铁包金 Berchemia lineata （L.）DC. 的根叶。

Jaol lags naeml （教朗农）萝摩科植物黑龙骨 Periploca forrestii Schltr. 的全株。

Jaol lasgs naeml （教朗农）萝摩科植物西南杠柳 Periploca forrestii Schltr. 的全株。

Jaol ledc （教楞）豆科植物厚果鸡血藤 Millettia pachycarpa Benth. 的果实。

Jaol maenc jenc（教焖近）萝摩科植物牛皮消 Cynanchum auriculatum Royle ex Wight 的茎。

Jaol meix guv（教美库）葡萄科植物华中乌蔹莓 Cayratia oligocarpa（H.Lev.& Vaniot.）Gagnep. 的根、茎。

Jaol meix nguk（教眉库）葡萄科植物乌蔹莓 Cayratia japonica（Thunb.）Gagnep. 的茎叶。

Jaol menc jenc（教门近）蓼科植物何首乌 Polygonum mulitflorum Thunb. 的块根。

Jaol naol （教闹）薯蓣科植物薯莨 Dioscorea cirrhosa Lour. 的块茎。

Jaol nungc bagx（教浓罢）茄科植物白英 Solanum lyratum Thunb. 的全草。

Jaol padt kgaiv （教盘介）豆科植物香花岩豆藤 Millettia dielsiana Harms 的茎。

Jaol saov nyox（教少虐）桔梗科植物金钱豹 Campanumoea javanica Blume 的根。

Jaol send mas （教任麻） 海金沙科植物海金沙 Lygodium japonicum（Thunb.）Sw. 的全株。

Jaol siik lemh （教瑞林）茜草科植物茜草 Rubia cordifolia L. 的根。

Jaol siik lemh （教瑞林）茜草科植物茜草 Rubia cordifolia L. 的全草。

Jaol suic lanc yangc（教蜥南哽）卫矛科植物粉背南蛇藤 Celastrus hypoleucus （Oliv.）Warb. ex Loes 的茎。

Jaol sup （教素）豆科植物香花崖豆藤 Milletlia dielsiana Harms 的根、藤。

Jaol sup bav yaop ngox （教素巴号俄给）防己科植物防己 Cocculus orbiculatus （L.）DC. 的根、茎。

Jaol sup dangl （教素荡）马兜铃科植物马兜铃 Aristolochia debilis Sieb. & Zucc. 的根、茎。

Jaol sup kuedp（教素昆）毛茛科植物威灵仙 Clematis chinensis Osbeck 的根。

Jaol xut jinl（教蓄劲）夹竹桃科植物络石 Trachelospermum jasminoides（Lindl.）Lem. 的茎、叶。

Jaol yais nyaoh enl（教月辽嗯）石松科植物石子藤石松 Lycopodium casuarinoides Spring 的全草。

（三）Mal Daengs Ems 菜类药物（100 种）

Mal aenl （骂哽）伞形科植物少花水芹 Oenanthe benghalensis （Roxb.）Benth.&Hook.f. 的全草。

Mal babl（骂播）蓼科植物水蓼 Polygonum hydropiper L. 的全草。

Mal bav baenl siik（骂巴笨岁）蓼科植物萹蓄 Polygonum aviculare L. 的全草。

Mal beec caip ul bial （骂百菜悟坝）虎耳草科植物岩白菜 Bergenia purpurascens （Hook.f. & Thoms.）Engl. 的根茎。

Mal biaenl max（骂病马）马齿苋科植物马齿苋 Portulaca oleracea L. 的全草。

Mal dac senc（骂达辰）景天科植物落地生根 Bryophyllum pinnatum（Lam.）Oken 的全草或根。

Mal debl senc（骂歹辰）景天科植物景天 Sedum erythrostictum Miq. 的全草。

Mal demh ous（骂登瓯）商陆科植物商陆 Phytolacca acinosa Roxb. 的根。

Mal demh ous uns（骂登偶温）商陆科植物垂序商陆 Phytolacca americana L. 的根部。

Mal dinl al（骂的鸦）毛茛科植物毛茛 Ranunculus japonicus Thunb. 的全草、根。

Mal dinl max（骂的马）菊科植物鹿蹄橐吾 Ligularia hodgsonii Hook. 的根。

Mal diuc haoc（骂丢好）川续断科植物续断 Dipsacus japonicus Miq. 的根。

Mal domgh hanp caip（骂冬苋菜）锦葵科植物冬葵 Malva crispa L. 的叶、根和种子。

Mal dongc sinc（骂洞辰）唇形科植物活血丹 Glechoma longituba（Nakai）Kuprian. 的全草。

Mal dongc sinc bav laox（骂洞辰把老）伞形科植物积血草 Centella asiatica（L.）Urb. 的全草。

Mal duv pant（骂杜盼）蔷薇科植物龙牙草 Agrimonia pilosa Ledeb. 的全草。

Mal eex senc（骂给辰）唇形科植物筋骨草 Ajuga decumbens Thunb. 的全株。

Mal guaov doc（骂告夺）苋科植物柳叶牛膝 Achyranthes longifolia（Makino）Makino. 的根茎。

Mal guaov gueex（骂告脼）苋科植物牛膝 Achyranthes bidentata Blume. 的根。

Mal huic xiangh（骂茴香）伞形科植物茴香 Foeniculum vulgare Mill. 的果实。

Mal Inv（骂应）菊科植物鼠麴草 Gnaphalium affine D. Don 的全草。

Mal jagl bav dongc（骂架把同）菊科植物豨莶 Siegesbeckia orientalis L. 的全草。

Mal jil（马继）伞形科植物川芎 Ligusticum chuanxiong Hort. 的根茎。

Mal kap gov（骂卡胳）菊科植物毛大丁草 Gerbera piloselloides（L.）Cass. 的全草。

Mal kap maemx（骂卡猛）虎耳草科植物虎耳草 Saxifraga stolonifera Merrb. 的全草。

Mal kap max semt（骂卡马辰）蓼科植物钝叶酸模 Rumex obtusifolius L. 的根。

Mal kap max semt uns（骂卡马辰温）蓼科植物皱叶酸模 Rumex crispus L. 的根。

Mal kap nguk（骂嘎茂）车前草科植物车前 Plantago asiatica L. 的全株。

Mal kiut jenc（骂蔻近）泽泻科植物长瓣慈姑 Sagittaria sagittifolia L.var. trifolia form. longilobo（Turcz）Makino 的全草。

Mal kouk houp（骂可偶）百合科植物阔叶土麦冬 Liriope platyphylla F.T.Wang & Tang. 的块根。

Mal mac keip（骂麻退）堇菜科植物紫花地丁 Viola philippica Cav.ssp.munda W.

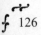

Beck. 的全草。

Mal mac keip bagx（骂麻退播）堇菜科植物白花地丁 Viola patrinii DC. ex Ging. 的全草。

Mal naov yak（骂闹哑）唇形科植物回回苏 Perilla frutescens（L.）Britton. var. crispa（Thunb.）Hand.–Mazz. 的叶。

Mal nganh gueec jil（骂安咯饥）菊科植物石胡荽 Centipeda minima（L.）A. Braun. & Asch. 的全草。

Mal nganh jenc（骂庵近）石竹科植物狗筋蔓 Cucubalus baccifer L. 的根。

Mal ngemc（骂哽）苋科植物苋 Amaranthus tricolor L. 的全草、种子。

Mal nyibs（骂聂）鸢尾科植物蝴蝶花 Iris japonica Thunb. 的根茎。

Mal sads lianh（骂茶酿）蓼科植物缺腰叶蓼 Polygonum runcinatum Buch.–Ham. 的全草。

Mal saov naos（骂少劳）菊科植物三七草 Gynura segetum（Lour.）Merr. 的全草。

Mal saov nyox niv（骂少虐内）大戟科植物地锦 Euphorbia humifusa Willd. 的全草。

Mal sax bah bav laox（骂耍巴把老）菊科植物大蓟 Cirsium japonicum Fisch.ex DC. 的全草。

Mal sax bav niv（骂耍把内）菊科植物小蓟 Cephalanoplos segetum（Bunge.）Kitamura 的全草。

Mal semp beengc（骂寸旁）唇形科植物益母草 Leonurus heterphyllus Sweet 的全草。

Mal semp nyaenc（骂审银）兰科植物大花斑叶兰 Goodyera biflora （Lindl.）Hook.f. 的全草。

Mal siip ngoc dangl（骂氏告荡）败酱科植物蜘蛛香 Valeriana jatamansi Jones 的根茎。

Mal suic（骂隋）蔷薇科植物蛇含委陵菜 Potentilla kleiniana Wight & Arn. 的全草。

Mal xedp suic（骂辛隋）蓼科植物杠板归 Polygonum perfoliatum（L.）L. 的全草。
Mal aov doc（骂告夺）苋科植物柳叶牛膝 Achyranthes longifolia （Makino）Makino 的根。

Mal bagx jenc（马八芹）菊科植物大丁草 Leibnitzia anandria（L.）Turcz. 的全株。

Mal bagx liangp（骂巴亮）爵床科植物九头狮子草 Peristrophe japonica（Thunb.）Bremek. 的全株。

Mal bav baenl siik（骂巴笨丽）蓼科植物萹蓄 Polygonum aviculare L. 的全株。

Mal bav beens（骂巴变）石竹科植物漆姑草 Sagina japonica（Sw.）Ohwi 的全株。

Mal begx kgags（骂比康）鹿蹄草科植物鹿蹄草 Pyrola rotundifolia L. ssp. chinensis 的全株。

Mal biuenl jov（骂兵坐）桑科植物葎草 Humulus scandens(Lour.）Merr. 的花序。

Mal bongc xeep（骂硼泻）柳叶菜科植物丁香蓼 Ludwigia prostrata Roxb. 的全株。

Mal bongh kga（骂乓架）大戟科植物铁苋菜 Acalypha australis L. 的全株。

Mal buil guh（骂菩姑）菊科植物蒲公英 Taraxacum monglicum Hand. –Mazz. 全株。

Mal demh semt（骂登辰）酢浆草科植物酢浆草 Oxalis corniculata L. 的全株。

Mal demh xeens（骂登鲜）野牡丹科植物地念 Melastoma dodecandrum Lour. 的全株。

Mal dinl kgal（骂鼎鸦）毛茛科植物毛茛 Ranunculus japonicus Thunb. 的全株。

Mal dongc sinc bav laox（骂同辰巴老）伞形科植物积雪草 Centella asiatica（L.）Urb. 的全株。

Mal gaeml（马翁）百合科植物韭 Allium tuberosum Rottler ex Spreng 的全株。

Mal gaos bagx（骂高罢）蔷薇科植物委陵菜 Potentilla chinensis Ser. 的全株。

Mal kab mguk（骂嘎茂）堇菜科植物蔓茎堇菜 Plantago asiatica L. 的全株。

Mal kap gov（骂卡歌）菊科植物毛大丁草 Gerbera piloselloides（L.）Cass 的全株。

Mal kap gueec（骂卡国）菊科植物牛蒡 Arctium lappa L. 的根、叶、果。

Mal kap laol nungc bagx（骂卡罗绒白）唇形科植物筋骨草 Ajuga decumbens Thunb. 的全株。

Mal kap maemx daengs laox（骂卡猛当老）虎耳草科植物虎耳草 Saxifraga stolonifra Meerb. 的全株。

Mal kap max semt（骂卡马辰）蓼科植物土大黄 Rumex madaio Mak. 的根。

Mal kgoux jos（骂够爵）荨麻科植物蔓苎麻 Memorialis hirta（Blume ex Hassk.）Wedd. 的全株。

Mal kgoux lail（骂够赖）荨麻科植物糯米团 Memorialis hirta（Blume ex Hassk.）Wedd. 的全株。

Mal kiut（骂锚）泽泻科植物长瓣慈菇 Sagittaria saittifolia L. var.longiloba Turcz. 的全株。

Mal lait（骂来）十字花科植物荠菜 Capsella bursa–pastoris（L.）Medik. 的全株。

Mal langx（骂聂）菊科植物马兰 Kalimeris indica（L.）Sch. –Bip 的全株。

Mal liongc（骂龙）石蒜科植物文珠兰 Crinum asiaticum L.var. sinicum Roxb.ex Herb. Baker 的全株。

Mal mac suic（骂华蜥）茜草科植物白花蛇舌草 Hedyotis diffusa Willd. 的全株。

Mal mebl qeic（马茂扯）天南星科植物梨头尖 Typhonium divaricatum （L.）Decne. 的全株。

Mal mudx jenc（骂满岑）百合科植物肺筋草 Aletris spicata（Thunb.）Franch. 的全株。

Mal ngaemc yeex（骂恩野）十字花科植物焊菜 Rorippa montana （Wall.ex Hook. f & Thomson）Small 的全株。

Mal nugs mant naemx（骂奴蛮冷）大戟科植物草蔺茹 Euphorbia chrysocoma Lev. & Van. 的根。

Mal myak bav dongc（骂茂巴同）菊科植物豨莶 Siegesbekia orientalis L. 的茎、叶、花。

Mal ngeenx liuih（骂淹力）茅膏科植物茅膏菜 Drosera peltata Sm.var.lunata （Buch.– Ham.）Clarke 的全株。

Mal nguedc（骂忿）马齿苋科植物马齿苋 Portulaca oleracea L. 的全株。

Mal nuic mugx（骂雷母）百合科植物紫萼 Hosta ventricosa（Salisb.）Stearn 的根茎。

Mal nyenl（骂吝）忍冬科植物陆英 Sambucus chinensis Lindl. 的全株。

Mal piap nanh（骂叭安）茜草科植物猪殃殃 Galium aparine L.var. tenerum（Gren. et. Godr.）Rchb. 的全株。

Mal sanc xih （骂散希）铁角蕨科植物长生铁角蕨 Asplenium prolongatum Hook. 的全株。

Mal saol （马少）苋科植物四季菜 Arlemisia laetifiora Wall 的全株

Mal sax bah bav laox （骂耍巴巴老）菊科植物大蓟 Cirsium japonicum Fisch. ex DC. 的根。

Mal sax bav niv （骂耍巴丽）菊科植物刺儿菜 Cephalanoplos segetum （Bunge）Kitamura. 的全株。

Mal saop lees（骂少灵）伞形科植物异叶茴芹 Pimpinella diversifolia DC. 的全株。

Mal saov nyox niv （骂虐少亚丽）大戟科植物地锦 Euphorbia humifusa Willd. 的全株。

Mal sedp （骂顺）菊科植物鹅不食草 Centipeda mimima （L.）A.Br. et Aschesr 的全株。

Mal sedp bav lax（骂寸巴老）石竹科植物牛繁缕 Malachium aquaticum （L.）Fr. 的全株。

Mal semp beengc（骂寸旁）唇形科植物益母草 Leonurus heterophyllus Sweet 的全株。

Mal sods paat（骂磋盘）蔷薇科植物龙芽草 Agrimonia pilosa Ledeb. 的全株。

Mal suic（骂隋）蔷薇科植物蛇含 Potentilla kleiniana Wight et Arn. 的全株。

Mal xedp suic（骂辛蜥）蓼科植物杠板归 Polygonum perfliatum L. 的全株。

Mal yangc yw（骂杨游）藜科植物土荆芥 Chenopodium ambrosiodes L. 的全株。

Mal yaemt bagx（骂人榜）蔷薇科植物翻白草 Potentilla discolor Bge. 的根。

（四）Meix Daengs Ems 树类药物（91 种）

Meec nygs naenl（没奴嫩）桑科植物无花果 Ficus carica L. 的干燥花托。

Meix aos（美蒿）桑科植物桑 Morus alba L. 的叶及树皮。

Meix aos nugs bags 美蒿怒巴 锦葵科植物木槿 Hibiscus syriacus Linn. 的茎、根。

Meix bac goc（美八角）木兰科植物八角茴香 Illicium verum Hook.f. 的果实。

Meix baengx seit（美喷虽）菊科植物羊耳菊 Inula cappa（Buch.– Ham.）DC. 的的全株。

Meix bangs（美庞）马鞭草科植物臭牡丹 Clerodendrum bungei Steud. 的根茎。

Meix baoc（美保）芸香科植物柚 Citrus grandis（L.）Osbeck 的果皮。

Meix bav bens（美巴笨）樟科植物川桂 Cinnamomum wilsonii Gamble 的树皮。

Meix biags（美岜）芭蕉科植物芭蕉 Musa basjoo Sieb.&. Zucc. 的根、花、茎汁。

Meix bic bac（美枇杷）蔷薇科植物枇杷 Eriobotrya japonica（Thunb.）Lindl. 的叶、花。

Meix bic mant（美比蛮）芸香科植物秃叶黄皮树 Phellodendron chinense Schneid.var.glabriusculum Schneid. 的茎皮。

Meix bic wangc bav laox（美比王巴老）小檗科植物阔叶十大功劳 Mahonia bealei（Fort.）Carr. 的根、茎、叶。

Meix bic wangc bav laox（美比王巴老）宽苞十大功劳 Mahonia eurybracteata Fedde 的全株。

Meix chongc miingc（美虫螟）红豆杉科植物红豆杉 Taxus chinensis（Pilg.）Rehd. 的根、皮、枝叶或种皮。

Meix damh bedl（美丹本）蔷薇科植物杏 Armeniaca vulgaris Lam. 的根、叶、果仁。

Meix dangc（美糖）禾本科植物甘蔗 Saccharum sinense Roxb. 的茎。

Meix dangc demx（美当等）金缕梅科植物檵木 Loropetalum chinense（R.Br.）Oliver 的花。

Meix demh saoh（美登超）马桑科植物马桑 Coriaria sinica Maxim. 的叶及根。

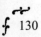

Meix demh xeec（美登屑）杜鹃花科植物滇白珠 Gaultheria yunnanensis（Franch.）Rehd. 的茎、叶、果。

Meix dongl zeex（美冬者）鸢尾科植物射干 Belamcanda chinensis（L.）DC. 的根茎。

Meix dous aiv（美兜盖）茜草科植物白马骨 Serissa serissoides（DC.）Druce 的全草。

Meix duil baengl（美蒂榜）蔷薇科植物山桃 Amygdalus davidiana（Carr.）C.de Vos ex Henry 的叶及种子。

Meix eengl daoc jenc（美樱导近）蔷薇科植物山樱桃 Cerasus serrulata（Lindl.）G. Don ex London 的根。

Meix eengl daoc（美樱导）蔷薇科植物樱桃 Cerasus pseudocerasus（Lindl.）G.Don. 的根。

Meix emh baengh（美瓮苯）桑寄生科植物扁枝槲寄生 Viscum articulatum Burm. f. 的全株。

Meix gaos jugx yak（美高九亚）五加科植物楤木 Aralia chinensis L. 的根。

Meix gul（美固）大戟科植物乌桕 Sapium sebiferum（L.）Roxb. 的根、茎、皮、种子。

Meix hol haip（美贺旱）省沽油科植物野鸦椿 Euscaphis japonica（Thunb.）Dipp. 的果、树皮。

Meix jaml（梅见）大戟科植物叶下珠 Phyllanthus urinaria L. 的全株。

Meix jaol dongl（美叫冬）猕猴科植物紫果猕猴桃 Actinidia purpurea Rehd. 的果实。

Meix jubs naemx（美球冷）山茱萸科植物齿叶叨里木 Tolricelia angulata Oliv. var. intermedia（Harms.）Hu 的根。

Meix kgaos（美蒿）桑科植物桑 Morus alba L. 的根皮、枝叶、果实。

Meix kgaos nugs bags（美蒿龙巴）锦葵科植物木槿 Hibiscus syriacus L. 的叶、花。

Meix kouk houp jaengl（美喀讴犟）紫金牛科植物紫金牛 Ardisia japonica（Thunb.）Blume 的茎。

Meix labx（美蜡）木犀科植物女贞 Ligustram lucidum Ait. 的叶、果

Meix ladx niv（美蜡利）木犀科植物小叶女贞 Ligustrum quihoui Carr. 的地上部分。

Meix ladx nix（美朗利）木犀科植物小蜡树 Ligustrum sinense Lour. 的根。

Meix lagx ludt（美蜡鲁）鼠李科植物酸枣 Ziziphus jujuba Mill. 的种子。

Meix lagx miegs（美腊免）木兰科植物鹅掌楸 Liriodendron chinense（Hemsl.）Sarg. 的根皮。

Meix lagx sangl（美蜡仗）樟科植物山鸡椒 Litsea cubeba（Lour.） Pers. 的果实及叶。

Meix liangc liuux（美样柳）杨柳科植物垂柳 Salix babylonica L. 的枝条。

Meix liemc xuh（美林休）桑科植物榕树 Ficus microcarpa L.f. 的气根。

Meix liuuc liic（美榴藜）鼠李科植物长叶冻绿 Rhamnus crenata Sieb.et Zucc. 的根。

Meix luh jigs（美芦己）禾本科植物芦苇 Phragmites communis Trin. 的根茎。

Meix mac nos（梅麻罗）荨麻科植物鼠舌草 Pilea lomatogramma Hand.–Mazz. 的全株。

Meix mal aenl（梅骂恩）伞形科植物藁本 Ligusticum jeholense Nakai et Kitag 的全株

Meix muc guah（美木瓜）蔷薇科植物贴梗木瓜 Chaenomeles lagenaria（Loisel.） Koidz. 的干燥成熟果实。

Meix nyox aemc（美虐哽）豆科植物苦参 Sophora flavescens Ait. 的根。

Meix sabt enl（美茶恩）杜仲科植物杜仲 Eucommia ulmoides Oliver 的树皮、枝叶

Meix oul doc（美奥夺）茜草科植物钩藤 Uncaria rhynchophylla（Miq.） Miq.ex Havil. 的带钩枝条。

Meix oux suip（美藕遂）越橘科植物米饭花 Vaccinium sprengelii（G.Don） Sleumer. 的全草。

Meix pagt（美盼）杉科植物杉树 Cunninghamia lanceolata（Lamb.）Hook. 的根及树皮。

Meix pagt demh yak ous（美盼登哑呕）三尖杉科植物三尖杉 Cephalotaxus fortunei Hook. f. 的树皮及枝条、叶、根。

Meix pagt not（美盼挪）柏科植物侧柏 Biota orientalis（L.）Endl. 的枝叶。

Meix qeens nyeenc sas（美千年啥）黄杨科植物桃叶黄杨 Buxus henryi Mayr 的全株。

Meix qip（美其）木犀科植物大叶白蜡树 Fraxinus chinensis Roxb. var. rhynchophylla（Hance）Hemsl. 的根皮

Meix sabt enl（美茶恩）杜仲科植物杜仲 Eucommia ulmoides Oliver 的根皮。

Meix sal haic（美榨垣）豆科植物云实 Caesalpinia sepiaria Roxb. 的根、根皮、种子。

Meix sangp denv（美尚吨）马鞭草科植物黄荆条 Vitex negundo L. 的果实。

Meix sangp naemp（美尚农）樟科植物乌药 Lindera strychnifolia（Sieb. et Zucc.）Villar 的根。

Meix sap 美啥 桑科植物构 Broussonetia papyrifera L. 的皮、茎叶、乳汁。

Meix siik wangp（美岁放）卫矛科植物卫矛 Euonymus alatus（Thunb.）Sieb. 的全株。

Meix sank ja（梅伞痂）菊科植物蓍草 Achillea sibirica Ledeb. 的全株。

Meix sax loc il（美杀罗一）胡桃科植物化香树 Platycarya strobilacea Sieb.et Zucc. 的全株。

Meix sibs lagx（美醉腊）忍冬科植物接骨木 Sambucus williamsii Hance 的全株。

Meix siik wan（美岁放）卫矛科植物冬青卫矛 Euonymus japonicus L. 的根。

Meix siul bial jenc（美绣岜近）芸香科植物野花椒 Zanthoxylum simulans Hance 的叶和果。

Meix songc begs（美从百）松科植物马尾松 Pinus massoniana Lamb. 的枝干。

Meix songc sangp lac fuc lienc（美从尚腊茯苓）多孔菌科真菌茯苓 Poria cocos （Schw.）Wolf 的菌核。

Meix sugs（美苏）玄参科植物泡桐 Paulownia fortunei（Seem.）Hemsl. 的根皮。

Meix sunl bagx（美钻八）五加科植物白簕 Acanthopanax trifoliatus（L.）Merr. 的全株。

Meix sunl bav（美钻巴）茄科植物刺天茄 Solanum indicum L. 的全草。

Meix sunl bav（美钻把）茄科植物水茄 Solanum torvum Sw. 的根。

Meix sunl demb yak（美钻登哑）蔷薇科植物火棘 Pyracantha fortuneana（Maxim.）Li 的果实。

Meix wangc bagx（美黄吧）芸香科植物黄柏 Phellodendron amurense Rupr. 的树皮。

Meix wux jac piic（美俄加比）五加科植物五加 Acanthopanax gracilistylus W.W.Smith 的根

Meix xeec（美穴）山茶科植物山茶 Camellia japonica L. 的根、花。

Meix xap haic（美下孩）八角枫科植物八角枫 Alangium chinense （Lour.）Harms. 的根皮、根。

Meix xeec liuu（美夕榴）石榴科植物石榴 Punica granatum L. 的果皮。

Meix yaemx（美引）楝科植物香椿 Toona sinensis（A.Juss.）Roem. 的根皮。

Meix yangc muic（美杨梅）杨梅科植物杨梅 Myrica rubra（Lour.）Sieb.et Zucc. 的根皮、树皮和果实。

Meix Yaop（梅跃）茜草科植物风箱 Cephalanthus occidentalis L. 的全株。

Meix yaop sanc（美尧禅）金缕梅科植物半枫荷 Semiliquidambar cathayensis H. T. Chang 的皮、枝叶。

Meix yaop（美尧）金缕梅科植物枫香树 Liquidambar formosana Hance 的根、叶、

果、树皮、树脂。

Meix yebc（美彦）漆树科植物盐肤木 Rhus chinensis Mill. 的寄生虫瘿。

Meix yeic（美疑）蔷薇科植物沙梨 Pyrus pyrifolia（Burm.f.）Nakai 的果。

Meix yil lanc（美玉兰）木兰科植物玉兰 Magnolia denudata Desr. 的花。

Meix yoc suis（梅灼虽）菊科植物地胆草 Elephantopus scaber L. 的全株。

Meix yuc（美油）山茶科植物油茶 Camellia oleifera Abel 的花。

Meix yuc dongtc（美务栋）梧桐科植物梧桐 Firmiana simplex（L.）W. Wight. 的种子、树皮。

Meix zaol goc（美皂阁）豆科植物皂荚 Gleditsia sinensis Lam. 的棘刺。

（五）Nyangt Daengs Ems 草类药物

Nyangt meeuc（娘矛）石蒜科植物仙茅 Curculigo orchioides Gaertn. 的根茎。

Nyangt baos donc（娘宝团）藤黄科植物元宝草 Hypericum sampsoni Hance 的全草。

Nyangt bav baenl（娘巴笨）鸭跖草科植物鸭跖草 Commelina communis L. 的全草。

Nyangt bav baenl sigt（娘巴笨席）禾本科植物淡竹叶 Lophatherum gracile Brongn. 的全草。

Nyangt biedc suic（娘鳖隋）兰科植物绶草 Spiranthes sinensis（Pers.）Ames 的全草。

Nyangt dal meenx（娘大扪）百合科植物麦冬 Ophiopogon japonicus（L.f.）ker.–GawL. 的全草。

Nyangt dal meeux（娘大卯）百合科植物西南沿阶草 Ophiopogon mairei Levl. 的块根。

Nyangt dcmh semt laox（娘登顺佬）酢浆草科植物酢浆草 Oxalis corniculata L. 的全草。

Nyangt dongc reec（娘东惹）百合科植物剑叶开口箭 Tupistra ensifolia F.T.Wang et Tang 的根茎。

Nyangt dongc semt laox（娘东顺劳）酢浆草科植物铜锤草 Oxalis corymbosa DC. 的全株。

Nyangt ganh sibt 玄参科植物腋生腹水草 Veronicastrum axillare（Sieb.et Zucc.）Yamazaki 的全草。

Nyangt gugx（娘满）毛茛科植物白头翁 Pulsatilla chinensis（Bunge）Regel 的根。

Nyangt kap not（娘卡挪）藤黄科植物地耳草 Hypericum japonicum Thunb. 的全草。

Nyangt kebp naemx（娘更冷）莎草科植物水蜈蚣 Kyllinga brevifolia Rottb. 的

全草。

　　Nyangt liuuc naemx（娘柳冷）萝摩科植物柳叶白前 Cynanchum stauntonii（Decne.）Schltr. 的根。

　　Nyangt mac suic（娘麻隋）茜草科植物白花蛇舌草 Oldenlandia diffusa（Willd.）Roxb. 的全草。

　　Nyangt mac yao（娘麻药）毛茛科植物乌头 Aconitum carmichaeli Debx. 的块根。

　　Nyangt mant（娘蛮）兰科植物迭鞘石斛 Dendrobium denneanum kerr. 的全草。

　　Nyangt max（娘麻）禾本科植物皱叶狗尾草 Setaria Plicata（Lamk.）T.Cooke 的全草。

　　Nyangt meeuc（娘矛）仙茅科植物仙茅 Curculigo orchioides Gaertn. 的全草。

　　Nyangt menl xaoc（娘闷乔）金丝桃科植物小连翘 Hypericum ascyron L. 的全草。

　　Nyangt miiuc map（娘谬马）唇形科植物半枝莲 Scutellaria barbata D. Don 的全草。

　　Nyangt mudx jenc（娘满近）百合科植物粉条儿菜 Aletris spicata（Thunb.）Franch. 的全草。

　　Nyangt mudx niv（娘满类）谷精草科植物谷精草 Eriocaulon buergerianum Koern. 的全草。

　　Nyangt naemx padt（娘嫩帕）罂粟科植物血水草 Eomecon chionantha Hance. 的根茎。

　　Nyangt penc padt（娘盆盼）唇形科植物血盆草 Salvia cavaleriei Levl. 的全草。

　　Nyangt piudt（娘因）马鞭草科植物马鞭草 Verbena officinalis L. 的全草。

　　Nyangt qink laol（娘欠劳）唇形科植物夏枯草 Prunella vulgaris L. 的全草。

　　Nyangt sanh sedp nunh（娘三寸乱）小二仙草科植物小二仙草 Haloragis micrantha（Thunb.）R. Brown ex Sieb. et Zucc 的全草。

　　Nyangt sanp begs（娘善百）三白草科植物三白草 Saururns chinensis（Lour.）Baill 的全草。

　　Nyangt sedl jeml jingl（娘村金净）凤尾蕨科植物凤尾蕨 Pteris nervosa Thunb. 的全草。

　　Nyangt senp bal（娘顺坝）石松科植物石松 Lycopodium clavatum L. 的全草。

　　Nyangt siip bial（娘岁帕）伞形科植物白花前胡 Peucedanum praeruptorum Dunn 的根。

　　Nyangt yac sangp（娘鸭尚）兰科植物鹅毛玉凤兰 Habenaria dentata（Sw.）Schltr. 的块茎。

　　Nyangt yeenl seit（娘印虽）茜草科植物黄毛耳草 Hedyotis chrysotricha（Palib.）Merr. 的全草。

Nyangtjal（娘佳）禾本科植物白茅 Imperata cylindrica（L.）Beauv. var.major（Nees）C. E. Hubb 的根。

Nyangtmeeuc（娘咪）禾本科植物芒 Miscanthus sinensis Anderss. 的全草。

Nyant bic suic tonk（娘皮隋段）豆科植物截叶铁扫帚 Lespedeza cuneata（Dum. Cours.）G.Don. 的全草。

Nyangt biiv dol laox（娘闭多老）豆科植物龙须藤 Bauhinca championi（Benth.）Benth. 的全草。

（六）Jieci mingcheng Ems 借词名称药物

Bacgeclianc（八各莲）小檗科植物八角莲 Dysosma versipellis（Hance）M.Cheng ex Ying 的根茎。

Bacgeclianc（八各莲）小檗科植物贵州八角莲 Dysosma majorensis（Gagnep.）Ying 的根茎。

Bacgecnaemx（八各嫩）秋海棠科植物掌裂叶秋海棠 Begonia pedatifida Levl. 的根茎。

Baenl weenh saemh（笨烟生）百合科植物万寿竹 Disporum cantoniense（Lour.）Merr. 的根茎。

Bagx soc yoc（白锁药）毛茛科植物芍药 Paeonia lactiflora Pall. 的根。

Baiv jenc（稗近）莎草科植物山稗子 Carex baccans Nees 的全草。

Beds baol lieenc（白报连）小檗科植物贵州八角莲 Dysosma majorensis（Gugnep.）Ying 的根茎。

Bil zis sans jians shans（篦子三尖杉）三尖杉科植物篦子三尖杉 Cephalotaxus oliveri Mast. 的叶、枝、种子、根。

Dangh guih（当归）伞形科植物当归 Angelica sinensis（Oliv.）Diels 的根。

Demh suic（登隋）蔷薇科植物蛇莓 Duchesnea indica（Andrews）Focke 的全草。

Guangl sedl kuedp（广舍困）豆科植物铁扫帚 Indigofera bungeana Walp. 的全草。

Gueel meix（国美）蔷薇科植物皱皮木瓜 Chaenomeles speciosa（Sweet）Nakai 的果实。

Guox shangp yec（果上叶）兰科植物石仙桃 Pholidota chinensis Lindl. 的全草。

Il jinv nugs mant（义尽怒蛮）菊科植物一枝黄花 Solidago decurens Lour. 的全草。

Il bags padt（一拔盼）秋海棠科植物秋海棠 Begonia evansiana Andr. 的全草。

Il jinv nugs mant（义尽怒蛮）菊科植物一枝黄花 Solidago decurrens Lour. 的全草。

Il zhih haoh（一枝蒿）菊科植物云南蓍 Achillea wilsoniana Heimerl ex Hand.-Mazz. 的全草。

Jaol aemv（教哽）防己科植物青藤 Sinomenium acutum（Thunb.）Rehd. et wils

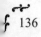

的根、茎。

Jaol sedl senc（教舍神）百合科植物牛尾菜 Smilax riparia A DC. 的根、茎。

Jaol yak（教亚）豆科植物红藤 Spatholobus sinensis Chun et T. Chen. 的全株。

Jeml naenl kuic huah（金嫩葵花）远志科植物瓜子金 Polygala japonica Houtt. 的全草。

Jic huas jenc（Ngaemcsuih）（菊花近）菊科植物野菊花 Chrysanthemum indicum L. 的花。

Jus lagx nyangt guadl（旧腊娘贯）兰科植物虾脊兰 Calanthe discolor Lindl. 的全草。

Jus liongc banc（九龙盘）百合科植物九龙盘 Aspidistra lurida Ker-Gawl. 的根茎。

Kapc mas qic（客妈七 蒟弱）薯科植物裂果薯 Tacca plantaginea（Hance）Drenth 的块茎。

Kiut naemx（格嫩）百合科植物荞麦叶贝母 Cardiocrinum cathayanum（Wilson.）Stearn 的鳞茎。

Laol jenc（劳岑）蔷薇科植物三叶委陵菜 Potentilla freynina Bornm. 的根。

Mal dabl nguap（骂大夸）爵床科植物狗肝菜 Dicliptera chinensis（L.）Juss. 的全株。

Mal dangl gueel（骂荡括）堇菜科植物蔓茎堇菜 Viola diffusa Ging. 的全株。

Mal domgh hanp caip（骂冬苋菜）锦葵科植物冬葵 Malva verticillata L. 的全株。

Mal lagx aiv naemx（骂朗介冷）蒟蒻薯科植物裂果薯 Schizocapsa plantaginea Hauce 的全株。

Meix dinl aiv（梅等解）毛莨科植物鸡爪草 Calathodes oxycarpa Sprague 的全株。

Meix fuc yongc（美芙蓉）锦葵科植物木芙蓉 Hibiscus mutabilis L. 的叶、花。

Meix sonp ponc（美算盘）大戟科植物算盘子 Glochidion puberum（L.）Hutch. 的根、叶、果。

Miinc jenc（民近）毛莨科植物野棉花 Anemone vitifolia Buch.-Ham. 的茎叶。

Nugs jaenv aiv yak（奴尽盖亚）苋科植物鸡冠花 Celosia cristata L. 的花序。

Nugs jeml nugs nyaenc（奴金奴银）忍冬科植物忍冬 Lonicera japonica Thunb. 的茎、叶、花。

Nugs mant bail jangl（奴蛮败酱）败酱科植物黄花败酱 Partina scabiosaefolia Fisch. 的全草。

Nugs miinc yeec（奴民野）毛莨科植物打破碗花花 Anemone hupensis（Lemoine）Lemoine 的根。

Nugs nyanl nyanl yak（奴蔓蔓亚）蔷薇科植物月季花 Rosa chinensis Jacq. 的花。

Nugs zix jenh（奴紫金）豆科植物紫荆 Cercis chinensis Bunge 的茎皮。

Nyangt baos douc（娘宝团）藤黄科植物元宝草 Hypericum sampsonii Hance 的全草。

Nyangt gonh genh（娘观音）百合科植物吉祥草 Reineckea carnea（Andr.）Kunth 的全草。

Nyangt naemx padt（娘嫩帕）罂粟科植物血水草 Eomecon chionantha Hance 的全草。

Nyangt sangp sinp（娘尚生）大戟科植物千根草 Euphorbia thymifolia L. 的全草。

Ongv kuaot（翁括）蔷薇科植物金樱子 Rosa laevigata Michx. 的根、果。

Samp begs sangp laox（三百尚老）百合科植物天门冬 Asparagus cochinchinensis（Lour.）Merr. 的块根。

Samp begs sangp niv（三百尚里）萝摩科植物直立白薇 Cynanchum atratum Bunge 的根。

Samp jamgs biiul（三将标）天南星科植物半夏 Pinellia ternata（Thunb.）Breit. 的块茎。

Sangp tux send mac（尚土升麻）菊科植物白鼓钉 Eupatorium lindleyanum DC. 的全草。

Sedp bav il jagc nigs（寸巴一贾奴）百合科植物七叶一枝花 Paris polyphylla Sm. 的根茎。

Sedp bav il jagc nugs（寸巴一贾奴）百合科植物七叶一枝花 Paris polyphylla Smith 的根。

Sinp senc tat（顺层塔）石杉科植物蛇足石杉 Huperzia serratum（Thunb.）Trev. 的全草。

Sonk bial（蒜邑）石蒜科植物石蒜 Lycoris radiata（L'Her.）Herb. 的鳞茎。

Taip zix shenh（太子参）石竹科植物异叶假繁缕 Pseudostellaria heterophylla（Miq.）Pax 的块根。

Tianhmac（天麻）兰科植物天麻 Gastrodia elata Bl. 的根茎。

Tuxsanhqic（土三七）景天科植物费菜 Sedum aizoon L. 全草。

Wadc bagx（吻罢）三白草科植物白苞裸蒴 Gymnotheca involucrata S.J.Pei 的全草。

Wangc lieenc naemx（王连嫩）毛茛科植物多枝唐松草 Thalictrum ramosum B.Boivin 的全草。

Weeh nyinc sup（弯宁素）百合科植物万年青 Rohdea japonica（Thunb.）Roth. 的根茎。

Xingp mant（信蛮）姜科植物姜黄 Curcuma longa L. 的根茎。

Yangc muic naenx（杨梅冷）茜草科植物细叶水团花 Adina rubella Hance 的茎、

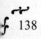

叶。

Yeel hanc shuh（夜寒苏）姜科植物姜花 Hedychium coronarium Koen. 的根茎。

Yiangc liuux naemx（梁柳冷）虎耳草科植物扯根菜 Penthorum chinense Pursh. 的根。

Yil zhut（玉竹）百合科植物玉竹 Polygonatum odoratum（Mill.）Druce 的根茎。

Yinc yangc huop（淫羊藿）小檗科植物箭叶淫羊藿 Epimedium sagittatum（Sieb.& Zucc.）Maxim. 的茎、叶和根。

Zhaol goc naemx（皂阁冷）豆科植物含羞草决明 Cassia mimosoides L. 的全草。

（七）Qita Ems 其他药物（144 种）

Anl（谙）桑科植物大麻 Cannabis sativa L. 的种仁。

Baenl yanc（笨然）百合科植物万寿竹 Disporum cantoniense（Lour.）Merr. 的块茎。

Bagc jenc（旁岑）川续断科植物川续断 Dipsacus asper Wall. 的根。

Bagc jenc（贝近）伞形科植物野胡萝卜 Daucus carota L. 的全草。

Bagc nugs pap（榜奴帕）桔梗科植物桔梗 Platycodon grandiflorum（Jacq.）A.DC. 的根。

Bav baenl sangp（把笨尚）萝摩科植物徐长卿 Cynanchum paniculatum（Bunge）Kitag. 的全草。

Bav baenl（把笨）禾本科植物淡竹 Phyllostachys nigra（Lodd.ex Lindl）Munro var. henonis（Mitford）Stapf ex Rendle 的叶。

Bav dinl max（把登马）菊科植物肾叶橐吾 Ligularia fischeri（Ledeb.）Turcz. 的根。

Bav domgl naenl（把冬仑）山茱萸科植物青荚叶 Helwingia japonica（Thunb.）F.Dietr. 的茎、叶。

Bav jas（把觉）瑞香科植物了哥王 Wikstroemia indica（L.）C.A. Mey. 的根、茎、叶。

Bav jac juis（把茄居）茄科植物蔓陀罗 Datura stramonium L. 的全草。

Bav janl liees（把讲劣）五加科植物刺五加 Acanthopanax senticosus（Rupr.& Maxim.）Harms 的根皮。

Bav maenc dinl max dangl bagx（把门登马荡白）马兜铃科植物五岭细辛 Asarum caudigerellum C. F. Liang 的全草

Bav sup geel kuenp（把素借困）马鞭草科植物大青 Clerodendrum cyrtophyllum Turz. 的叶、根。

Bav xeec mux（把邪母）金粟兰科植物草珊瑚 Sarcandra glabra（Thunb.）Nakai 的全草。

Biaeml gaos nyuds（并高齐）小檗科植物黔岭淫羊藿 Epimedium leptorrhizum

Stearn. 的根、茎、叶。

Biaenl liees dac（病烈打）百合科植物羊齿天门冬 Asparagus filicinus Ham.ex D. Don 的块根。

Bov liongc（波龙）龙胆科植物红花龙胆 Gentiana rhodantha Franch.ex Hemsl. 的全草。

Buil los senp（比罗寸）蔷薇科植物光叶绣线菊 Spiraea japonica L.f.var.fortunei（Planchon）Rehd. 根、嫩叶。

Bul donhl（布冬）猕猴桃科植物毛花猕猴桃 Actinidia eriantha Benth. 的根。

Dah kuenp mant（达坑蛮）报春花科植物过路黄 Lysimachia christinae Hance 的全草。

Demh aems（登挨）蔷薇科植物栽秧泡 Rubus ellipticus Smith var.obcordatus Foke 的根。

Demh aiv yaenl（登介应）野牡丹科植物朝天灌 Osbeckia crinita Benth.ex C.B.Clarke 的根。

Demh baiv enl（登拜映）野牡丹科植物地菍 Melastoma dodecandrum Lour. 的全草。

Demh bens kgaos（登奔高）桑寄生科植物桑寄生 Loranthus parasiticus（L.）Merr. 的茎、叶。

Demh daoc siis（登桃岁）蔷薇科植物山楂 Crataegus cuneata Sieb. & Zucc. 的果。

Demh nyox senc（登虐辰）胡颓子科植物胡颓子 Elaeagnus pungns Thunb. 的果。

Demh ongv（登瓮）蔷薇科植物缫丝花 Rosa roxburghii Tratt. 的果实。

Dih eex not（堆给挪）毛茛科植物天葵 Semiaquilegia adoxoides（DC.）Makino 的全草。

Dimv suic das（定随嗒）天南星科植物一把伞南星 Arisaema erubescens（Wall.）Schott 的块茎。

Dimv suic nuil（定隋类）天南星科植物雪里见 Arisaema rhizomatum C.E.C Fisch. 的块茎。

Dimv suic（定随）天南星科植物天南星 Arisaema heterophyllum Blume 的根茎。

Dimvsuic beev（定隋币）天南星科植物瑶山南星 Arisaema sinii Krause 的块茎。

Doh bial（多岜）苦苣苔科植物蒙自吊石苣苔 Lysionotus carnosus Hemsl. 的全草。

Doh sebt（多侧）豆科植物决明 Cassia tora L. 的种子。

Doh songs jenc（夺送近）豆科植物金钱草 Desmodium styracifolium（Osbeck）Merr. 的枝叶。

Dongc sinc bav siik（铜辰把系）伞形科植物天胡荽 Hydrocotyle sibthorpioides Lam. 的全草。

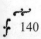

Dongc sinc lav（铜钱哪）牻牛儿苗科植物尼泊尔老鹳草 Geranium nepalense Sweet 的全草。

Dongl sinc din max（铜辰钉马）旋花科植物马蹄金 Dichondra repens Forst. 的全草。

Duangl sedl kuedp（晃正棍）藜科植物地肤 Kochia scoparia（L.）Schrad. 的果实。

Duil（蒂）蔷薇科植物李 Prunus salicina Lindl. 的果实。

Duil bagx（蒂榜）银杏科植物银杏 Ginkgo biloba L. 的种子。

Eenv xenc donc（嗯信团）唇形科植物圆叶薄荷 Mentha rotundifolia Huds. 的茎叶。

Feuc siul jenc（胡罪岑）樟科植物牛筋树 Lindera glauca（Sieb.et Zucc.）Blume 的果实

Gaos laol（高劳）败酱科植物心叶缬草 Valeriana jatamansi & Jones 的根茎。

Gueel nyanl bads（国盼白）木通科植物白木通 Akebia trifoliata（Thunb.）Koidz. var. australia（Diels）Rehd. 的根。

Il mangv wap（一漫花）桔梗科植物半边莲 Lobelia chinensis Lour. 的全草。

Il xangp il daengs（一向一档）瓶尔小草科植物一支箭 Ophioglossum pedunculosum Desv. 的带根全草。

Ius（鹭）凤尾蕨科植物蕨 Pteridium aquilinum（L.）Kuhn var. latiusculum（Desv.）Underw. 的茎、根、嫩叶。

Jac jenc（夹近）茄科植物龙葵 Solanum nigrum L. 的全草。

Jal meeuc sedl（架麦涩）香蒲科植物水烛 Typha angustifolia L. 的根、花。

Jaol yak bav（叫亚把）龙胆草科植物龙胆 Gentiana scabra Bunge 的根茎。

Jedl senc（救成）大戟科植物蓖麻 Ricinus communis L. 的种子。

Jeml jods kap（金却卡）菊科植物烟管头草 Carpesium cernuum L. 的全草。

Jil yat bagx（煮牙八）菊科植物细叶鼠麴草 Gnaphalium japonicum Thunb. 的全草。

Kap not liix（卡罗丽）爵床科植物爵床 Justicia procumbens L. 的全草

Kebp bens menl（扣崩闷）紫葳科植物凌霄花 Campsis grandiflora（Thunb.）K.Schum. 的花。

Kebp naemx（扣嫩）莎草科植物单穗水蜈蚣 Kyllinga cororata（L.）Druce 的全草。

Kebp sedp（更寸）兰科植物大花杓兰 Cypripedium macranthos Sw. 的根及根茎。

Kiut jenc（格近）百合科植物宝心百合 Lilium duchartrei Franch. 的鳞茎。

Kiut（格）百合科植物百合 Lilium brownii F.E.Brown var.viridulum Baker 的鳞茎。

Konp naeml（宽嫩）毛茛科植物小升麻 Cimicifuga acerina（Sieb.& Zucc.）Tanaka 的根。

Lac dinl guas yak（腊丁挂亚）多孔菌科植物赤芝 Ganoderma lucidum （Leyss. ex Fr.）Karst. 的全株。

Lac dinl guas（腊丁挂）多孔菌科植物紫芝 Ganoderma japonicum（Fr.）Lloyd 的全株。

Lagx ebl（腊欧）（五倍子）倍蚜科昆虫角倍蚜 Melaphis chinensis（Bell）Baker 在其寄主盐肤木 Rhus chinensis Mill. 等树上形成的虫瘿。

Lagx ludt yak（腊茹亚）蔷薇科植物地榆 Sanguisorba officinalis L. 的全草。

Lagx ngoc seit（腊俄虽）海桐花科植物光叶海桐 Pittosporum glabratum Lindl. 的根及种子。

Lagx siis（朗西）芸香科植物吴萸 Evodia rutaecarpa（Juss.）Benth. 的未成熟的果实。

Lanx ngoc（腊莪）茜草科植物山栀子 Gardenia jasminoides J. Ellis 的果实。

Mac senc（麻成）仙人掌科植物仙人掌 Opuntia dillenii Haw. 的全株。

Maenc aox mant（门高蛮）薯蓣科植物黄山药 Dioscorea panthaca Prain et Burkill 的根茎。

Maenc bagx（门巴）葡萄科植物白蔹 Ampelopsis japonica（Thunb.） Makino 多根。

Maenc giv nguap mant（门给刮蛮）薯蓣科植物黄独 Dioscorea bulbifera L. 的块茎。

Maenc liagc yeex（门亮野）豆科植物土栾儿 Apios fortunei Maxim. 的块根。

Miac munh（孖焖）卷柏科植物卷柏 Selaginella tamariscina（P. Beauv.）Spring 的全草。

Naenl dongl bav（仑冬巴）兰科植物石豆兰 Bulbophyllum odoratissimum（J.E.Smith）Lindl. 的全草。

Naos dangl nugs ebl（闹荡奴吾）唇形科植物藿香 Agastache rugosa（Fisch.& C.A.Mey.）Kuntze. 的全草。

Naos nant（闹峦）罂粟科植物博落回 Macleaya cordata（Willd.）R. Br. 的全草。

Naos soup（闹秀）马鞭草科植物大叶紫珠 Callicarpa macrophylla Vahl 的根、叶。

Naos sup（闹素）唇形科植物薄荷 Mentha haplocalyx Briq. 的全草。

Nat eip ebl（纳克欧）百合科植物开口箭 Tupistra chinensis Baker 的根茎。

Neit（乃）浮萍科植物紫背浮萍 Spirodela polyrrhiza （L.）Schleid. 的全草。

Ngeit yak（雷哑）满江红科植物满江红 Azolla imbricata（Roxb.）Nakai 的全草。

Ngoc guadl jenc（娥怪近）百合科植物蜘蛛抱蛋 Aspidistra elatior Blume 的根。

Nugs bail mangv（奴拜慢）唇形科植物并头草 Scutellaria barbata D.Don 的全草。

Nugs bav bial yak（奴把拜亚）蓼科植物头花蓼 Polygonum capitatum Buch.–D. Ham ex Don. 的全草。

Nugs cuix fenx（奴水粉）紫茉莉科植物紫茉莉 Mirabilis jalapa L. 的块根。

Nugs duil baengl dih（奴豆棒堆）锦葵科植物肖梵天花 Urena lobata L. 的全株。

Nugs laemp yav（奴仑亚）锦葵科植物蜀葵 Althaea rosea（L.）Cavan. 的叶、茎。

Nugs nyebl miac（奴吝鸦）凤仙花科植物凤仙花 Impatiens balsamina L. 的全草。

Nugs qemk gaos yuil zans（奴灰高意山）百合科植物玉簪花 Hosta plantaginea（Lam.）Asch. 的花。

Nugs wangs weep（奴王或）菊科植物千里光 Senecio scandens Buch.–Ham.ex D.Don 的全草。

Nus padt bens（奴盼奔）芸香科植物刺异叶花椒 Zanthoxylum ovalifolium Wight var. spinfolium（Rehd. et Wils.）Huang 的根皮。

Nyanc（敛）蔷薇科植物白草莓 Fragaria nilgerrensis Schtdl.ex J. Gay 的全草。

Nyil jeengx padt（里尽盼）秋海棠科植物一点血秋海棠 Begonia wilsonii Gagn. 的全草。

Nyil jeengx yak（里尽亚）菊科植物一点红 Emilia sonchifolia（L.）DC. 的全草。

Nyingv（齐）豆科植物野葛 Pueraria lobata（Willd.）Ohwi. 的块根。

Oux jiuc jenc 藕臼近蓼科植物金荞麦 Fagopyrum dibotrys（D.Don）H.Hara. 的根茎。

Oux xul dal 偶秀大 禾本科植物薏苡 Coix lacryma –jobi L. 的种仁。

Piudt doux（邦团）菊科植物苍耳 Xanthium sibiricum Patrin ex Widd. 的果。

Qiudt bangh（求邦）豆科植物波叶山蚂蝗 Desmodium sequax Wall. 的全草。

Sac jas（杀觉）兰科植物白及 Bletilla striata（Thunb et A. Murray.）Rchb.f. 的块根。

Saeml not（甚络）藤黄科植物金丝梅 Hypericum patulum Thunb. 的全株。

Sangp juc saengc（尚九牛）防己科植物金果榄 Tinospora capillipes Gagn. 的块根。

Sangp lagx sangl（尚郎丈）樟科植物木姜子 Litsea pungens Hemsl. 的果实及根。

Sangp maenc yak（尚扪亚）薯蓣科植物薯蓣 Diosorea opposita Thunb. 的块茎。

Sangp meix kguemc（尚美哽）虎耳草科植物黄常山 Dichroa febrifuga Lour. 的根。

Sangp nugs yangc suis（尚怒阳虽）豆科植物锦鸡儿 Caragang sinica（Buc'hoz）Rehder 的根、根皮。

Sangp nyangt jal（尚娘架）禾本科植物白茅 Imperata cylindrica（L.）P. Beauv. 的根茎。

Sangp nyangt lemh（尚娘仑）莎草科植物莎草 Cyperus rotundus L. 的块茎。

Sangp nyox kgaeme（尚虐哽）豆科植物苦参 Sophora flavescens Aiton 的根。

Sangp seit taemc（尚岁滕）紫金牛科植物矮茎朱砂根 Ardisia brevicaulis Diels 的全草。

Sangp sunl kgaos（尚专高）桑科植物柘树 Cudrania tricuspidata（Carr.）Bur. 的根。

Sank lip lem（伞利轮）报春花科植物狭叶落地梅 Lysimachia paridiformis Franch.var. stenophylla Franch. 的全草。

Sanv maenc naemx（占门冷）灯心草科植物灯心草 Juncus effusus L. 的全草。

Saop（绍）禾本科植物芒 Miscanthus sinensis Anderss. 的根。

Saov nyox siik bav（照虐四把）桔梗科植物杏叶沙参 Adenophora strica Miq 的根。

Saov nyox wul jenc（照虐务近）马齿苋科植物土人参 Talinum paniculatum（Jacq.）Gaertn. 的根。

Senpmieengc（圣篾）里白科植物芒萁 Dicranopteris dichotoma（Thunb.）Bernh. 的根状茎。

Siik bav ngueex donc（岁把额团）金粟兰科植物宽叶金粟兰 Chloranthus henryi Hemsl. 的全草。

Siik bav ngueex ul dees（岁把额悟得）金粟兰科植物及己 Chloranthus serratus（Thunb.）Roem. et Schult. 的全草。

Siip（岁）棕榈科植物棕榈 Trachycarpus fortunei（Hook.）H.Wendl 的叶、果。

Sinl mant（罪蛮）芸香科植物飞龙掌血 Toddalia asiatica（L.）Lam. 的根。

Sinl yanc（罪然）芸香科植物花椒 Zanthoxylum bungeanum Maxim. 的果皮。

Siul biac bav laox（休岜把老）芸香科植物大叶花椒 Zanthoxylum dissitum Hemsl. 的果实、种子。

Sonk dogc（蒜躲）兰科植物独蒜兰 Pleione bulbocodioides（Franch.）Rolfe 的假球茎。

Suicmaenc（隋焖）葫芦科植物小蛇莲 Hemsleya amabilis Diels 的块根。

Sumx yak（省亚）荨麻科植物大蝎子草 Girardinia palmata（Forssk.）Gaudich. 的全草。

Sunl aems（政摁）百合科植物土茯苓 Smilax glabra Roxb. 的根茎。

Sunl demb sent（政登顺）蔷薇科植物多花蔷薇 Rosa multiflora Thunb. 的根及花朵。

Wadc（吻）三白草科植物蕺菜 Houttuynia cordata Thunb. 的全草。

Weenh nyinc sangl（弯年刺）大戟科植物铁海棠 Euphorbia millii Ch.des Moulins 的茎、叶、乳汁。

Wul sup dees yak bav niv（务素得亚把类）紫金牛科植物百两金 Ardisia crispa（Thunb.）A.DC. 的根。

Xingp bial（迅坝）水龙骨科植物槲蕨 Drynaria fortunei（Kunze）J. Sm. 的根茎。

Xingp jenl（信近）姜科植物箭杆风 Alpinia pumila Hook.f. 的根茎。

Xingp jox boal（迅九坝）天南星科植物石菖蒲 Acorus tatarionwii Schott 的根茎。

Xingp jox（信觉）天南星科植物菖蒲 Acorus calamus L. 的根茎。

Xingp mant jenc（信蛮近）百合科植物黄精 Polygonatum sibiricum F.Delaroche 的根茎。

Xoh kuedp（削昆）腊梅科植物腊梅 Chimonanthus praecox（L.）Link 的根。

Xongk（送）蓼科植物虎仗 Polygonum cuspidatum Sieb. et Zucc. 的茎、根。

Xul munh（秀满）楝科植物川楝 Melia toosendan Sieb.et Zucc. 的果实。

Yaemt sup（仁素）菊科植物黄花蒿 Artemisia annua L. 的全草。

Yaemt yit（仁野）菊科植物茵陈蒿 Artemisia capillaris Thunb. 的茎和叶。

Yuc jinl pangp（右登胖）鸢尾科植物鸢尾 Iris tectorum Maxim. 的根茎。

二、Dongwu Ems 动物药（47 种）

Aens geiv aiv（哽给盖）雉科动物家鸡 Gallus gallus domesticus Brisson 所产的蛋的蛋壳。

Aens lemc leengh（哽叻昵）蝉科昆虫黑蚱 Cryptotympana pustulata Fabr. 羽化后的蜕壳。

Aens louv（哽蒌）田螺科动物中国圆田螺 Cipangopaludina Chinansis（Gray）及其同属动物的壳。

Al（啊）鸦科动物大嘴乌鸦 Corvus macrohynchus colonorum Swiahoe 的肉。

Bal bigx（罢比）鲤科动物鲫 Carassius auratus（Linnaens）的全体。

Bal miix（罢米）鲤科动物鲤鱼 Cyprinus carpio L. 的全体。附：Bic bal 壁罢（鱼的皮）。

Baol gueec（报珪）牛科动物水牛 Bubalus bubalis L. 的角。药用牛角尖部。

Baol liees（报咧）牛科动物山羊 Capar hircus L. 的角。

Baol senc（报辰）牛科动物黄牛 Bos taurus domeaticus Gmelin 的角。

Bax（吧）蝗科昆虫稻蝗 Oxya chinensis Thunb. 的干燥全虫。

Bic aox yaeml aiv（枇咬应盖）雉科动物家鸡 Gallus gallus domesticus Brisson 砂囊的干燥内膜。

Biins gaos（比皋）鳖科动物中华鳖 Amyda sinensis（Wiegmann）的头。

Bongh（蚌）蚬科河蚬 Corbicula fluminea（Muller）的贝壳。

Bouc（播）鸠鸽科动物家鸽 Columba livia domestica Gmelin 的全体。

Dabl nguk（奋库）猪科动物家猪 Sus scrofa chirodontus Heude 的肝脏。

Dangc laol medc（糖闹每）蜜蜂科昆虫中华蜜蜂 Apis cerana Fabriciushus 或意

大利蜂 Apis mellifera Linnaeus 所酿的蜜。

Dous inv（岛引）燕科金腰燕 Hirundo daurica japonica temminck et Schlegel 的巢泥。

Eex nguap（儿夸）犬科动物狗 Canis familiaris L. 的粪便。

Gabs（挂）蜚蠊科东方蜚蠊 Blatta orrentalis Linnaeus 的成虫。

Gaos aiv（皋介）雉科动物家鸡 Gallus gallus domesticus Brisson 的雄鸡的头。

Geiv aiv（给盖）雉科动物家鸡 Gallus gallus domesticus Brisson 所产的蛋及其蛋清。

Geiv bax jais（给霸界）螳螂科大刀螂 Paratenodera sinensis Saussure、小刀螂 Statilia maculata Thunb.、薄翅螳螂 Mantis religiosa L.、巨斧螳螂 Hierodula patellifera Serville 或华北刀螂 Paratenodera augustipennis Saussure 的卵鞘。

Geiv lieit kuap（给擂挂）犬科动物狗 Canis familiaris L. 的雄性生殖器。

Geiv lieit nguk（给擂库）猪科动物家猪 Sus scrofa chirodontus Heude 的雄性生殖器。

Kebp（蚵）蜈蚣科少棘蜈蚣 Scoropendra subspinipes mutilans Koch 的全体。

Labx mant（蜡门）蜜蜂科昆虫中华蜜蜂 Apis cerana Fabriciushus 或意大利蜂 Apis mellifera Linnaeus 分泌的蜡。

Meeux biaeml（谬乒）猫科动物猫 Felis domestica Brisson 的毛、骨。

Mians（缅）鼬科动物中国水獭 Lutra lutra chinensis Gray 的肝。

Miingc（螟）水蛭科动物宽体金线蛭 Whitmania pigra（Whitman）或日本水蛭 Hirudo nipponica（Whitman）的全体。

Miungc（猕）蝼蛄科昆虫蝼蛄 Gryullotalpa africana Palisot et Beaurois 的全体。

Naemx bov nguk（嫩播库）猪科动物家猪 Sus scrofa chirodontus Heude 的胆汁。

Naemx ngueec bedl（嫩咕鹎）鸭科动物家鸭 Anas domestica L 的唾涎、鸭脚。

Ngoh（诺）鳝科动物黄鳝 Monopterus albus（Zuiew）的全体。

Nguedc（稳）鳅科动物泥鳅 Misgurnus anguillicaudatus（Cantor）的全体。

Nuic jogc inp（雷角应）马陆科动物约安巨马陆 Prospirobolus joannsi（Brolemann）的全虫。

Nyebl dinl nguk（扭吨库）猪科动物家猪 Sus scrofa chirodontus Heude 的前脚爪。

Padt liees（盼咧）牛科动物山羊 Capar hircus L. 的血。

Padt nganh（盼鹌）鸭科动物鹅 Anser domestica Geese 的血。

Qink laol（檎闹）胡蜂科昆虫大黄蜂 Polistes mandarinus Saussure 或同属近缘昆虫的巢。

Saenx（圣）蚯蚓科缟蚯蚓 Allolobophor cariginosa trapezoides（Duges）的全体。

Shexiang（麝香）鹿科动物林麝 Moschus berezovakii Flerov、马麝 Moschus

sifanicus Przewalski、原麝 Moschus moschiferus Linnaeus 的成熟雄体香囊中的干燥分泌物。

Suic al（随尕）眼镜蛇科动物眼镜蛇 Naja naja（L.）的全体。

Suic lol jigx（隋咯季）游蛇科动物乌梢蛇 Zaocys dhumnades （Cantor）的全体。

Suic sik dinl（隋四锭）石龙子科动物蜒蜓 Lygosoma indicum（Gray）的全体。

Suic sup（随素）蝮蛇科动物竹叶青 Trimeresurus stejnegeri Schmiclt 的全体。

Suic wangc houp（隋王侯）蝰科动物五步蛇 Agkistrodon acutus （Guenther）的全体。

Yeelaiv（也介）蟾蜍科动物中华大蟾蜍 Bufo bufo gargarizans Cantor 或黑眶蟾蜍 Bufo melanostictus Schneider 的干燥分泌物。

三、Kuangwu Ems 矿物药（9 种）

Hoip（褐）　　　　　　石灰岩 Limestone

Julxap（朱砂）　　　　辰砂 Cinnabar

Liuhuang（硫黄）　　　硫黄 Sulphur

Magx mant （蛮瞒）　　大黄泥等土种的泥土 （yellow earth）

Shigao（石膏）　　　　石膏 Gypsum

Siup（硝）　　　　　　硝石 Niter

Weenc（刎）　　　　　明矾石 Alunite

Xionghuang（雄磺）　　雄磺 Realgar

Zhongrushi（钟乳石）　钟乳石 Stalactite

本名录主要参考文献:

中国科学院中国植物志编辑委员会.中国植物志.北京：科学出版社.

中国科学院植物研究所.中国高等植物图鉴.北京：科学出版社.

李永康、黄威廉、王兴国、陈谦海.等.贵州植物志（第一卷～第十卷）.贵州人民出版社，贵州科技出版社，四川民族出版社.

江苏新医学院.中药大辞典（上册）（下册）.上海：上海科学技术出版社.

贵州省民族语文指导委员会研究室，中国科学院少数民族语言调查第二工作队.侗汉简明词典（初稿）.贵阳：贵州民族出版社.

贵州省民族语文指导委员会研究室.汉侗简明词典（初稿）.贵阳：贵州民族出版社.

第六节　侗族药物标本馆

黔东南州苗族侗族药物标本馆由黔东南州民族医药研究所 2002 年开始筹建，

2004年面向社会正式开馆。标本馆负责人由黔东南州民族医药研究所所长兼任。

黔东南州苗族侗族药物标本馆反映了苗族侗族医药发展的轨迹，反映了苗族侗族医药从继承到创新的轨迹，是黔东南苗族侗族医药和苗族侗族医药药文化的缩影。是黔东南州科技教育基地，贵州省科普教育基地。

黔东南州苗族侗族药物标本馆位于贵州省凯里市市中心，是我国目前具有相当规模的苗医药侗医药药物标本馆，是我国苗医药，侗医药的国家级非物资文化遗产项目的保护与传承基地，保存在此馆中的药用植物、动物等物种标本是苗族医药、侗族医药存在的凭证。它以苗族医药、侗族医药的本真性和涉及生物分类学、资源学以及其他生物学、民族医药学、生药学等基础研究领域的重要的原始材料和基本信息引起了国内外相关学者的关注。

黔东南州苗族侗族药物标本馆现有使用面积700余平方米，设有苗族侗族民族医史展厅、永久性的苗族侗族药物展厅、野生珍稀濒危药物标本室及苗族侗族药用植物凭证标本室，另设有标本室制作室、资料室、科普教育基地教室等。黔东南苗族侗族药物标本库——植物标本生命的延伸。生命因有了使命才会升华，历史因有了使命才会前进。黔东南苗族侗族药物标本库词一首："应天长一干标本终安，继承创新使命振。容颜俊，诗画境，医药文化丰底蕴！民药求索径，苗侗汗青憧憬。映雪又酿一春，笑看山花缤！"标本馆各展厅雅致、新颖，充满苗族侗族文化和苗族侗族医药文化的气息，不仅仅有严密的科学性，而且其艺术性、观赏性也很强。标本馆展示苗医药、侗医药非物质文化遗产项目，展示苗族药物、侗族药物标本1 000余种，有着较高的苗族医药、侗族医药文化的品位。

几年来，黔东南州苗族侗族药物标本馆在宣传黔东南，增强民族自豪感方面，在宣传苗医药、侗医药非物质文化遗产的保护和传承方面，在传播苗族医药、侗族医药，提升苗族医药、侗族医药的文化品位方面，在面向公众普及医学知识、传播科学思想以及开展科普教育活动等诸方面都取得了显著的社会效益。

（一）公益性的常年对外开放

黔东南州苗族侗族药物标本馆是具有普及医学科学技术知识功能的、独立开展科普活动的非营利性单位。坚持公益性，常年对外开放。已接待了国家卫生部、国家文化部、国家商务部、国家发改委、国家林业局、国家中医药管理局、国家知识产权、专利局、中国民族医药学会、中国医学科学院药用植物研究所、昆明植物研究所、中国中医科学院、中国高新技术产业促进会、中医药现代化杂志社、中央民族大学、上海医药大学、南京中药大学、上海东华大学以及北京、上海、广东、广西、湖南、云南、江苏、山西、安徽等省的卫生官员或专家、学者和广西壮族自治区民委、湘西民族医药研究所、贵州省卫生厅、贵州省中医药管理局、贵阳中医学院、贵阳医学院、贵州省中医药研究院、贵州省中科院天然化合物重点实验室、贵州省中药办、贵州省林科院、贵州省植物园等的负责人士、专家、学者以及中央电视台、广西壮族自治区电视台、贵州电视台、香港中文电视台、黔东南电视台，人民日报社、经济日报、中国农民报社、贵州日报社、黔东南报社等传媒的记者到标本馆进行了参观考察，受到了他们的高度赞许；接待了世界银行的官员 Nicor 和 Valerie，美国、德国、加拿大、瑞典、香港、越南、芬兰、几内亚、也门、韩国、日本、巴基斯坦、缅甸、泰国等国家和地区的有关学者等到标本库考察和参观，接待了大专院校学生及民间民族医的实习，开展了中小学生及社区群众的科普宣传教育。到 2010 年止，已接待参观的人数及进行科普教育的人数达 7000 余人。

（二）侗族医药的科学研究

标本馆主要进行侗族医药非物质文化遗产保护与传承，及黔东南州民族医药药用物种的调查研究等。

2003 年药物标本馆的《粘贴法制作中草药腊叶标本的研究》课题获州科技进步二等奖；2005 年药物标本库的《黔东南苗族侗族自治州苗族侗族药物资源的研究及其标本展示》课题获贵州省医学会科技二等奖，黔东南州科技进步二等奖。2009 年出版侗医药专著《侗族药物方剂学》和《侗族常用药物图鉴》，其中《侗族药物方剂学》获我国西部地区图书二等奖。

（三）对外开展项目合作

（1）是国家科技部科技基础平台项目专题"自然保护区生物标本与民族医药标本整理与数字化"项目合作单位，2007 ~ 2009 年与中央民族大学生命与环境科学学院合作，完成 4949 号民族植物药腊叶标本信息数字化，以公益性共享方式进入中国自然保护区资源平台。

（2）是"贵州省民族药活性筛选中心"建设项目合作单位，2007 至今与贵州省中国科学院天然化合物重点实验室合作，完成了苗族、侗族药用植物凭证标本室的建立。

（四）服务项目

（1）提供苗医药侗医药的咨询；提供苗医药侗医药检索；提供苗医药侗医药相关研究的服务；提供苗药侗药药材的鉴别。

（2）开展青少年及其重点人群的科普教育活动，开展青少年提的苗药侗药标本趣味习作、中草药植物艺术书签制作等科普教育辅导活动。举办中医苗族医侗族医养生保健、治未病讲座。

黔东南州苗族侗族药物标本馆

地址：黔东南州凯里市金井路 6 号 邮编：556000

公交线路：乘 1. 3. 5. 6. 9 公交车到药厂或州医院下车

联系人：杨晓琼

电话：0855–8218989 13885526573

传真：0855-8218989

电子邮箱：qdnzmys @ 163.com.

开放时间：9：00 ~ 16：00（常年开放）。

第七节　侗族药用植物种植园

侗族是一个历史悠久、勤劳、勇敢和智慧的民族，主要分布在贵州、湖南、广西三省（区）交界地区。侗族聚居地区地形复杂，气候变化大，分布着繁多而独具特色的植物物种和类群，在历史的长河中，侗族逐渐形成了独具特色的医药文化，成为我国民族医药的重要组成部分。侗族医药主要是靠口传心授，或以长歌形式代代相传，虽然有关医药的文字记载甚少，但侗医药为本民族的繁衍、生息和发展，做出了巨大的贡献。怀化学院民族药用植物资源研究在利用湖南省重点实验室对侗族常用药用植物资源进行广泛调查、整理的基础上，根据药用植物生物学特性、药用价值及开发潜力，挖掘并引种有开发利用价值的侗族药用植物资源，于2009年建立了面积近2 000平方米的侗族药用植物种质园。该园已引种侗族常用药用植物320余种（包括变种和品种），共76科，125属，其中蕨类植物15种，裸子植物6种，被子植物300余种，包括银杏、杜仲、红豆杉等濒危、名贵树种，八角莲、七叶一枝花、观音座莲、细叶石仙桃、金荞麦、香茅、毛叶地笋、鸡血藤等名贵中草药，最具特色的是引种有毛秀才、九龙盘、一枝蒿、破骨七、续断、冷饭团、一朵云、一枝黄花、子上生叶等侗医偏好使用的特色药用植物。侗族药用植物种植园长期开展对外提供种子与种苗的服务，该园建立对于挖掘与保护侗医药资源、推动侗医药发展将起到十分重要的基础性作用。

第八节　侗医常用动物药物治病经验

侗医为民诊病疗疾，大多数都是采集当地所产的地道中草药材，自行加工炮制后使用，在农村的侗医多选用新鲜药为主。侗医常用药物品种约400种，其中常用动物药物品种有几十种，现将我们在侗族民间调查收集到的常用动物药物治病的经验辑录如下。

1. 牛

侗医常用水牛或黄牛的角、蹄、牛黄、牛鞭及睾丸入药治病。

（1）用牛角加工制作成牛角火罐、刮痧板、牛角针等器具，火罐和刮痧板用于治疗伤风受寒、风湿关节疼痛、头痛、慢性腰腿痛、肩背疼痛等病症，解除疼痛疲劳；牛角针则用于遇到急症时点刺穴位，缓解疼痛之用。

（2）用黄牛蹄壳烧存性研细粉，茶籽油调成膏状外敷，主要用治疗疮疡流

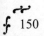

脓血水，久不收口之症。

（3）牛黄：主要用于治疗发热、高热不退，热厥之急救药物。

（4）牛鞭、睾丸：侗医用牛鞭、睾丸洗净去油脂烘干后，配伍补肾壮阳药物泡酒内服，用于治疗老年肾阳虚亏所致的尿无力、尿不尽或尿清长、腰冷痛之症，以及用于治疗肾气不足所致阳痿、早泄之症。

（5）用水牛角加工成细丝，配以其他清退热毒药物，用于治疗热毒疮肿、热毒迫血妄行等热症。

2. 羊

（1）侗医常用野山羊角、蹄壳治疗小儿发热之症。

（2）用羊肉炖阳雀花根、红当归和土党参，治疗久病体虚、气虚自汗、常易感冒之症。

（3）用羊鞭和睾丸补肾壮阳，治疗阳痿、见四肢欠温、腰腿冷痛等病症。

（4）用羊肝治疗鸡蒙眼病（夜盲症），取新鲜品蒸熟内服，或配珍珠草、笔筒草清炖羊肝，吃肝喝汤，连用 7 ~ 10 天即效。

3. 猪

（1）侗医用猪苦胆治疗内热引起的结屎症（便秘），平时取猪苦胆晾干，用时取出已干的胆汁膏搓成黄豆大小丸，每次用蜂蜜水或温开水吞服 5 ~ 8 丸，日服 3 次，便通即止。

（2）用猪心炖三七粉内服，治疗胸闷、心前区疼痛、阵发性心慌、心慌易受惊的病症。

（3）用猪小肚（膀胱）炖山药、芡实、小茴香，吃肉喝汤，治疗儿童尿床和老年人肾虚遗尿症。

（4）用新鲜猪肝粘鸽子（喂包谷的）干粪粉烤熟内服，或粘楠木树皮细粉烤熟内服，治疗小儿厌食和疳积症。

（5）用新鲜猪脏肠（直肠）炖阳雀花根、土党参内服，治疗气虚脱肛症。

4. 狗

侗医用狗鞭及睾丸配温肾药物或祛风除寒、通筋散血药物泡酒内服，用于治疗肾阳虚之阳痿、早泄、冷寒风湿腰腿痛、腰肌劳损病症；用狗油涂擦，治疗干燥所致的卷口（皲裂）症。

5. 鸡

（1）侗医用鸡肫皮打粉吞服或煎水服用，治疗尿路结石和胃肠胀痛病症。

（2）用小鸡与接骨药物一起打烂外敷，用于治疗骨折。

（3）用公鸡毛洗净配合千里光、娘随退（蛇倒退）、桃树枝等药物煎水外洗，治疗皮肤瘙痒症。

6. 鸭

侗医用鸭子的口水内服，治疗鱼刺或细小骨刺梗喉（只能对细小卡刺）；用鸭肫皮治疗结石症。

7. 鹅

侗医用新鲜鹅血内服，用于清理咽喉气管棉灰尘（针对纺棉花和弹棉絮工作者）；用鹅子的气管烧灰吞服治疗老年性慢性支气管炎、哮喘症。

8. 黄鳝

侗医用黄鳝血涂擦患处，治疗歪嘴症（面瘫）和痔疮肿痛症。

9. 蚂蟥

侗医用蚂蟥配合接骨药一起捶烂外敷，治疗各种骨折跌打损伤症。

10. 螃蟹

侗医用新鲜螃蟹与接骨药一起捶烂外敷，同时内服干螃蟹粉，治疗各种骨折。

11. 螳螂蛋（桑螵蛸）

侗医用新鲜的螳螂蛋烧熟内服，或用干品煎水内服，用于治疗小儿尿床症。

12. 曲蟮（蚯蚓）

侗医用新鲜蚯蚓洗净放入碗中，撒些白砂糖，待溶出浆汁后涂擦患处，治疗寸耳癀症（腮腺炎）。

13. 蜈蚣虫

侗医用活的蜈蚣虫与桐籽油一起浸泡，用于治疗各种刺伤肿痛、无名肿毒、疮、疖疼痛症。配合其他药物煎水内服，治疗颈淋巴结核、肝炎和痈肿等症。

14. 蜘蛛

侗医用活的大蜘蛛吮吸伤口毒液，主要用于治疗被毒蛇、毒虫咬伤的初期，还用蜘蛛产蛋后的覆盖膜外贴伤口，治疗皮肤外伤出血。

15. 蛇

侗医用各种蛇与活血散瘀、祛风除湿、通筋止痛药物一起泡酒内服或外擦，用于治疗风湿腰腿关节疼痛病症。

16. 团鱼（甲鱼）

侗医用新鲜甲鱼血涂擦患处，治疗痔疮肿痛、肛周炎；用甲鱼壳醋炒与其他药相配，治疗猫鬼病（肺结核）、水臌病（肝硬化腹水）。

17. 乌龟

侗族民间抓到乌龟后，放入平时装潲水的木桶内，可以预防猪瘟病。用龟壳醋炒后治疗猫鬼病、盗汗症和九子痒症（颈淋巴结核）。

18. 癞蛤蟆（蟾蜍皮）

侗医用新鲜蟾蜍皮翻过来包敷患处，治疗蛇头疔（甲沟炎）症，效果尤佳。

19. 黄鼠狼

侗医用黄鼠狼的毛烧成炭冲阴阳水内服，治疗老鼠症（因为黄鼠狼是老鼠的克星）；用整个黄鼠狼泡酒内服，治疗久泻久痢症。

20. 麻雀

侗医用麻雀炖淫羊藿根内服，治疗肾阳虚之阳痿，怕冷腰酸痛症。有的用黄泥包裹放炭火中烧熟，去掉内脏吃麻雀肉，治疗中老年人肾虚腰痛、尿无力症。

21. 打屁虫（九香虫）

侗医用九香虫治疗胃冷痛，有的用于治疗肾虚腰膝酸软症。

22. 蜂窝（蜂房）

侗医用蜂窝治疗黄疸肝炎、皮肤瘙痒症，研粉调茶油外涂，治疗对口疮（颈部蜂窝组织炎）和蜂窝症（蜂窝组炎）。

23. 口袋虫（蝼蛄）

侗医用口袋虫烘干研成细粉，放入绿壳鸭蛋中（将蛋一头打一小洞放入药粉）蒸熟内服，治疗肾炎水肿症。

24. 岩鹰（又称老鹰）

侗医用岩鹰脚爪干品煎水服或烧炭冲阴阳水内服，治疗小儿半天症（小儿惊风）。

25. 家猫

侗医用家猫骨配合其他药物治疗肛周脓肿及肛瘘。猫毛 2 ~ 3 克烧灰，用水吞服，治疗胃肠炎。

26. 蜂蜜

侗医用蜂蜜蒸梨或白萝卜内服治疗咳嗽，直接服用蜂蜜水治疗便秘、胃脘痛，用原汁蜂蜜涂擦患处，治疗口疮、烫伤之症。

27. 田螺

侗医用田螺烧成炭灰后，研细粉用桐油调匀，滴入耳内 1 ~ 2 滴，治疗中耳炎，涂擦肛门患处治疗痔疮肿痛和肛周炎。

28. 鲫鱼

侗医用鲫鱼加生姜、葱、盐蒸熟食用，治疗儿童营养不良；用鲫鱼炖汤喝，可增加乳汁和催乳。

29. 鲤鱼

侗医用鲤鱼加白及炖汤，吃鱼喝汤，用于治疗肺结核咯血、咳嗽症。用鲤鱼皮与其他药物配合捶烂外敷患处，可拔出鸟枪打入肉内的铁砂。

30. 蚱蜢（蝗虫）

侗医用蚱蜢煎汤内服，或烘烤存性研粉吞服，治疗小儿急慢性惊风、百日咳。

31. 穿山甲

侗医用穿山甲的甲片作为刮痧工具，在病变部位或选穴（部）位刮治，主要用于筋脉瘀阻疼痛；经炮制加工后煎水或研粉吞服，用于治痈肿，下乳，通经等症。

32. 土鳖虫

侗医用土鳖虫研粉用白酒吞服，主要用于治疗急性腰扭伤和跌打损伤所致局部瘀血肿痛症。

33. 人尿

侗医用儿童的小便内服，治疗跌打损伤所致的骨折内脏瘀血疼痛症（早期）。被水、火烫伤时，马上用尿淋敷或直接浸泡在尿液中，可减轻灼热痛苦和防止疤痕形成。

34. 人发

侗医用儿童或成人的头发热灰冲阴阳水内服，治疗经常性鼻出血症。

35. 人乳

侗医用人的乳汁涂擦眼睛，治疗眼球红肿热痛症和电焊灼伤眼睛肿痛症。

36. 人的口水（涎液）

侗医常用口水外擦患处，可以治疗被蚊虫叮咬引起的皮肤红肿痒热之症。

37. 蝉壳

侗医应用蝉壳与其他药物配伍煎水内服，治疗风丹皮肤热痒之症。

上述是侗医常用药物中应用动物药品种的一部分，虽未能充分反应侗医所用动物药物的全面方法，如同一种动物药物治疗多种病证，使用方法的不同，获得效果不一样等特点，没有全部反映出来，这是因为我们调查收集资料范围所限，还有较多的侗医用动物药物经验尚未收集辑录，如在以上资料中有不足之处，敬请各位同仁指教。

第九节　湖南侗药谱

一支葱　一支箭　一把伞　一根豆　一棕草　一点血　十万错　十月葆　丁香　七加风　八卦风（八面风）　八卦风（每妮马）　八角风　八角莲　人头藤　人指甲　儿子葆　九子疡　九牛胆　九节风　九龙盘　九龙藤　九层皮　九里光　刀豆子　刀豆壳　三月葆　三匹青　三百根（柳草根）　三百根（竹叶细辛）　三胆草　三角藤　三角豆根　三叶烂根　干芋　干荷叶　土狗　土荆芥　土党参　土黄芪　土萌子　土风壳菜　土波丝窝　大米　大黄　大力子　大肠风　大退消　大凉药　大蒜葱　大波丝　大犬尾草　大白蜡树　大伤药树　大血藤花　大血藤叶　大降龙草　大蚊虫药　大藤子叶　大叶细辛葆　大叶满坡香　大金艮花藤　山关门　山羊胎　山豆根　山芦根　山龟根　山油麻　山珠子　山高粱　山萝卜　山楂根　山丝瓜根　山茶草根　山茶竹花菜　千脚虫　千年老鼠屎　川芎　门波花　女贞子　小麦　小苗　小木通　小米泡

小血藤　小布骚柴马　薯马蹄草　马蹄旱　马愿草　马令保根　马蹄细辛　天门冬　天花粉　天麻根　天青红地　天青红地（凉伞草）　天青地白　无根藤　云南粟　木瓜　木香　木通木鳖　木浆子　五爪风　五匹风　五加风　五加皮　五加刺　五加通　五倍子　五月白根　五倍子树根　见血飞　太了根　牛肉　牛油　牛屎　牛克膝　牛尾藤　牛屎菌　牛胆汁　牛不吃叶　牛马踪壳　牛奶子根　牛舌子树　手指花　毛芋　毛秀才　毛草根　毛脚鸡　毛蜡树花　毛腊树根　月月红　凤凰窝　乌药　乌云草　乌龟壳　乌粟根　勾脖藤　六月雪　方飞杉藤　火草　火炉士　火炭泡　双铜　巴豆　巴岩藤　水兰花　水冬瓜　水竹叶　水竹根水兰草根　水内用菜根　水杨梅树根　水推子虾蟆　水桐木树白花　巧心草　甘桃子　古铜钱　石灰　石膏　石榴皮　石榴根　龙头花　龙胆草　打不死　打屁虫　打铁淬火水　叶上生子　叫敢姆　四方藤　四叶莲　四两麻　四肢通　四季葱　四眼草　四匹叶草　出头针　生姜　生鸡血　禾秆草　仙人掌　仙桃草　白壳　白粟　白菜　白矾　白腊　白马屎　白瓜子　白瓜壳　白灰刺　白杨木　白花草　白油麻　白砂糖　白茯苓　白胡椒　白葛花　白鲜皮　白痧药　白蜡树　白叶子泡　白杨柳花　白蜡树叶　白映山红根　瓜蒌　瓜蒂　瓜子金　瓜香草　冬瓜根　冬苋菜　包谷壳　包谷根　兰花根　半夏　半川子　半边风　半边莲　头发　对叶黄花　丝瓜　丝瓜叶　丝瓜皮　丝瓜花　丝瓜尾　丝瓜瓢　丝丝草　地丸子　地浆水　喜相逢　芝麻根　老鼠豆　老鼠屎　老鼠耳圳　老鸦兜藤　耳垢　耳猪菜籽　西瓜籽　西瓜藤　百合　百解　百解藤　百合花　百合壳　百鸟不落　过山龙　过山虎　过江龙　光一枝箭　当归　团鱼　团鱼头　团鱼壳　团鱼蛋　肉肉菜　竹笋　竹叶青　竹根七　竹叶门冬　朱砂　血经草　灯笼葆　冰片　冰糖　羊骨　羊胡须　羊角根　羊角天麻　羊角树种子　关门草　米泔水　阳合根　观音茶　观音莲　观音竹根　红豆　红枣　红菌　红藤　红沙草　红浮飘红麻子　红筷子　红痧药　红糟菜　红单麻叶　杜仲　杉子　杉木　杉皮　杉木浆杉树叶　杨梅叶　豆腐　两面刀　苋菜　花蛟龙　花烟草　苍耳根　芦根　芭蕉头　芭蕉皮　芭蕉油　芭蕉根　苏木　杏仁　李子根树　辰时花　板木树根　连铁草　旱灯草　针刺梨根　皂壳　皂矾　皂刺　皂荚浆　谷芽　谷精草鸠屎　饭爬墙　饭笋泡　陈皮叶　鸡血　鸡肉　鸡肝　鸡屎　鸡蛋　鸡涎　鸡爪糖　鸡金皮　鸡冠菜　鸡蛋壳　鸡婆刺　鸡爪子根　鸡头藤叶　鸡梨树皮青苔菁藤　青鱼胆　青麻根　青鱼胆草　枇杷　枇杷叶　枇杷花　板栗　枞树菌　松心　松树子　松树叶　松树根　枫木皮　枫木茨　刺梅　刺果子　刺黄连　苦瓜　苦皮　苦参　苦瓜藤　苦麻菜　苦刺牙　苟鸡菜　枣树根　拐子菜　软筋藤虎骨　虎茨根　虎蕨根　肾囊草　明保花　岩姜　岩川芎　岩白蜡　岩菖蒲　岩鹰脚　岩鹰头　金刚藤　金丝猫　金银花　金凤花根　金银花根　金银花藤　金丝线吊葫芦　金线吊葫芦藤　狗奶树　狗肝子　狗屁藤　狗屎茨　饱饭花　饱饭花叶　鱼香草　鱼眼葆　变婆珠　河蚌肉　河蚌壳　油茶壳　定海针　空心菜屈之草　细叶草　细曲草　细米葆　细金鸡尾　细铜钱草

细穗葆藤　细叶一枝莲　柑皮　枳壳　柏木　柿子盖　栏杆铜钱草　胡桃肉　南瓜
南瓜把　草果子　茼蒿草　茵陈蒿　茶叶　茶油　茶油枯　茶兰根　茶树根　茶油树
根　厚朴花　背笼草　韭菜　咪咪草　虾　蚂蝗　蚂蚁窝　蚂蝗七　香油　香瓜叶
香瓜菜　香花草　鬼樟木子　鬼老风树根　兔屎　食盐　独角牛　追风赶毒　亮光菜
烂蒲扇　烂蒲席　穿山甲　穿山甲草　扁担粉　屎虫　桂皮　蚕桑白浆　桐油　桐木
叶　桐油树银　桃仁　桃花　桃树叶　桃树皮　桃树膏　核桃　核桃壳　豇豆藤　荸
荠　莴苣七　破骨风　盐老鼠　栗树根　柴豆树　恩桃子树　鸭　鸭心鸭蛋　鸭涎
铁　铁锈　铁藤　铁马鞭　铁灯台　铁线草　铁筋藤　借气生　倒钩藤　矩菜根　毛
筒草　笋壳　射干　臭虫　臭牡丹　臭菜根　臭鹅蛋　臭叶大青　高粱子　高粱虫
烟屎　凉粉藤　凉柳根　酒　酒曲　酒酿　海带　粉姜　粑粑柴　烫鸡水　算盘子根
剥皮菌　陵甲尾（夏枯草）　桑木根　桑树叶　琉璃根　萝萄　萝葡叶　萝葡种子
接骨柴　检子柴果实　付粟　菜三七　果木皮菊花　菊花叶　黄豆　黄花　黄柏　黄
姜　黄蜡　黄瓜香　黄豆根　黄花菜　黄金草　黄河江　黄珠子　黄荆条　黄草纸
黄痧根　黄鳝藤　黄鹤藤　黄珠子根黄粟包根　雪朋仲　蚯蚓　蚯蚓粪　蚱老壳　蛇
皮　蛇油　蛇葆　野艾　野稻　野老鼠　野苋菜　野花椒　野鸡凉　野扁豆　野茄草　野
萝卜　野菊花　野黄连野豇豆根　野棉花根　铜锣叶　铜铃草　甜菜　甜棒棰　银首
饰　犁牛头草　犁头尖藤　假人参　假黄荆条　盘古风　猪心　猪血　猪肉　猪肝
猪肺　猪脚　猪喉　猪板油　猪胆汁　猪婆藤　猪腰子　猪腰子　藤子　猫屎　猫见
屎　猫桃藤　猛虎下山　麻根　麻雀草　麻艳藤　鹿角　鹿角七　剪刀菜　绿豆　绿
瓜子班竹虫　斑鸡壳　斑鸡肫皮　替生树子　棍地龙　棉籽　棉花壳　棕树根　棕榈
叶　散血草　朝阳花　朝天一炷香　惹惹草　葛麻根　葵花根　落花生根　葫芦根
葆妹腮　硬野麻　雄黄　硫黄　插心草　紫竹笋　黑竹根　鹅屎　鹅涎　腊雪水　童
便　隔山消　登举根　雷公菜　椿白皮　椿青子　椿树花　蓝靛　蓝包叶　蛾眉豆根
蜂蜜　蜂窝　路边大豆　锯子草　矮叶楠　稗子　鼠杉树　解梦花　满天飞　满天
星　满地黄　榜虫　槐花　槐白皮　槐鱼草　酸汤泡　酸枇杷　蔗糖　蜡菜　鼻屎
虫　辣子　辣蓼七　漆木树根　棕包叶　樟木皮　蕨菜根　震天雷　墨豆　墨炉
虾蟆叶　踩不死　箭杆风　鲤鱼　鲫鱼　鲫鱼痰　燕子窝　燕尾藤　薄荷　螃蟹
蟒蛇菜　檀香　螺蛳　螳螂窝　鳅鳝草　糠皮树蟋蟀　糯米　糯禾草

编者按：本资料来自于湖南省通道侗族自治县卫生局杨德忠、药检所吴永
徐与湖南省中医药研究院谌铁民、刘育衡、唐承安等科研人员，在湖南省通道侗
乡开展侗族医药普查后撰写的《湖南侗族医药研究（内部资料）》。

第四章

侗医方剂学

侗医的方剂是侗族医学的 1 个重要组成部分，是在"辨病""辨症"的基础上选药配伍组成的。它是侗医和侗族民间长期治疗疾病的实践经验的总结，是侗族人用自己的身体亲自尝试得出的结论。虽然在侗族医药发展的进程中，侗族由于过去没有自己完整、通用的民族文字，不具备记载自己丰富的医药文化的必要手段，对自己亲手创造的医药文化的起源、特征及演变过程等等未能作出理论的解释，迄今，尚未能总结出侗医方剂中各药物的属性以及它们之间的相互关系等等较系统的理论，然而，侗医方剂在侗族人千百年来的医疗实践中显示出了强大的生命力，它为侗民族的繁衍做出了不可磨灭的贡献。

侗医方剂的传承主要是"口传"，在"口传"过程中，歌谣传唱的形式具有鲜明的民族特色。如治耳聋歌谣："耳聋背听又虚鸣，不问多年近岁因，鼠胆寻来倾耳内，犹如时刻遇仙人。"治脱肛歌谣："脱肛不收久难安，海上仙方遇有缘，急取蜘蛛擂研烂，涂擦肛上即时痊。"治牙痛歌谣："一撮黑豆数根葱，陈皮川椒共有功，半碗水煎嚼共漱，牙痛立止显通灵。"从侗医方剂手抄本的记载中，也反映出侗医方剂多数没有专用方名，均以病、症统方，较多的侗医方剂载药不载量（迄今民间侗医用药仍多以手抓为量，或以"根、匹、节、把、只"为量），不同的地域用同一个秘、验方用于治疗不同的疾病，等等，显现了侗医方剂原始古朴的特点。

第一节　侗医方剂的形成与发展

侗医方剂的产生和发展和其他任何学科理论和概念的发展一样，经历了提出、验证、修改、补充，甚至部分自我否定的发展过程。经历了从"一根一汤"、"一草一方"治疗一症，到多单方治一症，再到单味药向复方药发展，并逐渐形成按症选药组方的发展过程。侗医随着用药种类日益增多，药物知识的不断积累，渐渐认识到药物通过配伍可以增强或综合药物的作用，除了用单味药治病之外，还探索出用多味药组成的复方治疗疾病，出现了方剂的萌芽。随着长久医疗实践和临床经验的累积，不断总结出了以家人秘传或师徒秘传等形式传承的秘方和以民间言词、谚语、歌谣等形式传承的验方，并由此逐步形成了侗医和侗族民间长久用于治疗疾病的方剂。

随着侗族社会经济及文化的发展，到 17 世纪末开始出现了侗医借用汉文记录医方。1694 年，通道侗族自治县民间流传有侗医草药手抄本《本草医方》；

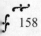

1767 年，通道吴田禄撰写了《医方济世》和《药品总簿》；1826 年，剑河县侗医姜彦儒撰写了《本草医方》（手抄本）共 8 卷 49 类；1882 年，通道龙怀仁撰写了《民间医学验方》等七本手抄卷书；1917 年，通道粟代保写有《民药传书》，1929 年，通道有侗医药手抄本《小儿推拿医学》《世传医理妙方》《二十四惊风图解》《救世医书》《救世药方》。中华人民共和国成立以后，剑河县的行医九十余载的侗医吴定元编撰了《草木春秋》十五卷（手抄本），剑河县的刘光照撰写有《侗族医药》和《中草药验方拾遗》，剑河县的侗医杨福树编写有《杨福树临床治病验方》三卷（打印本），天柱县高酿的侗医袁益均写有《临床经验方药集》（手抄本），天柱县的侗医欧阳开培编写有《侗医药妇儿病单验方》（手稿），天柱县的侗医龙运高编有《吉祥公临证单验方》（手稿），天柱县的侗医杨兴禄收集编写有《侗医秘验方集》（打印本），天柱县的侗医武宏泉编写有《侗医药》（手抄本），锦屏县平秋的侗医龙立光写有《侗药方歌三百味》，三穗县瓦寨区卫生院编写有《侗医药单验方》（打印本），三穗县的侗医欧胜前编写有《三穗县民族医药单验方集》（手抄本）等。这些记述比较清楚地反映出侗族方剂发展的脉络。在这些记述中，尤以剑河县的行医九十余载的侗医吴定元老先生编撰的《草木春秋》对侗医方剂的记述最具有侗医方剂发展的代表性，他在侗医以"症"（病）统方的基础上，按中医的疾病科别，将方归科记叙，为侗医方剂理论的提高奠定了基础。

第二节　侗医方剂与治法的关系

侗医的治法是指导侗医临床应用方剂和创造新方的主要原则。"方从师立"，"采取相克相畏原理组方"，"讲病用方"，是侗医治法的特点，是运用成方和遣药组方治疗疾病的指导原则。

虽然在文献中和收集到的侗医药手抄本等资料及口传资料中未见有系统的侗医治疗法则的记载，但是我们可从历代侗医总结出的针对不同的病症所采用的"表散法、清退法、打赶法、补虚法、顺排法、收止法"及"搜风退火、清利退火、发汗祛寒、发汗消水、顺气补气，止血、散血补血"等施治方法中看出侗医治法的胚芽，从历代侗医的方剂看到侗医治法的"影子"，看出侗医治法是指导遣药组方的原则，方剂是体现和完成治法的主要手段的脉络。

第三节　侗医方剂的组成原则

侗医方剂是侗医和侗族民间长期治疗疾病的实践经验的总结，是在侗族群众中经过了长期的临床实践验证，侗族人用自己的身体亲自尝试得出的结论。

侗医的方剂是在"辨病""辨症"及决定治法的基础上选择适宜的药物，按组方原则，酌定用量、用法，妥善配伍而成。

侗医方剂中药物配伍有"主药""帮药"和"引药"之分的配伍规律。由两味以上组成的侗医方剂，组成的基本的形式有"主药"和"帮药"，或"主药""帮药"和"配药"。"主药"是针对主症选用的药物，即指方中对主病或主症起主要治疗作用的药物，它可以是1味药、2味药、3味药，是方剂组成中不可缺少的，在处方中处于首先的位置。"帮药"是针对兼证选用的药物，因此一般药味较多，在处方中处于"主药"之后的位置。"配药"，侗医在组方时，常配以酒或糖，以酒为"引子"，以糖"调味"，"配药"在处方中处于末位药的位置。

举例分析如下：

治小儿百日咳方：百部 射干 黄精 前胡 杏仁 紫菀

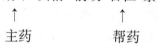

主药　　　　　　帮药

治肾结石方：金线吊葫芦　穿破石　铜钱菜 金钱草　车前草　瓜子金　瓜子根

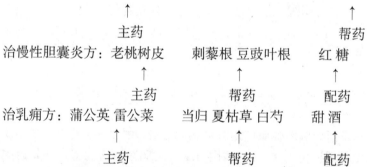

主药　　　　　　　　　　帮药

治慢性胆囊炎方：老桃树皮　　刺藜根 豆豉叶根　红 糖

主药　　　　帮药　　　　配药

治乳痈方：蒲公英 雷公菜　　当归 夏枯草 白芍　甜酒

主药　　　　　帮药　　　　配药

迄今，侗医药理论中尚未总结出各药物的"属性"以及在侗医方剂中各药物之间的相互关系。现试用现代药理学对一些植物药研究的结果对侗医方剂的药物组成进行分析（如下表），似可反映出侗医方剂的药物配伍的科学性。

1. 治小儿百日咳方

方剂及药物组成	药理学研究结果
百部	具有抗菌、抗病毒、松弛支气管平滑肌痉挛的作用，临床研究用于治疗百日咳
射干	具有抗菌、抗肺结核的作用
黄精	具有抗菌的作用
前胡	具有祛痰的作用

方剂及药物组成	药理学研究结果
杏仁	具有镇咳、解除支气管平滑肌痉挛的作用
紫菀	具有祛痰、镇咳的作用

2. 治乳痈方：

方剂及药物组成	药理学研究结果
蒲公英	具有抗菌、消炎的作用
雷公菜	具有抑菌的作用，临床研究用于治疗乳腺炎
当归	具有抗菌、抗炎、镇痛、提高免疫力的作用
夏枯草	具有抑菌、抗炎、提高免疫力的作用
白芍	具有抑菌、抗炎、解热、镇痛、抗溃疡的作用
甜酒	

3. 治感冒方：

方剂及药物组成	药理学研究结果
黄荆	具有抗菌、抗病毒、扩张支气管、解除支气管痉挛的作用
仙鹤草	具有抗菌、抗病毒的作用
红紫苏	具有解热、抑菌、减少支气管分泌物、缓解支气管痉挛、镇咳祛痰的作用
生姜	具有抗菌、解热、镇痛、化痰、止咳的作用
四季葱	具有抗菌、解热的作用
水杨柳	

第四节　侗医方剂的组成变化

侗医方剂虽然是一种传承的比较固定的形式。但我们仍可从医方中看出，侗医在临床应用中，也有有其方而不拘泥其方的灵活变化，有根据病情的缓急，症状的差异以及患者的体质，年龄和生活习惯等不同，灵活化裁、加减运用。侗医方剂组成的变化主要有如下几方面。

一、药物药用部位增减的变化

在方剂中药味不变的情况下，随着症状的不同，增减其中的某个主要药味的药用部位。例如治疗风湿性关节炎方，以鹰爪风、淫羊藿、三角枫根组方，方中的淫羊藿用全草，若关节患处疼痛较剧，则增多淫羊藿根用量，减少淫羊藿茎叶用量，等等。

二、药味增减变化

在方剂中主药不变的情况下，随着症状的不同，增减其次要药味。例如治疗痢疾方，以苍术、羌活、川乌、大黄组方，若患红痢则加灯草，若患白痢则加生姜，若患水泻则用原方治疗；又如治疗黄疸型肝炎方，以六月雪、金钱草、山栀、木贼草、龙胆草、茵陈组方，若患急性黄疸型肝炎则加积雪草、金银花治疗，等等。

三、药量增减变化

组方中各味药的用量因病情的轻重、体质的强弱、年龄的老少而发生变化，在各味药的用量不变的情况下，因病人而异，服用量则改变。如上述治疗痢疾方，体质较强的成人患者每日服用 1 剂，小儿患者则每日服用 1/5 剂。

四、剂型更换的变化

在侗医方剂中，同一首方剂的剂型变化不大。侗医在治疗疾病时，可根据治疗方法的实用和患者情况而适当变换剂型。如以鹿角、甘草组方，水煎服治疗乳腺炎，同时侗医亦将此方药制为敷剂，外敷患处。

第五节 侗医方剂的剂型及用法

侗医根据病情需要而选定方剂的剂型，常用的剂型主要有汤剂（水煨剂）、散剂、酒剂、敷剂、膏剂、油剂、洗剂、熏剂、丸剂、佩戴剂、喷剂、含漱剂、塞剂和冲水剂。

（1）汤剂：把配好的药物放入罐内，加水煨煮成汤药服用。是侗医最常用的一种剂型。

（2）散剂：把药物焙干碾成细粉，筛去粗渣即成。散剂有内服、外用两种。内服散剂，根据病症不同，有用开水、米汤、酒或茶水调服等。外用散剂有用药粉直接撒在病患处，有用酒、醋或水调成药糊再敷于病患处等不同。

（3）酒剂：又叫"药酒"。是用药加白酒放入坛中浸泡一定时间后，取出饮用。有内服和外用药酒之分。

（4）敷剂：又叫"外包药"。选新鲜药捶烂直接外（包）敷病痛处，有的加入甜酒或酒糟外敷。

（5）膏剂：又叫"药膏"。主要有两种加工制作方法：一种是将所用药物焙干碾成极细粉，将植物油（桐油、茶油、松油、芝麻油、木姜油、菜油等）或动物油（狗油、羊油、猪油、牛油、鸡油、鹅油、鱼油等）加热后，把药粉加入拌匀成膏剂（多作外用），装瓶备用。另一种即用药加水煨煮2次后，去药渣后再用小火慢慢煨熬浓缩成浸膏剂（多作内服）。

（6）油剂：油剂是用植物油（桐籽油、茶籽油、菜籽油、芝麻油等，选用一种油）作为浸泡液，再把药物和油一起放入瓶（罐）中浸泡，两天摇动1次，浸泡时间一般在21～30天或更长。临用时用棉签蘸药油直接涂擦病痛处，或滴入耳朵、眼睛、肛门等病痛部位。外用油剂是侗医常用的一种剂型，如桐籽蜈蚣药油不但侗医用，而且有的侗寨中老年人都会制作应用。

（7）洗剂：是用药煨煮出药水，浸泡擦洗全身或病痛部位的一种剂型。

（8）熏剂：熏剂有用药物烧烟熏病痛处；有用药物煨煮开后，用木盆、木桶装药水，病人坐在上面熏；还有用竹筒对着药罐，另一头对着嘴巴、鼻孔、眼睛等病痛部位熏吸药的蒸汽。

（9）丸剂：是把药物碾成极细粉，用井水或蜂蜜、米汤、米酒、米醋、鸡蛋清或植物油、烟油（屎）调和制成药丸。药丸的重量大小是根据病情、用药剂量而定。丸剂多用于治疗慢性病症。

（10）佩戴剂：又叫"背药包"。其制作加工方法是将选配的原药材，按医生左手中指2个关节的同身寸，量出一寸长度，再量药材按一寸长切取3.5.7节，用红布或蓝布做成小药包或做成药袋，把药装进去缝好，佩戴于胸前，也可放在内衣口袋。还有一种，是用藤本药物编成手镯（圈）或脚镯（圈），直接佩戴在手上或脚上。佩戴剂多用于小儿受惊骇（吓），老年人体质虚弱证，属于一种内病外治的方法。

（11）喷剂：喷剂无须特殊加工，临用时取新鲜药物洗净，用木槌捶（忌用铁器）烂后，放在碗中或大杯子中，加入井水或淘米的二道水拌匀，由医生口含药水，喷于病人头面部或患病部位。喷剂多用于急性发作的症候、断骨头、跌打损伤的疾病，所以都是临时加工的一种用药剂型。

（12）含漱剂：含漱剂是临用时现加工制作的剂型，用新鲜药物洗净后，用木槌捶烂，或用手搓烂后，放在碗中或大杯中，加入井水或淘米的二道水，搅拌出药汁即可含漱，热后即吐，再含漱。也有的用药物煎出药水冷却后含漱。含漱剂一般用于牙龈肿痛，牙根痛，口腔溃疡（嘴巴舌条生疮），喉咙痛等病症。

（13）塞剂：塞剂有两种，一种是用新鲜药搓烂后直接塞入鼻孔、耳朵内的塞药剂，另一种是将药物焙干碾成细粉加入植物油或动物油调成膏状，搓成药条塞入肛门、阴道或病疮的烂口（瘘管）内的塞剂。

（14）冲水剂：冲水剂又叫"阴阳水"。是侗医常用的一种内服剂型。其制作方法：是将所用的药物放在木炭火中烧煅成炭，取出来放在 1 个大碗里，马上用 1 个略小的碗倒扣上去，加入井水、凉开水或配合服用的药水，双手握住上下扣合的碗摇动，让药物溶化，然后放下沉淀一阵，等到药水温度稍冷后，再服用药水。阴阳水多用于急发证候，如吐泻、出血、肚腹绞痛、鱼鳅症、蚂蚁证等病症。阴阳水制作具有方便简单，易学易于掌握，应用灵活，见效快等优点，为侗族民间和侗族医生常用剂型。

附：古侗医医方药量考证

古侗医配药时不用计量，以用手抓拿来估量，常以根、匹、节、把、只等为计量单位。

（1）根：计量药用的植物根茎，1根长约10厘米，直径1～1.5厘米的自然干燥的根的重量为3～5克，直径2～2.5厘米的自然干燥的根重量为8～15克。

（2）匹：计量药用植物的叶，1匹大小为2厘米×5厘米、3厘米×5厘米、3厘米×10厘米、4厘米×5厘米的新鲜叶片重量分别为0.5～1.5克，是自然干燥的叶片重量的3～4倍。

（3）节：计量药用藤蔓类植物，1节大小约0.3厘米×10厘米、0.5厘米×10厘米的新鲜藤蔓重量分别为2～5克，是自然干燥的叶片重量的4倍。

（4）把：计量药用的草类及切细的植物茎叶，1把新鲜的纤细草重量为25克左右，1把自然干燥的纤细草重量为7克左右，1把自然干燥的切细的植物茎（藤）及叶重量为10克左右。

（5）只：计量药用的昆虫及动物器官等，1只长约15厘米的自然干燥的蜈蚣重量为1.4克左右。

随着社会的发展，侗医配药时也应用了市制计量器（旧制16两为1斤）的"两、钱、分"来计量组方中各药物的重量。

1两等于31.25克，1钱等于3.125克，1分等于0.3125克。

第五章

侗族医药单方选录

千百年来，侗族医药单方、验方数以千计。

这是侗族医师治病救人、救死扶伤的经验总结。

这些单方、验方经过临床应用，专家科学验证，都是有效的。

我们择其优者，载于此书，供医师和读者选用。

单方是指用单味药物治疗一种或多种病症，它具有简便效佳的特点。从古至今，各民族都有自己的民间秘方，其中也包括单方，流传甚广，深受各族人民欢迎。

　　由于是单方，其药效就有一定的局限性，因而不可求全责备。只能选择病例，有的放矢，方可收到事半功倍之疗效。

　　众所周知，传统医药存在一定的保守性，特别是祖传秘方，常受传子不传女、传内不传外的束缚，历来不少单方几乎失传。欲得其真传，仅作一般性的走访、交谈、开经验交流会，学术研讨会，均很难获其真谛。

　　过去，各地召开过多次侗族名老草医向党献宝（献方）会，彼时党在人民群众中的威望极高，人们对党和政府感情特深，党号召广大侗医药人员献方，岂能向党讲假话呢？故而所献单方、秘方、验方较真实，少"水分"。通过侗医药科研人员长期挖掘、收集、整理，取其精华，去其糟粕，日积月累，观察及临床反复验证，认定侗药民间单方确实简便易行，价廉效佳，沿习悠久，常用不衰。特别是医治疾病范围广，种类多，一药多用，疗效神奇。在使用方法上，与有关书刊记载不尽相同。特精选侗族民间常用单方（单味药），查证其侗药名、地方名、考证其基源、拉丁学名、形态、生长环境、采集季节、分布、现代研究性味功能，

　　侗医主治疾病，用药方法，公布于世，企盼普济众生，流芳后世。

第一节　贵州省常用侗药单方（150个）

1. 谙　Anl

基原：荨麻科植物苎麻 Boehmeria nivea （L.） Gaud. 的叶和根茎。

形态：半灌木。茎高达2米，分枝，生短或长毛。叶互生；叶片卵形或近圆形，长5～16厘米，宽3.5～13厘米，先端渐尖，边缘密生牙齿，上面粗糙，下面密生交织的白色柔毛，具3条基生脉；叶柄长2～11厘米。雌雄通常同株；花序圆锥状；雄花序通常位于雌花序之下；雄花小，花被片4，雄蕊4，有退化雌蕊；雌花簇球形，直径约2毫米，花被管状。瘦果小，椭圆形，密生短毛，宿存柱头丝形。

生长环境：栽培。

采集：夏、秋季采集鲜品，冬季割取全株，晒干，除去杂质。

分布：贵州、湖南、广西、湖北等省区。

现代研究：根酚类、三帖（或甾醇）、绿原酸，全草和种子含氢氰酸。

　　野苎麻提取物有止血作用，用野苎麻提取物给小鼠口服或腹腔注射，可使大、小白鼠尾端的人工创面出血量减少，出血时间缩短。

应用：用于治疗跌打损伤，外伤出血等。

用量：内服 9 ~ 15 克。外用适量。

2. 八各莲　Bac gec lieenc

基原：小檗科植物八角莲 Dysosma versipellis（Hance）M.Cheng ex Ying 的根茎。

形态：多年生草本。根茎横卧，具粗壮须状根。茎直立，高约 20 ~ 30 厘米。茎生叶 1，有时 2，盾状，圆形，直径 20 ~ 30 厘米，4 ~ 9 浅裂；裂片广三角状卵形或卵状矩圆形，长 2.5 ~ 4 厘米，基部宽 5 ~ 7 厘米，顶端锐尖，上面无毛，下面疏生柔毛或无毛，叶缘有针刺状细齿，叶柄长 10 ~ 15 厘米。花深红色，5 ~ 7 朵簇生于近叶柄顶部离叶基不远处，下垂；花梗细长，下弯，有毛或无毛；萼片 6，外面有疏长毛；花瓣 6，长 2 厘米；雄蕊 6；子房上位，1 室；柱头大，盾状。浆果椭圆形或卵形，种子多数。花期 5 ~ 6 月。

生长环境：生长于深山密林阴湿处。

采集：秋、冬采挖，洗净泥沙，晒干或鲜用。

分布：我国贵州、湖北、湖南、广西等省区。

现代研究：全草含树脂，根和根茎含鬼臼毒素（Podophyllotoxin）和脱氧鬼臼毒素（Deoxypodophyllotoxin）、黄芪苷（Astragalin）、金丝桃苷（Hyperin）、槲皮素（Quercetin）、山奈酚（Kaempferol）β - 谷甾醇。

根中提出的结晶性物质，作用类似足叶草素，对离体蛙心有兴奋作用，能使其停于收缩状态；根提取物有抑制离体兔肠运动、兴奋兔及豚鼠的离体子宫的作用；提取物鬼臼毒素、脱氧鬼臼毒素、鬼臼酸 -2- 乙酰肼有抗癌作用。提取的树脂类物质能引起猫呕吐、下泻甚至死亡。

应用：用于治疗咽喉肿痛、癌肿、疔疮、虫蛇咬伤、跌打损伤等。

用量：内服 3 ~ 9 克。

3. 八各莲　bac gec lieenc

基原：小檗科植物贵州八角莲 Dysosma majorensis（Gagnep.）Ying 的根茎。

形态：多年生草本，高约 80 厘米。根状茎粗壮，横生，结节状，须根多而密；茎直立，具纵条棱，被长柔毛。叶 2 枚，互盾状着生；叶片近扁圆形，直径达 28 厘米，4 ~ 6 掌状深裂；裂片顶部 3 小裂，边缘有稀疏细齿，上面无毛，下面被柔毛；叶柄长 5 ~ 20 厘米。花紫红色，2 ~ 5 朵排列呈伞形状，簇生于近叶基部处；花梗长 1 ~ 2 厘米，密被灰白色长柔毛；萼片 6，不等大，无毛；花瓣 6，椭圆状披针形，长 3 ~ 5 厘米，无毛；雄蕊 6，长约 1.5 厘米；花药与花丝近等长；子房长圆形；柱头盾状，半球形。浆果长圆形。花期 5 ~ 6 月，果期 7 ~ 8 月。

生长环境：生长于海拔 750 ~ 1 800 米的山谷林下及沟旁。

分布：贵州等省。

应用、用量：同八角莲。

4. 八各嫩　Bac gec naemx

基原：秋海棠科植物掌裂叶秋海棠 Begonia peltatifolia Li 的根茎。

形态：多年生中形草本，高 35～40 厘米。无茎；根状茎粗而横走，通常有 2 叶（其中 1 叶较小）。叶片近圆形，长宽 12～15 厘米，掌状深裂达基部不远处，基部心形，对称；裂片矩圆状披针形，长渐尖，基部两侧 1 片较短，中部的最长，再分裂，边缘有疏锯齿；叶柄长超过叶片约 2 倍，肉质，近无毛。二歧聚伞花序有 5～6 花，总花梗从根状茎生出，长约 10～15 厘米，无毛；花淡红色，直径 3～3.5 厘米；雄花被片 4，雌花被片 5。蒴果有 3 翅，其中 1 翅特大。

生长环境：生长于林阴处。

采集：9～10 月采收。

分布：贵州、广西、湖南、湖北等省区。

应用：用于治疗急性关节炎、风湿关节疼痛、水肿、尿血、跌打、蛇伤等。

用量：内服 15～20 克。外用适量。

5. 笨然　Baenl yanc

基原：百合科植物万寿竹 Disporum cantoniense（Lour.）Merr. 的块茎。

形态：多年生草本，根状茎横走，质硬，呈结节状。茎高 50～150 厘米，直径约 1 厘米，上部有较多呈二叉状的分枝。叶纸质，具短柄，披针形、卵状或椭圆状披针形，长 5～12 厘米，顶端渐尖至长渐尖，基部近圆形，有明显的 3～7 条主脉。伞形花序有花 3～10 朵，生叶腋而与上部叶对生，总花梗与叶梗贴生，少有顶生的；花梗长 1～4 厘米，微粗糙，花紫色，钟状；花被片 6，斜出，倒披针形，顶端尖，长 1.5～2.8 厘米，基部有长 2～3 毫米的短矩；花药长 3～4 毫米，黄色；花丝长 8～11 毫米，内藏；子房长约 3 毫米，花柱及柱头为子房长的 3～4 倍。浆果直径 8～10 毫米，含 2～3（5）枚暗棕色直径约 5 毫米的种子。

生长环境：生长于低山区林阴处。

采集：夏、秋间采收。

分布：贵州、湖北、湖南、广西等省区。

现代研究：用四种不同方法提取的制剂（Ⅰ、Ⅱ、Ⅲ、Ⅳ），给麻醉蛙皮下静脉注射（37.5 克 / 千克），有明显的强心作用；Ⅱ、Ⅲ、Ⅳ给麻醉兔静脉注射（4.69 克 / 千克和 9.38 克 / 千克），也有同样效果；不麻醉犬用Ⅲ、Ⅳ静脉注射（4.69 克 / 千克、9.38 克 / 千克和 14.1 克 / 千克），能使心音显著增强，心率减慢较其他强心苷明显；Ⅲ大量（14.1 克 / 千克）注射时出现过早搏动，呕吐和

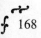

排便，给药 7 ~ 12 天内有食欲减退，反应迟钝，轻度共济失调。

应用：用于治疗咳喘，痰中带血，便血，腹胀，嗳气等。

用量：内服 15 ~ 30 克。

6. 贝近 Bagc jenc

基原：伞形科植物野胡萝卜 Daucus carota L. 的全草。

形态：二年生草本，高 20 ~ 120 厘米。茎直立，表面白色粗硬毛。根生叶有柄，基部鞘状；叶片 2 ~ 3 回羽状分裂，最终裂片线形或披针形；茎生叶的叶柄较短。复伞形花序顶生或侧生，有粗硬毛，伞梗 15 ~ 30 枚或更多；总苞片 5 ~ 8，叶状，羽状分裂；裂片线形，边缘膜质，有细柔毛；小总苞片数枚，不裂或羽状分裂；小伞形花序有花 15 ~ 25 朵，花小，白色、黄色或淡紫红色，每一总伞花序中心的花通常有 1 朵为深紫红色；花萼 5，窄三角形；花瓣 5，大小不等，先端凹陷，成一狭窄内折的小舌片；子房下位，密生细柔毛，结果时花序外缘的伞辐向内弯折。双悬果卵圆形，分果的主棱不显著，次棱 4 条，发展成窄翅，翅上密生有钩刺。花期 5 ~ 7 月。果期 7 ~ 8 月。

生长环境：生长于路旁、山沟、溪边、荒地等处。

采集：6 ~ 8 月开花时采收，晒干。

分布：主要分布在湖南、贵州等省。

现代研究：根富含胡萝卜素（Carotene），并含挥发油。挥发油中现代研究主要有蒎烯（Pinene）、柠檬烯（1 — Limonene）、胡萝卜醇（Daucol）、胡萝卜次醇（Carotol）、细辛醚（Asarone）、细辛醛（Asaryladehyde）等。根中尚含胡萝卜酸（Daucic acid）。叶含多量胡萝卜素，可作为制取胡萝卜素的原料；尚含胡萝卜碱（Daucine）、吡咯烷（Pyrrolidine）。花含山奈酚 — 3 — 葡萄糖苷（Kaempferol — 3 — glucoside）、片菜素葡萄糖苷（Apigenin glucoside）。又含大量苹果酸。

胡萝卜素即维生素 A 元等，有营养价值，食入过多含胡萝卜素的植物，可发生所谓胡萝卜血症（Carotnemia），即皮肤发黄，但对人体无害。曾有人报告，其提取物能使子宫收缩。

应用：用于治疗消化不良，月家病，皮肤瘙痒，以及化痰、解烟毒等。

用量：内服煎汤，10 ~ 30 克。外用煎水洗。

7. 榜奴帕 Bagc nugs pap

基原：桔梗科植物桔梗 Platycodon grandiflorus（Jacq.）A.DC. 的根。

形态：多年生草本，高 30 ~ 90 厘米，全株光滑无毛。根肉质，圆柱形，或有分枝。茎直立，单一或分枝。叶近于无柄，生于茎中、下部的对生或 3 ~ 4 片轮生，茎上部的叶有时为互生；叶片卵状披针形，长 3 ~ 6 厘米，宽 1 ~ 2.5 厘米，先端尖，基部楔形或近圆形，边缘有锯齿。花单生于茎顶，或数朵呈疏生的总状花序；花萼钟状，先端 5 裂；花冠钟状，蓝紫色，直径 3 ~ 5 厘米，5 裂，裂片三角形；雄蕊 5，花丝短，基部扩大，花药围绕花柱四周；子房半下位，5 室；柱头 5 裂，反卷，被白柔毛。蒴果倒卵形，熟时顶部 5 瓣裂。种子卵形，有 3 棱。花期 7 ~ 9 月。果期 8 ~ 10 月。

生长环境：野生于山坡草丛中。

采集：春、秋两季采收，而以秋季采收、体重质实者质量较佳。

产地：贵州、湖北等省有分布。

现代研究：根含皂苷，现代研究已知其有远志酸（Polygalacic acidcic），桔梗皂苷元（Platycodigenin，Platicodigenin）及葡萄糖。又含菠菜甾醇（α-Spinasterol）、α-菠菜甾醇-β-D-葡萄糖苷（α-Spinasteryl-β-D-glucoside）、⊿7-豆甾烯醇（⊿7-Stigmasterol）、白桦脂醇（Betulin），并含菊糖、桔梗聚糖（Platycodonin）。又从桔梗得到 3 个三萜烯类物质：桔梗酸 A、B 及 C（Platycogenic acid A、B、C）。花含飞燕草素-3-二咖啡酰芦丁糖-5-葡萄糖苷（Delphinidin-3-di-caffeoylrutinosido-5-glucoside）。

祛痰作用：麻醉犬口服煎剂 1 克/千克体重后，呼吸道黏液分泌量显著增加，作用强度可与氯化铵相比。

其他作用：家兔口服桔梗的水提取物或酒精提取物均可使血糖下降，对四氧嘧啶引起的家兔糖尿病，降低血糖的作用更加显著。

应用：用于治疗外感咳嗽，咽喉肿痛，肺痈吐脓，胸满胁痛，痢疾腹痛等。

用量：内服煎汤，10 ~ 20 克；或入丸、散。

8. 白锁药　Bagx soc yoc

基原：毛茛科植物芍药 Paeonia lactiflora Pall. 的根。

形态：多年生草本，高 50 ~ 80 厘米。根肥大，通常呈圆柱形或略呈纺锤形。茎直立，光滑无毛。叶互生，具长柄；二回三出复叶，小叶片椭圆形至披针形，长 8 ~ 12 厘米，宽 2 ~ 4 厘米，先端渐尖或锐尖，基部楔形，全缘，叶缘具极细乳突，上面深绿色，下面淡绿色，叶脉在下面隆起，叶基部常带红色。花甚大，单生于花茎的分枝顶端，每花茎有 2 ~ 5 朵花，花茎长 9 ~ 11 厘米；萼片 3，叶状；花瓣 10 片左右或更多，倒卵形，白色、粉红色或红色；雄蕊多数，花药黄色；心皮 3 ~ 5 枚，分离。菁葖果 3 ~ 5 枚，卵形，先端钩状向外弯。花期 5 ~ 7 月。果期 6 ~ 7 月。

生长环境：生长于山坡、山谷的灌木丛或草丛中。

采集：夏、秋采挖已栽植3～4年的芍药根，除去根茎及须根，洗净，刮去粗皮，入沸水中略煮，使芍药发软，捞出晒干。

分布：贵州、湖北、湖南、广西等省区。

现代研究：根含芍药苷（Paconiflorin）、牡丹酚（Paeonol）、芍药花苷（Paeonin）、苯甲酸、挥发油、脂肪油、树脂、鞣质、糖、淀粉、黏液质、蛋白质、β—谷甾醇和三萜类。另外，四川产芍药的根含一种酸性物质，对金黄色葡萄球菌有抑制作用。

花含黄芪苷（Astragalin）、山柰酚3，7—二葡萄糖苷、多量没食子鞣质、除虫菊素（Pyrethrin）、13—甲基十四烷酸、β—谷甾醇、廿五碳烷等，叶含鞣质。

抗菌、解热作用：白芍煎剂在试管内对志贺氏痢疾杆菌有较强的抑制作用，此外还能抑制葡萄球菌，酊剂能抑制绿脓杆菌。芍药煎剂1：40在试管内对京科68—1病毒和疱疹病毒有抑制作用，白芍浸剂对某些致病性真菌亦表现抑制。芍药苷对小白鼠正常体温有降温作用，对人工发热之小鼠有解热作用。

应用：用于治疗泻痢腹痛，月经不调等。

用量：内服9～15克。

9. 稗近　Baiv jenc

基原：莎草科植物山稗子 Carex baccans Nees 的全草。

形态：多年生草本。根茎横走。茎三棱形。叶线形，长30～50厘米，先端长尖，叶鞘秃净。苞片呈叶状，线形，褐色；穗状花序多数，密集形成顶生圆锥花序式；鳞片淡褐色，卵形，覆瓦状排列；雄蕊3，囊苞卵形，有短喙，红色。小坚果卵状二棱形，棕红色，包在宿存的囊苞内。花期春季。

生长环境：生长于山坡林边或疏林中。

采集：秋季采收，洗净，晒干。

分布：贵州、湖南、广西等省区。

应用：用于治疗月经不调、消化道出血、止咳等。

用量：内服15～30克。

10. 把笨尚　Bav baenl sangp

基原：萝藦科植物徐长卿 Cynanchum paniculatum（Bunge）Kitag. 的全草。

形态：多年生草本，高约65厘米。根茎短，须根多数。茎细，刚直，节间长。叶对生，披针形至线形，长约5～14厘米，宽约2～8毫米，先端尖，全缘，边缘稍外反，有缘毛，基部渐狭，下面中脉隆起。圆锥花序顶生于叶腋，总花柄多分枝，花梗细柔，花多数；花萼5深裂，卵状披针形；花冠5深裂，广卵形，平展或下反，黄绿色；副花冠5枚，黄色，肉质，肾形，基部与雄蕊合生；雄蕊5，连成筒状，花药2室；雌蕊1，子房上位，由2个离生心皮组成；花柱2，柱头合生。蓇葖果角状。种子顶端着生多数银白色绒毛。花期6～7月。果期9～10月。

生长环境：生长于山野坡地或山间路旁。

采集：夏季连根掘起，洗净，晒干。

分布：主要分布在湖南、贵州、广西等省区。

现代研究：全草含牡丹酚（Paeonol），肉珊瑚苷元（Sarcostin）、去酰牛皮消苷元（Deacylcynanchogenin）、茸毛牛奶藤苷元（Tomentogenin）和去酰萝藤苷元(Deacylmetapiexigenin)极为相似的物质以及醋酸、桂皮酸等。根含黄酮苷、糖类、氨基酸、牡丹酚。

小鼠腹腔注射徐长卿提取液（其中不含牡丹酚），能显著减少自发活动，但并不延长巴比妥类的睡眠时间，也有镇痛作用（热板法）。家兔静脉注射则可出现短时间惊厥。上述制剂并能降低狗、家兔和大鼠的血压，因此，除牡丹酚外，徐长卿尚含其他降压成分。徐长卿可减慢正常动物的心率。连续给药7天不能防止家兔静脉滴注脑垂体后叶引起的心肌急性缺氧性心电图变化。小鼠给予徐长卿，可使其心肌Rb86摄取增加。在试管内对痢疾杆菌、金黄色葡萄球菌等有抑制作用。

应用：用于治疗胃痛、牙痛、风湿疼痛、经期腹痛、慢性气管炎、腹水、水肿、痢疾、肠炎、跌打损伤、湿疹、荨麻疹、毒蛇咬伤等。

用量：内服9～15克。

11. 把茄居　Bav jac juis

基原：茄科植物曼陀罗 Datura stramonium L. 的全草。

形态：1年生草本，全体近于无毛。茎直立，圆柱形，高25～60厘米，基部木质化，上部呈叉状分枝。叶互生，上部的叶近于对生；叶柄长2～6厘米，表面被疏短毛；叶片卵形、长卵形或心脏形，长8～14厘米，宽6～9厘米，先端渐尖或锐尖，基部不对称，圆形或近于阔楔形，全缘或具三角状短齿，两面无毛，或被疏短毛；叶脉背面隆起。花单生于叶腋或上部分枝间；花梗短，直立或斜伸，被白色短柔毛；萼筒状，长4～6厘米，淡黄绿色，先端5裂；裂片三角形，先端渐尖，花后萼管自近基部处周裂而脱落，遗留的萼管基部宿存，果时增大呈盘状，边缘不反折；花冠漏斗状，长12～16厘米，顶端直径5～7厘米，向下直径渐小，白色，具5棱；裂片5，三角状，先端长尖；雄蕊5，不伸出花冠管外；花药线形、扁平，基部着生；雌蕊1；子房球形，疏生细短刺，2室，胚珠多数，花柱丝状，柱头盾形。蒴果圆球形，表面有疏短刺，成熟后由绿色变为淡褐色。种子多数，略呈三角状。花期3～11月。果期4～11月。

生长环境：生长于山坡草地或住宅附近。

采集：8 ~ 11 月间，将初开放的花朵采下，晒干、阴干或微火烘干。亦可捆把后再晒干。

分布：贵州、湖南、广西等省区。

现代研究：曼陀罗植物各部分都含生物碱，但以花中含率为最高，达 0.43%。生物碱中以天仙子碱（Hyosine，亦名东莨菪碱）为主，天仙子胺（Hyoscyamine，旧名莨菪碱）次之（叶中生物碱含率的主次恰与花中的相反）。

曼陀罗花含的东莨菪碱，有显著的镇静作用，一般剂量可使人感觉疲倦，进入无梦之睡眠；它还能解除情绪激动，产生"健忘"。个别病人可产生不安、激动、幻觉乃至谵妄等阿托品样兴奋症状。与冬眠药物合用（在某些情况下，可不用或少用冬眠药物），产生强大的协同作用。

应用：用于治疗哮喘、风湿痛、疮疡疼痛，亦作骨折复位麻醉用等。

用量：内服煎汤 3 ~ 5 克。外用适量煎水洗或研末调敷。

12. 病烈打　Biaenl liees dac

基原：百合科植物羊齿天门冬 Asparagus filicinus Buch.–Ham.ex D. Don 的块根。

形态：多年生草本。根茎短。根簇生，粗壮，肉质，先端膨大，呈纺锤形。茎直立，高 30 ~ 60 厘米，绿色，圆柱形，中空，下部分枝多，上部节间较短；叶状枝 2 ~ 5 枚簇生，扁平，镰刀状，先端渐尖，中脉明显，绿色有光泽，长 6 ~ 8 毫米，宽约 1 毫米。叶退化为鳞叶状，极小，膜质。花杂性，单生或成对生于叶腋；花梗细弱，长 10 ~ 15 毫米，中部有一关节；花小，钟状，花被裂片 6；雄蕊 6，着生于花被基部；雌蕊 1，子房 3 室。浆果圆球形，直径 5 ~ 7 毫米，熟时黑色。

生长环境：生长于阴湿和土壤肥厚的地方，常见于山麓林下草丛中。

采集：春、秋两季挖取，除去苗茎，洗净泥沙，晒干。

分布：多产于湖北，贵州、湖南、广西等省区。

现代研究：羊齿天门冬根含黏液质达 60%，黏液质经缓和水解可分成黏液多糖和多糖两部分，前者由甘露糖和葡萄糖酸组成，后者由果糖、葡萄糖、甘露糖组成。

应用：用于治疗久咳不止，疥癣等。

用量：内服 9 ~ 15 克。外用适量。

13. 达坑蛮　Dah kuenp mant

基原：报春花科植物过路黄 Lysimachia christinae Hance 的全草。

形态：多年生草本，有少许柔毛或近无毛。茎柔弱，匍匐地面，长 20 ~ 60 厘米。叶、萼、花冠均具点状及条纹状黑色腺体。叶对生，卵形或心形，长 3 ~ 5 厘米，宽 2.5 ~ 4.5 厘米，先端微尖或钝，基部楔形或心形，全缘，有叶柄。花黄色，成对腋生，具花梗；萼片 5，线状披针形至线形，幼嫩时稍有毛，成熟后无毛；花瓣 5，长为萼片的 2 倍；裂片线状舌形，先端尖；雄蕊 5，3 枚较长，2 枚较短，长约为花冠的一半；花丝基部联合呈筒状；子房上位，花柱长；柱头头状，通常宿存。蒴果球形或近于球形，有黑色短条状腺体。花期 5 ~ 7 月。果期 9 ~ 10 月。

生长环境：喜生于山坡疏林湿地。

采集：5 月采收，鲜用或晒干。

分布：贵州、湖北、湖南、广西等省区。

现代研究：过路黄全草含酚性物质、醇、黄酮类、氨基酸、鞣质、挥发油及胆碱。

过路黄煎剂每日 5 毫升灌喂大鼠，连续 6 周，在全身麻醉急性实验情况下，与对照组比较，有促进胆汁排泄的作用。如剂量较低或服用期短，则作用不明显。在边连续服煎剂 2 ~ 3 天后，动物大便变稀，颜色变棕褐色但未发现慢性中毒现象。大鼠无胆囊，故促进胆汁的排泄并非由增强胆囊收缩所引起。对人进行胆囊造影，亦证明过路黄并不能使胆囊收缩增强。

应用：用于治疗黄疸、胆结石、肾结石、膀胱结石。

用量：内服 1.5 ~ 30 克。外用适量。

14. 登拜映　Demh baiv enl

基原：野牡丹科植物地菍 Melastoma dodecandrum Lour. 的全草。

形态：披散或匍匐状亚灌木。枝秃净或被疏粗毛。叶小，卵形、倒卵形或椭圆形，长 1.2 ~ 3 厘米，宽 8 ~ 20 毫米，先端短尖，基部浑圆，3 ~ 5 条主脉，除上面边缘和背脉上薄被疏粗毛外，余均秃净；叶柄长 2 ~ 4 毫米，被粗毛。花 1 ~ 3 朵生于枝梢，直径约 2.5 毫米；萼管长约 5 毫米，被短粗毛；裂片 5，披针形，短于萼管；花瓣 5，紫红色，倒卵圆形，长约 1.2 厘米；雄蕊 10，不等大，花药顶生孔开裂；子房与萼管合生，5 室，外表有粗毛。浆果球形，直径约 7 毫米，熟时紫色，被粗毛。花期 5 月。果期 6 ~ 7 月。

生长环境：生于丘陵地带和马尾松林附近，以及灌丛中、草地。

采集：5 ~ 6 月采收。

分布：贵州、湖北、湖南、广西等省区。

现代研究：叶含鞣质 7.40%，果实含鞣质 2.02%。

应用：用于治疗跌打损伤、止血等。

用量：内服 10 ~ 20 克。外用适量。

15. 定随　Dimv suic

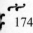

基原：天南星科植物天南星 Arisaema heterophyllum Blume 的根茎。

形态：多年生草本，高40～90厘米。块茎扁球形，外皮黄褐色，直径2.5～5.5厘米。叶1片，基生；叶柄肉质，圆柱形，直立，长40～85厘米，下部成鞘，基部包有透明膜质长鞘，白绿色或散生污紫色斑点；叶片鸟足状分裂，裂片7～23片，披针形至长披针形，长13～19厘米，宽1.5～2.5厘米，先端渐尖，至末端呈芒状，基部狭楔形，叶脉羽状，全缘，两面绿色，下面淡绿色。花雌雄异株，呈肉穗花序，花序柄长30～70厘米；佛焰苞绿色，偶为紫色，长11～16厘米，先端芒状；花序轴肥厚，先端附属物棍棒状；雄花有多数雄蕊，每2～4枚雄蕊聚成一簇；花药黑紫色，孔裂；雌花密聚，每花由一雌蕊组成，子房卵形，花柱短。浆果红色。花期5～6月。果期8月。

生长环境：生长于阴坡较阴湿的树林下。

采集：秋、冬两季采挖，除去残茎、须根及外皮，晒干。或晒至半干时，用硫黄熏1次，则色白，易干。亦有用明矾水浸泡，待色白后去皮晒干者，此法外皮易于脱落。

分布：贵州、湖北、湖南、广西等省区。

现代研究：天南星块茎含三萜皂苷、苯甲香酸、淀粉、氨基酸。

家兔腹腔注射煎剂1.2克/千克，能提高电痉挛阈；小鼠腹腔注射煎剂有明显的止痛作用；家兔口服煎剂1克/千克，有祛痰作用；1只家兔每天肌肉注射水提取液0.1毫升(1克鲜天南星)有明显的抑瘤作用。从鲜天南星中提得的结晶D-甘露醇有同样的抑瘤作用。

应用：用于治疗半身不遂、惊风、破伤风、风痰眩晕、喉痹、蛇虫咬伤等。

用量：内服煎汤，4～7.5克；或入丸、散。外用研末撒或调敷。

16. 定随嗒　Dimv suic das

基原：天南星科植物一把伞南星 Arisaema erubescens（Wall.）Schott 的块茎。

形态：块茎扁球形，直径达6厘米。叶1枚，叶柄长40～80厘米，叶片放射状分裂；裂片不定数，通常7～20片，披针形，长6～24厘米，先端具线形长尾；花序柄短于叶柄；佛焰苞绿色，背面有白色条纹或淡紫色至深紫色无条纹，喉部边缘截形或稍外卷，檐部三角状卵圆形，先端渐狭略下弯，常有线形长尾；肉穗花序单性，各附属器棒状，先端钝，光滑；雄花序附属器下部光滑或有少数中性花；雌花附属器下部，具多数中性花；雄花具短柄，雄蕊2～4，花药顶孔圆裂，雌花子房卵形，柱头无柄。浆果红色。花期4～7月。

生长环境：生长于林下、灌丛、草坡、沟谷湿地。

采集：秋、冬两季采挖，除去残茎、须根及外皮，晒干。或晒至半干时，用硫黄熏1次，则色白，易干。亦有用明矾水浸泡，待色白后去皮晒干者，此法外皮易于脱落。

分布：贵州、湖南、湖北、广西等省区。

用法用量：同天南星。

17. 定隋类　Dimv suic nuil

基原：天南星科植物雪里见 Arisaema rhizomatum C.E.C Fisch 的块茎。

形态：多年生草本，高20～40厘米。块茎长圆形，周围有肉芽，有多数须状根。块茎顶部生1叶，有长叶鞘；叶柄肉质，有紫斑；叶片为鸟趾状，5小叶，初为3小叶，小叶片长椭圆形或卵状披针形，长12～14厘米，宽6～6.5厘米，先端锐尖，基部圆形或阔楔形，下面有紫斑。花单性，雌雄异株；肉穗花序；具佛焰苞，雄花细小多数；雌花密集序上，子房1室。结浆果。

生长环境：生长于深山岩洞口。

采集：初春采收。

分布：在我国，主要分布在贵州、湖南、广西等省区。

应用：用于治疗风湿痛，风湿麻木，无名肿毒，劳伤疼痛等。

用量：内服3～6克。

18. 蒂榜　Duil bagx

基原：银杏科植物银杏 Ginkgo biloba L. 的种子。

形态：落叶乔木。高可达40米。树干直立，树皮灰色。枝有长短两种，叶在短枝上簇生，在长枝上互生。叶片扇形，长4～8厘米，宽5～10厘米，先端中间隔浅裂，基部楔形，叶脉平行，叉形分歧；叶柄长2.5～7厘米。花单性，雌雄异株；雄花呈下垂的短柔黄花序，4～6个生于短枝上的叶腋内，有多数雄蕊，花药2室，生于短柄的顶端；雌花每3～3个聚生于短枝上，每花有一长柄，柄端两叉，各生1心皮，胚珠附生于上，通常只有1个胚珠发育成熟。种子核果状，倒卵形或椭圆形，长2.5～3厘米，淡黄色，被白粉状蜡质；外种皮肉质，有臭气；内种皮灰白色，骨质，两侧有棱边；胚乳丰富，子叶2。花期4～5月。果期7～10月。

生长环境：栽培。

采集：10～11月采收成熟果实，堆放地上，或浸入水中，使肉质种皮腐烂（亦可捣去外种皮）洗净，晒干。

分布：在我国主要分布在广西等省区。

现代研究：种子含少量氰苷、赤霉素（Gibberellin）和动力精样（Cytokinin-like）物质。内胚乳中还分离出两种核糖核酸梅。一般组成为：蛋白质6.4. 脂肪

2.4，碳水物 36%，钙 10 毫克，铁 1 克%，胡萝卜素 320 微克，核黄素 50 微克%，以及多种基酸。

白果汁、白果肉、白果粉，特别是白果酸在试管中，能抑制结核杆菌的生长。但在体内试验（小白鼠及豚鼠的实验治疗），无显著疗效，或疗效显著可毒性太大。

应用：用于治疗哮喘、痰嗽、白带、白浊、遗精、淋病、小便频数等。

用量：内服煎汤，4.5 ~ 10 克；捣汁或入丸、散。外用捣敷。

19. 嗯信团　Eenv xenc donc

基原：唇形科植物留兰香 Mentha spicata L. 的全草。

形态：多年生草本，高 0.3 ~ 1.3 米，有分枝。根茎横走。茎方形，多分枝，紫色或深绿色。叶对生，椭圆状披针形，长 1 ~ 6 厘米，宽 3 ~ 17 毫米，顶端渐尖或急尖，基部圆形或楔形，边缘有疏锯齿，两面均无毛，下面有腺点；无叶柄。轮伞花序密集成顶生的穗状花序；苞片线形，有缘毛；花萼钟状，外面无毛，具 5 齿，有缘毛；花冠紫色或白色，冠筒内面无环毛，有 4 裂片，上面的裂片大；雄蕊 4，伸出于花冠外；花柱顶端 2 裂，伸出花冠外。小坚果卵形，黑色，有微柔毛。花期 7 ~ 8 月，果期 8 ~ 9 月。

生长环境：野生于山野，亦有栽培者。

分布：贵州省。

采集：夏季采摘。

现代研究：含挥发油。从留兰香挥发油中分得左旋 α - 蒎烯（α -pinene），左旋 α - 水芹烯（α -phellandrene），左旋的柠檬烯（limonene）和右旋的 3-O-辛醇（3-O-octanol），葛缕酮（carvone），胡薄荷酮（pulegone）。

应用：用于治疗伤风感冒、咳嗽、头痛、胃痛、痛经等。

用量：内服 15 ~ 30 克。

20. 广舍困　Guangl sedl kuedp

基原：豆科植物截叶铁扫帚 Lespedeza cuneata（Dum.Cours.）G.Don 的全草。

形态：直立小灌木，高 30 ~ 100 厘米，分枝有白色短柔毛。小叶 3，矩圆形，长 10 ~ 30 毫米，宽 2 ~ 5 毫米，先端截形，微凹，有短尖，基部楔形，上面无毛，下面密生白色柔毛，侧生小叶较小；叶柄长约 10 毫米，有柔毛；托叶条形。总状花序腋生，有 2 ~ 4 朵花，无关节；无瓣花簇生于叶腋；小苞片 2 枚，狭卵形，生于萼筒下；花萼浅杯状，萼齿 5，披针形，有白色短柔毛；花冠白色至淡红色，旗瓣长约 7 毫米，翼瓣与旗瓣近等长，龙骨瓣稍长于旗瓣。

生长环境：生长于山野草坡或栽培。

采集：夏、秋季采用。

分布：贵州、广西、湖南、湖北等省。

应用：用于治疗外伤、口疮等。

用量：内服 9 ~ 15 克。外用适量。

21. 果上叶　Guox shangp yec

基原：兰科植物石仙桃 Pholidota chinensis Lindl. 的全草。

形态：多年生草本。根茎肥厚，匍匐而短。假鳞茎卵圆形。叶 2 片，长圆形，平行脉多条。花茎长 10 ~ 20 厘米，有叶 1 ~ 2 枚，基部有鞘状鳞片；总状花序生于花茎顶端，有花 8 ~ 20 朵，绿白色；苞片披针形。蒴果。花期 4 ~ 5 月。

生长环境：生长于山野树干或岩石上。

分布：在我国多分布于贵州、广西等省区。

现代研究：全草含虫漆蜡醇、环石仙桃醇、环石仙桃酮。

应用：用于治疗风热咳嗽，十二指肠溃疡，阴虚潮热，高热口渴，食积不化等。

用量：内服 10 ~ 20 克。

22. 一拔盼　Il bags padt

基原：秋海棠科植物秋海棠 Begonia evansiana Andr. 的全草。

形态：多年生草本，地下具块茎。茎直立，光滑，高约 60 厘米。叶斜卵形，先端尖，边缘有细锯齿，基部斜心脏形，上面具细刺毛，下面和叶柄带紫红色，叶腋间生有小珠芽，落地生新苗。花粉红色，雌雄同株；雄花花被 4，外 2 片形圆而大，雄蕊多数，花丝成一总柄，药黄色；雌花花被 5 或较少，在内者较小，子房下位，花柱 3 歧，柱头扭曲状。蒴果具不等大 3 翅，胞背裂开。花期 8 ~ 9 月。

生长环境：生长于山沟或山林阴湿处，或庭园栽培。

采集：连根挖取，洗净应用或晒干应用。

分布：我国贵州、湖南、广西、湖北等省区。

现代研究：全草含草酸。

应用：用于治疗跌打损伤、咯血、月经不调。

用量：内服 10 ~ 20 克。

23. 一尽怒蛮　Il jinv nugs mant

基原：菊科植物一枝黄花 Solidago decurrens Lour. 的全草。

形态：多年生草本，高 15～60 厘米。茎直立，下部光滑无毛，上部微有茸毛。叶互生，卵形至矩圆形，长 1～5 厘米，阔 0.2～2.5 厘米，下部叶具柄，有极小的锯齿，上部叶较小而狭，近于全缘，上面深绿色，下面灰绿色，两面近光滑无毛。圆锥花序，由腋生的总状花序再聚集而成；头状花序小，直径 5～8 毫米，单生或 2～4 聚于腋生的短花序柄上；总苞片狭而尖，具干膜质边缘，长 2～5 毫米，大小不等，数列呈覆瓦状排列；花托秃裸；外围的舌状花黄色，雌性，约 8 枚；中央筒状花，两性，花冠 5 裂，花药聚合，基部钝。瘦果近圆柱形，秃净或有柔毛。花期 10 月。果期 11 月。

生长环境：生长于山野、林缘。

采集：夏、秋间采收。

分布：我国贵州、湖南、广西、湖北等省区。

现代研究：全草含绿原酸（Chlorogenic acid）、咖啡酸（Caffeic acid）、鞣质、挥发油、皂苷、生物碱、黄酮类（槲皮素 Quercetin）、槲皮苷、芸香苷（Rutin）、山奈酚葡萄糖苷（黄芪苷 Astragalin）、矢车菊双苷（Cyanidin 3 — gentiobioside）等。全草的热水提出液有抗菌作用，其抗菌现代研究能由酸化沉淀，并溶于乙醇。

（1）一枝黄花（品种未鉴定）煎剂在试管内对金黄色葡萄球菌、肺炎球菌、绿脓杆菌及舒氏、宁内氏痢疾杆菌有不同程度的抑菌作用，内服对家兔实验性气管炎有治疗作用，喘息状态解除，哮鸣音消失，干性罗音减轻，尚有祛痰作用。

（2）一枝黄花提取物给小鼠皮下注射，有利尿作用，但剂量太大反可使尿量减少。口服同样有效。对人亦有此作用。久贮失效。

（3）一枝黄花对急性（出血性）肾炎有止血作用；外用可治创伤，毒性很低，无副作用。

应用：用于治疗感冒发热，疔疮。

用量：内服鲜一枝黄花 15～30 克。外用鲜一枝黄花适量捣烂敷患处。

24. 一漫花　I1 mangv wap

基原：桔梗科植物半边莲 Lobelia chinensis Lour. 的全草。

形态：多年生蔓性草本，高达 20 厘米。茎细长，折断时有黏性乳汁渗出，直立或匍匐，绿色，无毛，多节，节上有互生的叶或枝；匍匐茎节上附生细小不定根，根细长，圆柱形，有的旁出须根。叶绿色，无柄；多数呈披针形，少数长卵圆形，长约 1～2 厘米，平滑无毛，叶缘具疏锯齿。花单生于叶腋，有细长的花柄；花萼绿色，长 6～10 毫米，上部 5 裂，裂片线形，下部呈圆筒状；花冠淡紫色，长约 8～10 毫米，下部筒状，一侧开裂，上部 5 裂，裂片倒披针形，偏向一方，花冠喉部裂片连接处有绿色的小凸起物，花冠筒内壁密生毛茸；雄蕊 5，聚药，花丝下半部分离；雌蕊 1，子房下位，花柱细柱形，柱头 2 裂。蒴果，长 4 ~ 6 毫米, 基部锐尖。种子细小, 椭圆形, 微扁。花期 5 ~ 8 月。

生长环境: 生长于稻田岸畔, 沟边或潮湿的荒地。

采集: 多于夏季采收, 带根拔起, 洗净, 晒干或阴用。

分布: 贵州、湖南、广西等省区。

现代研究: 全草含生物碱、黄酮苷、皂苷、氨基酸。生物碱中主要为山梗菜碱（Lobeline）、山梗菜酮碱（Lobelanine）、山梗菜醇碱（Lobelanidine）、异山梗菜酮碱（Isolobelanine 即去甲山梗菜酮碱）等。根茎含半边莲果聚糖（Lobelinin）, 为一种果聚糖（Polyfructosan）。

小鼠腹腔注射半边莲煎剂可使出血时间缩短, 体外试验对某些致病真菌有抑制作用。

应用: 用于治疗黄疸、水肿、蛇伤、疔疮等。

用量: 内服 15 ~ 30 克。外用适量。

25. 一枝蒿 II zhih haoh

基原: 菊科植物云南蓍 Achillea wilsoniana （Heim. ex Hand.-Mazz.）Heim 的全草。

形态: 多年生草本, 高 30 ~ 100 厘米。茎有纵沟纹。叶互生, 长线形, 长 3 ~ 12 厘米, 2 ~ 3 回羽状深裂; 裂片线形, 有毛或光滑, 基部半抱茎。头状花序, 排列呈伞房状, 簇生于枝端; 边缘舌状花雌性, 白色或淡粉红色; 中央管状花两性, 浅黄色。瘦果扁平, 无冠毛。花期夏季。

生长环境: 生长于高山草丛及山坡阴凉处。

采集: 夏、秋季采收。

分布: 我国贵州、湖南、广西、湖北等省区。

现代研究: 全草含挥发油、鞣质、有机酸。

应用: 用于治疗跌打损伤、胃痛。

用量: 内服 9 ~ 15 克。

26. 敎八三把 Jaol bac samp bav

基原: 木通科植物白木通 Akebia trifoliata（Thunb.）Koidz.var.australis（Diels）Rehd. 的木质茎。

形态: 落叶木质藤本, 茎、技都无毛。叶为三出复叶; 小叶卵圆形、宽卵圆形或长卵形, 长宽变化很大, 顶端钝圆、微凹或具短尖, 基部圆形或宽楔形, 有时微呈心形, 叶全缘, 质地较厚; 叶柄细瘦, 长 6 ~ 8 厘米。花序总状, 腋生, 长约 8 厘米; 花单性; 雄花生于上部, 雄蕊 6; 雌花花被片紫红色, 具 6 个退化雄蕊, 心皮分离, 3 ~ 12。果实肉质, 长卵形, 成熟后沿腹缝线开裂; 种子多数, 卵形,黑色。

生长环境：野生于荒野山坡、溪边、山谷疏林或灌丛间半阴湿处。

采集：鲜品夏、秋季可采。

分布：贵州、湖南、湖北、广西等省区。

现代研究：木通茎枝含木通苷（Akebin），木通苷水解得常春藤皂苷元（Hederagenin）、齐墩果酸（Oleanolic acid）、葡萄糖与鼠李糖；又含钾。

体外试验结果表明木通水浸剂对多种致病真菌有不同程度的抑制作用。

应用：用于治疗咽喉痛，乳汁不通等。

用量：内服 9 ~ 15 克。

27. 敎炳近　Jaol biins jenc

基原：防己科植物金线吊乌龟 Stephania cephalantha Hayata 的块根。

形态：多年生缠绕性落叶藤本，全株平滑无毛，具椭圆形块根。老茎下部木质化。小枝纤弱，具纵直而扭旋的细沟纹。叶互生，纸质，三角状近圆形，长 5 ~ 9 厘米，宽与长相等或较宽，先端钝圆，具小突尖，全缘或微呈波状，基部近于截切或微向内凹，上面深绿色，下面粉白色，掌状脉 5 ~ 9 条；叶柄盾状着生，长 5 ~ 11 厘米。花单性，雌雄异株；花序腋生；雄花序为头状聚伞花序，扁圆形，有花 18 ~ 20 朵；花淡绿色，基部具苞片 1 枚；雄花具花萼 4 ~ 6 片，匙形，花瓣 3 ~ 5 片，近圆形，直径约 0.5 毫米，有时具短爪，雄蕊 6，花丝愈合成柱状体，花药合生呈圆盘状；雌花花萼 3 ~ 5 片，形状与雄花同，子房上位，柱头 3 ~ 5 裂。核果球形，成熟后紫红色。花期 6 ~ 7 月。果期 8 ~ 9 月。

生长环境：生长于阴湿山坡、路旁或溪边、林缘。

采集：秋季采挖，洗净泥土，切片晒干。

分布：在我国主要分布在贵州、广西、湖南、湖北等省区。

应用：用于治疗咽痛、咳嗽、吐血、跌打损伤、无名肿毒、毒蛇咬伤等。

用量：内服 10 ~ 20 克。外用适量。

28. 敎播盼亚麻　Jaol bogl padt yak mags

基原：木通科植物大血藤 Sargentodoxa cuneata（Oliv.）Rehd.& Wils. 的茎。

形态：落叶木质藤本，高达 10 米。茎褐色，圆形，有条纹，光滑无毛。3 出复叶，互生；叶柄长，上面有槽；中间小叶菱状卵形，长 7 ~ 12 厘米，宽 3 ~ 7 厘米，先端尖，基部楔形，全缘，有柄；两侧小叶较中间者大，斜卵形，先端尖，基部两边不对称，内侧楔形，外侧截形或圆形，几无柄。花单性，雌雄异株，总状花序腋生，下垂，具苞片，花多数，芳香；雄花黄色，花萼 6，长圆形，花瓣小，6 片，菱状圆形，雄蕊 6 枚，花丝极短；雌花与雄花同，而有不发育雄蕊 6 枚，子房上位，1 室，有 1 胚珠。浆果卵圆形。种子卵形，黑色，有光泽。花期 3 ～ 5 月。果期 8 ～ 9 月。

生长环境：生于山野林下、山溪边。

采集：8 ～ 9 月采收，晒干，除去叶片，切段或切片。

分布：多产于湖北、贵州、湖南、广西等省区。

现代研究：茎含鞣质约 7%。

用平碟法试验，25% 大血藤煎剂对金黄色葡萄球菌、乙型链球菌有极敏感抑菌作用，对大肠杆菌、绿脓杆菌、甲型链球菌、卡他球菌、白色葡萄球菌均有高敏感抑菌作用。

应用：用于治疗急、慢性阑尾炎，风湿痛，痢疾，月经不调，跌打损伤等。

用量：内服 10 ～ 20 克。外用适量。

29. 敉糖　Jaol dangc

基原：茜草科植物鸡矢藤 Paederia scandens（Lour.）Merr. 的全草。

形态：蔓生草本，基部木质，高 2 ～ 3 米，秃净或稍被微毛。叶对生，有柄；叶片近膜质，卵形、椭圆形、矩圆形至披针形，先端短尖或渐尖，基部浑圆或楔形，两面均秃净或近秃净；叶间托叶三角形，长 3 ～ 5 毫米，脱落。圆锥花序腋生及顶生，扩展，分枝为蝎尾状的聚伞花序；花白紫色，无柄；萼狭钟状，长约 3 毫米；花冠钟状，花筒长 7 ～ 10 毫米，上端 5 裂，镊合状排列，内面红紫色，被粉状柔毛；雄蕊 5；花丝极短，着生于花冠筒内；子房下位，2 室；花柱丝状，2 枚，基部愈合。浆果球形，直径 5 ～ 7 毫米，成熟时光亮，草黄色。花期秋季。

生长环境：生长于溪边、河边、路边、林旁及灌木林中，常攀缘于其他植物或岩石上。

分布：在我国主要分布在贵州、湖南、广西、湖北等省区。

现代研究：含鸡矢藤苷（Paederoside）、鸡矢藤次苷（Scandoside）、车叶草苷（Asperuloside）等和环臭蚁醛类（Iridoid）化合物及 γ - 谷甾醇。

叶含熊果酚苷及挥发油等。

鸡矢藤水煎馏液对小鼠有明显镇痛作用。腹腔注射 0.01 毫升 / 克体重，即可提高痛阈，维持时间较长。

应用：用于治疗肝炎等。

用量：内服 15 ～ 30 克。

30. 敉应麻　Jaol enl mas

基原：海金沙科植物海金沙 Lygodium japonicum（Thunb.）Sw. 的全草。

形态：多年生攀缘草本，长 1 ～ 4 米。根茎细而匍匐，被细柔毛。茎细弱，呈干草色，有白色微毛。叶为 1 ～ 2 回羽状复叶，纸质，两面均被细柔毛；能育羽状三角形，长 12 ~ 20 厘米，宽 10 ~ 16 厘米；小叶卵状披针形，边缘有锯齿或不规则分裂，上部小叶无柄，羽状或截形，下部小叶有柄；不育羽片相似，但有时为 1 回羽状复叶，小叶阔线形，或基部分裂成不规则的小片。孢子囊生于能育羽片的背面，在 2 回小叶的齿及裂片顶端呈穗状排列，穗长 2 ~ 4 毫米，孢子囊盖鳞片状，卵形，每盖下生一横卵形的孢子囊，环带侧生，聚集一处。孢子囊多在夏、秋季产生。

生长环境：野生于山坡、草丛，攀缘他物而生长。

采集：夏、秋季可采全草，立秋前后采收孢子。

分布：在我国主要分布在贵州、湖南等省。

现代研究：孢子含脂肪油、海金沙素（Lygodin）。

应用：用于治疗风湿痛、皮肤瘙痒等。

用量：内服 10 ~ 15 克。外用适量。

31. 教应玛　Jaol enl mas

基原：旋花科植物菟丝子 Cuscuta chinensis Lam. 的种子。

形态：1 年生寄生草本。茎细柔呈线状，左旋缠绕，多分枝，黄色，随处生吸器，侵入寄生组织内。无绿色叶，而有三角状卵形的鳞片叶。花白色，簇生；小花梗缺或极短；苞片及小苞片鳞状，卵圆形；花萼杯状，长约 2 毫米，先端 5 裂，裂片卵形或椭圆形；花冠短钟形，长 2 ~ 3 毫米，5 浅裂，裂片三角形；雄蕊 5，花药长卵圆形，花丝几无，每雄蕊下生一鳞片，长圆形，边缘遂状；雌蕊短，子房 2 室，每室有 2 胚珠，花柱 2，外伸，柱头头状。蒴果扁球形，长约 3 毫米，褐色，有宿存花柱。种子 2 ~ 4 粒，卵圆形或扁球形，长 3 ~ 5 毫米，黄褐色。花期 7 ~ 9 月。果期 8 ~ 10 月。

生长环境：生长于田边、荒地及灌木丛间。寄生于草本植物，尤以豆科、菊科、藜科为多。

分布：我国贵州、湖南、广西、湖北等省区。

现代研究：菟丝子全草含淀粉酶、维生素。

同属植物 Cuscuta reflexa 全草新鲜的水 - 醇提取物对离体豚鼠、兔小肠具松弛作用，但 5 天后此作用即消失。

应用：用于治疗外伤、骨折、便血、血崩、黄疸、痱子等。

用量：内服 10 ~ 20 克。外用适量。

32. 教给米　Jaol geiv miix

基原：石松科植物石松 Lycopodium clavatum L. 的全草。

形态：多年生草本。匍匐茎蔓生，分枝有叶疏生。直立茎高 15 ~ 30 厘米，分枝。营养枝多回分叉，密生叶。叶针形，长 3 ~ 4 毫米，先端有易脱落的芒状长尾；孢子枝从第二、第三年营养枝上长出，远高出营养枝，叶疏生；孢子囊穗长 2.5 ~ 5 厘米，有柄，通常 2 ~ 6 个生于孢子枝的上部；孢子叶卵状三角形，先端急尖而具尖尾，边缘有不规则的锯齿，孢子囊肾形，淡黄褐色，孢子同形。7.8 月间孢子成熟。

生长环境：生长于疏林下荫蔽处。

采集：夏季采收，连根拔起，去净泥土、杂质，晒干。

分布：我国贵州、湖南、广西、湖北等省区。

现代研究：全草含石松碱、棒石松碱、棒石松洛宁碱、法氏石松碱、石松灵碱等生物碱。

石松水浸剂对由皮下注射枯草浸剂引起发热之家兔有降温作用。其有效成分为石松碱及棒石松碱、棒石松毒，后两者之毒性较石松碱为弱。

应用：用于治疗跌打损伤、四肢软弱、水肿等。

用量：内服 10 ~ 15 克。外用适量。

33. 教唉隋 Jaol ids suis

基原：葡萄科植物三裂叶蛇葡萄 Ampelopsis delavayana Planch. 的茎叶。

形态：木质藤本，攀缘。小枝无毛或有微柔毛，常带红色。叶多数为掌状 3 全裂；中间小叶长椭圆形至宽卵形，基部楔形或圆形，顶端渐尖，有短柄或无柄，侧生小叶极偏斜，斜卵形，少数成单叶 3 裂，宽 1 ~ 3 厘米，长 5 ~ 12 厘米，顶端渐尖，基部心形，边缘有带凸尖的圆齿，上面无毛，或在主脉、侧脉上有毛，下面有微毛；叶柄与叶片等长，有时有毛。聚伞花序与叶对生；花淡绿色；花萼边缘稍分裂；花瓣 5，呈镊合状排列；雄蕊 5。果球形或扁球形，蓝紫色。

生长环境：生于灌丛中或山坡上。

采集：秋季采收。

分布：我国贵州、湖南、广西、湖北等省区。

现代研究：含鞣质、甾醇类、三萜、强心苷。

同属植物小叶蛇葡萄粗提取物的 20% 溶液能抑制大肠杆菌，2% 溶液可完全抑制金黄色葡萄球菌的生长。20% 提取液对豚鼠有利尿作用。其提取液还有止血作用。

应用：用于治疗慢性肾炎、肝炎、尿痛、荨麻疹、疮毒等。

用量：内服煎汤，10 ~ 20 克。外用煎水洗。

34. 教应挂 Jaol jingv guac

基原：五加科植物常春藤 Hedera nepalensis K.Koch var.sinensis（Tobl.）Rehd.

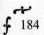

的全草。

形态：多年生常绿藤本。茎长可达 20 米，光滑。嫩枝上有柔毛呈鳞片状。单叶互生，革质光滑；叶型变异较多；柄基长，具星状毛；营养枝的叶 3 角状卵开至三角状长圆形，长 2 ~ 6 厘米，宽 1 ~ 8 厘米，全缘或 3 裂，基部截形。伞状花序。果实圆球形，浆果状，黄色或红色。花期 8 ~ 9 月。

生长环境：生长于树皮、山坡、岩石上。

分布：在我国主要分布在贵州等省。

现代研究：茎含鞣质 12.01% 及树脂。叶含常春藤苷、肌醇、胡萝卜素、糖类、鞣质（鞣质含量约 29.4%）。

应用：用于治疗风湿痛，跌打损伤，清热利湿等。

用量：内服 3 ~ 10 克。外用适量。

35. 教九　aol jiux

基原：防己科植物青牛胆 Tinospora sagittata（Oliv.）Gagn. 的块根。

形态：缠绕藤本。根深长，块根黄色，形状不一。小枝细长，粗糙有槽纹，节上被短硬毛。叶互生，具柄；叶片卵状披针形，长 3 ~ 7 厘米，宽 2.5 ~ 5 厘米，先端渐尖或钝，基部通常尖锐箭形或戟状箭形，全缘；两面被短硬毛，脉上尤多。花单性，雌雄异株，总状花序；雄花多数，萼片椭圆形，外轮 3 片细小；花瓣倒卵形，基部楔形，较萼片短；雄蕊 6，分离，直立或外曲，长于花，花药卵圆形，退化雄蕊长圆形，比花瓣短；雌花 4 ~ 10 朵，小花梗较长；心皮 3 或 4 枚，柱头裂片乳头状。核果红色，背部隆起，近顶端处有时具花柱的痕迹。花期 3 ~ 5 月。果期 8 ~ 10 月。

生长环境：生长于灌木林下石隙间。

采集：9 ~ 11 月间挖取块根，除去茎及须根，洗净，晒干。大者可切成两半，晒干或烘干。放置干燥处，防虫蛀。

分布：在我国主要分布在广西、湖南、湖北、贵州等省区。

应用：用于治疗扁桃体炎、咽炎、腮腺炎、肠炎、胃痛等。

用量：内服 5 ~ 15 克。外用适量。

36. 教那顶奢　Jaol lac dingc seit

基原：鼠李科植物多叶勾儿茶 Berchemia polyphylla Wall. 的全株。

形态：灌木，高 2 ~ 3 米；幼枝褐色或浅褐色，互生，密生褐色短柔毛。叶互生，近革质，有光泽，卵形或卵状椭圆形，长 2 ~ 4 厘米，宽 1 ~ 2.8 厘米，顶端圆形，有小芒尖，基部圆形或宽楔形，全缘，两面无毛，下面通常浅绿色；叶脉羽状，在两面隆起；叶柄长达 5 毫米，有短柔毛。花两性，黄绿色，单生或 2 ~ 3 个束生于叶腋或排成总状花序，花序和花梗有褐色短柔毛；花萼5裂；花瓣5，比花萼短；雌蕊5。核果近圆柱状，成熟时红褐色。

生长环境：生长于山坡及沟谷灌木丛中。

采集：夏、秋季采收。

分布：我国贵州、湖南、广西、湖北等省区。

应用：用于治疗肺结核、跌打损伤等。

用量：内服10～20克。

37. 敩楞 Jaol ledc

基原：豆科植物厚果鸡血藤 Millettia pachycarpa Benth. 的果实。

形态：多年生攀缘灌木，粗大。枝干圆柱形，表皮黑绿色，嫩枝具疏茸毛。单数羽状复叶互生，长30～50厘米；小叶13～17，矩圆状披针形，长约8～14厘米，宽约3～4厘米，先端钝，全缘，基部略钝，下面被锈黄色柔毛。圆锥花序腋生，长15～30厘米；花2～5朵簇生于序轴的节上；苞片卵圆形，少毛；萼钟形，5齿裂；裂片三角形，浅绿色，有短茸毛；花冠蝶形，花瓣5，紫红色；雄蕊10；雌蕊1，子房上位，线形；花柱弯曲，柱头圆形。荚果厚，木质，卵球形或矩圆形，黄灰绿色，并有斑点。种子1～5枚，红棕色至黑褐色。花期3～4月。果期10～11月。

生长环境：生长于溪边、疏林下及灌木丛中。

分布：在我国多分布于广西、贵州等省区。

采集：10月果实成熟后采收，除去果皮，将种子晒干。

现代研究：种子含鱼藤酮的拟鱼藤酮，根含鱼藤酮1.2%、树脂4%。

应用：用于治疗疥疮、癣等。

用量：外用适量。

38. 敩焖近 Jaol maenc jenc

基原：萝藦科植物牛皮消 Cynanchum auriculatum Royle ex Wight 的茎。

形态：蔓性半灌木，全体有微柔毛。茎圆柱形，上部多分枝。叶对生，广卵形，宽5～11厘米，先端尖，全缘，基部深心形，两侧呈圆耳状下延或内弯。聚伞状花序腋生，花黄白色；萼与花冠各5深裂，裂片向下反卷；副冠5，钻状披针形，高出柱头；雄蕊5，着生于花冠基部，花丝连成筒状，花药附着于柱头周围；雌蕊由2心皮组成。蓇葖果长约11厘米，宽约1.2厘米，成熟时沿一侧开裂。种子卵形而扁，褐色，先端有一束白亮的长茸毛。花期8～10月。果熟期11月。

生长环境：生长于山坡树林下或路旁。

采集：6～8月采收，晒干。

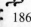

分布：我国贵州、湖南、广西、湖北等省区。

应用：用于催乳。

用量：内服 9 ~ 15 克。

39. 敎眉库　Jaol meix nguk

基原：葡萄科植物乌蔹莓 Cayratia japonica（Thunb.）Gagnep. 的茎叶。

形态：藤本。除幼枝稀被柔毛外无毛，卷须二叉状分枝。叶为鸟趾状复叶，小叶 5，总叶柄长 4 ~ 9 厘米；中央小叶椭圆形，卵状长椭圆形，长 6 ~ 8 厘米，宽 2.2 ~ 4.2 厘米，先端渐尖，基部楔形；侧脉每边 6 ~ 8 条，达于齿端；小叶柄长达 3 厘米；侧生小叶较小，小叶柄长约 8 毫米；叶片两面无毛或近无毛，边缘每边有具小尖头的锯齿 8 ~ 12 个。聚伞花序腋生，直径约 10 厘米；花序梗长 4 ~ 9 厘米，无毛；花梗短，与花萼、花瓣外有粉状微柔毛或无毛；花萼杯状，萼齿不明显；花瓣 4，长 2.5 毫米，顶部无角状突起；雄蕊长约 2 毫米；花盘杯状，与子房合生；花柱钻形，长约 1 毫米。果实卵球形，直径约 8 毫米，幼时绿色，熟时紫黑色。花期 5 ~ 6 月。果期 7 ~ 8 月。

生长环境：生于山坡林下。

采集：夏、秋季采挖，晒干或鲜用。

分布：在我国主要分布在湖北、贵州等省。

应用：用于治疗骨折、肺结核等。

用量：内服 3 ~ 6 克。外用适量。

40. 敎门近　Jaol menc jenc

基原：蓼科植物何首乌 Fallpia multiflora（Thunb.）Haraldson 的块根。

形态：多年缠绕草本。根细长，末端呈肥大的块根，外表红褐色至暗褐色。茎基部略呈木质，中空。叶互生，具长柄；叶片狭卵形或心形，长 4 ~ 8 厘米，宽 2.5 ~ 5 厘米，先端渐尖，基部心形或箭形，全缘或微带波状，上面深绿色，下面浅绿色，两面均光滑无毛。托叶膜质，鞘状，褐色，抱茎，长 5 ~ 7 毫米。花小，直径约 2 毫米，多数，密聚呈圆锥花序；小花梗具节，基部具膜质苞片；花被绿白色，花瓣状，5 裂；裂片倒卵形，大小不等，外面 3 片的背部有翅；雄蕊 8，比花被短；子房三角形，花柱短，柱头 3 裂，头状。瘦果椭圆形，有 3 棱，长 2 ~ 3.5 毫米，黑色光亮，外包宿存花被，花被呈明显的 3 翅，成熟时褐色。花期 10 月。果期 11 月。

生长环境：生长于草坡、路边、山坡石隙及灌木丛中。

采集：栽后 3 ~ 4 年春、秋季采挖，洗净，切去两端，大者对半剖开，或切厚片，晒干、烘干或煮后晒干。

分布：在我国主要分布在广西、贵州等省区。

现在研究：根和根茎含蒽醌类，主要为大黄酚（Chrysophanic acid，Chrysophanol）和大黄酚素（Emodin），其次为大黄酸（Rhein）、痕量的大黄素甲醚和大黄酚蒽酮（Chrysophanic acid anthrone）等（炙过后无大黄酸）。此外，含淀粉、粗脂肪、卵磷脂等。

干燥的块根含二苯乙烯苷。制首乌含 2.3.5.4- 四羟基二苯乙烯 -2-0-（6"-0-α-D- 吡喃葡糖）-β-D- 吡喃葡糖苷。

（1）首乌有抗衰老作用;（2）有对抗局部脑缺血、减少大脑梗死灶的作用;（3）有抗炎及免疫作用；（4）有促进生长发育的作用；（5）有调节血糖和脂肪动员的作用；（6）有保肝作用；（7）有抗癌、抗突变的作用。

应用：用于治疗发须早白、头晕等。

用量：内服 10 ~ 20 克。

41. 教闹　Jaol naol

基原：薯蓣科植物薯莨 Dioscorea cirrhosa Lour. 的块茎。

形态：多年生缠绕藤本。块茎肉质肥大，长圆形或不规则圆形，表面棕黑色，有疣状突起，鲜时割伤有红色黏液，多须根。茎圆柱形，通常分枝，光滑无毛，近基部有刺。单叶，革质或近革质；基部叶互生，上部叶对生；叶片长圆形、卵状长圆形或宽卵形，长 12 ~ 20 厘米，宽 6 ~ 7 厘米，全部无毛，基部脉 3 ~ 5 条，有显著网脉。花小，单性；雄花序圆锥状，腋生，长约 8 厘米，穗轴无毛，具棱，有花 15 ~ 25 朵；花蕾椭圆形，基部宽；花被片 6，2 轮排列，阔卵形，先端极钝，长约 2 毫米；雄蕊 6，与花被等长；雌花与雄花相似，排成弯曲的穗状花序；子房下位，3 室，每室有 2 胚珠；花柱 3，分离。蒴果无毛，顶端钝，长 18 ~ 23 毫米，中部宽 25 ~ 30 毫米，3 瓣裂，有 3 翅，种子有翅。花期 6 ~ 7 月。果期 9 ~ 10 月。

生长环境：生长于山谷向阳处、疏林下或灌丛中。

采集：5 ~ 8 月采挖，洗净，晒干。

分布：主要分布在贵州等省。

现代研究：根含酚类化合物、鞣质。

药理：给家兔灌服薯莨煎剂 1.5 克 / 千克，其出血时间与凝血时间均显著缩短。薯莨酊剂或煎剂对离体小鼠子宫有明显兴奋作用，张力、振幅及频率均有增强。酊剂或煎剂在试管内对金黄色葡萄球菌有中等抑菌作用，对甲型副伤寒杆菌与宋内痢疾杆菌有较弱的抗菌作用。

应用：用于治疗产后腹痛、月经不调、崩漏、内伤吐血、风湿关节痛、痢疾、疮疖、蛇咬伤、外伤出血等。

用量：内服 5 ~ 10 克。外用适量。

42. 敎瑞林　Jaol siik lemh

基原：茜草科植物茜草 Rubia cordifolia L. 的全草。

形态：多年生攀缘草本，长 1 ~ 3 米。支根数条或数十条，细长，外皮黄赤色。茎方形，有 4 棱，棱上有倒生刺。叶 4 片轮生，有长柄，叶片卵状心形或狭卵形，长 1.5 ~ 6 厘米，宽 1 ~ 4 厘米，先端渐尖，基部心脏形或圆形，全缘，叶脉 3 ~ 5，自基部射出，叶柄和叶下面中肋上均有倒刺。聚伞花序圆锥状，腋生或顶生；花小，花萼不明显；花冠 5 裂，裂片卵形或卵状披针形，基部联合，淡黄色；雄蕊 5，着生于花冠筒喉内；花丝较短；子房下位，2 室；花柱上部 2 裂，柱头头状。浆果小球形，肉质，红色转黑色。花期 7 ~ 9 月。果期 9 ~ 10 月。

生长环境：生长于山野、山地的林边或灌丛中。

采集：春、秋采挖，除去茎苗，去净泥土及细须根，晒干。

分布：我国贵州、湖南、广西、湖北等省区。

现代研究：茜草的根含紫茜素（Purpurin）、茜素（Alizarin）、伪紫茜素（Pseudopurpurin）、茜草色素（Munjistin）。

小鼠口服茜草根煎剂有明显止咳和祛痰作用，但加酒精沉淀后，滤液即无效。对离体兔回肠，茜草根煎剂能对抗乙酰胆碱的收缩作用。茜草根温浸液能扩张蛙足蹼膜血管并稍能缩短家兔的血液凝固时间。根的水提取物经产妇口服亦有加强子宫收缩的作用。

应用：用于治疗吐血、风湿痛、跌打损伤、慢性气管炎等。

用量：内服 10 ~ 20 克。

43. 敎素　Jaol sup

基原：豆科植物香花崖豆藤 Milletlia dielsiana Harms 的根、藤。

形态：本质藤木，长 2 ~ 6 米。根状茎与根粗壮，折断时均有红色汁液流出。小枝具细沟纹，被棕色短毛。单数羽状复叶互生，叶柄、叶轴被短毛，小叶 3 ~ 5 枚，小托叶刺毛状；小叶片长椭圆形，长 5 ~ 15 厘米，宽 2.5 ~ 5 厘米。圆锥花序顶生，长达 15 厘米，密被黄棕色茸毛，花多数，排列紧密；花萼钟状，密被锈色毛；蝶形花冠红紫色，旗瓣白色，被毛。荚果条状披针形，长 7 ~ 12 厘米，先端有短喙，密被黄棕色短茸毛。

生长环境：生长于石隙、岩边、林缘、灌丛及丘陵山地。

分布：我国贵州、湖南、广西、湖北等省区。

现代研究：根茎含鸡血藤醇。

应用：用于治疗贫血、腰痛带下、月经不调等。

用量：内服 10 ~ 30 克。

44. 敎素昆　Jaol sup kuedp

基原： 毛莨科植物威灵仙 Clematis chinensis Osbeck 的根。

形态： 攀缘性灌木，高 4 ~ 10 厘米。根多数丛生，细长，外皮黑褐色。茎干后黑色，具明显条纹，幼时被白色细柔毛，老时脱落。叶对生，羽状复叶，小叶通常 5 片，罕见为 3 片，小叶卵形或卵状披针形，长 3 ~ 7 厘米，宽 1.5 ~ 3.6 厘米，先端尖，基部楔形或广楔形，罕有浅心形者，全缘，上面沿叶脉有细毛，下面光滑，主脉 3 条。圆锥花序腋生及顶生，长 12 ~ 18 厘米；苞片叶状；萼片 4，有时 5 片；花瓣长圆状倒卵形，白色，顶端常有小尖头突出，外侧被白色柔毛，内侧光滑无毛；雄蕊多数，不等长；花丝扁平；雌蕊 4 ~ 6，心皮分离，子房及花柱上密生白色毛。花柱宿存，延长呈白色羽毛状。瘦果扁平状卵形，略生细短毛，花期 5 ~ 6 月。果期 6 ~ 7 月。

生长环境： 生长于山野、田埂及路旁。

采集： 秋季采挖，除去茎叶、须根及泥土，晒干。

产地： 多产于河南、山东、安徽、贵州、四川、云南、福建等省。

现代研究： 威灵仙的根含白头翁素（Anemonin）、白头翁内酯（Anemonol）、甾醇、糖类、皂苷、内酯、酚类、氨基酸。叶含内酯、酚类、三萜、氨基酸、有机酸。

威灵仙浸剂对正常大鼠有显著增强葡萄糖同化的作用，故可能有降血糖作用。

应用： 用于治疗痛风、顽痹、腰膝冷痛、脚气、破伤风、扁桃体炎等。

用量： 内服煎汤，6 ~ 10 克；浸酒或入丸、散。外用捣烂外敷。

45. 救成　Jedl senc

基原： 大戟科植物蓖麻 Ricinus communis L. 的种子。

形态： 1 年生大型草本，在热带变成多年生乔木，高 2 ~ 3 米。茎直立，无毛，绿色或稍紫色。单叶互生，具长柄；叶片盾状圆形，直径 20 ~ 40 厘米，掌状分裂达叶片的一半以上，7 ~ 9 裂，边缘有不规则锯齿，主脉掌状。花单性，总状或圆锥花序，顶生，下部生雄花，上部生雌花；苞及小苞卵形或三角形；雄花花被 3 ~ 5，裂片卵状三角形，无花盘；雄蕊多而密，合生成束；雌花的苞片与雄花的相同，花被同雄花而稍狭，无花盘及束形雄蕊，雌蕊卵形，子房 3 室，花柱 3，红色，顶端 2 叉。蒴果球形，有刺，成熟时开裂。花期 5 ~ 8 月。果期 7 ~ 10 月。

生长环境： 庭院、菜地栽培。亦有野生。

采集： 秋季果实变棕色，果皮未开裂时分批采摘，晒干，除去果皮。

分布： 我国贵州、湖南、广西、湖北等省区。

现代研究：种子含脂肪油，蓖麻毒蛋白［即蓖麻毒蛋白－D、酸性蓖麻毒蛋白（Acidicricin）、碱性蓖麻毒蛋白（Basic ricin）］，油饼含蓖麻碱（Ricinine）、蓖麻毒蛋白（Ricin）及脂肪酶。

蓖麻油本身刺激性小，作为滑润剂用于皮炎及其他皮肤病。

应用：用于治疗疥疮、烫伤、便秘等。

用量：内服 3 ~ 6 克。外用适量。

46. 金嫩葵花　Jeml naenl kuic huah

基原：远志科植物瓜子金 Polygala japonica Houtt. 的全草。

形态：多年生草本，高约 15 厘米。茎被灰褐色细柔毛。叶互生，卵形至卵状披针形，长 10 ~ 20 毫米，宽 5 ~ 10 毫米，先端短尖，全缘；叶柄短；叶柄、叶脉、叶缘均具细柔毛。总状花序腋生，最上一花序低于茎的顶端；萼片 5，前面 1 萼片卵状披针形，呈囊状，两侧 2 萼片花瓣状，卵形或椭圆形，后面 2 萼片呈线状披针形；花瓣 3，紫白色，下部愈合，背面近顶端处有流苏状附属物；雄蕊 8，雌蕊 1；子房倒卵形而扁，直径约 5 毫米，先端凹，具膜状宽翅，表面平滑无毛，萼片宿存。种子卵形而扁。花期 4 ~ 5 月。果期 5 ~ 6 月。

生长环境：生长于山坡或荒野。

采集：夏、秋间采集，洗净晒干。

分布：我国贵州、湖南、广西、湖北等省区。

现代研究：根含三萜皂苷、树脂、脂肪油、远志醇。

应用：用于治疗咳嗽痰多、失眠、咽喉肿痛、痈疽疮毒、蛇咬伤、跌打损伤等。

用量：内服 10 ~ 15 克。外用适量。

47. 靠坝　Kaok bial

基原：水龙骨科植物庐山石韦 Pyrrosia sheareri （Baker） Ching 的全株。

形态：高 25 ~ 60 厘米。根茎肥厚而短，密被细小长披针形的鳞片，边缘具纤毛。叶近于簇生；叶柄长 10 ~ 30 厘米，粗壮，幼时被褐色或淡褐色的星状毛；叶片披针形，长 10 ~ 30 厘米，宽 3 ~ 6.5 厘米，先端渐尖，基部稍宽，呈两侧不等的耳形、圆形、心形、圆楔形或斜截形，有时上侧有尖耳，全缘，上面绿色，有黑色斑点，初时疏被星状毛，星芒状毛的芒为短披针形，排列在同一平面上，中脉及侧脉均明显，细脉不甚明显。孢子囊散生在叶的下面，淡褐色或深褐色，无囊群盖；孢子两面形。

生长环境：生长于山野岩石上。

分布：我国贵州、湖南、广西、湖北等省区有分布。

现代研究：全草含黄酮类，尚含果糖、葡萄糖、蔗糖、有机酸及酚性化合物。

此外，还分离出结晶状延胡索酸、咖啡酸和异芒果苷（Ismangiferin）。

小鼠口服庐山石韦提取物 101.410.411.1A 母及晶 1 均有明显镇咳作用。

应用：用于治疗尿血、尿路结石、肾炎、崩漏、痢疾、慢性气管炎等。

用量：内服煎汤，5 ~ 15 克。

48. 靠堆　Kaok did

基原：中国蕨科植物银粉背蕨 Aleuritopteris argentea（Gmel.）Fee 的全草。

形态：植株高 14 ~ 20 厘米。根状茎直立或斜升，生有红棕色边的亮黑色披针形鳞片。叶簇生，厚纸质，上面暗绿色，下面有乳黄色粉粒；叶柄栗棕色，有光泽，基部疏生鳞片；叶片五角形，长宽各约 5 ~ 6 厘米，有 3 片基部彼此相连或分离的羽裂的羽片；顶生羽片近菱形，基部裂片多少浅裂，侧生羽片三角形，羽轴下侧的裂片较上侧的为长，基部一片最长，浅裂，裂片钝尖头，边缘有小圆齿。叶脉纤细，下面不凸起，羽伏分叉。孢子囊群生于小脉顶端，成熟时汇合成条形；囊群盖沿叶边连续着生，厚膜质，全缘。

生长环境：生长于干燥石灰质石岩或墙上。

分布：分布于广西、贵州、湖南等省区。

应用：用于治疗痢疾、肠炎等。

用量：内服 9 ~ 15 克。

49. 靠登马　Kaok dinl max

基原：莲座蕨科植物福建莲座蕨 Angiopteris fokiensis Hieron. 的根状茎。

形态：多年生草本，高 1.5 米以上。根状茎块状，直立，下面簇生圆柱状的粗根。二回羽状复叶；叶柄粗壮，多汁肉质，长约 50 厘米；叶片宽卵形，长与阔各 60 厘米以上；羽片 5 ~ 7 对，互生，狭长圆形，长 50 ~ 60 厘米，宽 14 ~ 18 厘米；小羽片平展，上部的稍斜上，中部小羽片披针形，长 7 ~ 9 厘米，宽 11.7 厘米，先端渐尖，基部截形或近圆形，顶部向上微弯，下部小羽片较短，顶生小羽片和侧生的同形，有柄，叶缘全部具有浅三角形锯齿；叶革质，两面光滑；叶脉一般分叉，无倒行假脉；叶轴腹部具纵沟，向顶端具狭翅。孢子囊群棕色，长圆形，长约 1 毫米，距叶缘 0.5 ~ 1 毫米，彼此接近，由 8 ~ 10 个孢子囊组成。

生长环境：生长于林下、溪边。

分布：在我国主要分布在湖北、湖南、贵州、广西等省区。

采集：夏、秋采收。

应用：用于治疗跌打损伤等。

用量：内服 9 ~ 15 克。

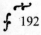

50. 靠蹬雁 Kaok dinl nganh

基原：水龙骨科植物金鸡脚 Phymatopteris hastata（Thunb.）Pic.Serm. 的全草。

形态：植株高 15 ~ 43 厘米。根状茎长而横走，密被鳞片；鳞片卵状披针形，红棕色，渐尖至长渐尖，边缘略有齿或全缘。叶远生或疏生；柄长 3 ~ 24 厘米，基部被鳞片，向上光滑；叶片可从单叶至指状分裂，通常为指状 3 裂，长 6 ~ 21 厘米，宽 4 ~ 15 厘米；裂片披针形，长 5 ~ 18 厘米，宽 1 ~ 2.5 厘米，先端渐尖，边缘有软骨质狭边，全缘或波状，或有缺刻状齿；叶厚纸质，两面光滑，下面略成灰白色，中肋与侧脉两面稍隆起。孢子囊群圆形，在中肋两侧各 1 列。

生长环境：生长于山地林缘、路边、灌丛、土坡。

分布：我国贵州、湖南、广西、湖北等省区。

应用：用于治疗痢疾等。

用量：内服 15 ~ 30 克

51. 靠朵 Kaok dogc

基原：阴地蕨科植物阴地蕨 Botrychium ternatum（Thunb.）Sw. 的全草。

形态：多年生草本，高 20 厘米以上。根茎粗壮，肉质，有多数纤维状肉质根。营养叶的柄长 3 ~ 8 厘米；叶片三角形，长 8 ~ 10 厘米，宽 10 ~ 12 厘米，3 回羽状分裂，最下羽片最大，有长柄，呈长三角形，其上各羽片渐次无柄，呈披针形；裂片长卵形至卵形，宽 0.3 ~ 0.5 厘米，有细锯齿；叶面无毛，质厚。孢子叶有长梗，长 12 ~ 22 厘米；孢子囊穗集成圆锥状，长 5 ~ 10 厘米，3 ~ 4 回羽状分枝；孢子囊无柄，黄色，沿小穗内侧呈两行排列，不陷入，横裂。

生长环境：生长于草坡灌丛阴湿处。

采集：冬、春季采收，连根挖取，洗净应用或晒干应用。

分布：我国贵州、湖南、广西、湖北等省区。

现代研究：叶含樨草黄素。

应用：用于治疗膀胱炎、泌尿系感染、咳嗽。

用量：10 ~ 15 克，水煎服。

52. 靠麻辰 Kaok mac senc

基原：水龙骨科植物石韦 Pyrrosia lingua（Thunb.）Farw. 的叶。

形态：多年生草本，高 13 ~ 30 厘米。根茎细长，横走，密被深褐色披针形的鳞片；根须状，深褐色，密生鳞片。叶疏生；叶柄长 6 ~ 15 厘米，略呈四棱形，基部有关节，被星状毛；叶片披针形、线状披针形或长圆状披针形，长 7 ~ 20 厘米，宽 1.5 ~ 3 厘米，先端渐尖，基部渐狭，略下延，全缘，革质，上面绿色，有细点，疏被星状毛或无毛，下面密被淡褐色星芒状毛，主脉明显，侧脉略可见，细脉不明显。孢子囊群椭圆形，散生在叶下面的全部或上部，在侧脉之间排成数行，每孢子囊群间隔有星状毛，孢子囊群隐没在星状毛中，淡褐色，无囊群盖；孢子囊有长柄；孢子两面形。

生长环境：生长于山野的岩石上，或树上。

采集：春、夏、秋均可采收，除去根茎及须根、晒干。

分布：在我国主要分布在贵州等省，湖南，广西等省区亦有分布。

现代研究：全草均含黄酮类、皂苷、蒽醌类、鞣质、（禾）烯–b（Diploptene）β–谷甾醇（β–Sitosterol）。

应用：用于治疗尿血、尿路结石、肾炎、痢疾、慢性气管炎等。

用量：内服 5 ~ 10 克。

53. 靠懵　Kaok memx

基原：紫萁科植物紫萁 Osmunda japonica Thunb. 的根茎。

形态：植株高 50 ~ 80 厘米。根状茎粗壮，斜升。叶二型，幼时密被绒毛；不育叶片三角状阔卵形，长 30 ~ 50 厘米，宽 25 ~ 40 厘米，顶部以下 2 回羽状，小羽片矩圆形或矩圆披针形，先端钝或短尖，基部圆形或圆楔形，边缘有匀密的矮钝锯齿。能育叶强度收缩，小羽片条形，长 1.5 ~ 2 厘米，沿主脉两侧密生孢子囊，成熟后枯死。

生长环境：生长于林下或溪边的酸性土壤中。

采集：春、秋季节采挖。

分布：在我国主要分布在贵州等省。

现代研究：紫萁根茎含坡那甾酮—A、蜕皮松（Ecdysone）、蜕皮甾酮。

应用：用于治疗感冒、痢疾便血、妇女血崩。

用量：内服煎汤或炖肉，10 ~ 20 克。

54. 靠尚唉　Kaok sangp ids

基原：骨碎补科植物肾蕨 Nephrolepis auriculata（L.）C. Presl 的全草。

形态：多年生草本，高 30 ~ 70 厘米。根茎近直立，有从主轴向四面发出的长葡萄茎，并从葡萄茎的短枝上长出的圆形的肉质块茎，主轴及根状茎上有密的钻状披针形鳞片，葡萄茎、叶柄和叶轴疏生钻形鳞片。叶簇生，革质，光滑，无毛，长约 30 ~ 70 厘米，宽 3 ~ 5 厘米，披针形，基部渐狭，1 回羽状复叶；羽片无柄，互生，似镰状而钝，基部下侧呈心形，上侧呈耳形，以关节着生于轴，边缘有疏浅钝齿。孢子囊群着生于侧脉上部分枝的顶端；孢子囊群盖肾形；孢子椭圆肾形。

生长环境：生长于山岩、溪边等阴湿处。

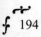

采集：全年可采。

分布：我国贵州、湖南、广西等省区。

应用：用于治疗黄疸、痢疾、疝气、烫伤、刀伤等。

用量：内服 30 ～ 50 克。外用适量。

55. 靠素　Kaok sup

基原：铁角蕨科植物铁角蕨 Asplenium trichomanes L. 的根茎。

形态：植株高 10 ～ 30 厘米。根状茎直立，密生条状披针形鳞片。叶簇生；叶柄和叶轴亮栗褐色，沿上面纵沟两侧有全缘的膜质狭翅；叶片条状披针形，纸质，长 10 ～ 20 厘米，宽 9 ～ 10 厘米，渐尖头，无毛，1 回羽状；羽片长 3.5 ～ 6（9）毫米，宽 2 ～ 4（5）毫米，圆形或卵形，两侧边缘有小钝齿；侧脉二叉或单一。孢子囊群生侧脉的上侧小脉；囊群盖条形，全缘。

生长环境：生长于林下、山谷石岩上。

分布：我国贵州、湖南、广西、湖北等省区有分布。

应用：用于治疗疔疮、疖痈等。

用量：外用适量。

56. 格　Kiut

基原：百合科植物淡黄花百合 Lilium sulphureum Baker ex Hook.f. 的鳞茎。

形态：多年生草本。鳞茎球形，高 3 ～ 5 厘米，直径 4.5 ～ 5 厘米，鳞片稍松散；鳞片卵状披针形或披针形，红棕色或紫黑色，长 2.5 ～ 3.5 厘米，宽 1 ～ 1.5 厘米。植株高大，茎长 80 ～ 120 厘米，绿色，干后黄褐色，下部色较深具有小乳突状突起。叶散生，披针形，长 6 ～ 12 厘米，宽 1.2 ～ 1.8 厘米。通常中下部叶片较为宽人，上部叶片较狭；中脉在上下两面均较明显；茎上部叶腋间具珠芽，每叶腋仅具珠芽 1 个。珠芽卵形；苞片卵披针形或椭圆形；花梗长 4 ～ 6 厘米；花通常 2 朵，喇叭形，白色，芳香味；花被片长 17 ～ 19 厘米，外轮花被片长圆状倒披针形，宽 1.5 ～ 2 厘米；内轮花被片较宽，匙形或宽倒披针形，宽 3.2 ～ 4 厘米，蜜腺两边无乳突状突起；花丝长 13 ～ 15 厘米，无毛，或少有疏毛；花药长矩圆形，长 1.8 ～ 2 厘米；子房圆柱形，长 4 ～ 4.2 厘米，宽 2 ～ 5 毫米，紫绿色；花柱长 11 ～ 15 厘米，柱头膨大，直径 0.6 ～ 0.8 厘米。

生长环境：生长于路边、草坡或山坡阴处疏林下。

分布：贵州、广西等省区。

现代研究：百合鳞茎含秋水仙碱等多种生物碱及淀粉、蛋白质、脂肪等。百合煎剂对氨水引起的小鼠咳嗽有止咳作用，小白鼠肺灌流使流量增加，并能对抗组织胺引起的蟾蜍哮喘。

应用：用于治疗久嗽，痰中带血，及滋补等。

用量：内服 15 ~ 30 克。

57. 格近　Kiut jenc

基原：百合科植物野百合 Lilium brownii F. E. Br. ex Miellez 的鳞茎。

形态：多年生草本。鳞茎球形，直径约 2 ~ 5 厘米；鳞片白色，少有带紫色者，披针形，长 1.5 ~ 4 厘米，宽 0.8 ~ 1.4 厘米，无节。茎直立，圆柱形，高 100 ~ 200 厘米，黄绿色，少数带有紫色条纹，少数下面有小乳突状突起。叶多数，散生，通常自下部向上较小，披针形、窄披针形至条形，长 6 ~ 12（15）厘米，宽（0.5）1 ~ 2 厘米，先端渐尖，基部渐狭，具 5 ~ 7 脉，中脉明显，侧脉细弱，全缘，两面均无毛。花单生茎顶端，或几朵在茎顶部排成伞形花序，平展；花梗粗壮；花梗基部具几枚苞片，披针形或卵状披针形，长 3 ~ 7 厘米，宽 0.6 ~ 2 厘米；花冠喇叭形，乳白色，有香气，外面稍带紫色，无斑点，向外张开或先端稍外弯而不卷，长 13 ~ 15（18）厘米；花被片 6，外轮花被片稍窄，内轮花被片稍宽，其蜜腺两边具小乳突状突起；雄蕊 6 枚，向上弯，花丝长 10 ~ 12 厘米，中部以下被柔毛，灰白色，少数有毛或仅具疏毛；花药长椭圆形，长 1 ~ 1.5 厘米，子房圆柱形，长 3 ~ 3.5 厘米，宽 3 ~ 4 毫米，花柱长 8 ~ 10 厘米，柱头膨大，3 裂。蒴果大型，长圆形或长圆柱形，长 4 ~ 5.5 厘米，宽 3 ~ 3.5 厘米，有钝棱，具多数种子。

生长环境：生长于山坡灌木林下及石缝中。

采集：秋、冬采挖，除去地上部分，洗净泥土，剥取鳞片，用沸水捞过或微蒸后，焙干或晒干。

分布：贵州、湖南、湖北、广西等省区。

现代研究：鳞茎富含淀粉。

应用：用于治疗小儿疳积、疖肿、毒蛇咬伤。

用量：内服 15 ~ 30 克。外用适量。

58. 格嫩　Kiut naemx

基原：百合科植物大百合 Cardiocrinum giganteum（Wall.）Makino 的鳞茎。

形态：鳞茎由基生叶柄膨大后组成，花序长出后凋萎，具鳞茎皮；鳞茎高 3.5 厘米，直径 2 厘米。茎高 1 ~ 2 米。茎生叶似轮生，长 12 ~ 18 厘米，宽 11 ~ 15 厘米；基部心脏形；叶脉网状，柄长 7 ~ 32 厘米。总状花序，花多至 12 朵或较少；苞片叶状，矩圆状匙形，长 7.5 厘米，宽 2 ~ 2.5 厘米；花狭喇叭状，白色，具短梗；花被片 6，条状匙形，长 12 ~ 14 厘米，宽 1.5 ~ 2 厘米，内面具淡紫红色条纹；花丝细，长约 6.5 厘米；子房圆柱形，长 3 厘米，直径 7 毫米；

花柱细，长 5.5 ～ 6.5 厘米，柱头头状，微 3 裂。蒴果椭圆形，长 5 厘米，直径 3.5 厘米，3 瓣裂。

生长环境：生长于较阴湿的山地或林下草丛中。

采集：春、夏季采收。

分布：我国贵州、湖南、广西等省区。

应用：用于治疗鼻炎、中耳炎等。

用量：内服 10 ～ 15 克。外用适量。

59. 腊丁挂　Lac dinl guas

基原：多孔菌科植物紫芝 Ganoderma japonicum（Fr.）Lloyd 的全株。

形态：菌盖木栓质，有柄，半圆形至肾形，罕近圆形，高及宽各达 20 厘米；柄侧生，形长；菌盖及菌柄均有黑色皮壳，有光泽，表面并有环棱纹和辐射状皱纹；菌肉锈褐色；菌管硬，与菌肉同色；管口圆，色与菌管相似，每毫米 5 个；孢子褐色、卵形，内壁具显著小疣。

生长环境：生长于腐朽的木桩旁。

采集：秋季采取。

分布：在我国主要分布在贵州、湖南、广西等省区。

现代研究：紫芝含麦角甾醇（Ergosterol）、有机酸（顺蓖麻酸、延胡索酸等）、氨基葡萄酸、多糖类、树脂、甘露醇等。

灵芝提起物对小鼠肉瘤（S180）有抑制作用，对细胞免疫及体液免疫均有增强作用。小鼠腹腔注射赤芝的水提液、乙醇提液或恒温渗漉液 15 克 / 千克体重均有止咳作用（氨水喷雾引咳法）。也有明显的祛痰作用（小鼠酚红法）。

应用：用于治疗胃痛、气喘、体虚等。

用量：内服 10 ～ 15 克。

60. 腊丁挂亚　Lac dinl guas yak

基原：多孔菌科植物赤芝 Ganoderma lucidum （Leyss. ex Fr.）Karst. 的全株。

形态：菌盖木栓质，有柄，半圆形至肾形，罕近圆形，高及宽各达 20 厘米；柄侧生，形长；菌盖皮壳黄色至红褐色，菌柄紫褐色，菌肉近白色至淡褐色；菌管管口初期白色，后期褐色。

生长环境：生长于栎及其他阔叶树的木桩旁。

采集：秋季采取。

分布：在我国主要分布在贵州等省。

现代研究：含麦角甾醇、树脂、脂肪酸、甘露醇、多糖类、生物碱、内酯、香豆精、水溶性蛋白质和多种酶类。

灵芝提取物对小鼠肉瘤（S180）有抑制作用，对细胞免疫及体液免疫均有增强作用。小鼠腹腔注射赤芝的水提取液、乙醇提取液或恒温渗漉液 15 克 / 千克均有止咳作用（氨水喷雾引咳法）。也有明显的祛痰作用（小鼠酚红法）。

应用：用于治疗胃痛、气喘、体虚等。

用量：内服 10 ~ 15 克。

61. 腊茹亚 Lagx ludt yak

基原：蔷薇科植物地榆 Sanguisorba officinalis L. 的全草。

形态：多年生草本，高 1 ~ 8 米。根茎粗壮，生多数肥厚的纺锤形或长圆柱形的根。茎直立，有棱。单数羽状复叶，互生；根生叶较茎生叶大，具长柄；茎生叶近于无柄，有半圆形环抱状托叶，托叶边缘具三角状齿；小叶 5 ~ 19 片，椭圆形至长卵圆形，长 2 ~ 7 厘米，宽 0.5 ~ 3 厘米，先端尖或钝圆，基部截形、阔楔形或略似心形，边缘具尖圆锯齿；小叶柄短，或无柄。花小，密集呈倒卵形、短圆柱形或近球形的穗状花序，疏生于茎顶；花序梗细长、光滑或稍被细毛；花暗紫色，苞片 2，膜质，披针形，被细柔毛；花被 4 裂，裂片椭圆形或广卵形；雄蕊 4，着生于花被筒喉部；花药黑紫色；子房上位，卵形有毛；花柱细长，柱头乳头状。瘦果椭圆形或卵形，褐色，有 4 纵棱，呈狭翅状。种子 1 枚。花、果期 6 ~ 9 月。

生长环境：生长于山地的灌木丛、草原、山坡或田岸边。

采集：春季发芽前或秋季苗枯萎后采挖，除去残茎及须根，洗净。

分布：我国贵州、湖南、广西、湖北等省区。

现代研究：根含鞣质约 17%，三萜皂苷 2.5% ~ 4.0%。分离出的皂苷有：地榆糖苷 I（Ziyu glycoside I），水解后产生坡模醇酸（Pomolic acid）、阿拉伯糖和葡萄糖；地榆糖苷 II（Ziyu glycoside II），水解后产生坡模醇酸和阿拉伯糖；地榆皂苷 B，初步鉴定是葡萄糖醛酸的三萜皂苷。茎叶含槲皮素和山奈酚的苷、熊果酸等三萜类物质。叶含维生素 C。花含矢车菊苷（Chrysanthemin）、矢车菊双苷（Cyanin）。

鸽灌服煎剂 3 克 / 千克体重，每日 2 次，共服 4 次，对静脉注射洋地黄引起的呕吐有止吐作用，表现为呕吐次数减少。但狗服 5 克 / 千克体重，2 次，对静脉注射阿朴吗啡引起的呕吐无效。

应用：用于治疗吐血、痢疾、湿疹、烧伤等。

用量：内服 10 ~ 15 克。外用适量。

62. 腊俄虽 Lagx ngoc seit

基原：海桐花科植物光叶海桐 Pittosporum glabratum Lindl. 的根及种子。

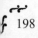

形态：常绿小乔木。上部枝条有时轮生，全体无毛。单叶互生，形状差异很大，一般呈倒卵状长椭圆形及倒披针形，长 6 ~ 10 厘米，宽 1 ~ 3.5 厘米，两面光滑，先端短尖或渐尖，基部呈楔形，边缘略呈波状，上面绿色，下面稍淡，中肋突出明显；叶柄长 5 ~ 10 毫米。花黄色，生于小枝顶端，呈伞房花序，通常 6 ~ 13 朵，花直径约 7 毫米；花梗长 10 ~ 15 毫米，表面光滑；花萼基部联合，5 裂；裂片广卵形，表面光滑，边缘有毛；花瓣 5，较萼长 3 倍；雄蕊 5，与花瓣互生；子房常为 3 室。蒴果，卵形或椭圆形，长约 1.5 厘米，3 瓣裂。种子多数深红色。花期 4 月。果熟期 9 月。

生长环境：生长于林间阴湿地。

采集：秋后采摘果实，晒干，击破果壳，取出种仁再晒干。

分布：在我国主要分布在广西、湖南、贵州等省区。

应用：种子用于治疗咽痛、泻痢；根用于治疗咽痛、泻痢、风湿痛、劳伤。

用量：内服种子 9 ~ 15 克，根 10 ~ 20 克。外用适量。

63. 麻成　Mac senc

基原：仙人掌科植物仙人掌 Opuntia dillenii Haw. 的全株。

形态：灌木，高 1 ~ 3 米。茎下部稍木质，近圆柱形；上部肉质，扁平，绿色，具节；每节卵形至矩圆形，长 15 ~ 30 厘米，光亮，散生多数瘤体，每一小瘤体生密生黄褐色卷曲的柔毛，并有利刺。叶肉质细小，披针形，先端尖细，紫红色，基部绿色，生于每个小瘤体的刺束之下，早落。花黄色，直径达 7 ~ 8 厘米，单生或数朵丛生于扁化茎顶部边缘；雄蕊多数，数轮排列；花药 2 室；雌蕊 1；花柱白色，圆柱形，通常中空；柱头 6 裂。浆果，肉质，卵圆形，长 5 ~ 7 厘米，紫红色，被细硬毛。种子多数。

生长环境：野生或栽培。

分布：在我国主要分布在湖北、贵州等省。

现代研究：茎、叶含三萜、苹果酸、琥珀酸。灰分中含 24% 碳酸钾。

应用：用于治疗心胃气痛、痞块、痢疾、痔血、咳嗽、喉痛、乳痈、疔疮、烫伤、蛇伤。

用量：内服煎汤，鲜者 3 ~ 6 克；研末或浸酒。外用捣烂外敷或研末调敷。

64. 骂播　Mal babl

基原：蓼科植物水蓼 Polygonum hydropiper L. 的全草。

形态：一年生草本，高 60 ~ 90 厘米。全株散布腺点及毛茸。茎直立，或下部伏地，通常紫红色，节膨大。叶互生，有短柄；叶片广披针形，先端渐尖，基部楔形，两面被粗毛，上面深绿色，有八字形的黑斑；托叶鞘膜质，口缘生长刺毛。穗状花序生于枝端，花梗细长，长 6 ～ 12 厘米，下垂，疏花；花被 5 深裂，白色，散布绿色点腺，上部呈红色；雄蕊 7 ～ 8，子房 1 室，花柱 3 枚。瘦果有 3 棱，外包宿存花被。花期夏季。

生长环境：生长于近水边阴湿处。

采集：5 ～ 6 月采收。

分布：我国贵州、湖南、广西、湖北等省区有分布。

现代研究：含苷类及鞣质。辣蓼流浸膏及其提取物对金黄色葡萄球菌、绿脓杆菌、溶血性链球菌等有较强的抑制作用。

应用：用于治疗痢疾、便血、跌打肿痛等。

用量：内服 10 ～ 20 克。外用适量。

65. 骂百茱悟坝　Mal beec caip wul bial

基原：虎耳草科植物岩白菜 Bergenia purpurascens（Hook.f.& Thoms.）Engl. 的根茎。

形态：多年生常绿草本，高达 30 厘米。根茎粗而大，紫红色，节间短。叶基生，厚肉质，倒卵形或长椭圆形，先端钝圆，基部楔形，全缘或有细齿，上面红绿色有光泽，下面淡绿色。花茎长约 25 厘米，淡红色，聚伞花序，花萼钟状，先端 5 裂；花瓣 5，白色；雄蕊 10，雌蕊由 2 心皮组成。蒴果，种子多数。

生长环境：生长于高山阴湿石壁上。

分布：多分布于贵州、湖北等省。

现代研究：根茎含岩白菜素。

应用：用于治疗咳嗽咯血、阴虚咳嗽、气喘、红崩、白带、支气管炎等。

用量：内服 15 ～ 30 克，鲜品 60 ～ 120 克。

66. 骂病马　Mal biaenl max

基原：马齿苋科植物马齿苋 Portulaca oleracea L. 的全草。

形态：1 年生肉质草本，全株光滑无毛，高 20 ～ 30 厘米。茎圆柱形，平卧或斜向上，由基部分歧四散，向阳面常带淡褐红色或紫色。叶互生或对生，叶柄极短；叶片肥厚肉质，倒卵形或匙形，长 1 ～ 3 厘米，宽 5 ～ 14 毫米，先端钝圆，有时微缺，基部阔楔形，全缘，上面深绿色，下面暗红色。花两性，较小，黄色，通常 3 ～ 5 朵，丛生枝顶叶腋；总苞片 4 ～ 5 枚，三角状卵形；萼片 2，对生，卵形，基部与子房联合；花瓣 5，倒心形，先端微凹；雄蕊 8 ～ 12，花药黄色；雌蕊 1，子房半下位，1 室；花柱顶端 4 ～ 6 裂，形成线状柱头。蒴果短圆锥形，棕色，盖裂。种子多数，黑褐色，表面具细点。花期 5 ～ 9 月。果期 6 ～ 10 月。

生长环境：生长于田野、荒芜地及路旁。

采集：夏、秋两季当茎叶茂盛时采收，割取全草，洗净泥土，用沸水略烫后晒干。

分布：我国贵州、湖南、广西、湖北等省区。

现代研究：全草含大量去甲基肾上腺素（Noradrenaline，2.5 毫克 / 克鲜草）和多量钾盐（硝酸钾、氯化钾、硫酸钾等，以 1 千克计算，鲜草含钾盐 1%，干草含钾盐 17%）。此外，尚含二羟基苯乙胺（Dopamine）、二羟基苯丙氨酸（DOPA）、苹果酸、柠檬酸、谷氨酸、天门冬氨酸、丙氨酸及蔗糖、葡萄糖、果糖等。在每百克可食部分中含蛋白质 2.3 克、脂肪 0.5 克、糖 3 克、粗纤维 0.7 克、钙 85 毫克、磷 56 毫克、铁 1.5 毫克、胡萝卜素 2.23 毫克、硫胺素 0.03 毫克、核黄素 0.11 毫克、烟酸 0.7 毫克、维生素 C 23 毫克。

马齿苋的抗菌作用：试管内在 1 ：4 浓度时对痢疾杆菌有杀菌作用，此种杀菌作用不是由于药物本身较强的酸性所致。煎剂在 18.75 ~ 37.5mg/ml 浓度时，对志贺、宋内、斯氏及费氏痢疾杆菌均有抑制作用，但与马齿苋多次接触培养后能产生显著的抗药性，对伤寒杆菌、大肠杆菌及金黄色葡萄球菌也有一定的抑制作用，对结核杆菌则无；对某些致病性真菌也有不同的抑制作用；对小鼠大肠杆菌感染，用醇提液或醇提后残渣水煎液均无效。

应用：用于治疗痢疾、丹毒、疖痈等。

用量：内服 20 ~ 50 克。外用适量。

67. 骂登瓯　Mal demh ous

基原：商陆科植物商陆 Phytolacca acinosa Roxb. 的根。

形态：多年生草本，高 70 ~ 100 厘米，全株无毛。根粗壮，肉质，圆锥形，外皮淡黄色。茎直立，多分枝。绿色或紫红色，具纵沟。叶互生，椭圆形或卵状椭圆形，长 12 ~ 25 厘米，宽 5 ~ 10 厘米，先端急尖，基部楔形下延，全缘，侧脉羽状，主脉粗壮；叶柄长 1.5 ~ 3 厘米，上面具槽，下面半圆形。总状花序顶生或侧生，长 10 ~ 15 厘米；花两性，径约 8 毫米，具小梗，小梗基部有苞片 1 及小苞片 2；萼通常 5 片，偶为 4 片，卵形或长方状椭圆形，初白色，后变淡红色，无花瓣；雄蕊 8，花药淡粉红色；心皮 8 ~ 10，离生。浆果扁圆形，径约 7 毫米，通常有 8 个分果组成，熟时紫黑色。种子肾圆形，扁平，黑色。花期 6 ~ 8 月。果期 8 ~ 10 月。

生长环境：多生于疏林下、林缘、路旁、山沟等湿润的地方。

采集：秋、冬或春季均可采收。挖取后，除去茎叶、须根及泥土，洗净，横切或纵切成片块，晒干或阴干。

分布：我国贵州、湖南、广西、湖北等省区。

现代研究：根含商陆碱（phytolacine）及淀粉约 25%。全草含商陆毒素（phytolaccatoxin）、氧化肉豆蔻酸（oxyristin acid）、三萜酸（jaligouic acid）、皂苷和多量硝酸钾。

用小鼠及家兔酚红法证明，商陆的煎剂、氯酚粗提物、皂苷元及乙醇浸膏，经腹腔或灌胃给药，均有明显的祛痰作用；乙醇提取物作用更明显，注射给药较灌胃给药作用更强。豚鼠皮下注射煎剂与酊剂，能延长喘息的潜伏期（组织胺喷雾引喘法）。小鼠氨水喷雾引咳实验法证明，商陆生物碱部分有镇咳作用，商陆煎剂及酊剂对肺炎球菌、痢疾杆菌、流感杆菌均有抑制作用。对许兰氏黄癣菌和奥杜盎氏小芽孢癣菌等皮肤真菌，亦有不同程度的抑制作用。商陆有抗炎作用，对大鼠脚肿胀的消炎作用与氢化可的松相似。商陆有利尿作用。

应用：用于治疗水肿胀满、脚气、黄疸、痈肿疮毒、瘰疬、喉痹等。

用量：内服煎煮，5～9克；或入散剂。外用捣敷。

68. 骂登偶温　Mal demh ous uns

基原：商陆科植物垂序商陆 Phytolacca americana L. 的根部。

形态：多年生直立高大草本，茎高 80～150 厘米。全株平滑无毛，具肥大的块根，呈圆柱形，稍具棱角，绿色或带紫红色，多分枝，肉质。叶互生，叶片卵状长椭圆形或长椭圆状披针形，先端短渐尖，基部楔形至阔楔形而稍下延。总状花序顶生或侧生，花小两性，花被 5 枚，白色而带红晕，雄蕊 10 枚；心皮 10 个，花柱 10 枚。果穗成熟时下垂，浆果红紫色。

分布：我国贵州、广西等省区。

采集：于秋季至翌年春季采挖。除去地上部、须根和泥沙，切片，晒干或阴干。

现代研究：同商陆。

应用：用丁治疗水肿胀满、脚气、黄疸、痈肿疮毒、瘰疬、喉痹等。

用量：内服煎煮，5～9克；或入散剂。外用捣敷。

69. 骂的鸦　Mal dinl al

基原：毛茛科植物毛茛 Ranunculus japonicus Thunb. 的全草、根。

形态：多年生草本，全株被白色细长毛，尤以茎及叶柄上为多。须根多数，肉质，细柱状。茎直立，高 50～90 厘米。基生叶具叶柄，柄长 7～15 厘米；叶片掌状或五角形，长 3～6 厘米，宽 4～7 厘米，常作 3 深裂，裂片椭圆形至倒卵形，中央裂片又 3 裂，两侧裂片又作大小不等的 2 裂，先端齿裂，具尖头；茎生叶具短柄或无柄，3 深裂，裂片倒卵形至菱状卵形，至茎上部裂片渐狭呈线披针形,两面均有紧贴的灰白色细长柔毛。花与叶相对侧生，单一或数朵生于茎顶，具长柄；花直径 2 厘米；萼片，长圆形或长卵形，先端钝圆，淡黄色，外密被白色细长毛；花瓣5，黄色，阔倒卵形或微凹，基部钝或阔楔形，具密槽；雄蕊多数，花药长圆形，纵裂；花丝扁平，与花药几等长；心皮多数，离生，柱头单一。聚合果近球形或卵圆形，瘦果稍歪，卵圆形，表面淡褐色，两面稍隆起，密布细密小凹点，基部稍宽，边缘有狭边，顶端有短喙。花期4～8月。果期6～8月。

生长环境：生长于河沟、池沼、水堤旁及阴湿的草丛中。

采集：夏、秋采取，一般鲜用。

分布：我国贵州、湖南、广西、湖北等省区。

现代研究：全草含原白头翁素（Protoanemonin）和它的二聚物白头翁素（Anemonin）。新鲜植物含原白头翁素0.05%。

药理：毛茛有强烈挥发性刺激，与皮肤接触可引起炎症及水泡，内服可引起剧烈胃肠炎和中毒症状，但很少引起死亡，因其辛辣味十分强烈，一般不致吃得很多。研究证实，发生刺激作用的是原白头翁素，聚合后可变成无刺激作用的白头翁素。原白头翁素在豚鼠离体器官（支气管、回肠）及整体试验中，均有抗组织胺作用。浸剂或煎剂在1：100以上浓度时试管内有杀灭钩端螺旋体的作用。

应用：用于治疗疟疾、风湿关节痛、痈肿、疥癣等。

用量：内服：3～6克。外用适量。

70. 骂的马　Mal dinl max

基原：菊科植物鹿蹄橐吾 Ligularia hodgsonii Hook. 的根。

形态：多年生草本，高30～80厘米。茎基部为枯叶残存的纤维所包围，直径0.5～0.7厘米，有沟纹。叶互生；基生叶有基部抱茎的长柄；叶片肾形，顶端圆形，宽过于长，有时达50厘米，边缘有浅锯齿，两面无毛，有掌状脉；茎生叶通常为2个或稍多，在下面的有基部扩大抱茎的长柄，在上的有基部多少扩大的短柄。头状花序5～15个排列成复伞房状，花序梗长，被蛛丝状微毛，有条形或披针形苞片；总苞钟状，长10～15毫米，基部常有1～2个条形苞片；总苞片1层，8～9个，矩圆形，常被蛛丝状微毛；舌状花1层，舌片长约2.5厘米，黄色；筒状花多数。瘦果圆柱形，长6～7毫米。冠毛与管状花花冠等长，红褐色。花果期9月至翌年2月。

生长环境：生长于山野，或栽培。

分布：我国贵州、湖南、广西、湖北等省区。

应用：用于治疗胃痛，牙痛，风湿疼痛，经期腹痛，慢性气管炎，肠炎，荨麻疹，毒蛇咬伤等。

用量：内服9～15克。

71. 骂洞辰　Mal dongc sinc

基原：唇形科植物活血丹 Glechoma longituba（Nakai）Kuprian. 的全草。

形态：多年生草本。根茎短。茎细，具四棱，上升或直立，通常单一，基部带紫色，被细毛。叶对生，叶柄较长；叶片肾状心形、圆状心形或心形，长达 2.5 厘米，宽与长略相等，先端钝或稍尖，边缘具圆齿，被细毛，下面有透明腺点。花腋生，2 至数朵；萼筒状，被刺毛，具 5 齿，先端芒状尖突；花冠淡紫色，筒状漏斗形，长约 18～25 毫米；花冠管狭长，为萼的 2～3 倍长，外面被细毛，先端 2 唇形，喉部膨大，上唇近平坦，下唇 3 裂；雄蕊 4，2 强，花丝顶端 2 歧，子房 4 裂，柱头 2 歧。小坚果，长圆形，平滑。花期 5 月。果期 6 月。

生长环境：生长于阔叶林间、灌丛、河畔、田野、路旁。

采集：4～5 月采收，晒干。

分布：多产于湖南、湖北、广西、贵州等省区。

现代研究：含多量单萜酮，其主要成分是 l-松莰酮（l-Pinocamphone）、l-薄荷酮（l-Menthone）和 l-胡薄荷酮（l-Pulegone），尚含 α-蒎烯（α-Pinene）、β-蒎烯、柠檬烯（Limonene）、对-聚伞花素（ρ-Cymene）、异薄荷酮（Isomenthone）、异蒎莰酮（Isopinocamphone）、芳樟醇（Linalool）、薄荷醇（Menthol）、α-松油酸（α-Terpineol）。除上述挥发油外，尚含熊果酸（Ursolic acid）、β-谷甾醇、棕榈酸、琥珀酸、多种氨基酸、鞣质、苦味质、胆碱、硝酸钾等。地下部分含水苏糖（Stachyose）。

活血丹煎剂 20 克/千克给大鼠灌胃，有显著的利尿作用，连续应用则利尿作用逐渐降低。

应用：用于治疗黄疸、水肿、膀胱结石、疟疾、咳嗽、吐血、风湿痹痛、小儿疳积等。

用量：内服煎汤，鲜品 30～50 克；浸酒服用适量。外用适量。

72. 骂洞辰把老　Mal dongc sinc bav laox

基原：伞形科植物积血草 Centella asiatica（L.）Urb. 的全草。

形态：多年生匍匐草本。茎光滑或稍被疏毛，节上生根。单叶互生；叶片圆形或肾形，直径 2～4 厘米，边缘有钝齿，上面光滑，下面有细毛；叶有长柄，长 1.5～7 厘米。伞形花序单生，伞梗生于叶腋，短于叶柄；每一花梗的顶端有花 3～6 朵，通常聚生呈头状花序，花序又为 2 枚卵形苞片所包围；花萼截头形；花瓣 5，红紫色，卵形；雄蕊 5，短小，与花瓣互生；子房下位；花柱 2，较短；花柱基不甚明显。双悬果扁圆形，光滑，主棱和次棱同等明显，主棱间有网状纹相连。花期夏季。

生长环境：生长于路旁、沟边、田坎边稍湿润而肥沃的土地。

采集：夏、秋采收，去净泥土杂质，晒干。

分布：在我国主要分布在贵州、湖南等省。

现代研究：含多种 α-香树脂醇型的三萜成分，其中有积血草苷（Asiaticoside）、参枯尼苷（Thankuniside）、异参枯尼苷、（Isothankuniside）、羟基积雪草苷（Madecassoside）、玻热模苷（Brahmoside）、玻热米苷（Brahminoside）、玻热米酸（Brahmic acid）等，以及马达积雪草酸（Madasiatic acid）。此外，尚含内旋肌醇（Meso-inositol）、积雪草糖（Centellose，一种寡糖）、蜡、胡萝卜烃类（Carotenoids）、叶绿素，以及山奈酚、槲皮素和葡萄糖、鼠李糖的黄酮苷。

积雪草所含的苷类对小鼠、大鼠有镇静和安定作用，此作用主要是对中枢神经系统中的胆碱能系统的影响；积雪草苷能治疗皮肤溃疡；积雪草苷对小鼠、豚鼠、兔肌肉注射或皮下植入可促进皮肤生长、局部白细胞增多、结缔组织血管网增生、黏液分泌增加、毛及尾的生长加速等；幼芽的水提取物有抗菌作用；醇提取物能松弛大鼠离体回肠；苷部分能降低家兔及大鼠离体回肠的张力及收缩幅度，并能轻度抑制乙酰胆碱的作用。

毒性：醇提取物对大鼠腹腔注射的半数致死量为 1.93 克/千克体重。苷部分毒性较小，大鼠腹腔注射 2 克/千克体重也不引起死亡。

应用：用于治疗麻风、跌打损伤等。

用量：内服 10～20 克。外用适量。

73. 骂杜盼　Mal duv pant

基原：蔷薇科植物龙牙草 Agrimonia pilosa Ledeb. 的全草。

形态：多年生草本，高 30～60 厘米。茎直立，全体被白色长柔毛。单数羽状复叶，互生；小叶 5～7，杂有小型小叶，无柄，椭圆状卵形或倒卵形，长 3～6.5 厘米，宽 1～3 厘米，边缘有锯齿，两面均疏生柔毛，下面有多数腺点；叶柄长 1～2 厘米，叶轴与叶柄均有稀疏柔毛，托叶近卵形。顶生总状花序有多花，近无梗；苞片细小，常 3 裂；花黄色，直径 6～9 毫米；萼筒外面有槽并有毛，顶端生一圈状刺毛，裂片 5，花瓣 5，雄蕊 10，心皮 2。瘦果倒圆锥形，萼裂片宿存。

生长环境：生长于荒地、山坡、路旁、草地。

采集：夏、秋间，在枝叶茂盛未开花时，割取全草，除净泥土，晒干。

分布：我国贵州、湖南、广西、湖北等省区。

现代研究：全草含仙鹤草素（Agrimonine）、仙鹤草内酯（Agrimonolide）、鞣质（为焦性儿茶酚鞣质、没食子质等）、甾醇、有机酸、酚性现代研究、皂苷等。根含鞣质 8.9%，茎含鞣质 6.5%，叶含鞣质 16.4%。茎、叶还含木犀草素－7－β－

葡萄糖苷（L—7—β—glucoside）和芹菜素—7—β—葡萄糖苷（Apigenin—7—β—glucoside）。

家兔注射水提取物 100 毫克 / 千克时有镇痛作用（兔齿髓电刺激法），如用醇、水提取物则 50 毫克 / 千克即有效。仙鹤草素能略降血糖，略增红细胞对于低渗盐水的抵抗力，对于大鼠的基础代谢略有降低作用。

应用：用于治疗咯血、吐血、尿血、便血、痢疾、劳伤脱力、痈肿、跌打、创伤出血等。

用量：内服 10 ~ 15 克。外用适量。

74. 骂给辰 Mal eex senc

基原：唇形科植物筋骨草 Ajuga decumbens Thunb. 的全株。

形态：多年生草本，高 10 ~ 30 厘米。茎方形，基部匍匐，多分枝，全株被白色柔毛。叶单性对生，有柄，卵形、长椭圆形或倒卵形，长 4 ~ 11 厘米，宽 1 ~ 3 厘米，先端尖，基部楔形，边缘有不规则的波状粗齿，上面绿色，幼时下面紫色，两面有短柔毛。花轮有数花，腋生；在枝顶者集成多轮的穗状花序；苞片叶状卵形，生于花轮下方；萼钟状，有 5 齿，齿三角形，外面和齿边有白色长柔毛；花冠白色或淡紫色，唇形，外面有短柔毛，内部有毛环，上唇半圆形，极短，下唇外折，3 裂；雄蕊 4，2 强，着生花冠筒上而略伸出筒外；雌蕊 1，子房 4 裂，花柱丝状，柱头 2 裂。小坚果灰黄色，具网状皱纹。花期 3 ~ 4 月。果期 5 ~ 6 月。

生长环境：生长于路旁、河岸、山脚下、荒地。

采集：3 ~ 4 月或 9 ~ 10 月，采取全株，晒干，或鲜用。

分布：我国贵州、湖南、广西、湖北等省区。

现代研究：全草含黄酮苷及皂苷、生物碱、有机酸、鞣质、酚性物质、甾体化合物、还原糖等。甾体化合物中，含杯苋甾酮（Cyasterone）、蜕皮甾酮（Ecdysterone）以及微量的筋骨草甾酮 C（Ajugasterone C）等昆虫变态激素；另含一种与此激素作用相反的是筋骨草内酯（Ajugalactone）。根含筋骨草糖（Kiransin）。

筋骨草的酸性酒精提取物、黄酮苷、总酸酚、总生物碱及结晶 I 给小鼠灌胃均有一定的祛痰作用（酚红法）。

应用：用于治疗气管炎、痢疾、咽喉肿痛、疔疮、痈肿、跌打损伤等。

用量：内服 10 ~ 15 克。外用适量。

75. 骂告夺 Mal guaov doc

基原：苋科植物柳叶牛膝 Achyranthes longifolia（Makino）Makino 的根茎。

形态：多年生草本，高 1 ~ 1.5 米。茎直立，四方形，节膨大。叶对生；叶片披针形或狭披针形，长约4.5～15厘米，宽约0.5～3.5厘米，先端及基部均渐尖，全缘，上面绿色，下面常呈紫红色。穗状花序腋生或顶生，花多数；苞片1，先端有齿；小苞片2，刺状，紫红色；基部两侧各有1卵圆形小裂片，长约0.5毫米；花被5，绿色，线形，具3脉；雄蕊5，花丝下部合生，退化雄蕊方形，先端具不明显的齿；花柱长约2毫米。胞果长卵形。花期7～10月。果期8～11月。

生长环境：生长于路边、沟渠、草丛等阴湿处，或栽培。

分布：多产于湖南、贵州等省。

采集：冬季或秋季采挖，除去茎叶及须根，洗净，晒干或用硫黄熏后晒干。

现代研究：根含皂苷，苷元为齐墩果酸，并含昆虫变态激素蜕皮甾醇。种子含糖约56%、蛋白质约22.5%，还含皂苷、系齐墩果酸和葡萄糖、鼠李糖、葡萄糖醛酸所致形成的多糖苷。全草含生物碱。

从种子中分离出来的皂苷混合物能使离体蛙心、兔心、豚鼠心和在位兔心的收缩力明显增强。

应用：用于治疗淋病、尿血、妇女经闭、脚气、水肿、痢疾、白喉、痈肿。

用量：内服煎汤，15～50克（鲜者50～100克）。外用捣烂外敷，捣汁滴耳或研末吹喉。

76. 马继　Mal jil

基原：伞形科植物川芎 Ligusticum chuanxiong Hort. 的根茎。

形态：多年生草本。地下茎呈不整齐的结节状拳形团块。茎直立，圆柱形，中空，表面有纵直沟纹。叶互生，2～3回单数羽状复叶，小叶3～5对，边缘又作不等齐的羽状全裂或深裂，裂片先端渐尖，两面无毛，仅脉上有短柔毛；叶柄长9～17厘米，基部成鞘抱茎。复伞形花序生于分枝顶端，有短柔毛；总苞和小总苞片线形；花小，白色；萼片5，线形；有花瓣5，椭圆形，先端全缘，而中央有短尖突起，向内弯曲；雄蕊5，与花瓣互生；花药椭圆形，2室，纵裂；花丝细软，伸出于花瓣外；雌蕊子房下位，2室，花柱2。双悬果卵形。

生长环境：栽培。

采集：夏季连根掘起，洗净，晒干。

分布：多产于贵州、湖南等省。

现代研究：根茎含挥发油、生物碱、酚类、内酯类、阿魏酸。

川芎对动物中枢神经系统有镇静作用，用其煎剂25～50克/千克体重灌胃，能抑制大鼠的自发活动，对小鼠的镇静较大鼠更明显。日本产川芎的挥发油部分对动物大脑的活动具有抑制作用，而对延脑的血管运动中枢、呼吸中枢及脊髓反射具有兴奋作用，剂量加大，则皆转为抑制。川芎挥发油部分无降压作用，醇提取物作用短暂，水浸剂则较显著而持久。在慢性试验中，对肾型高血压形成

2个月后的犬，川芎水浸剂口服4克／千克·日，可使血压降低20mmHg左右；对形成肾型高血压已1年左右的犬，单用川芎，降压作用不明显，但可加强利血平（0.005～0.01毫克／千克体重）的降压作用，如利血平的剂量过小（0.003毫克／千克），川芎即不能表现出加强作用；对考的松型高血压大鼠，川芎水浸剂虽有降压作用，但血压回升较快。对犬的"原发性"高血压则无效。日本产川芎挥发油对心脏微呈麻痹，对周围血管有直接扩张作用。川芎浸膏的10%水溶液对妊娠家兔离体子宫，微量时能刺激受孕子宫，使其张力增高，收缩增强；大量则反使子宫麻痹而收缩停止；川芎浸膏小量能抑制离体家兔或豚鼠小肠收缩，大量则可使小肠收缩完全停止。川芎中所含的阿魏酸与中性成分（Δα，β-γ—Lactone）对平滑肌有抗痉作用。在体外试验中川芎对大肠、痢疾（宋内氏）、变形、绿脓、伤寒、副伤寒杆菌及霍乱弧菌等有抑制作用。川芎水浸剂（1：3）在试管内对某些致病性皮肤真菌也有抑制作用。此外，川芎有某些抗维生素E缺乏症的作用，它能保护雏鸡避免因维生素E缺乏而引起营养性脑病。

应用：用于治疗头痛、眩晕、难产等。

用量：内服10～20克。

77. 骂卡猛　Mal kap maemx

基原：虎耳草科植物虎耳草 Saxifraga stolonifera（L.）Merrb. 的全草。

形态：多年生常绿草本，高达40厘米，全体有毛。匍匐枝赤紫色，丝状，着地可生幼苗。叶数片，丛生在茎基部，圆形或肾形，肉质而厚，宽4～9厘米，先端浑圆，边缘浅裂状或波状齿，每浅裂疏生锯齿3～4个，基部心脏形或截形，上面绿色，下面带紫红色，有圆点；叶柄长，基膨大。花茎由叶腋抽出，比叶高2倍以上，赤色；总状花序长12～20厘米；苞片卵状椭圆形，先端尖锐；小花柄密被红紫色腺毛，先端渐尖；花瓣5片，白色，不整齐，下面2片较大，上面3片较小；雄蕊10，不等长；雌蕊1；子房球形，上位；花柱2歧，柱头细小。蒴果卵圆形，顶端2深裂，呈嘴状。种子卵形，具瘤状突起。花期6～7月。果期7～11月。

生长环境：生长于阴湿处、溪旁树荫下、山间小溪旁或岩石上。

采集：全年可采，但以开花后采者为好。

分布：在我国主要分布在贵州等省。

现代研究：含生物碱、硝酸钾及氯化钾、熊果酚苷（Arbutin）。其叶绿体中所含的酚酶能将顺式咖啡酸（cis Caffeic acid）氧化为相应的邻苯醌，后者经自然氧化而生成马栗树皮素（Esculetin）。

应用：用于治疗中耳炎、丹毒等。

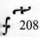

用量：内服 10 ～ 15 克。外用适量。

78. 骂麻退 Mal mac keip

基原：堇菜科植物紫花地丁 Viola philippica Cav. 的全草。

形态：有毛或近无毛草本；地下茎短，无匍匐枝。叶基生，矩圆状披针形或卵状披针形，基部近截形或浅心形而稍下延于叶柄上部，顶端钝，长 3 ～ 5 厘米，或下部叶三角状卵形，基部浅心形；托叶草质，离生部分全缘。花两侧对称，具长梗；萼片 5 片，卵状披针形，基部附器短，矩形；花瓣 5 片，淡紫色，距细管状，常向顶部渐细，长约 4 ～ 5 毫米，直或稍下弯。果椭圆形，长约 1.5 毫米，无毛。

生长环境：生长于山野草地或山坡。

采集：5 ～ 8 月间，果实成熟时采取带根全草，去净泥土，晒干。

分布：在我国主要分布在湖南、贵州、广西等省区。

现代研究：紫花地丁全草含苷类、黄酮类、蜡〔为蜡酸（Cerotic acid）及不饱和酸等的酯类〕。花中亦含蜡，蜡中含饱和酸（主要为蜡酸）34.9%、不饱和酸 5.8%、醇类 10.3%、羟约 47%。

紫花地丁在试管内有抑制结核杆菌生长的作用。其醇提取物 31mg/ml，对钩端螺旋体即有作用，而水煎剂 62mg/ml 才有效（直接镜检法和试管培养法）。此外，认为紫花地丁尚有清热、消肿、消炎等作用。

应用：治疗痈肿、黄疸、痢疾、腹泻、目赤、毒蛇咬伤等。

用量：内服煎汤，30 ～ 50 克（鲜品）。外用适量捣烂外敷或敷贴。

79. 骂聂 Mal nyibs

基原：鸢尾科植物蝴蝶花 Iris japonica Thunb. 的根茎。

形态：多年生草本，高 40 ～ 55 厘米。根茎匍匐，黄褐色，有较密的结节。叶互生，2 列，剑形，长 30 ～ 60 厘米，宽 25 ～ 40 毫米，革质。花茎较叶为长，花数朵组成疏松的总状花序；花淡紫蓝色，直径为 5 ～ 6 厘米；花被 6，2 轮，外轮倒阔卵形，先端稍凹，边缘微齿裂，下部淡黄色，中部具鸡冠状突起；内轮狭倒卵形，先端 2 裂，边缘稍有齿裂；雄蕊 3，着生于外轮花被的基部；雌蕊 1；子房下位，3 室；柱头 3 裂。蒴果有 6 棱，种子多数。花期 4 ～ 5 月。

生长环境：生于林缘、水边等阴湿地。

采集：全年可采，鲜用或洗净晒干。

分布：在我国主要分布在贵州等省。

应用：用于治疗肝炎、肝肿大、肝痛、喉痛、胃病等。

用量：内服 15 ～ 30 克。

80. 骂茶酿　Mal sads lianh

基原：蓼科植物缺腰叶蓼 Polygonum runcinatum Buch.–Ham. 的全草。

形态：一年生或多年生草本，高 30 ~ 50 厘米。根茎细弱、黄色，须根黑棕色。茎纤细，直立或斜上，稍分枝，紫色，有节及细白毛，或近无毛。叶互生，卵形或三角状卵形，长 5 ~ 8 厘米，宽 3 ~ 5 厘米，先端长渐尖，基部近截形，常具 2 圆裂片，两面无毛或有毛，上面中部有紫黑斑纹，具细微的缘毛；叶柄短，基部有耳状片；托叶鞘筒状，膜质，长达 1 厘米，有缘毛。头状花序，伞形，通常数个生于枝条顶端；总花梗有腺毛；花被粉红色，沿背部为绿色，5 深裂；裂片卵形，先端钝圆；雄蕊 8，花丝比花被短；雌蕊 1；子房上位，卵圆形；花柱细弱，由中部分为 3 裂；柱头圆球形。瘦果卵圆形，具 3 棱，基部圆形，长 2 ~ 2.5 毫米，黑色有细点。花期 7 ~ 8 月。

生长环境：生长于路边、沟渠、草丛等阴湿处或栽培。

分布：在我国主要分布在贵州、湖南等省。

采集：夏、秋季采收。

应用：用于治疗骨折等。

用量：内服 10 ~ 20 克。外用适量。

81. 骂耍巴把老　Mal sax bah bav laox

基原：菊科植物大蓟 Cirsium japonicum Fisch.ex DC. 的全草。

形态：多年生宿根草本。茎高 100 ~ 150 厘米，直立，有纵条纹，密被白软毛。叶互生；根生叶倒卵状长椭圆形，长 15 ~ 30 厘米，呈羽状分裂；裂片 5 ~ 6 对，先端尖，边缘具不等长浅裂和斜刺，基部渐狭，形成两侧有翼的扁叶柄，被毛；茎生叶向上逐渐变小，形状与根生相似，基部抱茎，下表面密被白绵毛。头状花序，单生在枝端；柄短，着生披针状叶片 1 ~ 2；总苞球形，直径 15 ~ 20 毫米；苞片 6 ~ 7 列，披针形，在基部外面的较短，内面的较长，锐头，有刺，全缘；全部为管状花，紫红色，两性，长约 20 毫米，先端 5 裂，裂片线形；雄蕊 5；花药相连呈管状，先端分离，基部左右各有一下垂尖尾；雌蕊 1，子房下位。瘦果扁椭圆形。花期 5 ~ 6 月。果期 6 ~ 8 月。

生长环境：生长于山野、路旁。

采集：全草于夏、秋两季当花盛开时采割，除去老茎，晒干，以秋季采者为佳；根于 8 ~ 10 月采挖，除去泥土、残茎，洗净晒干。

分布：我国贵州、湖南、广西、湖北等省区有分布。

现代研究：全草含生物碱、挥发油，根含乙酸蒲公英甾醇（Taraxasteryl acetate）、豆甾醇（Stigmasterol）、α – 香树脂醇（α –Amyrin）、β – 香树脂醇

（β–Amyrin）、β–谷甾醇（β–Sitosterol）。

动物试验表明，水浸剂、乙醇—水浸出液和乙醇浸出液对狗、猫、兔等均有降低血压的作用；体外试验表明，大蓟根煎剂或全草蒸馏液 1 ∶ 4000 浓度能抑制人型有毒结核菌的生长，乙醇浸出液 1 ∶ 30000 对人型结核菌有抑制作用。

应用：用于治疗尿血、痈疖、疔疮等。

用量：内服鲜根（叶）50 ～ 150 克。外用适量。

82. 骂耍把內　Mal sax bav niv

基原：菊科植物小蓟 Cephalanoplos segetum（Bunge）Kitam 的全草。

形态：多年生草本，具长匍匐根。茎直立，高约 50 厘米，稍被蛛丝状绵毛。基生叶花期枯萎；茎生叶互生，长椭圆形或长圆状披针形，长 5 ～ 10 厘米，宽 1 ～ 2.5 厘米，两面均被蛛丝状绵毛，全缘或有波状疏锯齿，齿端钝而有刺，边缘具黄褐色伏生倒刺状牙齿，先端尖或钝，基部狭窄或钝圆，无柄。雌雄异株，头状花序单生于茎顶或枝端；总苞钟状；苞片 5 裂，疏被绵毛；外列苞片极短，卵圆形或长圆状披针形，顶端有刺；内列苞片呈披针状线形，较长，先端稍宽大，干膜质；花冠紫红色；雄花冠细管状，长达 2.5 厘米，5 裂，花冠管部较上部管檐长约 2 倍；雄蕊 5，聚药；雌蕊不育，花柱不伸出花冠外；雌花花冠细管状，长达 2.8 厘米，花冠管部较上部管檐长约 4 倍；子房下位；花柱细长，伸出花冠管之外。瘦果长椭圆形，无毛；冠毛羽毛状，淡褐色，在果熟时稍较花冠长或与之等长。花期 5 ～ 7 月。果期 8 ～ 9 月。

生长环境：生长于路旁、沟岸、田间、荒丘、农田附近。

采集：夏、秋两季采收，晒干。

分布：我国贵州、湖南、广西、湖北等省区。

现代研究：小蓟含生物碱、皂苷等。

小鼠口服小蓟浸剂 5 克 / 千克体重，可使出血时间明显缩短。小蓟煎剂在试管内对溶血性链球菌、肺炎球菌及白喉杆菌有一定的抑制作用，酒精浸剂 1 ∶ 30 000 时对人型结核菌即有抑制作用，但水煎剂对结核菌的抑菌浓度要比此大 300 倍以上。

应用：治疗吐血，尿血，便血，血崩，急性传染性肝炎，创伤出血，疔疮，疖痈等。

用量：内服 9 ～ 15 克。

83. 骂寸旁　Mal semp beengc

基原：唇形科植物益母草 Leonurus heterphyllus Sweet 的全草。

形态：一年或二年生草本。茎直立，方形，单一或分杈，高 60 厘米至 1 米，被微毛。叶对生，叶形多种；1 年根生叶有长柄，叶片略呈圆形，直径 4～8 厘米，叶缘 5～9 浅裂，每裂片具 2～3 钝齿，基部心形；茎中部的叶有短柄，3 全裂，裂片近披针形，中央裂片常 3 裂，两侧裂片常再 1～2 裂，最终裂片近线形，先端渐尖，边缘疏生锯齿或近全缘；最上部的叶不分裂，线形，近无柄，上面绿色，下面浅绿色，两面均被短柔毛。花多数，生于叶腋，车轮伞状；苞片针刺状；花萼钟形，先端有 5 长尖齿，下方 2 片较上方 3 片为长；花冠唇形，淡红色或紫红色，长 9～12 毫米，上下唇几等长，上唇长圆形，全缘，下唇 3 裂，中央裂片较大，倒心脏形，花冠外被长茸毛，尤以上唇为甚；雄蕊 4，2 强，着生于花冠内面近裂口的下方；子房 4 裂，花柱与花冠上唇几等长，柱头 2 裂。小坚果褐色，三棱状，长约 2 毫米。花期 6～8 月。果期 7～9 月。

生长环境：生长于山野荒地、田埂、草地、溪边等处。

采集：夏季生长茂盛而花未全开时，割取地上部分，晒干。在花盛开或果实成熟时采收者，品质较次。

产地：我国贵州、湖南、广西、湖北等省区。

现代研究：细叶益母草含益母草碱（Leonurine）、水苏碱（Stachydrine）、益母草定（Leonuridine）、益母草宁（Leonurinine）等多种生物碱、苯甲酸、多量氯化钾、月桂酸（Lauric acid）、亚麻酸（Linolenic acid）、油酸、甾酸、维生素 A、芸香苷等黄酮类。

药理：益母草素对神经肌肉标本有箭毒样作用，对麻醉兔静脉注射可使尿量增加，高浓度能引起溶血。益母草的水浸剂在试管内对皮肤真菌之生长有抑制作用。

应用：用于治疗月经不调、胎漏难产、胞衣不下、产后血晕、崩中漏下、尿血、泻血、痈肿疮疡等。

用量：内服煎汤，10～20 克；熬膏或入丸、散。外用煎水洗或捣烂外敷。

84. 骂审银　Mal semp nyaenc

基原：兰科植物大花斑叶兰 Goodyera biflora（Lindl.）Hook.f. 的全草。

形态：陆生兰，高 5～10 厘米。根状茎伸长，具节，匍匐。茎具多枚叶，直立。叶长 2～4 厘米，卵形，近急尖，叶片上表面暗蓝绿色，具白色精致的斑纹，背面带红色，叶具柄。总状花序具 2～8 朵花，花序轴被柔毛；花苞片披针形，长超过被柔毛的子房；花大，偏向一侧，白色带黄色或淡红色；萼片披针形，中萼片长 2.5 厘米，顶端外弯，和花瓣靠合成兜；侧萼片略较短；花瓣条状披针形，镰状，和中萼片等长；唇瓣白色带黄色，比萼片短，基部具囊，上部外弯，长为囊之 2 倍，边缘膜质，波状，囊内具毛；合蕊柱内弯，蕊喙臂和花药十分长而细；子房被柔毛，长 1～1.5 厘米。

生长环境：生长于山野林下阴湿处，或阴湿石壁、石缝处。

采集：夏秋季采集。

分布：我国贵州、湖南、广西、湖北等省区。

应用：用治咳嗽、蛇咬伤、肺结核等。

用量：内服 15 ~ 30 克。

85. 骂辛隋　Mal xedp suic

基原：蓼科植物杠板归 Polygonum perfoliatum（L.）L. 的全草。

形态：多年生蔓性草本，全体无毛。茎有棱，棱上有倒生钩刺，多分枝，绿色，有时带红色，长 1 ~ 2 米。叶互生，近于三角形，长与宽均为 2 ~ 5 厘米，淡绿色，下面叶脉疏生钩刺，有时叶缘亦散生钩刺；叶柄盾状着生，几与叶片等长，有倒生钩刺；托鞘叶状，圆形或卵形；包茎，直径 2 ~ 3 厘米。短穗状花序，顶生或生于上部叶腋；花小，多数；具苞，每苞含 2 ~ 4 花；花被 5 裂，白色或淡红紫色；裂片卵形，不甚展开，随果实而增大，变为肉质；雄蕊 8，雌蕊 1，子房卵圆形，花柱 3 叉状。瘦果球形，直径约 3 毫米，暗褐色，有光泽，包在蓝色花被内。花期 6 ~ 8 月。果期 9 ~ 10 月。

生长环境：生长于荒芜的沟岸、河边林缘。

采集：秋季采收，洗净、晒干或鲜用。

分布：在我国主要分布在贵州等省。

现代研究：全草含黄酮苷、蒽苷、强心苷、酚类、氨基酸、有机酸、鞣质和糖类等。

应用：用于治疗百日咳、黄疸、痢疾等。

用量：内服 15 ~ 30 克。

86. 美蒿　Meix aos

基原：桑科植物桑 Morus alba L. 的叶及树皮。

形态：落叶乔木，高 3 ~ 7 米或更高，通常灌木状，植物体含乳液。树皮黄褐色。枝灰白或灰黄色，细长疏生，嫩时稍有柔毛。叶互生，卵形或椭圆形，长 5 ~ 10 厘米，最长可达 20 厘米，宽 5 ~ 11 厘米，先端锐尖，基部心脏形或不对称，边缘有不整齐的粗锯齿或圆齿；顺柄长 1.5 ~ 4 厘米；托叶披针形，早落。花单性，雌雄异株；花黄绿色，与叶同时开放。雄花呈柔荑花序，雌花呈穗状花序，萼片 4 裂，雄花有雄蕊 4，雌花无花柱；柱头 2 裂，向外卷。聚合果腋生，肉质，有柄，椭圆形，长 1 ~ 2.5 厘米，深紫色或黑色，少有白色的。花期 4 ~ 5 月。果期 6 ~ 7 月。

生长环境：山野及栽培。

采集：10～11月间霜后采收，除去杂质，晒干。

分布：我国贵州、湖南、广西等省区。

药理：以四氧嘧啶性糖尿病大鼠的空腹血糖、肾上腺素高血糖的测定作指标，桑叶有抗糖尿病作用。国内在用桑叶注射液治疗下肢象皮肿时测定了它对小鼠的急性毒性很小。在亚急性试验中，用10％桑叶注射液人用量的60倍，连续给小鼠腹腔注射21天，对内脏器官无损害；如超过人用量的250倍以上，则对肝、肾、肺等有一定损害（变性、出血）。桑叶注射液无刺激性，不引起溶血及过敏反应。桑叶水煎剂高浓度（31mg/ml）在体外有抗钩端螺旋体作用。

应用：用于治疗下肢象皮肿等。

用量：内服煎汤，9～15克。外用煎水洗或捣烂外敷。

87. 美八各　Meix bac goc

基原：木兰科植物八角茴香Illicium verum Hook. f. 的果实。

形态：常绿乔木，高10～14米。树皮灰色至红褐色。单叶互生，革质，披针形至长椭圆形，长6～12厘米，宽2～5厘米，先端急尖或渐尖，基部楔形，全缘，下面疏被柔毛，叶脉羽状，中脉下陷，侧脉稍凸起；叶柄粗壮。花单生于叶腋，花梗长1.5～3厘米；花圆球形，花被肉质；萼片3，黄绿色；花瓣6～9，排成2～3轮，淡粉红色或深红色，广卵圆形或长圆形；雄蕊15～19，成2～3轮排列，心皮8～9，分离；花柱短，基部肥厚；柱头细小。蓇葖果呈星芒状排列，幼时绿色，成熟时红棕色，星状体直径2.5～3厘米，开裂。种子扁卵形，棕色有光泽。第1次花期2～3月，果期8～9月。第2次花期在第1次果期之后，第2次果期为翌年2～3月。

生长环境：生长于土壤疏松的阴湿山地，或栽培。

采集：每年采收2次，第1次为主采期，在8～9月间，第2次在翌年2～3月间。采摘后，微火烘干，或用开水浸泡片刻，待果实转红后晒干。

分布：在我国主要分布在广西、贵州等省区。

现代研究：果实含挥发油（茴香油）约5％，脂肪油约22％，以及蛋白质、树脂等。茴香油的主要成分是茴香醚（Anethole），含量80％～90％；此外，尚有少量甲基胡椒酚（Methylchavicol）、茴香醛（Anisaldehyde）、茴香酸（Anisic acid）、茴香酮（Anisyl acetone）、蒎烯（Pinene）、水芹烯（Phellandrene）、柠檬烯（Limonene）、1, 8-桉叶素（蛔蒿油素，Cincole）、黄樟醚（Safrole）、3, 3-二甲基烯丙基–对–丙烯基苯醚。叶含挥发油约1％，主要成分为茴香醛及茴香醚。

八角的醇提取物在体外对革兰阳性细菌（金黄色葡萄球菌、肺炎球菌、白喉杆菌等）之抑菌作用与青霉素钾盐20单位/毫升相似；对革兰阴性细菌（枯草杆菌、大肠杆菌、霍乱弧菌及伤寒、副伤寒、痢疾杆菌等）之抑菌作用与硫酸链霉素 50 单位 / 毫升相似；对真菌之抑菌作用大于 1% 的苯甲酸及水杨酸；还有抗病毒的作用。

应用：治疗呕逆、腹痛、肾虚腰痛等。

用量：内服 3 ~ 5 克。

88. 美庞　Meix bangs

基原：马鞭草科植物臭牡丹 Clerodendrum bungei Steud. 的根茎。

形态：落叶灌木，高 1 ~ 2 米。叶对生，广卵形，长 10 ~ 20 厘米，宽 8 ~ 18 厘米，先端尖，基部心形，或近于截形，边缘有锯齿而稍带波状，上面深绿色而粗糙，具密集短毛，下面淡绿色而近于光滑，惟脉上有短柔毛，触之有臭气；叶柄长约 8 厘米。花蔷薇红色，有芳香，为顶生密集的头状聚伞花序，直径约 10 厘米；花萼细小，漏斗形，先端 5 裂，裂片三角状卵形，先端尖，外面密布短毛腺点；花冠径约 1.5 厘米，下部合生成细管状，先端 5 裂，裂片线形或长圆形；雄蕊 4，花丝与花柱均伸出，花丝通常较花柱为短；子房上位，卵圆形。核果，外围有宿存的花萼。花期 7 ~ 8 月。果期 9 ~ 10 月。

生长环境：生长于湿润的林边、山沟及屋旁，亦有栽培。

采集：夏季采收，晒干。

分布：在我国主要分布在贵州、湖南等省。

应用：用于治疗风湿性关节炎、跌打损伤等。

用量：内服 10 ~ 20 克。外用适量。

89. 美当等　Meix dangc demx

基原：金缕梅科植物檵木 Loropetalum chinense （R.Br.）Oliver 的花。

形态：落叶灌木或小乔木，高约 1 ~ 4 米。树皮深灰色。嫩枝、新叶、花序、花萼背面和果，均有淡棕黄色星状短柔毛。叶互生，卵形或卵状椭圆形，长 1.5 ~ 6 厘米，宽 8 ~ 20 毫米，先端短尖头，基部钝，不对称，全缘，革质；叶柄长 2 ~ 3 毫米。花 6 ~ 8 朵簇生于小枝端，无柄；花萼短，4 裂；花瓣 4，淡黄白色，条形；雄蕊 4，花丝极短，花药裂瓣内卷，药隔伸出呈刺状；雌蕊倒卵形；子房半下位，2 室；柱头 2，有毛状突起物。蒴果球形，直径约 7 毫米，褐色室背开裂。种子椭圆形，白色。花期 5 月。果期 10 月。

生长环境：生长于山坡矮林间。

采集：夏季采收。

分布：在我国主要分布在贵州等省。

现代研究：花含槲皮素（Quercetin）0.156%和异槲皮苷0.321%。

应用：治疗咳嗽、咯血、腹泻、妇女血崩等。

用量：内服10～20克。

90. 美登屑　Meix demh xeec

基原：杜鹃花科植物滇白珠 Gaultheria yunnanensis（Franch.）Rehd. 的茎、叶、果。

形态：灌木，高约3米。枝细长，带红色或红绿色。单叶互生，革质，卵状矩形，或阔卵形，长7～8厘米，宽2.5～3厘米，先端尖尾状，基部心形或圆形，叶缘具钝齿，略向外卷，上面深绿色，无毛，下面青白色，有细小柔毛。总状花序或圆锥花序腋生，长5～7厘米；花青白色，萼片5，边缘有纤毛；花冠壶形，裂片5；雄蕊10；子房上位，平滑无毛。蒴果球状，直径约6毫米，5瓣纵裂，上有宿存花柱，外面包有增大的肉质萼，成熟时紫红色，似浆果。种子淡黄色。花期9月。

采集：夏季采收，晒干。

现代研究：叶含挥发油，其中主要是水杨酸甲酯（Methyl salicylate）。

内服水杨酸甲酯有解热、镇静及抗风湿作用，与水杨酸类药物相似，所需剂量亦相同，但因本品吸收慢而不规则，服药后产生作用较迟。本品刺激性很强，可用1～2份橄榄油稀释后外用作抗刺激剂。本品可产生特异性水杨酸中毒症状，中毒剂量约为水杨酸钠的2/3。

应用：用于治疗风湿关节痛、牙痛、胃痛等。

用量：内服10～15克。外用适量。

91. 美兜盖　Meix dous aiv

基原：茜草科植物白马骨 Serissa serissoides（DC.）Druce 的全草。

形态：多枝灌木，通常高1～1.5米。叶对生，有短柄常聚生于小枝上部，形状变异很大，通常卵形至披针形，长1～3厘米或更长，宽0.3～1.5厘米左右，顶端急尖至稍钝，两面无毛或下面被疏毛，侧脉约3或4对；托叶膜质，基部宽，顶有几条刺状毛。花白色，几无梗，多朵簇生小枝顶；花萼裂片5，锐尖，有睫毛；花冠长约7毫米，花冠筒与萼裂片近等长。核果近球状，有2个分核。

生长环境：生长于山坡、路边、溪旁、灌木丛中。

分布：我国贵州、湖南、广西、湖北等省区。

现代研究：全草含苷类及鞣质。

应用：用于治疗肝炎、水肿、牙痛、小儿疳积等。

用量：内服 15 ~ 25 克。

92. 美球冷　Meix jubs naemx

基原：山茱萸科植物有齿叶鞘柄木 Torricelia angulata Oliv. var. intermedia（Harms）Hu 的根。

形态：小乔木，高 3 ~ 5 米。枝圆柱形，灰褐色，具皮孔，质脆，心空，节膨大。芽大而明显，常带红色。单叶互生；叶片掌状 7 浅裂，长 10 ~ 15 厘米，宽 10 ~ 18 厘米，基部心形；裂片阔三角形，边缘粗锯齿；叶脉掌状分枝，上面稍有短毛；叶柄长 7 ~ 15 厘米，基部鞘状苞茎。花单性，雌雄异株，为开展向密的圆锥花序，花淡黄色；雄花萼 5 裂；花瓣 5，内向镊合状排列。有种子 3 ~ 4 枚。花期初夏。

生长环境：栽培于村边路旁或林缘。

采集：秋季采叶，夏季采花，秋季挖根。

分布：我国贵州、湖南等省。

应用：治疗治跌打损伤、扁桃腺炎、哮喘、接骨等。

用量：内服 9 ~ 15 克。

93. 美腊兔　Meix lagx miegs

基原：木兰科植物鹅掌楸 Liriodendron chinense（Hemsl.）Sarg. 的根皮。

形态：落叶乔木，高达 15 米。树皮黑褐色，纵裂。叶互生，呈马褂状，长 4 ~ 18 厘米，宽 5 ~ 20 厘米，顶端平截或微凹，基部圆形或浅心形，每侧边缘中部凹入形成 2 裂片，裂片先端尖或钝尖；叶柄细，长 4 ~ 8 厘米。花单生于枝顶，杯状，外面绿色，内部黄色；萼片 3，开展；花瓣 6，直立，长 3 ~ 4 厘米；雄蕊多数，花丝长约 5 毫米，花药外向；心皮多数，覆瓦状排列于纺锤形的花托上。聚合果黄褐色，卵状长圆锥形，长 7 ~ 9 厘米，由具翅的小坚果组成，小坚果含种子 1 ~ 2 粒。花期 5 月。果期 9 ~ 10 月。

生长环境：生长于山谷林内或阴坡水沟边，或栽培。

分布：我国贵州等省。

应用：用于治疗咳嗽、气急、口渴、四肢浮肿等。

用量：内服 9 ~ 15 克。

94. 美林休　Meix liemc xuh

基原：桑科植物榕树 Ficus microcarpa L.f. 的气根。

形态：常绿大乔木，高 20 ~ 25 米。胸径达 2 米以上，干多分枝扩散；树冠扩大呈伞状；树皮不剥落，具白乳汁；由干抽出气根，可垂及地，挺直如柱。叶互生，革质，阔倒卵形或倒卵状长圆形，长 4 ~ 10 厘米，宽 2 ~ 2.5 厘米，基部楔形或圆形，先端钝、短渐尖，全缘，两面均无毛，侧脉 5 ~ 6 对，表面不明显；叶柄长 7 ~ 15 毫米。隐头花序单生或双生于叶腋内，倒卵球形，直径约 5 ~ 10 毫米，初乳白色，熟时黄色或淡红色；基部苞片 3，阔卵形，钝；雄花花被 3 ~ 4，雄蕊 1；雌花花被片 3，柱头长；瘿花似雌花。花期 5 ~ 6 月。果期 9 ~ 10 月。

生长环境：生长于村边坡地、河边，偶见峭壁亦有生长。

采集：全年可采，割下气根，扎成小把，晒干。

分布：我国主要分布在贵州、广西等省区。

现代研究：气根含酚类、氨基酸、有机酸、糖类。叶含三萜皂苷、黄酮苷、酸性树脂、鞣质。

1 ∶ 50 浓度的榕树叶和树皮，试管内对金黄色葡萄球菌、舒氏痢疾杆菌有抑制作用。

应用：治疗感冒、百日咳、麻疹、扁桃体炎、眼结膜炎等。

用量：内服 10 ~ 20 克。外用适量。

95. 美木瓜　Meix muc guah

基原：蔷薇科植物木瓜 Chaenomeles sinensis（Thouin）Koehne 的干燥成熟果实。

形态：灌木或小乔木，高 5 ~ 10 米；枝无刺；小枝幼时有柔毛，不久即脱落，紫红色或紫褐色。叶椭圆状卵形或椭圆状矩圆形，稀倒卵形，长 5 ~ 8 厘米，宽 3.5 ~ 5.5 厘米，边缘带刺芒状尖锐锯齿，齿尖有腺，幼时有茸毛；叶柄长 5 ~ 10 毫米，微生茸毛，有腺体。花单生叶腋，花梗短粗，长 5 ~ 10 毫米，无毛；花淡粉色，直径 2.5 ~ 3 厘米；萼筒钟状，外面无毛；雄蕊多数；花柱 3 ~ 5，基部合生，有柔毛。梨果长椭圆形，长 10 ~ 15 厘米，暗黄色，木质，芳香，5 室，每室种子多数，果梗短。

生长环境：生长于山野坡地或山间路旁。

采集：9 ~ 10 月采收成熟果实，置沸水中煮 5 ~ 10 分钟，捞出，晒至外皮起皱时纵剖为 2 或 4 块，再晒至颜色变红火度。若日晒夜露红霜，则颜色更为鲜红。

分布：我国贵州、湖南、广西、湖北等省区有分布。

现代研究：果实含皂苷、黄酮类、维生素 C 和苹果酸、酒石酸、枸橼酸等大量有机酸，此外还含过氧化酶（catalase）、过氧化物酶（peroxidase）、酚氧化酶（phenol oxidase）、氧化酶（oxidase）鞣质、果胶等。

果实有调节植物神经功能、抗炎、抗风湿、镇痛的作用。

应用：用于治疗脚转筋、脚气、水肿、痢疾等。

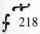

用量：内服 6 ~ 9 克。外用适量。

96. 美盼登哑呕　Meix pagt demh yak ous

基原：三尖杉科植物三尖杉 Cephalotaxus fortunei Hook.f. 的树皮及枝条、叶、根。

形态：常绿乔木。小枝对生，基部有宿存芽鳞。叶螺旋状着生，排成两列，披针状条形，常微弯，长 4 ~ 13 厘米，宽 3 ~ 4.5 毫米，上部渐弯，基部楔形或宽楔形，上面中脉隆起，深绿色，下面中脉两侧有白色气孔带。雄球花 8 ~ 10 聚生呈头状，单生叶腋，直径约 1 厘米，梗较粗，长 6 ~ 8 毫米，每雄球花有 6 ~ 16 雄蕊，基部有 1 苞片；雌球花由数对交互对生，各有 2 胚珠的苞片所组成，生于小枝基部的苞片腋部，稀生枝顶，有梗，胚珠常 4 ~ 8 个发育成种子。种子生柄端，常椭圆状卵形，长约 2.5 厘米，熟时外种皮紫色或紫红色，柄长 1.5 ~ 2 厘米。

生长环境：生长于山野。

分布：在我国湖北、贵州等省有分布。

现代研究：三尖杉叶和茎含三尖杉碱（Cephalotaxine）、粗榧碱（Harringtonine）、异粗榧碱（Isoharringtonine）和高粗榧碱（Homoharringtonine）。

中国粗榧煎液灌胃，对小鼠 S － 180 有一定抑制作用，但毒性太大。从中分离出红碱Ⅰ，对小鼠 S － 180 亦有同样效果（腹腔注射）。用其氯仿提取物制成注射，药效有所降低。与金不换组成复方，对小鼠 S － 180 疗效较好；从三尖杉中分离出的三尖杉碱，对 3 种移植性肿瘤的动物进行实验，在接种后 2 ~ 5 天开始，每天给动物腹腔注射粗榧碱 150 ~ 200 毫克 / 千克，共 7 天，对小鼠肉瘤－ 180 的抑瘤率为 32% ~ 38%，小白鼠实体型肝瘤为 32% ~ 44%，大鼠 Walker-256 癌肉瘤为 80.4%。三尖杉碱对小白鼠腹腔注射的半数致死量为 255 毫克 / 千克。三尖杉总生物碱对造血系统有抑制作用，使白细胞及血小板降低。

应用：润肺、止咳、消积等。

用量：内服煎汤，15 ~ 20 克，或炒熟食。

97. 美从尙腊茯苓　Meix songc sangp lac fuc lienc

基原：多孔菌科真菌茯苓 Poria cocos（Schw.）Wolf 的菌核。

形态：常见者为真菌核体。多为不规则的块状，球形、扁形、长圆形或长椭圆形等，大小不一，小者如拳，大者直径达 20 ~ 30 厘米，或更大。表皮淡灰棕色或黑褐色，呈瘤状皱缩，内部白色稍带粉红，由无数菌丝组成。子实体伞形，直径 0.5 ~ 2 毫米，口缘稍有齿；有性世代不易见到，蜂窝状，通常附菌核的外皮而生，初白色，后逐渐转变为淡棕色，孔为多角形，担子棒状，担孢子椭圆形至圆柱形，稍屈曲，一端尖，平滑，无色。有特殊臭气。

生长环境：寄生于松科植物赤松或马尾松等树根上，深入地下 20 ～ 30 厘米。

采集：野生茯苓一般在 7 月至次年 3 月间到马尾松林中采取。

分布：在我国主要分布在贵州等省。

现代研究：菌核含 β —茯苓聚糖（β — Pachyman）、三萜类化合物乙酰茯苓酸（Pachymic acid）、茯苓酸（Tumulosic acid）、3β —羟基羊毛甾三烯酸〔3β — Hydroxylanosta — 7, 9（11）, 24 — trien — 21 — oli acid〕。此外，尚含树胶、甲壳质、蛋白质、脂肪、甾醇、卵磷脂、葡萄糖、腺嘌呤、组氨酸、胆碱、β —茯苓聚糖分解酶、脂肪酶、蛋白酶等。

茯苓煎剂 3 克或临床常用量对健康人并无利尿作用，犬静脉注射煎剂 0.048 克 / 千克体重亦不使尿量增加，对大白鼠亦无效或很弱，兔口服煎剂亦不增加尿量。但有用其醇提取液注射于家兔腹腔，或用水提取物于兔慢性实验，有利尿作用，煎剂对切除肾上腺大鼠单用或与去氧皮质酮合用能促进钠排泄，因此茯苓的利尿作用还值得进一步研究。茯苓含钾 97.5 毫克%，以 30% 水煎剂计算，含钠 0.186mg/ml、钾 11.2mg/ml，故茯苓促进钠排泄与其中含钠量无关，而增加钾排泄则与其所含大量钾盐有关。

应用：用于治疗水肿、遗精等。

用量：内服 15 ～ 30 克。

98. 美钻八　Meix sunl bagx

基原：五加科植物白簕 Acanthopanax trifoliatus（L.）Merr. 的全株。

形态：落叶蔓生灌木，高 1 ～ 7 米。树皮灰白色。枝条具皮孔，有刺。三出复叶，小叶椭圆状长卵形，长 4 ～ 8 厘米，宽 2.5 ～ 4.5 厘米，先端急尖，边缘有锯齿，基部楔形。伞状花序顶生，常 3 ～ 10 个聚合呈总状花序或复伞形花序，单生者少。果球形，黑色。花期 7 ～ 8 月。果期 11 ～ 12 月。

生长环境：生长于溪边、山脚、路旁及丘陵地的灌木丛中。

分布：在我国多分布于贵州、广西、湖南等省区。

现代研究：叶含蒲公英赛醇及其乙酸酯、β —谷醇、三十一烷、三十一醇及三十二醇等。

应用：用于治疗劳伤风湿、跌打、咳嗽及哮喘、咳嗽痰中带血、疔疮等。

用量：内服 15 ～ 30 克。

99. 美钻登哑　Meix sunl demb yak

基原：蔷薇科植物火棘 Pyracantha fortuneana（Maxim.）H.L.Li 的果实。

形态：常绿小灌木，高 1 ～ 3 米。枝通常有棘刺，小枝幼时有锈色细毛。单叶互生，有时簇生；叶柄短；叶片椭圆形或倒卵形至倒卵状矩圆形，长 1.5 ～ 6 厘米，宽 0.8 ~ 1.4 厘米，先端圆或钝，或有小突尖，基部渐狭，边缘具圆锯齿，上面暗绿色，下面淡绿色；托叶小，早落。复伞房花序；花白色，直径约 1 厘米；萼片 5 ~ 6，长约 1 毫米，与子房联合；花瓣与萼片同数互生，倒卵形，长约 3 毫米，先端圆或微凹，基部短爪状；雄蕊 20，花丝丝状；花药黄色，基部周围有白色茸毛；心皮 5，腹面分离，背面有 1/2 与萼管相连；柱头头状。梨果近球形，直径 7 毫米，深红色，先端具宿萼，内有小坚果 5 枚。花期 5 ~ 7 月。果期 10 月。

生长环境：生长于山坡向阳处。

采集：秋季果实成熟时采摘，晒干。

分布：在我国主要分布在贵州、广西、湖北等省区。

应用：用于治疗消化不良、产后血瘀、痢疾等。

用量：内服 15 ~ 30 克。

100. 美下孩　Meix xap haic

基原：八角枫科植物八角枫 Alangium chinense（Lour.）Harms 的根。

形态：落叶小乔木或灌木，高 4 ~ 5 米，有时可达 15 米。树皮平滑，灰褐色。单叶互生，形状不一，常卵形至圆形，长 8 ~ 20 厘米，宽 5 ~ 12 厘米，先端长尖，全缘或有 2 ~ 3 裂，裂片大小不一，基部偏斜，幼时两面均有毛，后仅脉腋处有丛毛和沿叶脉有短柔毛，主脉 4 ~ 6 条。聚伞花序腋生，具小花 8 ~ 30 余朵；苞片 1，线形；萼钟状，有纤毛，萼齿 6 ~ 8；花瓣与萼齿同数，白色，线形，反卷，长约 12 毫米；雄蕊 6 ~ 8；雌蕊 1；子房下位，2 室；花柱细圆筒形，有稀细毛；柱头 3 裂。核果黑色，卵形，长 5 ~ 7 毫米。花期 6 ~ 7 月。果期 9 ~ 10 月。

生长环境：生长于山野或林中。

采集：全年可采，挖取攴根或须根，洗净，晒干。

分布：我国贵州、湖南、广西、湖北等省区。

现代研究：八角枫之须根及根皮含生物碱、酚类、氨基酸、有机酸、树脂。须根主要含生物碱及糖苷，又含强心苷。

从八角枫须根中提出的总生物碱，对兔、大鼠、小鼠及狗均可引起肌肉松弛。与琥珀酰胆碱相比，作用较慢，维持时间略长。鼠腹腔注射煎剂后，除引起肌肉松弛外，尚可使痛觉反应消失。

小鼠口服八角枫乙醇提取液 4 ~ 6 天，有明显抗早孕、抗着床作用。八角枫须根煎剂或总生物碱对离体蟾蜍心脏、离体或在体兔心，一般均无明显影响，但大剂量则有抑制作用。

八角枫总碱对兔的最小致死量与最小肌松量分别为 5.65 毫克 / 千克、2.47 毫克 / 千克，两者之比为 2.28 ：1，琥珀酰胆碱则为 1.5 ：1。本品肌松强度虽较后者弱，但安全范围较广。麻醉兔或狗静脉注射八角枫总碱，则可使呼吸短暂兴奋，加大剂量则呼吸停止。在呼吸兴奋时，兔血压下降，狗血压上升；如进行人工呼吸，则引起呼吸停止的剂量对血压及心跳影响不大。

应用：根治疗风湿疼痛、麻木瘫痪、心力衰竭、劳伤腰痛、跌打损伤。叶可治疗跌打接骨、乳房肿痛、刀伤出血。花治疗头风痛及胸腹胀满。

用量：内服 10 ~ 20 克。外用适量。

101. 美皂阁　Meix zaol goc

基原：豆科植物皂荚 Gleditsia sinensis Lam. 的棘刺。

形态：落叶乔木，高达 15 米。棘刺粗壮，红褐色，常分枝。双数羽状复叶；小叶 4 ~ 7 对，小叶片卵形、卵状披针形，或长椭圆状卵形，长 3 ~ 8 厘米，宽 1 ~ 3.5 厘米，先端钝，有时稍凸，基部斜圆形或斜楔形，边缘有细锯齿。花杂性，呈腋生及顶生总状花序，花部均有细柔毛；花萼钟形，裂片 4，卵状披针形；花瓣 4，淡黄白色，卵形或长椭圆形；雄蕊 8，4 长 4 短；子房条形，扁平。荚果直而扁平，有光泽，紫黑色，被白色粉霜，长 12 ~ 30 厘米，直径 2 ~ 4 厘米。种子多数，扁平，长椭圆形，长约 10 毫米，红褐色，有光泽。花期 5 月。果期 10 月。

生长环境：生长于村边、路旁向阳温暖的地方。

采集：秋季果实成熟时采摘，晒干。

分布：多产于广西等省区，贵州、湖南省。

现代研究：荚果含三萜皂苷、鞣质〔据报道：一种皂苷名皂荚苷（Gledinin），其苷元（Gledigenin）具有 C30H48O3 的实验式；另一皂苷名皂荚皂苷（Gleditschia saponin），其苷元具有 C30H48O4 的实验式〕。此外，还含蜡醇（Cerylalcohol）、廿九烷（Nonacosane）、豆甾醇（Stigmasterol）、谷甾醇（Sitosterol）等。

在试管中，皂荚对革兰阴性肠内致病菌有抑制作用。其水浸剂（1 : 3）在试管中对某些皮肤真菌也有抑制作用。

应用：用于治疗咳嗽、痰喘、癣疥等。

用量：内服 1 ~ 2 克。外用适量。

102. 民近　Miinc jenc

基原：毛茛科植物野棉花 Anemone vitifolia Buch. –Ham. 的茎叶。

形态：多年生草本，高达 60 厘米。茎、叶柄、花均带白色，上生多数刚毛。茎直立，叉状分枝。叶基生呈簇状，有长柄；叶片圆或略呈不整五角形，4 ~ 5 裂，边缘再浅分裂，并具圆齿，叶基部心脏形或耳形，上面绿色，有稀毛，下面灰白色，沿脉布毛较密，主脉掌状；茎生叶对生，叶柄短，叶片较基生叶小。花单生于花枝分叉处，枝顶的花常 2 ~ 4 朵簇生；花柄下有叶状苞，苞叶形同茎生叶，但较小；花柄细长，花芽下垂，开时直立；花被5，白色或淡红色，外面密生丝状白毛，内面无毛；雄蕊多数；雌蕊圆锥形或卵形，除柱状外，遍生白细毛；柱头长方形，倾斜，无毛。瘦果多数，集呈球状，密生白毛。花期5～6月。

生长环境：生长于阴湿的林中、溪旁。

分布：在我国主要分布在湖南、贵州等省。

应用：用于治疗鼻炎、副鼻窦炎、目翳等。

用量：外用捣烂塞鼻或外敷。

103. 闹峦　Naos nant

基原：罂粟科植物博落回 Macleaya cordata（Willd.）R.Br. 的全草。

形态：多年生草本，高1～2米。全体带有白粉，折断后有黄汁流出。茎圆柱形，中空，绿色，有时带红紫色。单叶互生，阔卵形，长15～30厘米，宽12～25厘米，5～7或9浅裂；裂片有不规则状齿，上面绿色，光滑，下面白色，具密细毛；叶柄长5～12厘米，基部膨大而抱茎。圆锥花序顶生或腋生；萼2片，白色，倒披针形，边缘薄膜质，早落；无花瓣；雄蕊多数；花丝细而扁；雌花1；子房倒卵形，扁平；花柱短；柱头2裂。蒴果下垂，倒卵状长椭圆形，长约2厘米，宽约5毫米，扁平，红色，表面带白色粉，花柱宿存。种子4～6粒，矩圆形，褐色而有光泽。花期6～7月。果期8～11月。

生长环境：生长于山坡、路边及沟边。

采集：5～10月采收。

分布：我国贵州、湖南、广西、湖北等省区有分布。

现代研究：根含血根碱（Sanguinarine）、白屈菜红碱（Chelerythrine）、博落回碱（Bocconine）。此外，尚分出原阿片碱（Protopine）、α—别隐品碱（α—Allocryptopine）、氧化血根碱（Oxysanguinarine）、B—碱（氯化物分子式 $C_{21}H_{16}O_5NCl$）、C—碱（$C_{21}H_{19}O_4N \cdot H_2O$）。从全草中分出了阿原片碱、α—别隐品碱及另一种 A—碱（氯化物分子式 $C_{20}H_{16}O_4NCl \cdot 3H_2O$）。

驱虫作用：博落回中的3种生物碱，有杀线虫作用；对某些细菌及真菌也有抑制效力。博落回总生物碱对受试绒尾蝇3龄蝇蛆的 LC_{50} 为 0.048mmol / 100ml，以生药量计 LC_{50} 为 14.875g / 100ml。

应用：用于治疗指疔、脓肿、急性扁桃体炎、中耳炎、烫伤、顽癣、下肢溃疡。亦作卫生杀虫剂用。

用量：外用捣敷，煎水熏洗或研末调敷。

104. 闹素　Naos sup

基原：唇形科植物薄荷 Mentha haplocalyx Briq. 的全草。

形态：多年生草本，高 20～80 厘米。茎方形，被长柔毛及腺点。单叶对生，叶片长卵形，密生缘毛。轮伞花序腋生，苞片 1；花萼钟状，5 裂；花冠二唇形，紫色或淡红色，上唇 1，长圆形，下唇较小；雄蕊 4；花药黄色，线状；子房 4 深裂；柱头 2 歧。小坚果藏于宿存萼内。

生长环境：生长于小溪沟边、路旁及山野湿地。

采集：夏季连根掘起，洗净，晒干。

分布：我国贵州、湖南、广西、湖北等省区。

现代研究：主要含挥发油，油中主要成分为薄荷醇、薄荷酮，还有乙酸薄荷酯、莰烯、柠檬烯、异属荷酮、蒎烯、薄荷烯酮等。

内服小量薄荷通过兴奋中枢引起皮肤毛细血管扩张，促进汗腺分泌，增加散热，具有发汗解热作用。体外实验证明，薄荷煎剂对金黄色及白色葡萄球菌、甲型及乙型链球菌、卡他球菌及肠炎球菌、福氏痢疾杆菌、炭疽杆菌、白喉杆菌、伤寒杆菌、绿脓杆菌、大肠杆菌、变形杆菌、白色念珠菌、阴道滴虫均有抑制作用。10mg/ml 薄荷煎剂和 5% 薄荷煎液体外实验分别对单纯疱疹病毒及孤儿病毒有抑制作用。

薄荷（M.piperita）水提物，经鸡胚实验证实，对单纯疱疹病毒、牛痘病毒、Semliki 森林病毒和流行性腮腺炎病毒均有抑制作用。实验证明，薄荷醇通过呼吸道黏液分泌增加，增大有效通气量，使鼻炎、咽喉炎时痰液稀释易排出，表现利咽作用。薄荷具保肝、利胆作用。

应用：用于治疗感冒、食滞气胀、口疮、牙痛等。

用量：内服 10～30 克。外用适量。

105. 雷哑　Ngeit yak

基原：满江红科植物满江红 Azolla imbricata（Roxb.）Nakai 的全草。

形态：漂浮植物，略呈三角形。根状茎横走，羽状分枝，须根极多，悬垂水中。叶小形，互生，密生枝上，呈 2 行覆瓦状排列，梨形、斜方形或卵形，无柄；叶片绿色，成熟时红色，上面有多数乳状突起，下面有空腔，内含胶质，有蓝藻共生其中；孢子果有大小两种，成对生于侧枝第一片叶的下面；孢子果小，长卵形，果内有 1 大孢子囊，内含 1 个大孢子；小孢子果大，球形，果内有许多小孢子囊，各含 64 个小孢子囊。

生长环境：生长于稻田或池塘中。

采集：夏季捞取，晒干。

分布：我国贵州、湖南、广西、湖北等省区。

应用：用于治疗麻疹、风湿疼痛、烧、烫伤等。

用量：内服 3～10 克。外用适量。

106. 奴把拜亚　Nugs bav bial yak

基原：蓼科植物头花蓼 Polygonum capitatum Ham ex Don. 的全草。

形态：多年生草本。茎蔓延，先端斜升向上，表面红色，节处着生柔毛。叶互生，椭圆形，长 2.5 ~ 5 厘米，宽 1 ~ 2 厘米，先端急尖，基部楔形，全缘，具缘毛，边缘及叶背往往带红色；叶柄带红色，长约 1 ~ 3 毫米，基部具耳，包茎；托叶鞘状，先端平整，被长柔毛。总状花序直立，近球形；花被淡红色，5 深裂；裂片椭圆形，先端略钝，长约 2 毫米；雄蕊 8；花丝白色，透明；腺体黄绿色，长圆形，位于花丝基部；花药淡蓝色；子房上位，绿黄色，表面光滑；花柱上部 3 裂；柱头球形。瘦果包于宿存的花被内，卵形，具 3 棱，光滑无毛。花期 8 ~ 10 月。果期 9 ~ 11 月。

生长环境：生长于薄土的岩石上，也有栽培。

采集：全年可采，晒干或鲜用。

分部：我国贵州、湖南、广西等省区。

应用：用于治疗肾炎、膀胱炎、尿路结石、风湿痛、跌打损伤、疮疡、湿疹等。

用量：内服 15 ~ 30 克。外用适量。

107. 奴尽盖亚　Nugs jaenv aiv yak

基原：苋科植物鸡冠花 Celosia cristata L. 的花序。

形态：1 年生草本，高 60 ~ 90 厘米，全体无毛。茎直立，粗壮。单叶互生，长椭圆形至卵状披针形，长 5 ~ 12 厘米，宽 3.5 ~ 6.5 厘米，先端渐尖，全缘，基部渐狭而成叶柄。穗状花序多变异，生于茎的先端或分枝的末端，常呈鸡冠状，色有紫、红、淡红、黄或杂色；花密生，每花有 3 苞片；花被 5，广披针形，长 5 ~ 8 毫米，干膜质，透明；雄蕊 5；花丝下部合生呈环状；雌蕊 1；柱头 2 浅裂。胞果成熟时横裂，内有黑色细小种子 2 至数粒。花期 7 ~ 9 月。果期 9 ~ 10 月。

生长环境：栽培。

采集：8 ~ 10 月间，花序充分长大，并有部分果实成熟时，剪下花序，晒干。

分布：我国贵州、湖南、广西、湖北等省区。

药理：试管法证明，煎剂对人阴道毛滴虫有良好杀灭作用，虫体与药液接触 5 ~ 10 分钟后即趋消失。

应用：用于治疗吐血、咯血等。

用量：内服 5 ~ 10 克。

108. 奴灰高意山　Nugs qemk gaos yuil zans

基原：百合科植物紫萼 Hosta ventricosa （Salisb.） Stearn 的全草。

形态：多年生草本。叶基生，卵形至卵圆形，长 10 ~ 17 厘米，宽 6.5 ~ 7 厘米，基部心脏形；具 5 ~ 9 对拱形平行的侧脉；柄长 14 ~ 42 厘米，两边具翅。花葶从叶丛中抽出，具 1 枚膜质的苞片状叶；后者长卵形，长 1.3 ~ 4 厘米（多数长 2 ~ 2.5 厘米）；总状花序，花梗长 6 ~ 8 毫米，基部具膜质卵形苞片，苞片长于花梗，稀稍短于花梗；花紫色或淡紫色；花被筒下部细，长 1 ~ 1.5 厘米，上部膨大成钟形，与下部近于等长，直径 2 ~ 3 厘米；花被裂片 6，长椭圆形，长 1.5 ~ 1.8 厘米，宽 8 ~ 9 毫米；雄蕊着生于花被筒基部，伸出花被筒外。蒴果圆柱形，长 2 ~ 4.5 厘米，顶端具细尖；种子黑色。

生长环境：生长于山野阴湿地。

分布：我国贵州、湖南、广西、湖北等省区。

应用：用于治疗咽喉肿痛、疮毒、烧伤等。

用量：内服：2 ~ 4 克。外用：适量。

109. 娘宝团　Nyangt baos donc

基原：藤黄科植物元宝草 Hypericum sampsonii Hance. 的全草。

形态：多年生草本，高约 60 厘米，光滑无毛。茎直立，分枝，圆柱形。叶对生，长椭圆状披针形，长约 3 ~ 6 厘米，宽约 2 厘米，先端钝圆，全缘，两叶基部联合为一体，而茎贯穿其中，上面绿色带紫红色，下面灰绿色，密生黑色腺点。聚伞花序顶生，花小，黄色；萼片 5，椭圆形，不等大，有黑点；花瓣各 5，广卵形，几与萼等长；雄蕊 3 束；子房 3 室；花柱 3 个。蒴果卵圆形，3 室，长约 7 毫米，具赤褐色腺点。花期 6 ~ 7 月。

生长环境：生长于山坡、路旁。

采集：6 ~ 7 月采收，拔取全草，除去泥沙杂质，晒干。

分布：我国贵州、湖南、广西、湖北等省区。

现代研究：含黄酮类、生物碱、挥发油等。

应用：用于治疗吐血、月经不调、跌扑闪挫等。

用量：内服 10 ~ 15 克。外用适量。

110. 娘巴笨席　Nyangt bav baenl sigt

基原：禾本科植物淡竹叶 Lophatherum gracile Brongn. 的全草。

形态：多年生草本，高 40 ~ 100 厘米。有短缩而稍木质化的根茎，须根中部常膨大为纺锤形的块根。茎丛生，细长而直立，中空，表面有微细的纵纹，基部木质化。叶互生，披针形，长 5 ~ 20 厘米，宽 2 ~ 3.5 厘米，先端渐尖，基部楔形而渐狭缩成柄状，全缘，两面无毛或具小刺毛，脉平行，小横脉明显，中脉在背面明显突起；叶鞘光滑或一边有纤毛；叶舌质硬，长 0.5 ~ 1 毫米，边缘有毛。圆锥花序顶生，长 10 ~ 30 厘米，分枝较少；小穗疏生，长 7 ~ 12 毫米，宽 1.5 ~ 2.5 毫米，伸展或成熟时扩展，基部光滑或被刺毛，具极短的柄；颖圆矩形，具 5 脉，先端钝，边缘膜质，第一颖较第二颖短；外稃较颖长，披针形，具 7 ~ 9 脉，顶端的数枚外稃中空，先端具短芒，内稃较短，膜质透明；子房卵形；花柱 2 枚。花期 7 ~ 9 月。果期 10 月。

生长环境：野生于山坡林下及阴湿处。

采集：5 ~ 6 月未开花时采收，切除须根，晒干。

分布：在我国主要分布在贵州等省。

现代研究：茎、叶含三萜化合物，即芦竹素（Arundoin）、印白茅素（Cylindrin）、蒲公英赛醇（Taraxerol）和无羁（Friedelin）。另外地上部分含酚性经现代研究确认为氨基酸、有机酸、糖类。

淡竹叶的利尿作用较猪苓、木通等为弱，但其增加尿中氯化物量的排泄则比猪苓等强。

应用：用于治疗热病口渴、心烦、小便赤涩、淋浊、牙龈肿痛及口腔溃疡等。

用量：内服煎汤，10 ~ 15 克。

111. 娘鳖隋 Nyangt biedc suic

基原：兰科植物绶草 Spiranthes sinensis（Pers.）Ames 的全草。

形态：多年生草本。根茎短，有簇生、粗厚的纤维根。茎高 15 ~ 45 厘米。叶数枚生于茎的基部，线形至线状披针形，长度和宽度变化不大，最长的可达 15 厘米，先端钝尖，全缘，基部微抱茎，上部的叶退化而为鞘状苞片。穗状花序旋扭状，长 5 ~ 10 厘米，总轴秃净，花序密生腺毛；苞片卵状矩圆形，比子房略长，渐尖；花白色而带粉红色，生于总轴的一侧；花被线状披针形，长 3 ~ 4 毫米；唇瓣圆形，有皱纹；花柱短，下部拱形，斜着于子房之顶，有一卵形的柱头在前面和一直立的花药在背面。蒴果椭圆形，有细毛。花期夏季。

生长环境：生长于田畔或湿润草地。

采集：夏、秋季采收。

分布：我国贵州、湖南、广西、湖北等省区。

应用：用于治疗病后虚弱，阴虚内热，咳嗽吐血，头晕，腰酸，疮疡，痈肿等。

用量：内服煎汤，鲜者 20 ~ 40 克。外用捣烂外敷。

112. 娘大扪 Nyangt dal meenx

基原：百合科植物沿阶草 Ophiopogon japonicus（L.f.）Ker-GawL. 的块根。

形态：多年生草本，高 15 ~ 40 厘米。地下具细长匍匐枝，节上被膜质苞片，须根常有部分膨大成肉质的块根。叶丛生，窄线形，长 15 ~ 40 厘米，宽 1 ~ 4

毫米，先端钝或锐尖，基部狭窄，叶柄鞘状，两则有薄膜。花茎长 6.5 ~ 14 厘米；总状花序顶生；苞片膜质，每苞腋生 1 ~ 3 花；花淡紫色，偶为白色，形小，略下垂；花被 6 片，开展，卵圆形；雄蕊 6；花丝不明显，较短于花药，花药先端尖；子房半下位，3 室。浆果球状，成熟时深绿色或黑蓝色，直径 5 ~ 7 毫米。花期 7 月。果期 11 月。

生长环境：生长于溪沟岸边或山坡树林下。

采集：大多为栽培。

分布：我国贵州、湖南、广西、湖北等省区。

现代研究：沿阶草块根含多种甾体皂苷，其苷元为鲁斯可皂苷元（Ruscogenin），还含 β —谷甾醇（β — Sitosterol）、β 豆甾醇（Stigmasterol）、β —谷甾醇— β — D 葡萄糖苷（β — Sitosterol — β — D — glucoside）。果实含沿阶草苷（Ophioside），为山奈酚— 3 —葡萄糖半乳糖苷。

麦冬粉在体外对白色葡萄球菌、大肠杆菌等有抗菌作用。

应用：用于治疗肺结核，久咳等。

用量：内服 10 ~ 20 克。

113. 娘卡挪　Nyangt kap not

基原：藤黄科植物地耳草 Hypericum japonicum Thunb. 的全草。

形态：一年生草本，高 15 ~ 40 厘米。茎直立，纤细，具四棱。单叶对生，无柄，多少抱茎；叶片卵形或宽卵形，长 5 ~ 15 毫米，宽 3 ~ 8 毫米，先端钝或微尖，基部钝圆，全缘，两面均带紫红色。聚伞花序顶生；花萼 5；花瓣 5。蒴果宽卵状果形，长约 5 毫米，棕黄色。花期 5 ~ 6 月。

生长环境：生长于山野潮湿处。

分布：在我国多分布于贵州、湖南等省。

现代研究：含黄酮类、内酯、鞣质、蒽醌、氨基酸、酚类。

应用：用于治疗鼠或其他野兽咬伤，传染性肝炎等。

用量：内服 15 ~ 30 克。

114. 娘麻药　Nyangt mac yao

基原：毛茛科植物乌头 Aconitum carmichaeli Debx. 的块根。

形态：多年生草本，高 60 ~ 120 厘米。块根通常 2 个连生，纺锤形至倒卵形，外皮黑褐色；栽品的侧根（子根）甚肥大，直径达 5 厘米。茎直立或稍倾斜，下部光滑无毛，上部散生贴伏柔毛。叶互生，革质，有柄；叶片卵圆形，宽 5 ~ 12 厘米，3 裂几达基部，两侧裂片再 2 裂，中央裂片菱状楔形，先端再 3 浅裂，裂片边缘有粗齿或缺刻。总状圆锥花序，花序轴有贴伏的柔毛；萼片 5，蓝紫色，外被微柔毛；上萼片盔形，长15～18毫米，宽约20毫米；侧萼片近圆形；花瓣2，无毛；雄蕊多数，花丝下部扩张呈宽线形的翅；心皮3～5个，离生，密被灰黄色的短绒毛。花柱宿存，芒尖状。蓇葖果长圆形，具横脉。花期6～7月。果期7～8月。

生长环境：栽培。

采集：夏至至小暑间挖出全株，除去地上部茎叶，然后将子根摘下，与母根分开，抖净泥土，晒干。

分布：我国贵州、湖南、广西等省区。

现代研究：含生物碱，主要有次乌头碱（Hypaconitine）、乌头碱（Aconitine）、新乌头碱（Mesaconitine）、塔拉胺（Talatisamine）、川乌碱甲（Chuan－wu－base）和川乌碱乙（Chuan－wu－base A）

乌头碱可抑制呼吸中枢，使呼吸变慢。乌头碱对局部皮肤黏膜的感觉神经末梢先兴奋、瘙痒、烧灼感，继以麻痹、知觉丧失；并可反射性引起唾液分泌亢进，使发热及正常动物体温降低。乌头碱对离体肠管呈胆碱样作用。乌头碱试管内能抑制细菌。

应用：用于止痛，治疗风湿痛，半身不遂等。

用量：内服2～5克。外用适量。

115. 娘谬马　Nyangt miiuc map

基原：唇形科植物半枝莲 Scutellaria barbata D. Don 的全草。

形态：多年生草本。根须状，四棱形，高15～50厘米。叶对生，卵形至披针形，长约7～32毫米，宽4～15毫米，基部截形或心脏形，先端钝形，边缘具疏锯齿；茎下部的叶，面端的叶近于无柄。花轮有2朵并生，集成顶生和腋生的偏侧总状花序；苞片披针形，上面及边缘有毛，背面无毛；花柄长1～15毫米，密被黏液性的短柔毛；花萼钟形，顶端2唇裂，在花萼管一边的背部常附有盾片；花冠浅蓝紫色，管状，顶端2唇裂，上唇盔状，3裂，两侧裂片齿形，中间裂片圆形，下唇肾形；雄蕊4,2强，不伸出；子房4裂；花柱完全着生在子房底部，顶端2裂。小坚果球形，横生，有弯曲的柄。花期5～6月。果期6～8月。

生长环境：生长于池沼边、田边或路旁潮湿处。

分布：在我国主要分布在广西、贵州等省区。

采集：开花时采收，去根，鲜用或晒干。

现代研究：全草含生物碱、黄酮苷、酚类、甾体。

用亚甲蓝试管法筛选试验，对急性粒细胞型白血病血细胞有抑制作用。细胞呼吸器法筛选实验，对上述白血病血细胞的抑制率大于75%。

应用：用于治疗赤痢、黄疸、跌打损伤等。

用量：内服 10 ~ 20 克。

116. 娘满近　Nyangt mudx jenc

基原：百合科植物粉条儿菜 Aletris spicata（Thunb.）Franch. 的全草。

形态：多年生草本，须根多数，根毛局部膨大，膨大部分长 3 ~ 6 毫米，宽 0.5 ~ 1.7 毫米，白色。花葶高 40 ~ 65 厘米，有棱，密生柔毛，中下部具数枚苞片状叶；基生叶簇生，条形，长 10 ~ 25 厘米，宽 3 ~ 4 毫米，顶端渐尖。总状花序长 6 ~ 30 厘米；苞片 2 枚，窄条形，位于花梗的基部，短于花；花被黄绿色，上端粉红色，外面有柔毛，长 6 ~ 7 毫米，分裂部占 1/2 ~ 1/3；裂片 6，条状披针形，长 3 ~ 3.5 毫米，宽 0.8 ~ 1.2 毫米；雄蕊着生于花被裂片上，花丝短；子房半下位，卵形。蒴果倒卵形，有棱角，密生柔毛。

生长环境：生长于低山地区阳光充足之处。

采集：5 ~ 6 月采收，晒干

分布：在我国贵州、湖南、湖北、广西等省区。

应用：治疗咳嗽吐血、百日咳、气喘、肺痈、乳痈、妇人少乳、经闭、小儿疳积、蛔虫等。

用量：内服 10 ~ 20 克。

117. 娘嫩帕　Nyangt naemx padt

基原：罂粟科植物血水草 Eomecon chionantha Hance 的根茎。

形态：多年生草本，含红黄色汁液。根状茎横生。叶基生，具长柄；叶片卵状心形，长 3 ~ 9 厘米，宽 5 ~ 10 厘米，尖头，边缘波状上面青绿色，下面灰绿色，基出脉 5 ~ 7 条，细脉网状。花茎抽自叶间，花少数直径 4 厘米，呈稀疏聚伞花序；花萼全包花蕾，先端长渐尖，丌花时破裂脱落；花瓣 4，白色，倒卵形；雄蕊多数，花丝细，花药深黄色；雌蕊绿色；花柱单一，顶端 2 浅裂。蒴果，种子多数。花期 4 ~ 5 月。

生长环境：常群生于沟边或低平湿地。

采集：9 ~ 10 月采收。

分布：在我国主要分布在湖北、贵州、广西、湖南等省区。

应用：用于治疗劳伤腰痛，跌打损伤等。

用量：内服 9 ~ 15 克。外用适量。

118. 里尽亚　Nyil jeengx yak

基原：菊科植物一点红 Emilia sonchifolia（L.）DC. 的全草。

形态：一年生草本，高 10～40 厘米。茎直立，或近根部倾斜，紫红色或绿色，秃净或被疏毛。基生叶卵形，长 5～10 厘米；上部的叶较小，常为全缘或具粗锯齿，基部多少抱茎；叶面绿色，背常为紫红色。头状花序，顶生；梗长 5～8 厘米，每为 2 分歧；总苞片矩圆形，2 列，绿色，基部膨大；花托平坦；花两性，全部为管状花；花冠与苞片几等长，紫色，外表有短毛，5 裂；雄蕊 5，花药截头状，顶部有一腺状尖头，基部钝；雌蕊 1，子房下位；柱头分叉，稍伸出于花药之上。瘦果长 3 毫米，狭矩圆形，有棱，冠毛白色，柔软。花期 7～11 月。果期 9～12 月。

生长环境：生长于田园、路边或草丛中。

采集：全年可采，采得后洗净应用或晒干应用。

分布：我国贵州、湖南、广西、湖北等省区。

现代研究：全草含生物碱、酚类。

应用：治疗痢疾、腹泻及疔疮。

用量：内服鲜全草 30～50 克，水煎服。外用适量。

119. 藕臼近　Oux jiuc jenc

基原：蓼科植物金荞麦 Fagopyrum dibotrys（D. Don）Hara. 的根茎。

形态：多年生草本，高 50～150 厘米，全体微被白色柔毛。主根粗大，呈结状，横走，红褐色。茎纤细，多分枝，具棱槽，淡绿色微带红色。单叶互生；叶柄长达 9 厘米，上部渐短，具白色短柔毛；叶片戟状三角形，长宽约相等；顶部叶长于宽，长 7～10 厘米，先端长渐尖或尾尖状，全缘或具微波，基部心脏戟形；顶端叶狭窄，无柄，基部叶抱茎，上面绿色，下面淡绿色，脉上有白色细柔毛，托鞘抱茎。聚伞花序顶生或腋生；总花梗长 4～8 厘米，具白色短柔毛；花被 5；雄蕊 8；花柱 3；柱头头状。瘦果呈卵状三棱形，长约 6～8 毫米，先端具短尖头，红褐色。花期 9～10 月。果期 10～11 月。

生长环境：生长于山区草坡、林边、土质疏松的阴湿处。

采集：10～11 月采挖，晒干。

分布：我国贵州、湖南、广西、湖北等省区。

现代研究：根茎含对香豆酸（p－Coumaric acid）、阿魏酸（Ferulic acid）和葡萄糖所组成的野荞麦苷（Shakuchirin）。全草含槲皮苷（Quercitrin）、槲皮素（Quercetin）、芸香苷（Rutin）和 KCl。5 月份取材的标本含芸香苷 4%，10 月份的为 8.5%。花和叶含芸香苷、甾醇、有机酸和酚性物质。

应用：用于治疗咽喉肿痛、痈疮、瘰疬、肝炎、肺痈、筋骨酸痛、头风、胃痛、菌痢、白带等。

用量：内服：煎汤，15～25克。外用适量。

120. 偶秀大　Oux xul dal

基原：禾本科植物薏苡 Coix lacryma –jobi L. 的种仁。

形态：一年或多年生草本。须根较粗，直径可达3毫米。秆直立，高1～1.5米，约具10节。叶片线状披针形，长达30厘米，宽1.5～3厘米，边缘粗糙，中脉粗厚，于背面凸起；叶鞘光滑，上部者短于其节间；叶舌质硬，长约1毫米。总状花序腋生呈束状；雌小穗位于花序之下部，外面包以骨质念珠状的总苞，总苞约与小穗等长；能育小穗第一颖下部膜质，上部厚纸质，先端钝；第二颖舟形，被包于第一颖中，先端厚纸质，渐尖；第二外稃短于第一外稃；内稃与外稃相似而较小；雄蕊3，退化；雌蕊具长花柱；不育小穗退化为长圆筒状的颖；雄小穗常2～3枚生于一节；无柄雄小穗第一颖扁平，两侧内折成脊而不具等宽之翼，先端钝，具多数脉；第二颖舟形，亦具多脉；外稃与内稃皆为薄质；雄蕊3；有柄雄小穗与无柄者相似，但较小或有更退化者。颖果外包坚硬的总苞，卵形或卵状球形。花期7～9月。果期9～10月。

生长环境：多生长于屋旁、荒野、河边、溪涧或阴湿山谷中。

采集：秋季果实成熟后，割取全株，晒干，打下果实。

分布：我国贵州、湖南、广西、湖北等省区。

现代研究：种仁含蛋白质、脂肪、碳水化合物、少量维生素 B1，种子含氨基酸（为亮氨酸、赖氨酸、酪氨酸等）、薏苡素（Coixol）、薏苡酯（Coixenolide）、三萜化合物。

薏苡仁对癌细胞有阻止成长及伤害作用。

应用：用于治疗关节屈伸不利等。

用量：内服10～20克。

121. 三百尚老　Samp begs sangp laox

基原：百合科植物天门冬 Asparagus cochinchinensis（Lour.）Merr. 的块根。

形态：攀缘状多年生草本。块根肉质，簇生，长椭圆形或纺锤形，长4～10厘米，灰黄色。茎细，长达2米，有纵槽纹。叶状枝2～3枚束生叶腋，线形，扁平，长1～2.5（～3）厘米，宽1毫米左右，稍弯曲，先端锐尖。叶退化为鳞片，主茎上的鳞状叶常变为下弯的短刺。花1～3朵簇生叶腋，黄白色或白色，下垂；花被6，排成2轮，长卵形或椭圆形，长约2毫米；雄蕊6，花药呈丁字形；雌蕊1，子房3室，柱头3歧。浆果球形，径约6毫米，熟时红色。花期5月。

生长环境：生长于山野，亦栽培于庭园。

采集：秋、冬采挖，但以冬季采者质量较好。挖出后洗净泥土，除去须根，按大小分开，入沸水中煮或蒸至外皮易剥落时为度。捞出浸入清水中，趁热除去外皮，洗净，微火烘干或用硫黄熏后再烘干。

分布：我国贵州、湖南、广西、湖北等省区。

现代研究：根含天门冬素（天冬酰胺 Asparagine）、黏液质、β—谷甾醇及5—甲氧基甲基糠醛，甾体皂苷，由菝葜皂苷元（Smilagenin）鼠李糖、木糖和葡萄糖组成。

煎剂体外试验对炭疽杆菌、甲型及乙型溶血性链球菌、白喉杆菌、类白喉杆菌、肺炎双球菌、金黄色葡萄球菌、柠檬色葡萄球菌及枯草杆菌均有不同程度的抑制作用。

应用：用于治疗发热、咳嗽、咯血、咽喉肿痛、便秘等。

用量：内服 10 ~ 15 克。

122. 三将标　Samp jangs biiul

基原：天南星科植物半夏 Pinellia ternata（Thunb.）Breit. 的球茎。

形态：多年生小草本，高 15 ~ 30 厘米。块茎近球形。叶出自块茎顶端；叶柄长 6 ~ 23 厘米，在叶柄下内侧生 1 白色珠芽；1 年生的叶为单叶，卵状心形；2 ~ 3 年后，叶为 3 小叶的复叶；小叶椭圆形至披针形，中间小叶较大，长 5 ~ 8 厘米，宽 3 ~ 4 厘米，两侧的较小，先端锐尖，基部楔形，全缘，两面光滑无毛。肉穗花序顶生，花序梗常较叶柄长；佛焰苞绿色，长 6 ~ 7 厘米；花单性，无花被，雌雄同株；雄花着生在花序上部，白色，雄蕊密集呈圆筒形；雌花着生于雄花的下部，绿色，两者相距 5 ~ 8 毫米；花序中轴先端附属物延伸呈鼠尾状，通常长 7 ~ 10 厘米，直立，伸出在佛焰苞外。浆果卵状椭圆形，绿色，长 4 ~ 5 毫米。花期 5 ~ 7 月。果期 8 ~ 9 月。

生长环境：野生于山坡、溪边阴湿的草丛中或林下。

采集：7 ~ 9 月间采挖，洗净泥土，除去外皮，晒干或烘干。

分布：我国贵州、湖南、广西、湖北等省区有分布。

现代研究：块茎含挥发油、脂肪酸、淀粉、烟碱、黏液质、天门冬氨酸、谷氨酸、精氨酸、β—氨基丁酸等氨基酸、β—谷甾醇、胆碱、β—谷甾醇—β—D—葡萄糖苷、3，4—二羟基苯甲醛，又含药理作用与毒芹碱（Coniine）及烟碱相似的生物碱、类似原白头翁素（Protoanemonin）刺激皮肤的物质。嫩芽含尿黑酸（Homogentisic acid）及其苷。

半夏所含葡萄糖醛酸的衍化物有显著的解毒作用，可使士的宁对小鼠半数致死量的值升高，对乙酰胆碱也有对抗作用。

应用：用于治疗呕吐，反胃，咳喘痰多等。

用量：内服 5 ~ 15 克。外用适量。

123. 尚岁滕　Sangp seit taemc

基原：紫金牛科植物红凉伞 Ardisia bicolor walker 的全草。

形态：灌木，不分枝，高 1 ~ 2 米，有匍匐根状茎。叶坚纸质，短圆状狭椭圆形，长 6 ~ 14 厘米，宽 2 ~ 3 厘米，急尖或渐尖，边缘皱波状或波状，两面有突起腺点，下面红色或紫色，侧脉 12 ~ 16 对。伞形花序顶生，长 2 ~ 3 厘米；花长 6 毫米，萼片卵形，或矩圆形，顶端极钝，有黑腺点；花冠裂片披针状卵形，急尖，有稀疏黑腺点；雄蕊短于花冠裂片，花药披针形，背面有黑腺点，雌蕊与花瓣几乎等长。果直径 8 毫米，有极稀腺点。

生长环境：多生长于丘陵山地林下。

采集：6 ~ 7 月采。

分布：贵州、湖北、湖南、广西等省区。

应用：治疗牙痛，风湿筋骨疼痛，跌打损伤，无名肿毒等。

用量：内服 10 ~ 20 克。

124. 伞利轮　Sank lip lemc

基原：报春花科植物狭叶落地梅 Lysimachia paridiformis Franch.var.stenophylla Franch. 的全草。

形态：多年生草本，全株无毛。茎直立，红褐色具纵条纹和棱，单生或丛生，不分枝，高 15 ~ 30 厘米。茎端轮生叶 5 ~ 18 枚，叶条状披针形，革质，长 7 ~ 20 厘米，宽 1.2 ~ 3.5 厘米，顶端渐尖，基部渐狭，近无柄；茎生叶对生或 3 ~ 4 枚轮生，下部具数对退化为鳞片状叶。花集生于茎端，或生叶腋中；花萼 5，深裂；裂片披针形，长 6 ~ 8 毫米；花冠黄色，5 深裂；裂片卵状长圆形，稍长于花萼；蒴果球形，5 瓣裂。花期 7 月，果期 9 月。

生长环境：生长于低山区阴湿林下及沟边。

采集：全年可采。

分布：在我国主要分布在贵州等省。

应用：用于治疗风湿痛，半身不遂，跌打损伤，小儿惊风等。

用量：内服 10 ~ 30 克。

125. 占门冷　Sanv maenc naemx

基原：灯心草科植物灯心草 Juncus effusus L. 的全草。

形态：多年生草本，高 35 ~ 100 厘米。根状茎横走，具多数须根。茎圆筒状，直径 1 ~ 2 毫米，外具明显条纹，淡绿色。无茎生叶，基部具鞘状叶，长者呈淡赤褐色，短者呈褐色或黑褐色，有光泽。复聚伞花序，假侧生，由多数小花密聚成簇；花淡绿色，具短柄；花被 6，2 轮；裂片披针形，长 2 ~ 2.5 毫米，背面被柔毛，边缘膜质，纵脉 2 条；雄蕊 3，较花被短；子房 3 室；花柱不明显；柱头 3 枚。蒴果卵状三棱形或椭圆形，长约 2 毫米，先端钝，淡黄褐色。种子多数，斜卵形。花期 5 ~ 6 月。果期 7 ~ 8 月。

生长环境：生长于湿地或沼泽边缘。

采集：秋季采收，割取茎皮纵向剖开，去皮取髓，晒干。

分布：我国贵州、湖南、广西、湖北等省区。

现代研究：茎髓含纤维、脂肪油、蛋白质等。茎含多糖类。

应用：用于治疗水肿，小便不利，创伤等。

用量：内服 3 ~ 10 克。外用适量。

126. 寸巴一贾奴 Sedp bav il jagc nugs

基原：百合科植物七叶一枝花 Paris polyphylla Smith 的根。

形态：多年生直立草本，全体光滑无毛，高 30 ~ 100 厘米。根茎肥厚，黄褐色。茎单一，青紫色或紫红色，直径约 1 厘米，基部有膜质叶鞘包茎。叶轮生茎顶，4 ~ 9 片，通常为 7 片，长椭圆形或椭圆状披针形，长 9 ~ 23 厘米，宽 2.5 ~ 7 厘米，先端渐尖或短尖，主脉 3 条基出。花单生顶端，花梗青紫色或紫红色；外列被片绿色，叶状，4 ~ 7 片，长卵形，长 3 ~ 5 厘米，宽 1 ~ 1.5 厘米，先端渐尖；内列被片与外列同数，黄色或黄绿色，线形，宽约 1 毫米，一般短于外列被片；雄蕊数与花被片同；花丝扁平，长 3 ~ 5 毫米；花药线形，金黄色，纵裂，长于花丝 2 ~ 3 倍；药隔在药上略延长，或无；子房上位，具 4 ~ 6 棱；花柱短，先端 4 ~ 7 裂，向外反卷；胚珠每室多数。蒴果球形，熟时黄褐色，3 ~ 6 瓣裂，直径 2 ~ 2.4 厘米，内含多数鲜红色卵形种子。

生长环境：生长于山坡林阴处或溪边湿地。

采集：全年可采。挖取根茎，洗净，削去须根，晒干或烘干。

分布：在我国主要分布在湖北、贵州、广西等省区。

现代研究：七叶一枝花根含蚤休苷（Pariphyllin），薯蓣皂苷（Dioscin），薯蓣皂苷元（Diosgenin）的 3 — 葡萄糖苷、3 — 鼠李糖葡萄糖苷、3 — 鼠李糖阿拉伯糖葡萄糖苷和 3 — 四糖苷，娠二烯醇酮 — 3 — 查考茄三糖苷（Pregna-5，16-dien-3β-ol-20-one 3-o-β-chacotrioside）等多种皂苷。

豚鼠口服七叶一枝花煎剂有明显平喘作用（组胺喷雾法）。提取物（共 5 种）在 1/2 ~ 1/5 半数致死量时即有明显平喘作用，效果与 1/2 半数致死量的氨茶碱相似。提取物之一为皂苷，另3种 Liebermann 反应阳性，小鼠灌服煎剂有明显止咳作用（二氧化硫引咳法）。蚤休（未注明品种）100％制剂在试管内对肠道杆菌和化脓性球菌等多种致病菌皆有抗菌作用。醇提取物 7.8mg/ml 在体外有杀灭钩端螺旋体作用。用鸡胚接种法证明水或醇提取物对甲型流感病毒有抑制作用，稀释至1：1万至1：10万仍有效，小鼠用蚤休药液滴鼻，5小时后接种病毒，其死亡率比对照组略低。蚤休中含鞣质，其抗病毒作用与之有重要关系。

应用：用于平喘和止咳等。

用量：内服 5～15 克。

127. 岁把额悟得　Siik bav ngueex ul dees

基原：金粟兰科植物及已 Chloranthus serratus（Thunb.）Roem.& Schult. 的全草。

形态：多年生草本，高20～40厘米。根状茎粗短，直径约为3毫米。叶对生，4～6片，生于茎上部，纸质，通常卵形，长5～10厘米，宽2.5～5厘米，边缘有圆齿或锯齿，齿尖有一腺体；叶柄长1～1.5厘米，托叶微小。穗状花序单个或2～3分枝，总花梗长1～2.5厘米；苞片近半圆形，顶端有数齿；花小，两性，无花被；雄蕊3，矩圆形，下部合生成一体，乳白色，中间的1个长约2毫米，有1个2室的花药，侧生的2个稍短，各有1个1室的花药；子房卵形。

生长环境：生长于林下湿润处。

采集：春季开花前采挖，去掉茎苗、泥沙，阴干。

分布：多产于湖北、广西、贵州等省区。

现代研究：及已根内服过量，可致中毒。曾有报道1例，用黄酒送服捣碎之及已根（原文所用拉丁名为 Chloranthus japonicus Sieb.，可能系误用，根据浙江民间用药习惯及国内药物分布情况，应为 Chloranthus serratus），服后持续呕吐，面色苍白，意识模糊，口干，瞳孔缩小，结膜充血，齿龈发黑，昏迷，手足抽搐，冷汗，服后24小时死亡。病理解剖见心外膜下出血点，肺出血及水肿，心、脑、胃、肠充血及水肿，肝、脾、肾淤血。动物（小鼠）试验也证明，灌服及已煎剂，可于短期内死亡，中毒症状有角弓反张，四肢抽搐，呼吸困难，解剖所见除各脏器充血外，无特殊发现。妊娠小鼠灌服少量，24小时后死亡，死前阴道有血流出，阴道和子宫腔内充满凝血块。故孕妇尤不可服。

应用：用于治疗风湿疼痛，跌打损伤等。

用量：内服 3～6 克。外用适量。

128. 顺层塔　Sinp senc tat

基原：石杉科植物蛇足石杉 Huperzia serratum（Thunb.）Trev. 的全草。

形态：多年生草本。根须状。茎直立或下部平卧，高约15～40厘米，一

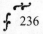

至数回两叉分枝。顶端常具生殖芽，落地成新苗。叶纸质，略呈四行疏生，具短柄；叶片披针形，长 1 ～ 3 厘米，宽 2 ～ 4 毫米，先端锐尖，基部渐狭，楔形，边缘有不规则的尖锯齿，中脉明显。孢子叶和营养叶同形，绿色。孢子囊横生于叶腋，肾形，淡黄色，光滑，横裂。孢子同形。

生长环境：生长于阴湿地或沟谷石上。

采集：9 ～ 10 月采。

分布：我国贵州、湖南、广西、湖北等省区。

现代研究：全草含生物碱山芝亭碱（Serratine）、山芝宁碱（Serratinine）、山芝它定碱（Serratanidine）、山芝替定碱（Serratinidine）、石松定碱（Lycodine）、石松灵碱（Lycodoline）；三萜类化合物：山芝烯二醇（Serratenediol）、3 — 乙酸山芝烯二醇、21 — 表山芝烯二醇（21 — epi — Serratenediol）、山芝烯醇（Serratriol）和山芝三醇（Tohogenol）。

应用：用于治疗胃痛、牙痛、风湿疼痛、经期腹痛、慢性气管炎、荨麻疹、毒蛇咬伤等。

用量：内服 9 ～ 15 克。

129. 隋焖　Suicmaenc

基原：葫芦科植物小蛇莲 Hemsleya amabilis Diels 的块根。

形态：多年生攀缘草本，长 3 ～ 8 米，全株无毛。块根扁圆形，膨大，重量可达数十千克，外皮褐色，内白色粉质。茎纤细，有纵棱，卷须多不分枝。叶互生，复叶叉指状；小叶 5 ～ 9 片，椭圆形或倒卵形，长 4 ～ 12 厘米，宽 1.5 ～ 3 厘米，先端渐尖，基部楔形，边缘有粗锯齿；叶柄长 2 ～ 5 厘米。花单性，雌雄异株，3 ～ 5 朵组成腋生聚伞花序；雄花小，径不及 1 厘米；萼 5 片，卵形；花冠黄色，深 5 裂，裂片平展，内面无毛；雄蕊 5，分离；花丝短粗；雌花花瓣 5 裂，反折，红黄色；花柱 3 枚，柱头 2 裂。蒴果圆柱形，有棱。种子狭卵形，边缘有膜质翅。

生长环境：生长于山野阴湿处，或栽培。

采集：2 ～ 3 月发苗前，或 9 ～ 10 月地上部分枯萎后，挖取块根，除去芦头及根须，洗净泥沙，大者切块，晒干或微火炕干。

分布：我国贵州、湖南、广西、湖北等省区。

现代研究：可爱雪胆和中华雪胆的块茎中均含皂苷和苦味素，粗皂苷的含量分别为 5% 和 1%，苦味素的含量为 1.5% ～ 2% 和 0.2%。皂苷的苷元主为齐墩果酸（Olernclic acid），糖有葡萄糖、树胶糖及葡萄糖醛酸。

可爱雪胆总皂苷能增加小鼠冠脉流量（400 毫克 / 千克灌胃，第 3 天同量腹腔注射，用铷 86 示踪测定），并对抗垂体后叶素引起的冠脉收留（铷 86 法及心电图描记法），并能降低心肌耗氧量。其扩张冠脉的作用无快速耐受性。对实验性动脉粥样硬化家兔，无明显的降血胆甾醇作用。动脉斑块或肝脏脂肪病变，用药组似较对照组为轻。静脉注射 70 毫克 / 千克对麻醉犬有降压作用，并有快速耐受性，十二指肠给药则不引起降压。

应用：用于治疗咽喉肿痛、牙痛、目赤肿痛、菌痢、肠炎、胃痛、肝炎、尿路感染、疔肿等。

用量：内服 6 ～ 10 克，或研末服用。外用捣敷或研末调敷。

130. 政摁 Sunl aems

基原：百合科植物菝葜 Smilax china L. 的根茎。

形态：攀缘灌木，高 1 ～ 5 米；根状茎粗厚，坚硬，粗 2 ～ 3 厘米。茎与枝条通常疏生刺。叶薄革质或纸质，干后一般红褐色或近古铜色，通常宽卵形或圆形，长 3 ～ 10 厘米，宽 1. 5 ～ 6（10）厘米，下面淡绿色，有时具粉霜；叶柄长 5 ～ 15 毫米，脱落点位于中部以上，约占全长 1/2 ～ 1/3 具狭鞘，几乎全部有卷须，少有例外。花单性，雌雄异株，绿黄色，多朵排成伞形花序，生于叶尚幼嫩的小枝上；总花梗长 1 ～ 2 厘米；外轮花被片 3，短圆形，长 3. 5 ～ 4. 5 毫米；内轮花被片 3，稍狭；雄蕊长约为花被片的 2/3；雌花与雄花大小相似，具 6 枚退化雄蕊。浆果球形，直径 6 ～ 15 毫米，成熟时红色。

生长环境：生长于山坡、林下及灌丛中。

采集：秋末冬初采挖，除去芦头及须根，洗净泥沙，晒干，或切片晒干。

分布：在我国主要分布在湖南、贵州等省。

现代研究：根含皂苷、鞣质、树脂等。

应用：用于治疗疔疮、疖痈等。

用量：内服 15 ～ 20 克。

131. 天麻 Tianhmac

基原：兰科植物天麻 Gastrodia elata Bi. 的根茎。

形态：多年生寄生草本，高 60 ～ 100 厘米，全体不含叶绿素。地下块茎横生，肥厚，肉质长圆形或椭圆形，长约 10 厘米，直径 3 ～ 4.5 厘米，形如马铃薯，有不甚明显的环节。茎单一，直立，圆柱形，黄赤色，稍带肉质。叶呈鳞片状，淡黄褐色，膜质，长 1 ～ 2 厘米，具细脉，下部短鞘状。花序为穗状的总状花序，长 10 ～ 30 厘米，花黄赤色；花梗短，长 2 ～ 3 毫米；苞片膜质，狭披针形或线状长椭圆形；花被筒歪壶状，口部斜形，长 7 ～ 8 毫米，基部下侧稍膨大；裂片小，三角形，唇瓣高于花被管的 2/3，具 3 裂片，中央裂片较大，基部在花管内呈短柄状；子房下位，长 5 ～ 6 毫米，光滑，上有数条棱。蒴果长圆形至长圆倒卵形，长约

15毫米，具短梗。种子多而细小，粉末状。花期6～7月。果期7～8月。

生长环境：生长于林下阴湿腐殖质较厚的地方。

采集：冬、春两季采挖，冬采者名"冬麻"，质量优良；春采者名"春麻"，质量不如冬麻好。挖出后，除去地上茎及须根，洗净泥土，用清水泡，及时擦去粗皮，随即放入清水或白矾水浸泡，再水煮或蒸透，至中心无白点时为度，取出晾干、晒干或烘干。

分布：在我国主要分布在贵州等省。

现代研究：含香荚醇、天麻素（对羟基苯甲醇一氧-β-D-吡喃葡萄糖苷）、天麻苷元（对羟基苯甲醇）、天麻醚苷、β-谷甾醇、对羟基苯甲醛、柠檬酸、棕榈酸、琥珀酸等。

天麻乙醇浸膏能防止豚鼠实验性癫痫，并可防止癫痫区剪毛所致休克惊厥。天麻可使小鼠自发活动减少，对咖啡因所致的活动有对抗性。天麻对各种疼痛有广泛的镇痛作用，长期应用不成瘾。天麻乙醇提取液能使离体兔耳灌流量增加，并能对抗肾上腺素的缩血管作用，有促进胆汁分泌作用。

应用：用于治疗头痛、眩晕、高血压、小儿惊厥、风湿瘫痪等。亦用作滋补。

用量：内服15～30克。

132. 信觉　Xingp jox

基原：天南星科植物菖蒲 Acorus calamus L. 的根茎。

形态：多年生草本。根茎横卧，肥厚，白色带紫。叶根生，长剑形，长50～80厘米，宽1～1.5厘米，先端渐尖，叶脉平行，中脉显著。花茎扁平，佛焰苞叶状，极延长，长约与叶相等；肉穗花序柱状，无柄，长约4～7厘米，宽约1厘米，淡黄色，密生细花；花两性；花被6，广线形，膜质透明，先端淡褐色，长约2毫米；雄蕊6，与花被片等长；花药黄色；花丝白色，扁线形；雌蕊1，子房长椭圆形。浆果熟时红色。花期5～6月。果期6～7月。

生长环境：生长于水边及潮湿地。

采集：全年可采，但以8～9月采挖者为良。挖得后，洗净，除去须根，晒干。亦有在新鲜时切成0.5～1厘米的小段晒干者。

分布：我国贵州、湖南、广西、湖北等省区。

现代研究：干根茎含挥发油3.58%～7.80%、鞣质0.63%～1.05%，含维生素C 25.19～36.91毫克/100克，另外，尚含有菖蒲苷（Acorin）、淀粉、棕榈酸等。干根含挥发油1.77%～3.15%。叶含挥发油0.22%～0.89%（以干品计）、鞣质1.22%～1.85%、维生素C 407～628/100克。

根茎的挥发油对二氧化硫气体刺激野鼠引起的咳嗽有显著的止咳作用。用毛细血管法测家兔气管的分泌量，证实其有祛痰作用。

应用：用于治疗神志恍惚、腹泻、痢疾、风湿疼痛、疥疮等。

用量：内服 5 ～ 10 克。外用适量。

133. 信蛮　Xingp mant

基原：姜科植物姜黄 Curcuma longa L. 的根茎。

形态：多年生宿根草本。根粗壮，末端膨大成长卵形或纺锤状块根，灰褐色。根茎卵形，内面黄色，侧根茎圆柱状，红黄色。叶根生，椭圆形或较狭，长20 ～ 45 厘米，宽 6 ～ 15 厘米，先端渐尖，基部渐狭；叶柄长约为叶片之半，有时几与叶片等长；叶稍宽，约与叶柄等长。穗状花序稠密，长 13 ～ 19 厘米；总花梗长 20 ～ 30 厘米；苞片阔卵圆形，每苞片内含小花数朵，顶端苞片卵形或狭卵形，腋内无花；萼 3 钝齿；花冠管上漏斗，3 裂；雄蕊药隔矩形，花丝扁阔，侧生退化雄蕊长卵圆形；雌蕊 1，子房下位；花柱丝状，基部具 2 棒状体；柱头2 唇状。蒴果膜质，球形，3 瓣裂。种子卵状长圆形，具假种皮。花期 8 ～ 11 月。

生长环境：栽培或野生于平原、山间草地或灌木丛中。

采集：秋、冬采挖，洗净，煮熟至透心为度，晒干，撞去外皮，再晒干。

分布：多产于广西等省区，贵州、湖南等省也有分布。

现代研究：姜黄含挥发油 4.5%。挥发油中含姜黄酮（Turmerone）58%、姜油烯（Zingerene）25%、水芹烯（Phellandrene）1%、1，8- 桉叶素（Cineole）1%、香桧烯（Sabinene）0.6%、龙脑（Borneol）0.5%、去氢姜黄酮等。还含姜黄素（Curcumin）0.3% ～ 4.8%，以及阿拉伯糖 1.1%、果糖 12%、葡萄糖 28%、脂肪油、淀粉、草酸盐等。

姜黄煎剂及浸剂能增加犬的胆汁分泌，使胆汁恢复正常，并增加胆囊收缩，其作用弱而持久，可持续 1 ～ 2 小时。

片姜黄及色姜黄煎剂及浸剂（2% 盐酸作溶剂）对小白鼠、豚鼠离体子宫呈兴奋作用，对家兔子宫瘘管引起周期性收缩，1 次给药可持续 5 ～ 7 小时。

姜黄素及挥发油部分对金黄色葡萄球菌有较好的抗菌作用。姜黄水浸剂在试管内对多种皮肤真菌有不同程度的抑制作用。

姜黄素具抑制肿瘤生长的作用。

应用：用于治疗腹胀痛，臂痛，妇女血瘀经闭，产后瘀停腹痛，跌打损伤等。

用量：内服 5 ～ 15 克。外用适量。

134. 信蛮近　Xingp mant jenc

基原：百合科植物多花黄精 Polygonatum cyrtonema Hua 的根茎。

形态：多年生草本。根茎肥厚，通常连珠状或结节成块，稀圆柱形，直径 1 ～ 2厘米。茎高 50 ～ 100 厘米。叶互生，椭圆形、卵状披针形至矩圆状披针形，稍作镰状弯曲，长 10 ～ 18 厘米，顶端尖至渐尖。花序腋生，呈伞形状，具（1）2 ～ 7（4）花，总花梗长 1 ～ 4（6）厘米，花梗长 0.5 ～ 1.5（3）厘米，苞片微小或不存在；花被黄绿色，合生呈筒状，全长 18 ～ 25 毫米，裂片 6，长约 3 毫米；雄蕊 6，花丝着生近花被筒中部或上部的 1/3 处，具乳头状突起至具短绵毛，顶端稍膨大至具囊状突起；子房长 3 ～ 6 毫米，花柱长 12 ～ 15 毫米。浆果直径约 1 厘米，熟时黑色。

生长环境：生长于杂木林下、灌木丛及荒山坡阴处。

采集：春、秋采收，以秋采者质佳。

分布：我国贵州、湖南、广西、湖北等省区。

现代研究：黄精的根茎含黏液质、淀粉及糖分。

黄精的水浸出液，乙醇—水浸出液和 30% 乙醇浸出液均有降低麻醉动物血压的作用。

应用：用于滋补。用于治疗体虚，肺结核，病后体虚食少，筋骨软弱，风湿疼痛等。

用量：内服鲜品 30 ～ 50 克；外用适量。

135. 送　Xongk

基原：蓼科植物虎杖 Polygonum cuspidtum Sieb. & Zucc. 的茎、根。

形态：多年生木状草本，高达 1 米以上。根茎横卧地下，木质，黄褐色，节明显。茎直立，圆柱形，表面无毛，散生着多数红色或带紫色斑点，中空。单叶互生，阔卵形至近圆形，长 7 ～ 12 厘米，宽 5 ～ 9 厘米，先端短尖，基部圆形或楔形；叶柄长 1 ～ 2.5 厘米；托鞘膜质，褐色，早落。花单性，雌雄异株，圆锥花序腋生；花梗较长，上部有翅；花小而密，白色；花被 5 片，外轮 3 片，背面有翅，结果时增大；雄花有雄蕊 8 枚；雌花子房上部有花柱 3 枚。瘦果卵形，具 3 棱，红褐色，光亮，包在翅状的花被中。花期 7 ～ 9 月。果期 9 ～ 10 月。

生长环境：生长于山野湿润草地或山溪旁。

采集：春、秋季均可采挖，切段，晒干。

分布：在我国主要分布在贵州、湖北等省。

现代研究：根和茎含游离蒽醌及蒽醌苷（根含羟基蒽醌 0.1% ～ 0.5%），主要为大黄素（Emodin）、大黄素甲醚（Emodin monomethyl ether）和大黄酚（Chrysophanic acid, Chrysophanol），以及蒽苷 A（Anthraglcoside A，即大黄素甲醚 8 — β — D —葡萄糖苷）、蒽苷 B（Anthraglycoside B，即大黄素 8 — β — D —葡萄糖苷）。根中含 3，4，5 —二羟基芪— 3 — β 另含鞣质和几种多糖。

茎含鞣质 3.3%、异槲皮苷、大黄素（Emodin）等。细枝含鞣质 13.4%。

虎杖煎液（25%）体外实验对金黄色葡萄球菌、卡他球菌、甲型或乙型链球菌、大肠杆菌、绿脓杆菌有抑制作用（琼脂平板挖孔法）。高浓度（根）对钩端螺旋体也有杀灭作用。兔静脉注射从虎杖中提得的草酸，可引起低血糖休克。虎杖根热水浸出物对人宫颈癌瘤细胞（JTC－26）等有较强的抑制率，虎杖中的大黄素对小鼠肝癌等 7 个瘤株及人早幼粒白血病细胞有抑制作用。

应用：用于治疗黄疸、腹泻等。

用量：内服 15 ~ 30 克。

136. 梁柳冷　Yiangc liuux naemx

基原：虎耳草科植物扯根菜 Penthorum chinense Pursh 的根。

形态：多年生草本，高达 90 厘米。茎红紫色，无毛，不分枝或分枝。叶无柄或几乎无柄，披针形或狭披针形，长 3 ~ 11.5 厘米，宽 0.6 ~ 1.2 厘米，先端渐尖或长渐尖，基部楔形，边缘有细锯齿，两面无毛，叶脉不明显。花序生于茎或枝条顶端，分枝疏生短腺毛；苞片小，卵形或钻形；花梗长 0.5 ~ 2 毫米；花萼黄绿色，宽钟形，长约 2 毫米，5 深裂，裂片三角形；花瓣无；雄蕊 10，稍伸出花萼之外；花药淡黄色；心皮 5，下部合生；子房 5 室，胚珠多数；花柱 5。蒴果红紫色。

生长环境：生长于河旁沙地、溪边的石缝中或山坡灌丛中。

采集：全年可采，切片，晒干。

分布：在我国主要分布在贵州、广西等省区。

应用：用于治疗痔疮、急慢性肝炎、胆结石、膀胱结石等。

用量：内服 9 ~ 15 克。

137. 右登胖　Yuc jinl pangp

基原：鸢尾科植物鸢尾 Iris tectorum Maxim. 的根茎。

形态：多年生草本。根状茎短而粗，坚硬，浅黄色。叶剑形，薄纸质，淡绿色，长 30 ~ 60 厘米，宽 2 ~ 3.5 厘米。花蓝色，以 1 ~ 3 朵排列呈总状花序；花柄基部有一佛焰花苞，比花柄长；花被 6，2 轮，外轮 3 片上面有鸡冠状突起，白色或蓝色，内轮 3 片较小。蒴果长椭圆形，具 6 棱，外皮坚韧，有网纹。种子多数，球形或圆锥状，深棕褐色，具假种皮。

生长环境：生长于山野草坡灌木林缘。

分布：在我国主要分布在贵州、湖北等省。

现代研究：叶含维生素 C，花含恩比宁，根茎含鸢尾黄酮苷、鸢尾黄酮新苷等。

应用：治疗消化不良，跌打损伤，疮痈，子宫内膜炎等。

用量：内服 5 ~ 10 克。外用适量。

138. 哽萎　Aens louv

基原：田螺科动物中国圆田螺 Cipangopaludina chinansis（Gray）及其同属动物的壳。

形态及习性：中国圆田螺螺壳圆锥形，壳顶略尖，螺层 6 ~ 7 层，缝合线深，体螺层大；壳口卵圆形，边缘整齐；厣角质，卵圆形，褐色，上面有同心环状排列的生长线。体柔软，圆柱形，前端有突出的吻，吻前端腹面有口，其基部有触角 1 对，能稍作伸缩活动；雄性的右触角较左侧的短而粗，顶端有生殖孔开口，成为交接器；靠近触角基部外侧的隆起处有眼；足位于头部下方，形大，跖面广阔，前端略呈截状，后端圆，足背面中央隆起呈圆柱状，与头、壳触肌和内脏囊相连；头和足能缩入壳内，缩入后其厣即将螺壳封闭。

生活于河流、湖泊、沼泽和水田等处，平时以宽大的足在水底或水生植物上爬行，食物为藻类及多汁的水生植物的叶，寒冷期钻入土中休眠。

采集：夏秋捕捉，洗净。

分布：贵州、湖南、广西、湖北等省区。

现代研究：可食部每 100 克含水分 81 克、蛋白质 10.7 克、脂肪 1.2 克、碳水化合物 4 克、灰分 3.3 克、钙 1357 毫克、磷 191 毫克、铁 19.8 毫克、硫胺素 0.05 毫克、核黄素 0.17 毫克、烟酸 2.2 毫克、维生素 A130 国际单位。

应用：壳烧后，研为灰，用桐油调匀，治疗中耳炎。田螺肉治疗小儿破伤风。

用量：取桐油调匀后的壳灰 1 ~ 2 滴滴入患处治疗中耳炎。田螺肉与其他药配伍，用于治疗小儿破伤风。

139. 罢比　Bal bigx

基原：鲤科动物鲫 Carassius auratus（Linnaens）的全体。

形态：体侧扁，宽而高，腹部圆。体长可达 25 厘米以上。头小，吻钝，吻长等于吻宽。口端位，呈弧形。眼大。下咽齿单行，成侧扁，倾斜面有一沟纹。鳃耙细长，呈披针形。鳞大形圆，起点在吻端至尾基距离的中间。背臀鳍均有硬刺，后缘呈锯齿状。体呈银灰色，背部较深，各鳍均呈灰色。

生长环境：生活于河流、湖泊、池沼中，尤以水草丛生的浅水湖和池塘较多。

分布：贵州、湖南、广西、湖北等省区。

现代研究：每 100 克含蛋白质 13 克左右，脂肪 1.1 克左右，碳水化合物 0.1 克左右，以及钙、磷、铁、维生素 A、硫胺素、核黄素、维生素 B_{12} 及烟酸等。

应用：用于小儿开荤，治疗儿童营养不良，催乳等。

用量：活鲫鱼若干条，加生姜、葱、盐水蒸熟食用，治疗儿童营养不良及小儿开荤。

活鲫鱼若干条加入已炖好的花生猪脚内，蒸熟食用，增加乳汁和催乳。

140. 罢米 Bal miix

基原： 鲤科动物鲤鱼 Cyprinus carpio L. 的全体。

形态： 体呈纺锤形而侧扁，背部在背鳍前稍隆起。成鱼大者长达 90 余厘米。口端位，呈马蹄形；吻钝，唇厚。上颚两旁有短触须 1 对，口的后角有长触须 1 对；长触须长约为短触须的 2 倍。下咽齿 3 行，内侧齿呈臼齿状。鳞大，圆形，紧着于皮肤，呈覆瓦状排列；背鳍及臀鳍均有 1 强大的硬刺，硬刺后缘呈锯齿状；体背部纯黑色，侧线的下方近金黄色，腹部淡白色，背、尾鳍基部微黑。雄鱼的尾鳍和臀鳍呈橙红色。

生长环境： 多栖息于江河、湖泊、水库、池沼的松软底层和水草丛生处。

分布： 贵州、湖南、广西、湖北等省区。

现代研究： 鲤肉的一般化学组成，因产地、季节、环境、年龄、营养状况等而有差异，食部每含蛋白质（17.3 克 /100 克左右）、脂肪（5.1 克 /100 克左右）、钙、磷、铁、维生素 A、维生素 B_1、核黄素、维生素 C、烟酸等。

应用： 用于治疗肺结核、咳嗽。

用量： 白及 50g 加水炖熟，加入新鲜活鲤鱼 1 条（半斤重左右），同蒸熟食用。

附： Bic bal ［（壁罢（鱼的皮）］

应用： 与其他药配伍使用，可拔出打入肉内的鸟枪铁砂。

141. 吧 Bax

基原： 蝗科昆虫稻蝗 Oxya chinensis Thunb. 的干燥全虫。

形态： 体长圆形，黄绿色。雌虫头至翅端长 3.6 ~ 4.4 厘米，雄虫长 3 ~ 3.3 厘米。头部略成方形，在复眼后方各有一条褐色纵带，由头部侧面伸至前胸背板的侧面。复眼椭圆形，位于头顶两侧，单眼 3 个，在复眼中间的头顶部。触角丝状，有多数小节组成；口器咀嚼式。前胸背板较大，中、后胸背板较小。翅 2 对，前翅狭长，灰褐色，后翅阔，半透明，翅长超过腹部的末端。足 3 对，灰褐色，跗节 3 节，具 2 爪，后肢的腿节特大，善于跳跃。腹部可见 11 节，第 1 节两侧有听器，雌虫腹部的末端有产卵管。

生长环境： 多生活于水稻、玉米、高粱、甘蔗等田中。

分布： 贵州、湖南、广西、湖北等省区。

采集： 秋季捕捉，晒干或烘干。

应用： 用于治疗小儿急慢性惊风、百日咳等。

用量： 内服煎汤，5 ~ 10 只；或煅存性研末。外用研末撒或调敷。

142. 给霸界　Geiv bax jais

基原：螳螂科大刀螂 Paratenodera sinensis Saussure、小刀螂 Statilia maculata Thunb.、薄翅螳螂 Mantis religiosa L.、巨斧螳螂 Hierodula patellifera Serville 或华北刀螂 Paratenodera augustipennis Saussure 的卵鞘。

形态：团螵蛸（软螵蛸、元螵蛸）略呈圆柱形或者类圆形，长 2.5～4 厘米，宽 2～3 厘米，由多数膜状薄层叠成，表面浅黄褐色或黄褐色，上面有不很明显的隆起带，底面平坦或有附着在植物茎上而形成的凹沟。体轻，质松，有韧性。断面可见许多放射状排列的小室，室内各有一细小椭圆形的卵，呈黄棕色，有光滑。气微腥，味微咸。

长螵蛸（硬螵蛸）略呈长条形，长 2.5～5 厘米，厚约 1 厘米。一端较短，一端较细而长。表面灰黄色，有斜向纹理。上面呈凸面状，上有带状隆起，隆起带两侧各有一浅沟，呈褐色或灰褐色。底面平坦或凹入，有时可见树皮附着于底部。质坚而脆。

黑螵蛸略呈平行四边形，长 2～3.5 厘米，宽 1～1.5 厘米，厚 1～1.5 厘米。表面褐色，有斜向纹理，上面呈凸面状，并有带状隆起，近尾端微向上翘，质坚而韧。

以上均以干燥、完整、幼虫未出、色黄、体轻而带韧性，无树枝草梗等杂质为佳。

分布：贵州、湖南、广西、湖北等省区。

采集：自深秋至翌年春、夏季均可采集，采得后用热水烫死虫子，晒干。

现代研究：含蛋白质及脂肪，卵囊的蛋白质膜上含柠檬酸钙（六分子结晶水）的结晶，卵黄球含糖蛋白（Glycoprotein）及脂蛋白（Lipoprotein）。

应用：治疗小儿尿床等。

用量：用螵蛸 1 个烧成灰，用温水吞服。

143. 腊欧　Lagx webl

基原：倍蚜科昆虫角倍蚜 Melaphis chinensis（Bell）Baker 在其寄主盐肤木 Rhus chinensis Mill. 等树上形成的虫瘿。

形态：角倍蚜成虫有有翅型及无翅型两种。有翅成虫均为雌虫，全体灰黑色，长约 2 毫米，头部触角 5 节，第 3 节最长，感觉芽分界明显，缺缘毛。翅 2 对，透明，前翅长约 3 毫米，痣纹长镰状。足 3 对。腹部略呈圆锥形。无翅成虫，雄者色绿，雌者色褐，口器退化。

生长环境：寄生于盐肤木树上。

采集：角倍蚜的虫瘿，称为"角倍"，多于 9～10 月间采收；倍蛋蚜的虫瘿称为"肚倍",多于5~6月间采收。如收采过时,则虫瘿开裂,影响质量。采得后,入沸水中煮3~5分钟,将内部仔虫杀死,晒干或阴干。

分布:在我国主要分布在贵州、湖北、广西等省区。

现代研究:盐肤木虫瘿含大量五倍子鞣酸及树脂、脂肪、淀粉。

所含的鞣酸对蛋白质有沉淀作用,皮肤、黏膜、溃疡接触鞣酸后,其组织蛋白质即被凝固,造成一层被膜而呈收敛作用,同时小血管也被压迫收缩,血液凝结而奏止血功效。腺细胞的蛋白质被凝固引起分泌抑制,产生黏膜干燥,神经末梢蛋白质的沉淀,可呈微弱的局部麻醉现象。体外试验对金黄色葡萄球菌、链球菌、肺炎球菌以及伤寒、副伤寒、痢疾、炭疽、白喉、绿脓杆菌等均有明显的抑菌或杀菌作用。

应用:用于治疗肺炎,肺结核,自汗、盗汗等。

用量:内服3~10克。

144. 谬乒　Meeux biaeml

基原:猫科动物猫 Felis domestica Brisson 的毛、骨。

形态:体长约60厘米,尾有长短之别。头部及颜面略圆。上唇中央2裂,口周列生20~30根长的刚毛。耳短小,能自由转动。眼大,瞳孔在强光下缩成线状,黑暗中扩大成圆形。舌面粗糙,有许多向后的扁平的乳头突,适于舐取骨上附肉。躯体较长,四肢较短,趾行性,前肢5趾,后肢4趾,具有能伸缩的锐爪,趾底有柔软的肉垫。全身被软毛,毛色不一,有黄、黑、白、灰褐等色及狸斑。

生长环境:饲养。

分布:贵州、湖南、广西、湖北等省区。

采集:从猫身上采集。

应用:猫毛用于治疗胃肠炎,猫骨治疗肛周脓肿及肛漏。

用量:猫毛2~3克烧成灰用水吞服,猫骨与其他药配伍使用。

145. 螟　Miingc

基原:水蛭科动物宽体金线蛭 Whitmania pigra(Whitman)或日本水蛭 Hirudo nipponica(Whitman)的全体。

形态及习性:日本水蛭体狭长稍扁,略呈圆柱形,经过固定,体长3~5厘米,宽4~5毫米。背面绿黑色,有黄色纵线5条。腹面平坦,灰绿色,无杂色斑纹。体环数103,环带不显著,占15环。雄生殖孔在31~32环沟之间,雌孔36~37环沟间。眼5对,排列呈弧形。体前端腹面有一前吸盘;食道纵褶6条;颚3片,半圆形,颚齿发达。后端腹面有一后吸盘,碗状,朝向腹面;肛门在其背侧。

宽体金线蛭体长大，略呈纺锤形，扁平，长 6 ~ 13 厘米，宽 0.8 ~ 2 厘米。背面通常暗绿色，具 5 条细密的黄黑色斑点组成的纵线，背中线 1 条较深。腹面淡黄色，杂有许多不规则的茶绿色斑点。体环数 107。环带明显，占 15 环。雄生殖孔在 33 ~ 34 环沟间，雌孔在 38 ~ 39 环沟间。眼与日本医蛭同。前吸盘小，颚齿不发达。

生长环境：生活于水田和沼泽地。行动敏捷，能作波浪式游泳和尺蠖式移行。嗜吸人、畜血，冬季蛰伏，春暖时即活跃，6 ~ 10 月为产卵期。再生力很强。

采集：夏捕捉，采得洗净，用石灰或酒将其闷死，取出，晒干或焙干。

分布：贵州、湖南、广西、湖北等省区有分布。

现代研究：全体含蛋白质。新鲜水蛭唾液中含抗凝血物质水蛭素（Hirudin）。水蛭还分泌一种组织胺样物质。

水蛭素不受热和乙醇的破坏，能阻止凝血酶对凝血因子的作用，阻碍血液凝固。水蛭还分泌一种组织胺样物质，可扩张毛细血管，增加出血。水蛭醇提取物抑制血液凝固的作用强于虻虫、地鳖、桃仁等，醇制剂强于水制剂，20 毫克水蛭素可阻止 100 克人血凝固。

应用：用于治疗瘀血，跌打损伤。

用量：内服 1 ~ 3 克，外用适量。

146. 狑　Miungc

基原：蝼蛄科昆虫蝼蛄 Gryullotalpa africana Palisot et Beaurois 的全体。

形态：体长圆形，淡黄褐色或暗褐色，全身密被短小软毛。雌虫体长约 3 厘米余，雄虫略小。头圆锥形，前尖后钝，头的大部分被前胸盖住。触角丝状，长度可达前胸的后缘，第 1 节膨大，第 2 节以下较细。复眼 1 对，卵形，黄褐色；复眼内侧的后方有较明显的单眼 3 个。口器发达，咀嚼式。前胸背板坚硬膨大，呈卵形，背中央有 1 条下陷的纵沟，长约 5 毫米。翅 2 对，前翅革质，较短，黄褐色，仅达腹部中央，略呈三角形；后翅大，膜质透明，淡黄色，翅脉网状，静止时蜷缩折叠如尾状，超出腹部。足 3 对，前足特别发达，基节大，圆形，腿节强大而略扁，胫节扁阔而坚硬，尖端有锐利的扁齿 4 枚，上面 2 个齿较大，且右活动，因而形成开掘足，适于挖掘洞穴隧道之用。后足腿节大，在胫背侧内缘有 3 ~ 4 个能活动的刺。腹部纺锤形，背面棕褐色，腹面色较淡，呈黄褐色，末端 2 节的背面两侧有弯向内方向的刚毛，最末节上生尾毛 2 根，伸出体外。

生长环境：生活于潮湿温暖的沙质土壤中，特别是在大量施过有机质肥料的地中更多。

采集：夏、秋间耕地翻土时捕捉，或晚上点灯诱捕。捕得后用沸水烫死，晒干或烘干。

分布：贵州、湖南、广西、湖北等省区。

现代研究：血淋巴中游离氨基酸有 13 种，其中丙氨酸、组氨酸、缬氨酸含量较高。睾丸中的游离氨基酸有丙氨酸、天冬氨酸、谷氨酸、甘氨酸、组氨酸、异亮氨酸、亮氨酸、脯氨酸、丝氨酸、酪氨酸、缬氨酸，其中以脯氨酸浓度为最高，天门冬氨酸、丝氨酸、酪氨酸为最低。尿中的氨基酸有胱氨酸、赖氨酸、精氨酸、天门冬氨酸、谷氨酸、甘氨酸以及未详的氨基酸等，此等氨酸，亦为血淋巴所有。精囊中未找到精氨酸和赖氨酸。

蝼蛄粉混悬液灌胃，对家兔不能证实其利尿作用。蝼蛄长期喂饲，对家兔与小白鼠并未见中毒现象。

应用：用于催产、止吐。

用量：蝼蛄 1 只同其他药配伍，用于催产、止吐。

147. 檎闹 Qink laol

基原：胡蜂科昆虫大黄蜂 Polistes mandarinus Saussure 或同属近缘昆虫的巢。

形态：圆盘状或不规则的扁块状，有的呈莲蓬状，大小不一。灰白色或灰褐色，腹面有多数整齐的六角形小孔，孔大小不等，颇似莲房。背面有 1 个或数个黑色凸出的硬柱。体轻有韧性，有特殊气味。

生长环境：多见于树上，少见于屋垣。

采集：年可采集，采得后，除去蜂及蜂蛹晒干。

分布：贵州、湖南、广西、湖北等省区。

现代研究：主要含蜂蜡、树脂，尚含有露蜂房油。

药理：动物实验表明，露蜂房的丙酮浸出物能扩张离体兔耳血管，低浓度可使离体蟾蜍心脏兴奋，高浓度可使离体蟾蜍心脏抑制。露蜂房的醇、醚、丙酮的浸出物有促进血液凝固作用，有使血压短时下降作用。

应用：用于治疗风湿痛、蜂螯痛等。

用量：外用适量。

148. 隋咯季 Suic lol jigx

基原：游蛇科动物乌梢蛇 Zaocys dhumnades（Cantor）的全体。

形态：体全长可达 2 米多。头扁圆，鼻间鳞宽大于长；前额鳞大，两鳞间的缝合线等于从其前缘至吻端的距离，宽大于长，外缘包至头侧。额前鳞前大后小，长等于鼻间鳞和前额鳞之和。眼上鳞宽大，长与其额鳞前缘至吻端距离相等。鼻孔椭圆形，位于 2 鼻鳞中间。眼前鳞 2 片，上缘包至头背，眼后鳞 2 片。颞鳞前后列各 2 片，前列狭而长。体鳞 16 ~ 16 ~ 14 行，背中央 2 ~ 6 行起棱。尾部渐细。体呈青灰色、褐色，各鳞的边缘黑色纵线。上唇及喉部淡黄色，腹面灰白色。

习性：生活于丘陵地带、天野草丛和溪流边，以蛙类、鼠类、小鸟为食，大雪至冬蛰期间冬眠。

分布：贵州、湖南、广西、湖北等省区。

应用：用于治疗风湿痛、跌打损伤、中风瘫痪。

用量：乌梢蛇酒（蛇与酒的比例为 1 ∶ 5，浸泡 15 天以上）顿服 30 ~ 50 毫升。外用适量。

149. 随素　Suic sup

基原：蝰蛇科动物竹叶青 Trimeresurus stejnegeri Schmiclt 的全体。

形态：全长 50 ~ 80 厘米。头部三角形。头顶覆盖许多小鳞，后头部小鳞微弱、起棱。吻鳞中等大，从背面可见。左右鼻间鳞小，由细鳞分开。上唇鳞 10 片，以第 3 鳞为最大，第 1 上唇鳞与鼻鳞间有一缝合线；下唇鳞 12 ~ 13 片。鼻鳞 1 片。圆形的鼻孔即位于其中。鼻鳞与颊窝间有小鳞片 1 ~ 2 片。眼与鼻鳞间有鳞 2 片；眼上鳞较大，狭长形，由 10 片鳞围着；左右眼上鳞之间有小鳞 11 ~ 13 片，少数为 9 或 14 片。体鳞 21 或 23 ~ 21 ~ 15 行，除最外 1 行光滑外，余部起棱。腹鳞 159 ~ 71，肛鳞单一，尾下鳞 60 ~ 74 对。背面和侧面草绿色。体鳞的最外一行有 1 条鲜明的纵走白色条纹，有的在白条纹下还伴有 1 条红条纹。头部青绿色，有的在头侧也有 1 条白纹，与体侧的白纹相接。腹面淡黄色。尾端红褐或褐色。

习性：栖于山野和森林地带，常出没于山溪边，以蛙类、鼠类、小鸟为食，大雪至冬蛰期间冬眠，卵胎生。

分布：贵州、湖南、广西、湖北等省区。

应用：用于治疗风湿痛、疮疖。

用量：竹叶青酒（蛇与酒的比例为 1 ∶ 8，浸泡 15 天以上）顿服 30 ~ 50 毫升，外用适量。

150. 隋王侯　Suic wangc houp

基原：蝰科动物五步蛇 Agkistrodon acutus（Guenther）的全体。

形态：体长可达 1.5 米。头大扁平，略呈三角形，喙端板和鼻间鳞向上前方突出，上颚有可动性的大毒牙。背部棕褐色。体鳞起棱，在体部有 24 个灰白色的菱形花纹。腹部黄白色，杂有多数黑斑。尾部渐细，末端呈三角形，角质。咽喉部有不规则的小黑斑点。腹鳞中央和两侧有大黑斑。

习性：生活于和丘陵地带、山地森林中，常盘居于落叶下和山洞中。以蛙类、鼠类、小鸟为食，大雪至冬蛰期间冬眠。

分布：贵州、湖南、广西、湖北等省区。

现代研究：蛇体含蛋白质、脂肪、皂苷；毒液中含有多量的出血性毒素和溶血性毒素。蛇体注射液可扩张血管而具降压作用，对动物有催眠、镇静作用。

应用：用于治疗风湿痛，中风瘫痪，四肢麻木，口眼歪斜，筋脉拘挛，皮癣等。

用量：五步蛇酒（蛇与酒的比例为1：8，浸泡15天以上）顿服10～20毫升，外用适量。

第二节　湖南省常用侗药单方（239个）

1. 马星　Max xenh

地方名：田基黄、水榴子、香草、雀舌草、合掌草、斑鸠窝、跌水草。

基源及拉丁学名：藤黄科植物地耳草 Hypericum japonicum Thunb 的全草。

形态：为一年生纤细小草本，高10～30厘米；茎常有四棱，无毛。叶对生，无柄，基部稍抱茎；叶片卵形或卵状披针形，长7～10毫米，宽1.5～6毫米，顶端钝，基部近心形，全缘，两面均无毛，叶背有稀疏的小黑点，有基出脉5条。花期几全年；聚伞花序生于小枝顶端，疏生；花黄色，直径约6毫米，花梗纤细，长5～10毫米；萼5片，线状长椭圆形或椭圆形，长3～5毫米；花瓣5片，倒卵状长椭圆形，约与花萼等长；雄蕊多数，花丝基部合生；子房卵形至椭圆形，长约2毫米，花柱3枚，柱头头状。蒴果椭圆形，长约4毫米，成熟时开裂。

生长环境：生于田埂上和原野、沟边较潮湿处。

采集：夏秋季采收，晒干。

分布：广西、湖南、贵州、广东、四川等地。

性味功能：甘、苦，寒。清热利湿，解毒消肿，散瘀止痛。

侗医主治：小儿走胎。

用药方法：取马星鲜品适量，用青布包成三角形，制成药佩，戴在患儿胸前，连戴七天，同时忌过桥，忌夜行受惊，忌到孕妇家串门。

2. 崩　Baeng

地方名：火草。

基源及拉丁学名：菊科植物千头艾纳香 Blumea lanceolaria（Roxb.）Drnce 的全草。

形态：半灌木或多年生草本，高达3米。茎直立，基部常木质，分枝，密生黄灰褐色绵毛。叶长圆状披针形或长圆状卵形，长8～30厘米，宽3～6米，基部钝，叶柄每边常有2～3个狭条形小裂片，边缘有上弯的锯齿或小锯齿，上面发皱，密生黄褐色硬短毛，下面有黄褐色绢状绵毛。头状花序多数，排成顶生或腋生的大圆锥状花序，直径 6 ~ 9 毫米，顶端尖，花托稍凸，蜂窝状；花黄色，两性花，花冠筒状，裂片卵形，有微毛；雌花丝状，2 ~ 4 裂，无毛。瘦果长圆形，具 5 棱，密被短毛，冠毛淡黄褐色。花期 4 ~ 5 月，果期 5 ~ 7 月。

生长环境：生于山坡、路旁、林下及林缘。

采集：冬季采收，晒干。

分布：湖南、广西、贵州、云南、广东等地。

现代研究：含挥发油，主要为左旋龙脑、艾纳香素、艾纳香内脂等。

性味功能：辛，温。祛风去湿，活血散瘀，消肿止痛。

侗医主治：肺结核咯血。

用药方法：取崩根 20 克鲜品洗净切碎，杀雄鸡 1 只去内脏，将药填塞鸡腹蒸熟，喝汤吃鸡。分 2 ~ 3 次服，连服 5 天为一疗程。

3. 定海根　Didl haix genh

地方名：青木香、理木香、水马香草、蛇参果。

基源及拉丁学名：马兜铃科植物马兜铃 Aristolochia Debilis sieb. & Zucc. 的根。

形态：草质藤本。根圆柱形。茎柔弱，无毛。叶互生；叶柄长 1 ~ 2 厘米，柔弱；叶片卵状三角形、长圆状卵形或戟形，长 3 ~ 6 厘米，基部宽 1.5 ~ 3.5 厘米，先端钝圆或短渐尖，基部心形，两侧裂片圆形，下垂或稍扩展；基出脉 5 ~ 7 条，各级叶脉在两面均明显。花单生或 2 朵聚生于叶腋；花长 1 ~ 1.5 厘米；小苞片三角形，易脱落；花被长 3 ~ 5.5 厘米，基部膨大呈球形，向上收狭成一长管，管口扩大成漏斗状，黄绿色，口部有紫斑，内面有腺体状毛；檐部一侧极短，另一侧渐延伸成舌片；舌片卵状披针形，顶端钝；花药贴生于合蕊柱近基部；花房圆柱形，6 棱；合蕊柱先端 6 裂，稍具乳头状凸起，裂片先端钝，向下延伸形成波状圆环。蒴果近球形，先端圆形而微凹，具 6 棱，成熟时由基部向上沿空间 6 瓣开裂；果梗长 2.5 ~ 5 厘米，常撕裂成 6 条。种子扁平，钝三角形，边线具白色膜质宽翅。花期 7 ~ 8 月，果期 9 ~ 10 月。

生长环境：生于山坡地草丛、灌木丛或疏林中。

采集：10 ~ 11 月间茎叶枯萎时挖取根部，除去须根、泥土，晒干。

分布：广西、湖南、贵州等地。

现代研究：含挥发油，油中主要成分为马兜铃酮，并含马兜铃酸、青木香酸、木兰花碱、尿囊素、土青木香甲素及维生素 C 等。药理作用：青木香煎剂对多种原因引起的高血压有明显的降低血压作用，其所含木兰花碱对肾性高血压的降压作用明显；青木香总碱对金黄色葡萄球菌及绿脓、大肠、变形等杆菌有不同程度的抑制作用；马兜铃酸有提高机体免疫功能的作用，并能增强腹腔巨噬细胞的吞噬活性。

性味功能：苦，寒。行气止痛，消肿解毒，清肺降气，凉血止血，利水消肿，降血压。

侗医主治：小儿口腔流涎。

用药方法：取定海根 10 ～ 20 克泡开水当茶喝。1 日 3 ～ 5 次。直至流涎减少或消失。定海根加生姜煮甜酒吃治呃逆有效

4. 娘皮隋段　Nyangt bic Suic tonk

别名：吝汆谷 Nyaemv Nyeeuv gungc。

地方名：小夜关门、山夜关门。

基源及拉丁学名：豆科植物截叶铁扫帚 Lespedeza Cuneata（Dum. Cours.）G. Don 的全草。

形态：直立小灌木，高达 1 米。枝细长，薄被微柔毛。3 出复叶互生，密集，叶柄极短，长不及 2 毫米；小叶极小，线状楔形，长 4 ～ 10 毫米，先端钝或截形，有小锐尖，在中部以下渐狭，上面通常近秃净，下面被灰色丝毛。花 1 ～ 4 朵生于叶腋，具极短的柄；小苞片卵形；萼长 3 ～ 4 毫米，深 5 裂，裂片线状锥尖，被柔毛；花冠蝶形，黄白色，有紫斑，生于下部花束的，常无花瓣；旗瓣椭圆形，有爪，龙骨瓣不甚弯曲；雄蕊 10，2 体；雌蕊 1，子房上位，花柱内曲，柱头小，顶生。荚果细小，无柄，长约 3 毫米，薄被丝毛。花期 6 ～ 9 月。果期 10 月。

生长环境：生于山坡、荒地或路边。

采集：全株夏秋采收，晒干。

分布：广西、湖南、贵州等地。

性味功能：甜、微苦，性平。退热，退水，止咳。

侗医主治：小儿夜尿症。

用药方法：取娘皮隋段全草鲜品 15 ～ 30 克炖猪脚 1 只，分 3 ～ 5 次喝汤食肉。

5. 登尿贤　Demh nyeeuv xangc

地方名：血党、活血胎。

基源及拉丁学名：紫金牛科植物小罗伞 Ardisia Punctata Lindl. 的根及籽。

形态：叶互生，矩圆形至椭圆状披针形，长 7 ～ 14 厘米，宽 1.5 ～ 3 厘米，先端短尖或钝，基部阔棋形，上面深绿色，秃净，下面淡绿色，被暗褐色小毛，全叶具无数黑色腺点，边缘处连成一明显的边脉，叶边缘有腺体。伞形花序生于长 3 ～ 10 厘米、被微毛、顶略弯的花枝上；花柄长 1 ～ 2 厘米；萼被微毛；花冠内部白色，外被紫色斑点，裂片钝头。浆果球形，熟时深红色，径约 6 ～ 8 毫米。

生长环境：生于深山林下或灌木丛中。

采集：根或全株，全年可采。

分布：广西、湖南、贵州、广东等地。

性味功能：苦、甘、辛，温。通经补血，活血调经，去湿祛风。

侗医主治：小儿遗尿症。

用药方法：取登尿贤15克配猪尿泡1个蒸熟，分2～3次吃完。

6. 株牙亚　jnix yac yak

地方名：三两金、百两银、平地木、天青地红。

基源及拉丁学名：紫金牛科植物朱砂根 Arclisia Crenata Sims 的根。

形态：矮小灌木，具匍匐生根的根茎；直立茎高10～15厘米，幼嫩时被微柔毛，除特殊侧生花枝外，通常不分枝。叶坚纸质，狭卵形或卵状披针形，或椭圆形至近长圆形，长7～14厘米，宽2.5～4.8厘米，顶端急尖而钝或渐尖，基部楔形或钝或近圆形，全缘具不明显的边缘腺点，叶面通常无毛，背面被细微柔毛，尤以中脉为多，具疏腺点，侧脉10～13对，平展，与中脉几成直角，至近边缘上弯，构成不规则而明显的边缘脉，与叶缘远离，细脉不明显；柄长1～1.5厘米，被细微柔毛。伞形花序，单一着生于特殊侧生或腋生花枝顶端，此花枝除花序基部具1～2叶外，其余无叶，有时全部无叶，长2～5厘米；花梗长1～1.5厘米，二者均被微柔毛；花长4～5毫米，花萼基部连合达1/3，萼片披针形或卵形，长约2毫米，外面有或无毛，里面无毛，全缘，具腺点；花瓣粉红色，卵形，长约5毫米或略长，顶端急尖，外面无毛，里面被疏细微柔毛，具腺点；雄蕊较花瓣短；花药披针形，背部具腺点；雌蕊与花瓣等长，无毛。果球形，直径约6毫米，鲜红色，具腺点；宿存萼片平展，与果梗通常呈紫红色。花期6～7月，果期10～12月。

生长环境：生于丘陵山地常绿阔叶林、杉木林下，或溪边荫蔽潮湿灌木丛中。

采集：秋季采挖，切碎，晒干或鲜用。

分布：广西、湖南、贵州、福建、云南等地。

性味功能：辛、苦，平。清热解毒、行血祛瘀、舒筋止痛、化痰止咳。

侗医主治：痢疾及肠炎。

用药方法：①治急性菌痢：取株牙亚根鲜品50克洗净煎水内服，1日3次，连服3天。②治疗慢性阿米巴痢：取株牙亚根晒干或烘干备用。用时取15～20克研末蒸鸡蛋吃。1日3次，7天为一疗程。③治疗急性肠炎：取株牙亚根5～10克鲜品洗净，口嚼碎咽服。

7. 梅登埋　Meix demh minus

别名：梅腊龙 Meix xic longc。

地方名：野鸡凉、满山香。

基源及拉丁学名：杜鹃花科植物滇白珠 Ganltheria leucocarpa Bi Var. crenulata（Kurz）T.z.Hsu 的茎叶。

形态：常绿灌木，高达3米。枝条细长，左右曲折，无毛。叶革质，卵状长圆形，少为卵形，有香气，长7～8厘米，宽2.5～3.5厘米，顶端尾状渐尖，基部心形或圆形，边缘有锯齿，稍向外折，叶脉下面明显；叶柄长达5毫米，无毛。总状花序腋生，长5～7厘米；花梗长达1厘米，无毛；花萼裂片5，卵状三角形，钝头，仅边缘有睫毛；花冠白绿色，钟状，口部5裂，裂片长宽各2毫米；雄蕊10枚，着生于花冠基部，花丝短而粗，花药每室顶部有2长芒；子房球形有毛，花柱无毛，短于花冠。蒴果球形，5裂，包于肉质黑色宿存的花萼内，似浆果状。种子多数，细小，淡黄色。花期5～6月，果期7～11月。

生长环境：生于山野草地及灌木丛中。

采集：全年可采，根切片，全株切碎，晒干。

分布：湖南、广西、贵州、湖北、广东、云南等地。

性味功能：祛风除湿，舒筋活络，活血止痛。

侗医主治：阿米巴痢疾及过敏性皮炎。

用药方法：①治疗阿米巴痢疾：取梅登埋干品15克煎水兑酒内服，每日3次，7天1疗程。②治疗过敏性皮炎：取梅登埋鲜品100克洗净煎水洗澡，1日2次。

8. 叫甲　jaol jah

地方名：插地棍、地瓜藤、地石榴、地板藤。

基源及拉丁学名：桑科植物地枇杷 ficus tikoua Bur. 的根叶。

形态：多年生落叶藤本，全体具乳液。气根须状，攀附于树上或石上。茎圆柱形或略扁，棕褐色，分枝多，节略膨大。单叶互生；叶柄长1～2厘米；托叶2片，锥形，先端尖，全缘；叶片卵形、卵状长椭圆形或长椭圆形，长约3～6厘米，宽2～4厘米，先端钝尖，边缘具波状锯齿，基部圆形或心脏形，上面绿色，具刚毛，下面较淡，叶脉有毛。隐头花序；花单性，多数，雌雄花均着生于囊状肉质花序托内；花序托扁球形，红褐色，生于匍枝上而半没于土中。皮果小。花期4～5月。

生长环境：生于低山区的疏林、山坡或田边、路旁。

采集：秋季采收，切片晒干。

分布：湖南、贵州、广西、四川等西南及华南地区。

性味功能：苦、微甘，平。清热解毒，利湿止痛。

侗医主治：毒蛇咬伤、无名肿毒。

用药方法：取叫甲鲜品适量，用口嚼烂敷患处。缺乳可取叫甲根20～30克煮猪脚吃。

9. 马滑 Mal wedc

别名：吻马得亚 wadc bav dees yak。

地方名：鱼腥草、臭菜根。

基源及拉丁学名：三白草科植物蕺菜 Houttuynia cordata Thunb. 的全草。

形态：为多年生草本，高 30 ~ 50 厘米，全株有腥臭味；茎上部直立，常呈紫红色，下部匍匐，节上轮生小根。叶互生，薄纸质，有腺点，背面尤甚，卵形或阔卵形，长 4 ~ 10 厘米，宽 2.5 ~ 6 厘米，基部心形，全缘，背面常紫红色，掌状叶脉 5 ~ 7 条，叶柄长 1 ~ 3.5 厘米，无毛，托叶膜质长 1 ~ 2.5 厘米，下部与叶柄合生成鞘。花小，夏季开，无花被，排成与叶对生、长约 2 厘米的穗状花序，总苞片 4 片，生于总花梗之顶，白色，花瓣状，长 1 ~ 2 厘米，雄蕊 3 枚，花丝长，下部与子房合生，雌蕊由 3 个合生心皮所组成。蒴果近球形，直径 2 ~ 3 毫米，顶端开裂，具宿存花柱。种子多数，卵形。花期 5 ~ 6 月，果期 10 ~ 11 月。

生长环境：生长于沟边、溪边及潮湿的疏林下。

采集：夏季茎叶茂盛花穗多时采收，洗净，阴干用或鲜用。

分布：广西、湖南、贵州、云南等地。

现代研究：全草含挥发油，其中有效成分为癸酰乙醛、月桂醛、2- 十一烷酮、丁香烯、芳樟醇、乙酸龙脑酯、α - 蒎烯、莰烯、月桂烯和 d- 柠檬烯、甲基正壬基酮、癸醛、癸酸；花、叶、果中均含有槲皮素、槲皮苷、异槲皮苷、瑞诺苷、金丝桃苷、阿夫苷、芸香苷。尚含有绿原酸、棕榈酸、亚油酸、油酸；氯化钾、硫酸钾，以及 β - 谷甾醇和蕺菜碱。

性味功能：辛、凉，有小毒，清热解毒，利尿消肿。

侗医主治：无名肿毒（早期）。

用药方法：取马滑全草鲜品适量捣烂加入少许甜酒渣混匀，外敷患处。每日换药 1 ~ 2 次。

10. 八角莲 bac goc lieenc

地方名：独叶一支花、一把伞、八角盘、一碗水、独脚莲。

基源及拉丁学名：小檗科植物八角莲 Dysosma pleiantha（Hance）Woodson 的根茎。

形态：多年生草本，茎直立，高 20 ~ 30 厘米。不分枝，无毛，淡绿色。根茎粗壮，横生，具明显的碗状节。茎生叶 1 片，有时 2 片，盾状着生；叶柄长 10 ~ 15 厘米；叶片圆形，直径约 30 厘米，带状深裂几达叶中部，边缘 4 ~ 9 浅裂或深裂，裂片楔状长圆形或卵状椭圆形，长 2.5 ~ 9 厘米，宽 5 ~ 7 厘米，先端锐尖，边缘具针刺状锯齿，上面无毛，下面密被或疏生柔毛。花 5 ~ 8 朵排成伞形花序，着生于近叶柄基处的上方近叶片处；花梗细，长约5厘米，花下垂，花冠深结色；萼片6，外面被疏毛；花瓣6，勺状倒卵形，长约2.5厘米；雄蕊6，蕴含隔突出；子房上位，1室，柱头大，盾状。浆果椭圆形或卵形。种子多数。花期4~6月，果期8~10月。

生长环境：生于海拔300~2200米的山坡林下阴湿处。

采集：全年均可采，秋末为佳。除去茎叶。洗净泥沙，晒干或鲜用。

分布：湖南、广西、贵州、云南等地。

性味功能：甘、微苦，凉。清热解毒、化痰散结、祛瘀消肿。

侗医主治：胃痛，无名肿毒。

用药方法：取八角莲根茎磨水内服，1次6~12克，治胃痛；捣烂或磨水外敷治痈肿效佳。

11. 枇杷松　bic bac sems

地方名：酸枇杷、野枇杷、金蒜楠、大叶紫楠。

基源及拉丁学名：樟科植物紫楠 Phoebe sheareri（Hemsl.）Gamble 的根叶。

形态：常绿乔木，高达16米。幼枝和幼叶密生褐色绒毛。单叶互生，革质，倒披针形或倒卵形，长8~24厘米，宽4~9厘米，先端短尾尖，偶为渐尖，基部楔形，上面绿色，幼时脉上有细毛，后渐脱落，下面灰绿色，脉上密被棕色细毛，网状脉凸起。圆锥花序腋生，密被淡棕色绒毛；花两性；花被6裂，长约3毫米，两面有毛；能育雄蕊9，花药4室，第三轮雄蕊外向瓣裂。核果卵圆形，长约8毫米，基部为宿存的杯状花被管所包被；果柄有绒毛。花期5~6月。果期9~10月。

生长环境：生于阴湿山谷杂木林中。

采集：全年可采，晒干。

分布：湖南、贵州、云南、广西等地。

性味功能：辛，温。暖胃顺气，温中祛瘀。

侗医主治：消化性溃疡。

用药方法：取枇杷松树干去粗皮，将其真皮晒干或烘干研末备用。每次5克，用米汤水调服。1日3次，7天为一疗程。服药期间，忌食生冷酸辣、油炸糯米饭等食物。

12. 连子湾　lieenc zih wans

别名：明务勤 Mingc uml janc。

地方名：小蚂蟥、山蚂蝗、饿蚂蟥、山豆根、胃痛草。

基源及拉丁学名：豆科山绿豆属植物饿蚂蟥 Desmodium sambuense（D.Don）

DC 的根、全株及种子。

形态：小灌木，高 0.5 ~ 2 米。枝有疏生长柔毛。叶柄具淡黄色柔毛；托叶卵状披针形；三出复叶，顶生小叶宽椭圆形，长 4.5 ~ 8.5 厘米，宽 2.5 ~ 5 厘米，先端钝，具硬尖，基部楔形，上面无毛，下面脉上有黄色长柔毛，侧生小叶小，略斜。总状花序腋生或为顶生的圆锥花序，长达 16 厘米，花多数，密生；苞片卵状披针形，脱落；花萼钟状，萼齿披针形，有长柔毛；花冠粉红色，旗瓣长约 1 厘米，无爪，翼瓣与旗瓣等长，龙骨瓣较短；子房线形，腹背缝线被绢状毛。荚果长 1.5 ~ 2.5 厘米，密被黑褐色绢毛，有 4 ~ 7 荚节，腹缝线缢缩，背缝线稍成波状。花期 7 ~ 9 月，果期 9 ~ 11 月。

生长环境：生于海拔 600 ~ 2300 米的山坡草地或林缘。

采集：夏、秋季采收全株，切段，晒干或鲜用。

分布：湖南、广西、贵州、云南等地。

性味功能：甘，凉，祛风活血，杀虫利尿，拔毒生肌。

侗医主治：小儿疳积腹泻。

用药方法：取连子湾根 100 克，鲜品洗净煎水内服。每日分 3 次服，连服 7 天为一疗程。服药期间忌油类辛辣食物。

13. 登伞月　Demh Saml guedx

地方名：三月泡、大水泡、野杜利、企晃刺、割田藨。

基源及拉丁学名：蔷薇科悬钩子属植物 Rubus hirsntus Thunb（R. thunbergii Sieb.& Zncc.）的叶、根、蓬。

形态：落叶灌木，高 1 ~ 2 米，小枝红褐色，有皮刺，幼枝带绿色，有柔毛及皮刺。叶卵形或卵状披针形，长 3.5 ~ 9 厘米，宽 2 ~ 4.5 厘米，顶端渐尖，基部圆形或略带心形，不分裂或有时作 3 浅裂，边缘有不整齐的重锯齿，两面脉上有柔毛，背面脉上有细钩刺；叶柄长约 1.5 厘米，有柔毛及细刺；托叶线形，基部贴生在叶柄上。花白色，直径约 2 厘米，通常单生在短枝上；萼片卵状披针形，有柔毛，宿存。聚合果球形，直径 1 ~ 1.2 厘米，成熟时红色。花期 4 ~ 5 月，果期 5 ~ 6 月。

生长环境：生长在溪边、路旁或山坡草丛中。

采集：秋季采收，根洗净泥土，晒干。

分布：湖南、广西、贵州、云南等地。

性味功能：甘、微苦，平。清热祛风，活络镇惊，止血接骨。

侗医主治：火烧伤、眼科外伤、急性肠炎。

药用方法：①取登伞月叶适量，晒干或烘干后，研末，用茶油调匀搽患处，每日搽 2 ~ 3 次，暴露烧伤创面；再用登伞月根 50 克煎水内服，1 日 3 次，直至痊愈。②治疗眼外伤，取登伞月鲜叶适量捣烂，兑少许白酒合匀敷患处，每日换药1次。③治急性肠炎，取登伞月嫩叶20克煮水内服，1日3次，直至痊愈。

14. 挡鬼松　Dangl gueel Seml

地方名：酸黄瓜、酸咪咪、酸浆草、斑鸠酸、三叶酸。

基源及拉丁学名：酢浆草科植物酢浆草 Oxalis corniculata L. 的全草。

形态：多年生草本。茎匍匐或斜升，多分枝，长达50厘米，上被疏长毛，节节生根。叶互生，掌状复叶，叶柄长2.5～5厘米；托叶与叶柄连生，形小；小叶3枚，倒心脏形，长达5～10毫米，无柄。花1至数朵成腋生的伞形花序，花序柄与叶柄等长；苞片线形；萼片5，花瓣5，黄色，倒卵形；雄蕊10，花丝下部联合成筒；子房心皮5,5室，花柱5,离生，柱头头状。蒴果近圆柱形，长1～1.5厘米，有5棱，被柔毛，熟时裂开将种子弹出。种子小，扁卵形，褐色。花期5～7月。

生长环境：生于耕地、荒地或路旁。

采集：四季可采，以夏秋有花果时采药效较好，除去泥沙，晒干。

分布：湖南、广西、贵州、云南等地。

性味功能：酸，凉。行气活血，通经活络，清热利湿，解毒消肿，止渴利尿。

侗医主治：小儿哮喘。

药用方法：取挡鬼松全草鲜品150克，大米7粒，煎水内服，1日3次，7日为一疗程。

15. 梅穴　Meix Xeec

地方名：茶树、家茶。

基源及拉丁学名：山茶科山茶属植物茶 Camellia sinensis（L.）O. Kuntze（Thea Sinensisl）的籽。

形态：为常绿灌木或小乔木，高1～3米。嫩枝，嫩叶具细柔毛。单叶互生；叶薄革质，椭圆形披针形，长5～10厘米，宽2～4厘米，急尖或钝，有短锯齿；叶长3～7毫米。花白色，1～4朵成腋生聚伞花序，花梗长6～10毫米，下弯；萼片5～6，果时宿存；花瓣7～8片；雄蕊多数，外轮花丝合生成短管；子房上位，3室，花序先端3裂。蒴果每室有1种子。种子近球形。花期10～11月，果期次年10～11月。

生长环境：生于山坡、荒野灌木丛中，多人工栽培。

采集：春、夏采收叶，秋、冬采收籽，晒干。

分布：湖南、广西、贵州、云南、广东、福建等地。

性味功能：叶，苦、甘、微寒。籽，苦、寒，有毒。根，苦、平。清热解毒，

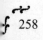

止泻利尿，强心提神，消食健胃。

侗医主治：各种疝气疼痛（可回纳者）。

用药方法：取结双籽的梅穴籽15克，煎水内服，1日3次，儿童酌减。连服7～10天为一疗程。

16. 叫伞痂 Jaol Saml Jah

地方名：三角风藤、吊岩风、爬山虎、钻天风、追风藤、上树蜈蚣。

基源及拉丁学名：五加科植物常春藤 Hedera nepalensis K.Koch var.sinensis（Tobler）Reher 的茎叶。

形态：常春藤为常绿攀缘藤本，茎枝上生多数气生根。单叶互生，二型；营养枝上的叶三角状卵形；生殖枝上的叶椭圆状披针形或长椭圆状卵形，均为革质。伞形花序，花小，黄白色或绿色。果球形，浆果状，黄色或红色。7～8月开花，9～10月结果。

生长环境：生于林下，常攀缘在林缘的其他树干或沟谷岩石上。

采集：全年可采，切段晒干或鲜用。

分布：湖南、广西、贵州、云南等地。

性味功能：苦、辛、温。祛风利湿，活血消肿，祛瘀止痛。

侗医主治：目翳、关节腰痛、痈疽肿痛等病症。

用药方法：①取伞痂叶鲜品适量捣烂，兑淘米水调匀过滤去渣，用药液滴眼治目翳，每日滴3～5次。②治疗关节腰痛：叫伞痂15克，加酒、水各半煎服；另用其全草适量煎水外洗。③治痈疽肿痛，取叫伞痂茎叶鲜品15克煎水内服；药渣捣烂外敷。

17. 血用 Xeec Xongl

别名：马继 Mal jil。

地方名：西芎、小叶川芎、芎穷。

基源及拉丁学名：伞形科植物川芎 Ligusticum wallicii chuanxiong Hout 的根。

形态：多年生草本，高达1米。根茎发达，具膨大的结节。茎直立，圆柱形，中空，具条纹，基生叶具长柄，柄长可达20厘米；叶片轮廓宽三角形，长10～15厘米，宽15～18厘米，2回三出式羽状全裂；第一回羽片轮廓长圆状卵形，长6～10厘米，宽5～7厘米，下部羽片具柄，柄长3～5厘米，基部略扩大，小羽片卵形，长约3厘米，宽约2厘米，边缘齿状浅裂，具小尖头，顶生小羽片先端渐尖至尾状；茎中部叶较大，上部叶简化。复伞形花序顶生或侧生，果时直径6～8厘米；总苞片6～10，线形，长约6毫米；伞辐14～30，长达5厘米，四棱形，粗糙；小总苞片10，线形，长3～4毫米；花白色，花柄粗糙；

萼齿不明显；花瓣倒卵形，先端微凹，具内折小尖头；花柱基隆起，花柱长，向下反曲。分生果幼嫩时宽卵形，稍两侧扁压，成熟时长圆状卵形，背腹扁压，长4毫米，宽2~2.5毫米，背棱突起，侧棱略扩大呈翅状；背棱槽内油管1~3，侧棱槽内油管3，合生面油管4~6；胚乳腹面平直。花期8~9月，果期10月。

生长环境：生于林下、沟边草丛中。

采集：全年可采挖，洗净切段，晒干。

分布：湖南、广西、贵州、湖北等地。

性味功能：辛，温。行气活血，祛风止痛。

侗医主治：妇女月经不调、无名肿毒、牙齿出血等症。

用药方法：①治疗妇女月经不调：取血用25克煎水兑甜酒内服，1日服3次，连服7天为一疗程。②治疗无名肿毒：取血用鲜品200克捣烂，兑淘米水外敷，每日换药1~2次。③牙齿出血：将血用根切片含服或研末擦齿根出血处，1日2~3次。

18. 拉移丁　Lah yic dinh

地方名：红毛毡、红地毡、毛青杠、毛清伞、山猪耳、虎舌红、毛虫药、红毛走马胎。

基源及拉丁学名：紫金牛科植物红毛紫金牛 Ardisia mamillata Hance 的全株及根。

形态：小灌木，高15~25厘米。茎直立或斜升，不分枝，上端密生多细胞长毛。叶集生于顶上；倒卵形或椭圆状长椭圆形，长6~13厘米，宽3~5厘米，先端渐尖或钝尖，基部楔形，缘有稀疏波状圆齿，上下面有无数黑色腺体，突出为乳头状，其上各生一棕色多细胞长毛，侧脉11对，不明显；叶柄长8~10毫米，密被棕色毛。花轴近顶生，长4~8厘米，末梢着生近伞形花序，花序密被棕色多细胞长毛；花4~5朵，总苞叶1~2片；花梗长8~12毫米，苞片披针形；萼狭仄，长5毫米，有毛；花冠红色，裂片卵形或披针形，长6毫米，尖头。浆果状核果，球形。花期5月。

生长环境：生于山地、山谷林下。

采集：夏、秋采收，洗净切段，晒干。

分布：湖南、福建、广东、广西、贵州、四川、云南等地。

性味功能：苦、微辛，凉。散瘀止痛，清热利湿，活血止血，去腐生肌。

侗医主治：口腔炎、咽喉炎。

用药方法：取拉移丁根10克煎水含服，每日3~5次，直至痊愈。

19. 叫敏洁　jaol Mienx jeec

地方名：铁板青、大下红叶、胡地连、黄金线、肺形草。

基源及拉丁学名：龙胆科植物双蝴蝶 Tripterospermum chinenes（Migo）H.Smith 的全草。

形态：多年生缠绕草本。幼时基生叶 4 片，2 大 2 小，十字形对生，卵圆形至椭圆形，长 3～7.5 厘米，宽 1.5～3.5 厘米，主脉 3 条，上面绿色而有淡黄绿色团块，下面红紫色，先端钝圆或尖锐，基部渐狭，无柄。茎细，蔓生，长约70 厘米，其上对生三角状狭卵形至五角状披针形叶，长 2～5 厘米，宽 0.5～2厘米，基部微心形乃至圆形，具短柄，3 脉。花大形，单生于叶腋；萼筒先端 5 裂，裂片线形；花冠呈玫瑰紫色，基部渐细，先端 5 裂，裂片三角形，裂片间具稍突出的截形附属片。蒴果长球形，淡赤紫色，直径约 8 毫米。花期 8～9 月。

生长环境：生于山坡、田野阴湿地。

采集：初夏采收，晒干。

分布：湖南、广西、贵州、浙江、广东等地。

性味功能：甘、辛，寒。清肺止咳，解毒消肿。

侗医主治：妇女崩漏及急性乳腺炎。

用药方法：叫敏洁 50 克炖鸡吃，治妇女崩漏；鲜品适量，捣烂敷患处治急性乳腺炎。

20. 娘囚　Nyangl Piudt

地方名：铁马鞭、马鞭梢、血马鞭、疟马鞭。

基源及拉丁学名：马鞭草科植物马鞭草 Verbena officinalis L. 的全草。

形态：多年生草本，高 30～80 厘米；茎四方形，棱和节上被短硬毛。单叶对生，卵形至长卵形，长 2～8 厘米，宽 1.5～5 厘米，3～5 深裂，裂片不规则的羽状分裂或不分裂而具粗齿，两面被硬毛，下面脉上的毛尤密。花夏秋开放，蓝紫色，无柄，排成细长、顶生或腋生的穗状花序；花萼膜质，筒状，顶端 5 裂；花冠长约 4 毫米，微呈二唇形，5 裂；雄蕊 4 枚，着生于冠筒中部，花丝极短；子房无毛，花柱短，顶端浅 2 裂。果包藏于萼内，长约 2 毫米，成熟时裂开成 4 个小坚果。

生长环境：生路旁、村边、田野、山坡。

采集：6～8 月花开时采割，除去杂质，晒干。

分布：湖南、湖北、广西、贵州、四川等地。

现代研究：全草含马鞭草苷、5-羟基马鞭草苷；另含苦杏仁酶、鞣质、戟叶马鞭草苷、羽扇豆醇、β-谷甾醇、熊果酸、桃叶珊瑚苷、蒿黄素。叶中含马鞭草新苷，腺苷，β-胡萝卜素。根和茎中含水苏糖。

性味功能：苦，微寒。清热解毒、活血化瘀、通经消积、利水消肿、截疟杀虫。

侗医主治：肝硬化腹水、咽喉肿痛。

用药方法：①治肝硬化腹水：取娘囚全草 50 克洗净切碎，充填猪肚蒸烂或煮烂，喝汤食肉，每日分 3 次服，连服 5 天为一疗程；②治咽喉肿痛：用娘囚鲜品 100 克捣汁，兑人乳少许调匀，分 2～3 次服。连服 3～5 天。

21. 黄荆条 Huangc jinc jaoc

地方名：土常山、午时草、土柴胡、蚊子柴、蚊香草、野牛藤、布惊草。

基源及拉丁学名：马鞭草科植物牡荆 Vitex negundo L.Var.cannabifolia（Siebold & Zucc.）的茎、叶、籽。

形态：灌木，高 2～3 米。小枝圆柱状，或稍呈四棱形，被有白色平贴硬毛，老时灰褐色。单叶对生，披针形、椭圆状披针形或例卵形，长 8～20 厘米，宽 2～3 厘米，渐尖，边缘具细锯齿，基部楔形或圆形，上面绿色，下面灰色，两面均具平贴硬毛。聚伞花序顶生，花梗密被平贴硬毛；花异型；外缘为不育花，萼片 4，花瓣状，白色或紫色，阔卵圆形，顶端有锯齿，径约 2～4 厘米；中央为孕性花，白色，萼筒与子房合生，被稀疏平贴硬毛，萼裂三角形，花瓣 5，长方卵形，镊合状排列，雌蕊 1，子房下位，花柱 2，柱头头状。蒴果半球状，顶端截平，长约 3 毫米，有棱脊，种子细小，两端有翅，黄褐色。花期 8 月。果期 9 月。

生长环境：生于山坡溪沟边及林缘。

采集：根叶四季可采，籽 9～10 月采，去除杂质，洗净，晒干。

分布：湖南、湖北、广西、贵州、四川等地。

性味功能：辛、微苦，温。清热解毒，通淋止血，祛风利湿，止咳化痰，理气止痛。

侗医主治：风寒感冒、疟疾、麻疹及肠炎。

用药方法：①治感冒发热及疟疾：取黄荆条茎叶 30 克煎水内服，1 日 3 次。如高热可用其叶捣烂搽洗全身能退热。②治疗麻疹：取黄荆条籽 15 克，泡甜酒 60 毫升，每次服 20 毫升，1 日 3 次，连服 3～5 天。③治疗肠炎：用黄荆条茎 25 克煎水兑白酒少许内服，1 日 3 次，直至泻止。

22. 登表八 Denh Lagx nyenc

地方名：白灯笼泡、灯笼草、响铃草。

基源及拉丁学名：茄科植物苦蘵 Physalis pubescens L. 的全草。

形态：一年生草本，幼苗子叶阔卵形，先端急尖，边缘具睫毛，叶基圆形，有长柄。下胚轴极发达，上胚轴明显。初生叶阔卵形，先端急尖，叶基圆形，全缘，有长叶柄。后生叶的叶缘呈波状。成株全体近无毛或仅生稀疏短柔毛。茎直立，高 30～50 厘米，多分枝，分枝纤细。叶片卵形至卵状椭圆形，长 3～6 厘米，宽 2～4 厘米，先端渐尖或急尖，基部阔楔形，全缘或有不等大的锯齿，两面近无毛。叶柄长 1～5 厘米。花较小。花梗被短柔毛。花萼 5 裂，裂片披针形。

花冠淡黄色，喉部常有紫色斑纹，直径 6 ～ 8 毫米。花药蓝紫色。浆果球形，外包以膨大的草绿色宿存花萼。种子肾形或近卵圆形，两侧扁平，长约 2 毫米，淡棕褐色，表面具细网状纹，网孔密而深。

生长环境：生于山坡林下或田边路旁。

采集：夏、秋采收，晒干。

分布：湖南、湖北、广西、贵州、云南等地。

性味功能：苦、寒，无毒。清热解毒，破气杀虫，镇咳，凉血止血，利尿消肿。

侗医主治：各种疝气痛（可回纳者）。

用药方法：登表八全草 100 克，煎水内服，1 日 3 次，7 ～ 10 天为一疗程。

23. 登拿宁　Demh lagx nyenc

地方名：白草、白毛藤、白毛千里光、藤毛秀才、葫芦草、金线绿毛龟。

基源及拉丁学名：茄科植物白英 Solanum lyratum Thunb. 的全草。

形态：多年生蔓性半灌木。茎长达 5 米，基部木质化，上部草质，具细毛。叶互生；上部的叶多作戟状 3 裂或羽状多裂；下部的叶长方形或卵状长方形，基部心脏形，先端尖，全缘，长 4 ～ 9 厘米，阔 2 ～ 5 厘米，上面鲜绿色，下面较淡，两面均有细毛散生，沿叶脉较密；叶柄长 2 ～ 3.5 厘米，有细毛。聚伞花序生于枝顶或侧生与叶对生；枝梗、花柄及花均密被长柔毛，花柄细长；花萼漏斗形，萼片 5，卵形；花冠白色，裂片 5，自基部向下反折，长 5 ～ 6 毫米，卵状或长方状披针形，顶端尖；雄蕊 5，着生于花冠筒口，花丝短而扁。种子白色，扁圆。花期 9 ～ 10 月。果期 11 月。

生长环境：生于路边、山野或灌木丛中。

采集：一般于 5 ～ 6 月或 9 ～ 11 月间割取全草，洗净晒干。

分布：湖南、广西、贵州、江苏、浙江等地。

现代研究：全草含生物碱，心茎中含甾体生物碱，番茄烯胺、澳洲茄胺和蜀羊泉碱等。叶中还有含量较多的 α 苦茄碱和 β－苦茄碱、较少的澳洲茄碱以及痕量的澳洲茄边碱。这些生物碱中主要是蜀羊泉碱或番茄烯胺。另据报道，叶中分离到 1 个甾体生物碱糖苷，水解后除得到番茄烯胺外，还有它的脱氢化合物番茄 –3，5– 二烯胺和小量的雅姆皂苷元。叶中又含维生素 C 149.4 ～ 173.2 毫克%。花序中含较多的甾体皂苷，主要是替告皂苷元和雅姆皂苷元，两者均有抗真菌的作用。此外，该植物的地上部分中，还发现有 α－、β－ 和 γ－蜀羊泉胺、γ－ 苦茄碱、替告皂苷元。根中含 15α－ 羟基蜀羊泉碱、15α－ 羟基澳洲茄胺、15α－ 羟基番茄胺和 15α－ 羟基番茄烯胺。

性味功能：苦、平，有小毒。清热利湿，解毒消肿，抗癌。

侗医主治：慢性支气管炎。

用药方法：登拿宁全草 50 克切碎炒鸭蛋 3 个，每日分 3 次服，半个月为 1 个疗程。

24. 登架　Demh al

地方名：吊杆龙、过江龙、钓鱼竿、见毒消。

基源及拉丁学名：玄参科植物长穗腹水草 Veronicastrm stenostachyum（Hemsl.）Yamazaki. 的全草。

形态：多年生草本，茎细长，有棱，多少呈蔓状生长，偶有稀毛。单叶互生，有柄；叶片阔卵圆形至披针形，长 7 ~ 14 厘米，宽 2.5 ~ 6 厘米，先端渐尖至尖尾状，边缘有锯齿，脉上下面被有直立的硬毛，下面较多。穗状花序，腋生，长 1 ~ 3 厘米，花两性，管状，花萼 5 裂，线状披针形至线形，淡绿色；花冠红色，4 ~ 5 裂；雄蕊 2，花丝很长，有白色茸毛，伸出花管之外；雌蕊 1，心皮 2 个，子房上位，2 室，柱头细长，伸出于管外，较雄蕊为短。蒴果圆锥状卵形，种子多数。花期 9 月。果期 9 ~ 10 月。

生长环境：生于林下、石缝等阴湿处。

采集：四季可采，洗净晒干或鲜用。

分布：湖南、贵州、四川、广西等地。

性味功能：味苦，凉。清热解毒，利水消肿，瘀散止痛。

侗医主治：慢性痢疾。

用药方法：取登架全草干品 50 克，煎水内服，1 日 3 次，7 日为一疗程。

25. 一满化　ilmangx Wap

别名：马麻谁 Mal Mac Suic，孟华夺 Mangv fac doc。

地方名：半边莲、细米草、急解索、半边花、蛇俐草、长虫草。

基源及拉丁学名：桔梗科植物半边莲 Lobelia chinensis Lour. 的全草。

形态：多年生小草本，高约 10 厘米，有乳汁。茎纤细，梢具 2 条纵棱，近基部匍匐，节着地生根。叶互生，狭披针形至线形，长 0.7 ~ 2 厘米，宽 3 ~ 7 毫米，全缘或疏生细齿；具短柄或近无柄。花单生叶腋，花梗长 2 ~ 3 厘米；花萼筒喇叭形，先端 5 裂；花冠淡红色或淡紫色，先端 5 裂，裂片披针形，长 8 ~ 10 毫米，均偏向一侧；雄蕊 5，聚药，花丝基部分离；子房下位，2 室。蒴果倒圆锥形。种子多数，细小，椭圆形，褐色。花期 5 ~ 8 月，果期 8 ~ 10 月。

生长环境：生于水田边、沟旁、路边等潮湿处。

采集：夏、秋季采收，选晴天带根拔起，洗净，晒干。

分布：湖南、湖北、四川、贵州、广西、江苏、安徽等地。

现代研究：全草含生物碱、黄酮苷、皂苷、氨基酸、延胡索酸、琥珀酸、对羟基苯甲酸葡萄糖和果糖等成分。生物碱中主要有山梗菜碱、山梗菜酮碱、山梗菜醇碱、异山梗菜酮碱等；根茎含半边莲果聚糖。

性味功能：辛、微苦，平。清热解毒，散瘀消肿。

侗医主治：目翳。

用药方法：取一满化鲜品适量，洗净后用口嚼烂经人乳浸泡数分钟后，去渣取汁滴入眼内，每日滴 3 ～ 5 次，连滴 5 ～ 7 天直至目翳消退。

26. 安国讲秧　Nyangs nganh gueec janl

别名：马顺 Mal Sedp。

地方名：石胡荽、球子草、地胡椒、三牙戟。

基源及拉丁学名：菊科植物鹅不食草 Centipeda minima（L.）A. Br & Asch. 的全草。

形态：一年生小草本，高 5 ～ 20 厘米。茎纤细，多分枝，基部匍匐，着地后易生根，无毛或略具细绵毛。叶互生；无柄；叶片楔状倒披针形，长 7 ～ 20 毫米，宽 3 ～ 5 毫米，先端钝，边缘不规则的疏齿，无毛，或下面稍有细毛。头状花序细小，扁球形，直径约 3 毫米，单生于叶腋，无总花梗或近于无总花梗；总苞半球形；总苞片 2 层，椭圆状披针形，绿色，边缘膜质，外层较内层大；花托平坦，无托片；花杂性，淡黄色或黄绿色，全为筒状；外围雌花多层，花冠细，有不明显的裂片；中央的两性花，花冠明显 4 裂。瘦果椭圆形，长约 1 毫米，具 4 棱，边缘有长毛；无冠毛。花期 9 ～ 11 月。

生长环境：生于路旁荒野阴湿处。

采集：9 ～ 10 月开花时采收，鲜用或晒干。

分布：湖南、贵州、广西、广东等地。

现代研究：全草中含多种三萜成分、蒲公英赛醇、蒲公英甾醇、山金车烯二醇及另一种未知的三萜二醇；尚含有豆甾醇、谷甾醇、黄酮类、挥发油、有机酸、树脂、鞣质、香豆素等。药理作用：挥发油和乙醇提取液部有某些止咳、祛痰、平喘作用。体外实验，煎剂对结核杆菌有抑制作用。全草提取物对 β－羟基－β－甲基戊二酸（HMG）辅酶 A、钙通道阻滞剂和胆囊收缩素有明显抑制作用。

性味功能：辛，温。通窍散寒，祛风利湿，散瘀消肿。

侗医主治：小儿疳积病。

用药方法：取安国讲秧全草干品 50 克研末蒸瘦肉或鸡蛋吃。每日 1 次，连服 5 ～ 7 天。

27. 梅伞痂　Meix Saml jadx

地方名：飞天蜈蚣、一枝蒿、千条蜈蚣、蜈蚣草、羽衣草、锯草。

基源及拉丁学名：菊科植物蓍草 Achillea alpina L. 的全草。

形态：多年生草本，有短的根状茎。茎直立，高35～100厘米，下部变无毛，中部以上被较密的长柔毛，不分枝或有时上部分枝，叶腋常有不育枝。叶无柄，下部叶在花期凋落，中部叶矩圆形，长4～6.5厘米，宽1～2厘米，二回羽状全裂，一回裂片多数，几接近，椭圆状披针形，长5～10毫米，宽2～4毫米，二回裂片少数，下面的较大，披针形，有少数齿，上面的较短小，近无齿或有单齿，齿端具白色软骨质小尖头，叶上面绿色，疏生柔毛和凹入的腺点，下面被较密的柔毛；叶轴宽约1.5毫米，全缘或上部裂片间有单齿。头状花序多数，集成复伞房花序；总苞宽钟形或半球形，直径4～6毫米；总苞片3层，覆瓦状排列，外层短，卵状披针形，长2.3毫米，宽约1.2毫米，顶端稍尖，中层卵状椭圆形，长2.5毫米，宽约1.8毫米，内层长椭圆形，长4毫米，宽约1.8毫米，顶端钝或圆形，有褐色膜质边缘，中间绿色，有凸起的中肋，被长柔毛；托片披针形，舟状，长4.5毫米，具稍带褐色的膜质透明边缘，背部稍带绿色，被少数腺点，上部疏生长柔毛。边花6～8（16）朵；舌片白色，偶有淡粉红色边缘，长宽各约2.2毫米，顶端具深或浅的3齿，管部与舌片近等长，翅状压扁，具少数腺点；管状花淡黄色或白色，长约3毫米，管部压扁具腺点。瘦果矩圆状楔形，长2.5毫米，宽约1.1毫米，具翅。花果期7～9月。

生长环境：生于山坡草地、林缘、路旁及灌丛间。

采集：夏秋采收，洗净，鲜用或晒干。

分布：湖南、贵州、云南、四川、湖北等地。

性味功能：辛、苦，微温，有毒。消炎杀菌，解毒镇痛，通经活络，疏风健胃。

侗医主治：胃痛及蜈蚣咬伤。

用药方法：①治疗胃痛：取梅伞痧全草50克煎水内服，或用其鲜品用口嚼烂吞服，1日3次。②治疗蜈蚣咬伤：用梅伞痧鲜品适量，捣烂外敷患处，每日换药1次。

28. 马黄味杷亚　Max huangc Weil bav Yak

地方名：羊蹄草、蒲地光、叶下红、红背叶。

基源及拉丁学名：菊科植物一点红 Emilia sonchifolia （L.） DC. 的全草。

形态：多年生肉质草本，高20～30厘米。根状茎短而肥厚，稍呈块状，节处有明显环纹，断面红色，有短而弯曲的须状根多条。无茎。基生叶1～2，具长柄，肉质，膜质托叶卵状披针形，棕色，光滑。叶片近菱形或斜卵圆形，长10～15厘米，宽10～12厘米，先端尖，基部斜心形，两侧不对称，上部3～7浅裂，裂片三角形，边缘有突尖细锯齿，掌状主脉5～7条，上面浅绿色，疏生短刺毛，下面稍带红紫色，可见网状细脉。夏季抽出花葶，与叶柄近等长，可达

20 厘米。聚伞状花序着生先端，有花 5 ~ 6 朵，花梗纤弱，基部有卵状披针形的小苞叶，花单性同株；雄花花被片 4，内外各 2，外花被片卵形，内花被片长椭圆形，雄蕊 10 ~ 25，离生；雌花具花被片 3，外 2 内 1，外花被片宽卵圆形，内花被片卵圆形至长椭圆形，浅红色；子房呈纺缍形，3 棱，3 室，每室具多数胚珠，花柱 3，离生。蒴果无翅。

生长环境：生于山坡草地或荒地。

采集：夏、秋季采收，洗净，鲜用或晒干。

分布：湖南、贵州、广西、湖北等地。

现代研究：地上部分含生物碱有克氏千里光碱、多榔菊碱；又含黄酮类成分：金丝桃苷、三叶豆苷、槲皮苷、芸香苷、槲皮素；还含三萜类成分：熊果酸、西米杜鹃醇、β - 谷甾醇、豆甾醇，以及正二十六醇、三十烷、蜂花酸、棕榈酸。

性味功能：苦，凉。清热解毒，散瘀消肿。

侗医主治：角膜炎、乳腺炎、咽喉炎。

用药方法：①治疗角膜炎：取马黄味杷亚全草鲜品适量捣烂敷患处，1 日换药 1 次，直至痊愈。②治疗乳腺炎：马黄味杷亚全草鲜品适量捣烂，兑甜酒渣少许匀敷患处，1 日换药 1 ~ 2 次，直至痊愈。③治疗咽喉炎：取马黄味杷亚根适量，洗净后用口嚼烂含服。

29. 葫芦石　huc luc sic

地方名：石蒲藤、巴岩香、石葫芦。

基源及拉丁学名：天南星科植物石柑子 Pothos chinensis（Raf.）Merr. P. Cathcartii Schott 的全草。

形态：附生藤本，长0.4 ~ 6米。茎亚木质，淡褐色，近圆柱形，具纵条纹，粗约2厘米，节间长1 ~ 4厘米，节上常束生长1 ~ 3厘米的气生根；分枝，枝下部常具鳞叶1枚；鳞叶线形，长4 ~ 8厘米，宽3 ~ 7毫米，锐尖，具多数平行纵脉。叶片纸质，鲜时表面深绿色，背面淡绿色，干后表面黄绿色，背面淡黄色，椭圆形，披针状卵形至披针状长圆形，长6 ~ 13厘米，宽1.5 5 ~ 5.6厘米，先端渐尖至长渐尖，常有芒状尖头，基部钝；中肋在表面稍下陷，背面隆起，侧脉4对，最下一对基出，弧形上升，细脉多数，近平行；叶柄倒卵状长圆形或楔形，长1 ~ 4厘米，宽0.5 ~ 1.2厘米，约为叶片大小的1/6。花序腋生，基部具苞片4 ~ 5（6）枚；苞片卵形，长5毫米，上部的渐大，纵脉多数；花序柄长0.8 ~ 1.8（2）厘米；佛焰苞卵状，绿色，长8毫米，展开宽10（15）毫米，锐尖；肉穗花序短，椭圆形至近圆球形，淡绿色、淡黄色，长7 ~ 8（11）毫米，粗5 ~ 6（10）毫米，花序梗长3 ~ 5（8）毫米。浆果黄绿色至红色，卵形或长圆形，长约1厘米。花果期四季。

生长环境：常匍匐于岩石上或附生于树干上。

采集：四季可采，洗净，晒干。

分布：湖南、湖北、台湾、贵州、广西、云南、四川等地。

性味功能：淡，平。祛风除湿，导滞去积。

侗医主治：小儿疳积病。

用药方法：取葫芦石全草 50 克洗净，用猪肝半斤煮熟或蒸熟，1 日分 3 次吃，连服 7 天。

30. 梅登麻　Meix demh mac

别名：送跨 Songl kuap。

地方名：马蹄风。

基源及拉丁学名：观音座莲科植物观音座莲 Angiopteris fokiensis Hieron. 的根块。

形态：植株高 1.5 ～ 3 米。根茎块状，直立。叶簇生。叶柄粗壮，长约 50 厘米。叶片阔卵形，跃和宽各为 60 厘米以上，二回羽状复叶。羽片 5 ～ 7 对，互生，狭长圆形，上部的小羽片稍斜向上，披针形，长 7 ～ 10 厘米，宽 1.5 ～ 2 厘米，下部的小羽片渐缩短，近基部的长仅约 3 厘米，有短柄，顶生小羽片与侧生小羽片同形，有柄。孢子囊群着生于近叶缘的细脉两侧，无隔丝。孢子囊大形，具短柄，缝裂。孢子约有 145 ～ 7500 个，四面体型，外壁具小疣状纹饰或有时成条纹状或弯曲条状，周壁具小瘤或光滑。

生长环境：生于林下溪边或沟谷。

采集：夏、秋季采挖，除去根须、洗净泥土，鲜用或晒干。

分布：湖南、广西、福建、贵州等地。

性味功能：辛，温。祛风强心。

侗医土治：风湿性心脏病。

用药方法：取梅登麻根块鲜品 150 克，洗净煎水内服，每日服 3 次，7 天为 1 疗程。

31. 梅省解　Meix Senx geex

别名：靠银麻 kaok nyaenc Mal。

地方名：金鸡尾、凤尾草、井口边草、井边凤尾、井栏草、凤尾蕨、鸡脚草、五指草。

基源及拉丁学名：蕨科植物凤尾草 Pteris multifida Poir. 的全草。

形态：为陆生矮小蕨类植物，高一般在 35 ～ 45 厘米左右，凤尾蕨的根很粗壮，但它的茎比较短，是直立生长的，并且有黑褐色鳞片。叶子一般簇生于根茎那一部分，叶子形状像羽毛重叠生长在一起的；叶柄比较长，并且有棱，叶子呈灰绿色或褐色而有光泽，叶片卵圆形，叶片比较小，像直线一样散开，底部逐渐缩小与茎相连。凤尾蕨孢子囊群通常沿着叶背边沿连续生殖，像一条突起的虫卵一样，孢子是褐色的。

生长环境：生于石缝、墙缝内、井边或溪边阴处、林下湿地。

采集：全年或夏秋采收，洗净晒干。

分布：湖南、广西、贵州、云南等地。

现代研究：①在动物体内对移植性小鼠肉瘤 S-180 等均有抑制作用。②煎剂对金黄色葡萄球菌、溶血性链球菌、福氏痢疾杆菌、伤寒杆菌均有抑制作用。③体外实验对人型结核杆菌有抑菌作用。

性味功能：淡、微苦，凉。清热利湿，凉血止血，解毒止痢。

侗医主治：急性肠胃炎、小儿腹泻。

用药方法：取梅省解全草 75 克鲜品洗净煎水内服，每日 3 次，小儿酌减。

32. 骂冷奴蛮 Mal naemx nugs mant

地方名：水黄花、括金板。

基源及拉丁学名：大戟科植物草间茹 Euphorbia chrysocoma Levl. & van 的根。

形态：多年生草本，高 30 ～ 80 厘米。根茎肥厚。茎直立，基部木质化，有分枝，秋季转红。叶互生，叶片狭长椭圆形，长 3.5 ～ 7 厘米，宽 6 ～ 12 毫米，先端钝，基部狭，全缘。花序为多歧聚伞花序，通常 5；伞梗呈伞状，总苞叶状，卵状长椭圆形，5 枚轮生，淡黄色；每伞梗又生 3 小梗，基部苞叶 3 枚，狭卵形，小伞梗再抽出第 3 回小伞梗，杯状花序苞片 4，花瓣状，黄色；花单性，无花被。蒴果三棱状圆球形，表面有疣状突起。花期 4 ～ 9 月。

生长环境：生于山野水沟旁潮湿地。

采集：秋季挖采。洗净晒干备用。

分布：贵州、广西、湖南等地。

性味功能：味苦，凉，有毒。利水去毒。

侗医主治：肝硬化腹水。

用药方法：取骂冷奴蛮根皮 3 ～ 6 克煎水冲蜂蜜内服，1 日服 3 次，10 ～ 15 天为一疗程。

33. 登美筛 demh meix sais

别名：骂惜龙 Mal Sint Liongc。

地方名：仙鹤草、脱力草、金顶龙牙、毛脚茵、毛脚鸡、黄龙尾、狼牙草。

基源及拉丁学名：蔷薇科植物龙芽草 Agrimonia pilosa Ledeb. var. japonica

（Miq.）Nakai 的全草。

形态：多年生草本，根茎粗。茎高 30～100 厘米；茎、叶柄、叶轴、花序轴都有开展长柔毛和短柔毛。叶为不整齐的单数羽状复叶，小叶通常 5～7，茎上部为 3 小叶，中间杂有很小的小叶；小叶片椭圆状倒卵形、菱状倒卵形至倒披针形，长 2.5～6 厘米，宽 1～3 厘米，边缘锯齿粗大，下面脉上或脉间疏生柔毛，并有金黄色腺点；茎上部托叶肾形，有粗大齿牙，抱茎，下部托叶披针形，常全缘。穗状总状花序生于枝顶，多花；苞片常 3 裂，2 个小苞片 2～3 裂；花黄色，直径 5～9 毫米；萼筒外面有槽和柔毛，顶端有 1 圈钩状刺毛；雄蕊约 10。果实倒圆锥状，长约 4 毫米，顶端有钩状刺毛，有宿存萼。花果期 7～9 月。

生长环境：生于山坡、路旁或水边，也有栽培。

采集：夏秋采收，洗净晒干。

分布：湖南、广西、贵州、云南等地。

现代研究：全草含仙鹤草素。已知的有仙鹤草甲素、仙鹤草乙素、仙鹤草丙素、仙鹤草丁素、仙鹤草戊素、仙鹤草己素等 6 种；尚含木犀草素－7－葡萄糖苷、芹菜素－7－葡萄糖苷、槲皮素、大波斯菊苷、金丝桃苷、芦丁、儿茶素；鞣花酸、没食子酸、咖啡酸；仙鹤草内酯、香豆素、欧芹酚甲醚、仙鹤草醇、鹤草酚及鞣质、甾醇、皂苷和挥发油等。

性味功能：苦、涩，平。止血收敛，止痢消炎，消肿毒（冬芽可驱虫）。

侗医主治：①咯血、便血。呕血等各种出血。②毒蛇咬伤。

用药方法：取登美筛全草每次 10～30 克煎水内服，1 日 3 次，儿童酌减。外用治蛇伤，鲜品适量捣烂外敷。

34. 马培　Mal bic

别名：马岔 Mal ngudc。

地方名：马齿苋、苋菜、猪母菜、五行草、九头狮子草、瓜仁菜、瓜子菜、马蛇子菜。

基源及拉丁学名：马齿苋科植物马齿苋 Portulaca oleracea L. 的全草。

形态：一年生草本，全株无毛。茎平卧或斜倚，伏地铺散，多分枝，圆柱形，长 10～15 厘米淡绿色或带暗红色。叶互生，有时近对生，叶片扁平，肥厚，倒卵形，似马齿状，长 1～3 厘米，宽 0.6～1.5 厘米，顶端圆钝或平截，有时微凹，基部楔形，全缘，上面暗绿色，下面淡绿色或带暗红色，中脉微隆起；叶柄粗短。花无梗，直径 4～5 毫米，常 3～5 朵簇生枝端，午时盛开；苞片 2～6，叶状，膜质，近轮生；萼片 2，对生，绿色，盔形，左右压扁，长约 4 毫米，顶端急尖，背部具龙骨状凸起，基部合生；花瓣 5，稀 4，黄色，倒卵形，长 3～5 毫米，顶端微凹，基部合生；雄蕊通常 8，或更多，长约 12 毫米，花药黄色；子房无毛，花柱比雄蕊稍长，柱头 4 ~ 6 裂，线形。蒴果卵球形，长约 5 毫米，盖裂；种子细小，多数，偏斜球形，黑褐色，有光泽，直径不及 1 毫米，具小疣状凸起。花期 5 ~ 8 月，果期 6 ~ 9 月。

生长环境：生于菜园、农田、路旁。

采集：8 ~ 9 月采收全草，洗净泥土，拣去杂质，开水稍烫一下或蒸后，取出晒干或烘干，亦可鲜用。

分布：湖南、贵州、广西等地。

现代研究：全草含大量去甲基肾上腺素和多量钾盐（氯化钾、硝酸钾、硫酸钾等，鲜草含钾盐 1%，干草含钾盐 17%）。此外尚含二羟基苯乙胺、二羟基苯丙氨酸、苹果酸、柠檬酸、谷氨酸、天冬氨酸、丙氨酸及蔗糖、葡萄糖、果糖等；亦含有蛋白质、脂肪、糖、粗纤维、钙、磷、铁、维生素 A、维生素 B、维生素 C 等；全草含尚含生物碱、香豆精类、黄酮类、强心苷和蒽醌苷。

性味功能：酸，寒。退热、利湿、解毒、止泻、凉血、止血散瘀。

侗医主治：菌痢、腹泻、便血。

用药方法：取鲜马培全草洗净 15 ~ 30 克，捣烂取汁加白糖内服，1 日 3 次，连服 2 ~ 3 天。

35. 马洋油 Mal yangc yw

地方名：臭草、虱子草、土菌陈、虎骨香。

基源及拉丁学名：藜科植物土荆芥 Chenopodium ambrosioides L. 的全草。

形态：为一年生或多年生草本，高 50 ~ 80 厘米，揉之有强烈臭气；茎直立，多分枝，具条纹，近无毛。叶互生，披针形或狭披针形，下部叶较大，长达 15 厘米，宽达 5 厘米，顶端渐尖，基部渐狭成短柄，边缘有不整齐的钝齿，上部叶渐小而近全缘，上面光滑无毛，下面有黄色腺点，沿脉稍被柔毛。花夏季开放，绿色，两性或部分雌性，组成腋生、分枝或不分枝的穗状花序；花被裂片 5，少有 3，结果时常闭合；雄蕊 5 枚，突出，花药长约 0.5 毫米；子房球形，两端稍压扁，花柱不明显，柱头 3 或 4 裂，线形，伸出于花被外。胞果扁球形，完全包藏于花被内；种子肾形，直径约 0.7 毫米，黑色或暗红色，光亮。茎下部圆柱形，粗壮光滑，上部方柱形有纵沟，具毛茸。下部叶大多脱落，仅茎梢留有线状披针形的苞片。茎梢或枝梢常见残留簇生果穗，触之即脱落，淡绿色或黄绿色。剥除宿萼，内有棕黑色的细小果实 1 枚。

生长环境：生于村旁、路边、旷野及河岸等地。

采集：8 月下旬至 9 月下旬收割全草，摊放在通风处，或捆束悬挂阴干，避免日晒及雨淋。

分布：湖南、广西、贵州、福建、江西等地。

现代研究：全草含挥发油（土荆芥油）0.4%～1%，以果实中最多（1%～4%），叶次之，茎最少。油中主成分为驱蛔素、对聚伞花素，及其他帖类物质如土荆芥酮、柠檬烯等。尚含饱和烃、卅烷醇、菠菜醇、三萜皂苷藜属皂苷B，由刺囊酸、葡萄糖醛酸、鼠李糖、木糖、阿拉伯糖组成等。驱蛔素为萜烯的过氧化物，在常气压下加热或与酸处理易致爆炸，与水共煮，则逐渐分解，故于蒸馏时愈久愈佳。叶除含挥发油外，还分出二种黄酮苷：山奈酚-7-鼠李糖苷和上荆芥苷。全株含挥发性土荆芥油，油中主成分为驱蛔素、α-蒎烯、I-松香芹酮、双松香芹酮及黄樟醚等，另含皂苷叶含黄酮化合物土荆芥苷、山奈酚-7-葡萄糖苷。叶和种子尚含草酸、枸橼酸及无机盐。又有报道，尚分得藜苷B，其苷元为猬囊草酸，糖为葡萄糖醛酸、鼠李糖、木糖和阿拉伯糖。

性味功能：辛，苦，微温。有小毒。祛风除寒，通经杀虫，止痒。

侗医主治：驱蛔虫，钩虫，抑制和杀灭滴虫。

用药方法：全草入药，每次3～9克，儿童酌减。驱蛔虫、钩虫睡前服1次。杀灭滴虫则煎水洗阴部，1日3次连续7天为一疗程。

36. 磅人参 Bangc renc Sens

别名：磅岑 Bangc jenc。

地方名：见肿消、走马风、牛大黄、十大补药。

基源及拉丁学名：商陆科植物商陆 Phytolacca L.（ P. escwlenta Van Houtt ）的根。

形态：多年生草本，高70～100厘米，全株无毛，根粗壮，肉质，圆锥形，外皮淡黄色。茎直立，多分枝，绿色或紫红色，具纵沟。叶互生，椭圆形或卵状椭圆形，长12～25厘米，宽5～10厘米，先端急尖，基部楔形而下延，全缘，侧脉羽状，主脉粗壮；叶柄长1.5～3厘米，上面具槽，下面半圆形。总状花序顶生或侧生，长10～15厘米；花两性，径约8毫米，具小梗，小梗基部有苞片1及小苞片2；萼通常5片，偶为4片，卵形或长方状椭圆形，初白色，后变淡红色：无花瓣；雄蕊8，花药淡粉红色（少数成淡紫色）；心皮8～10，离生。浆果扁球形，径约7毫米，通常由8个分果组成，熟时紫黑色。种子肾圆形，扁平，黑色。花期6～8月。果期8～10月。

生长环境：多生于疏林下、林缘、路旁、山沟等湿润的地方。

采集：秋、冬或春季均可采收。挖取后，除去茎叶、须根及泥土，洗净，切片，晒干或阴干。生用或醋炙用。

分布：湖南、广西、贵州、湖北等地。

现代研究：根含商陆碱及淀粉约25%，尚含商陆酸，商陆皂苷元A、B、C，6种三萜皂苷，即商陆皂苷甲、乙、丙、丁、戊、己；根、茎、叶均含商陆毒素、氧化肉豆蔻酸、三萜酸、皂苷和多量硝酸钾，商陆中亦含降压成分 γ－氨基丁酸，垂序商陆根中含商陆皂苷 A、B、D、E、F、D_2，商陆皂苷元，加利果酸及甾体混合物。

性味功能：苦，寒，有毒。行气活血、退热退水、消肿、除肠热。

侗医主治：小产流血。

用药方法：取磅人参根 3～9 克鲜品捣烂外敷孕妇头顶。并用鲜磅人参 5 克炖鸡或猪脚内服。

37. 撬省　Qaok Senx

别名：靠告挝 Kaok ael ov。

地方名：兰萁草、狼萁。

基源及拉丁学名：里白科植物芒萁 Dicranopteris linearis（Burm. f.）Underw. 的全草。

形态：多年生草本，高 30～60 厘米。根状茎横走，细长，褐棕色，被棕色鳞片及根。叶远生，叶柄褐棕色，无毛；叶片重复假两歧分叉，在每一交叉处均有羽片（托叶）着生，在最后一分叉处有羽片两歧着生；羽片披针形或宽披针形，长 20～30 厘米，宽 4～7 厘米，先端渐尖，羽片深裂；裂片长线形，长 3.5～5 厘米，宽 4～6 毫米，先端渐尖，钝头，边缘干后稍反卷；叶下白色，与羽轴、裂片轴均被棕色鳞片；细脉 2～3 次叉分，每组 3～4 条。孢子囊群着生细脉中段，有孢子囊 6～8 个。

生长环境：生于林下或山坡酸性土上。

采集：四季可采收，洗净晒干。

分布：湖南、广西、贵州、广东等地。

现代研究：全草含原儿茶酸、莽草酸、阿福豆苷、槲皮苷、对－β－芸香糖氧基苏合香烯、1－（1－羟乙基）－4β－芸香糖氧基苯、β－谷甾醇、β－谷甾醇葡萄糖苷、豆甾醇、豆甾醇－葡萄糖苷。

性味功能：苦、涩，平。退热，止血。

侗医主治：便血及胎盘滞留。

用药方法：①取撬省全草 15～30 克煎水内服，1 日 3 次，治疗便血；②取撬省茎去外皮 20 克煎水服，治疗胎盘滞留。

38. 麻神　Mac Senc

地方名：仙巴掌、霸王树、火焰、火掌、玉芙蓉、牛舌子。

基源及拉丁学名：仙人掌科植物仙人掌 Opuntia dillenii(Ker Gawl.) Haw.的茎。

形态：多年生肉质植物，常丛生，灌木状，高 0.5 ~ 2 米。茎直立，老茎下部近木质化，梢圆柱形，其余均掌状，扁平；每一节间倒卵形至椭圆形，长 15 ~ 20 厘米或更长，宽 4 ~ 10 厘米，绿色，散生小瘤体，小瘤体上簇生长约 1 ~ 3 厘米长的锐刺；刺黄褐色，多数均有倒生刺毛。叶钻形，生于小瘤体的刺束之下，早落。花单生于近分枝顶端的小瘤体上，鲜黄色，直径约 4 ~ 7 厘米，辐射对称；花被片离生，多数，外部的绿色，向内渐变为花瓣状，宽倒卵形；雄蕊多数，数轮，不伸出；花柱直立，白色。浆果卵形或梨形，长 5 ~ 8 厘米，紫红色，无刺。花期 5 ~ 6 月。

生长环境：生于河谷地区，常栽培于村庄、庭院中。

采集：栽培一年后，即可随用随采。多鲜用。

分布：广西、湖南、贵州、云南、四川等地。

性味功能：苦，凉。退热解毒，散瘀消肿，消炎止痛。

侗医主治：疖肿、癣、失眠。

用药方法：①治疖肿，取麻神茎 15 ~ 30 克捣碎兑甜酒渣外敷。②治皮癣：取麻神 50 克焙干研末，调茶油外搽。③治疗失眠：用麻神鲜品 20 克捣烂取汁兑白糖，睡前 1 次服。

39. 救成　Jedl Senc

别名：国陈 Kouc Senc。

地方名：蓖麻子、大麻子、红蓖麻、天麻子果。

基源及拉丁学名：大戟科植物蓖麻 Ricinus communis L. 的种子。

形态：一年或多年生草本植物。全株光滑，上被蜡粉，通常呈绿色、青灰色或紫红色；茎圆形中空，有分枝；叶互生较大，掌状分裂；圆锥花序，单性花无花瓣，雌花着生在花序的上部，淡红色花柱，雄花在花序的下部，淡黄色；蒴果有刺或无刺；椭圆形种子，种皮硬，有光泽并有黑、白、棕色斑纹。

生长环境：生于山地、村边、路旁，多为栽培。

采集：夏秋季采摘，鲜用或晒干备用。

分布：湖南、贵州、广西、江西、福建等地。

现代研究：种子含蛋白质 18% ~ 26%，脂肪油 64% ~ 71%，碳水化合物 2%，酚性物质 2.50%，蓖麻毒蛋白及蓖麻碱 0.087% ~ 0.15%。脂肪油的组成绝大部分为三酸甘油（甘油三酯）及甘油酯，还有少量的甾醇、磷脂、游离脂肪酸、碳氢化合物及蜡，甘油酯的脂肪酸中蓖麻油酸 84% ~ 91%，油酸 3.1% ~ 5.9%，亚油酸 2.9% ~ 6.5%，硬脂酸 1.4% ~ 2.1%，棕榈酸 0.9% ~ 1.5%；磷脂含量 0% ~ 0.12%，其中磷脂酸乙醇胺及其降解产物占 83%，磷脂酰胆碱占 13%，其他磷脂占 4%；磷脂的脂肪酸组成为：棕榈酸（27.7%），硬脂酸（12.9%），油酸（18.5％），亚油酸（33.2％）而不含蓖麻油酸；游离脂肪酸含量 0.3％，其中蓖麻油酸占 78.5％亚油酸占 8.4％，+八碳烯酸占 5.2％；蓖麻毒蛋白有蓖麻毒蛋白 D，酸性蓖麻毒蛋白，碱性蓖麻毒蛋白。蓖麻毒蛋白 E 及蓖麻毒蛋白 T 等。种子还含凝集素和脂肪酶。种皮含 30- 去甲羽扇豆 -3β- 醇 -20- 酮。

性味功能：叶、种子，甘、辛，平。有小毒。根，淡、微辛、平。蓖麻油润肠通便，退水消肿，拔毒排脓。

侗医主治：子宫下垂、脱肛、歪嘴风。

用药方法：①治疗子宫下垂：取救成种子焙干研末，撒在宫颈上，然后在消毒的操作下送子宫回纳阴道，连续治疗 5 ～ 7 天。②治疗落肛：取救成子适量煎水熏洗患处，1 日 1 ～ 2 次，连续熏洗 1 周。③治疗歪嘴风：取救成种子适量鲜品捣烂敷患侧面部，每日换药 1 次，7 天为一疗程。

40. 教门野　Jaolmaenc yeex

别名：教门行 Jaol maenc xingc。

地方名：何首乌、赤首乌、铁秤陀、红内消。其藤茎称夜交藤。

基源及拉丁学名：蓼科植物何首乌 Polygonum multiflorum Thunb. 的根块。

形态：多年生草本。块根肥厚，长椭圆形，黑褐色。茎缠绕，长 2 ～ 4 米，多分枝，具纵棱，无毛，微粗糙，下部木质化。叶卵形或长卵形，长 3 ～ 7 厘米，宽 2 ～ 5 厘米，顶端渐尖，基部心形或近心形，两面粗糙，边缘全缘；叶柄长 1.5 ～ 3 厘米；托叶鞘膜质，偏斜，无毛，长 3 ～ 5 毫米。花序圆锥状，顶生或腋生，长 10 ～ 20 厘米，分枝开展，具细纵棱，沿棱密被小突起；苞片三角状卵形，具小突起，顶端尖，每苞内具 2 ～ 4 花；花梗细弱，长 2 ～ 3 毫米，下部具关节，果时延长；花被 5 深裂，白色或淡绿色，花被片椭圆形，大小不相等，外面 3 片较大背部具翅，果时增大，花被果时外形近圆形，直径 6 ～ 7 毫米；雄蕊 8，花丝下部较宽；花柱 3，极短，柱头头状。瘦果卵形，具 3 棱，长 2.5 ～ 3 毫米，黑褐色，有光泽，包于宿存花被内。花期 8 ～ 9 月，果期 9 ～ 10 月。

生长环境：山谷灌丛、山坡林下、沟边石隙。

采集：秋季采挖，洗净，切片，晒干。

分布：湖南、广西、贵州等地。

现代研究：含卵磷脂约 3.7％；蒽醌衍生物约 1.1％，主要为大黄酚、大黄素，其次为大黄酸、大黄素甲醚、大黄酚蒽酮、土大黄苷；还含芪三酚苷和鞣质。近年报道分得酰胺类化合物：穆坪马兜铃酰胺、N- 反式阿魏酰基 -3- 甲基多巴胺，另含 2- 甲氧基 -6- 乙酰基 -7- 甲基胡桃醌。

性味功能：苦、甘、涩，温。补体补水，补肝肾，去毒润肠，养心安神。

侗医主治：身体虚弱（作补体、补血配方）。

用药方法：取教门野根块 6 ~ 12 克，炖鸡或炖猪脚内服，喝汤食肉。连服 5 ~ 7 天。

41. 教素昆　Jaol Sup Kuedp

地方名：铁脚威灵仙、百条根、老虎须、铁扫帚。

基源及拉丁学名：毛茛科铁线莲属植物威灵仙 Clematis chinensis Osbeck 的根叶。

形态：藤本。新鲜茎光滑无毛，有明显的纵行纤维条纹。茎叶干后变黑色。羽状复叶对生，粉绿色，光滑；小叶 3 ~ 5，狭卵形至三角状卵形，长 3 ~ 7 厘米，宽 1.5 ~ 3.6 厘米，先端钝或渐尖，基部楔形或圆形，全缘，上面沿脉有毛；叶柄长 4.5 ~ 6.5 厘米。圆锥花序腋生或顶生；花被片一，白色，外面边缘密生白色短柔毛。瘦果狭卵形而扁，疏生柔毛。花期 6 ~ 8 月，果期 9 ~ 10 月。

生长环境：生于山坡、山谷或灌丛中。

采集：秋季采挖根部，拣净杂质，除去茎叶，洗净泥土，晒干。

分布：湖南、贵州、广西等地。

现代研究：威灵仙根含原白头翁素及以常春藤皂苷元、表常春藤皂苷元和齐墩果酸为苷元的皂苷：威灵仙 -23-O- 阿拉伯糖皂苷、威灵仙单糖皂苷、威灵仙二糖皂苷、威灵仙三糖皂苷、威灵仙三糖皂苷、威灵仙三糖皂苷、威灵仙三精皂苷、威灵仙三糖皂苷、威灵仙四糖皂苷、威灵仙四糖皂苷、威灵仙五糖皂苷、威灵仙五糖皂苷、威灵仙 -23-O- 葡萄糖皂苷、威灵仙表二糖皂苷、威灵仙四糖皂苷、威灵仙四糖皂苷、威灵仙五糖皂苷、威灵仙五糖皂苷、威灵仙二糖皂苷、威灵仙二糖皂苷等。

性味功能：根，辛，微苦，温。祛风除湿，通络止痛。叶，辛，苦，平。消炎解毒。

侗医主治：鱼骨卡喉。

用药方法：取鲜教素昆根叶适量捣烂，滤汁缓慢咽下。

42. 教糖　Jaol dangc

别名：教谁矿 jaol geex gods。

地方名：甜藤、臭屁藤、牛皮冻、解暑藤、清风藤。

基源及拉丁学名：茜草科植物鸡矢藤 Paederia scandens（Lour.）Merr. 的全草。

形态：藤本，叶对生，纸质或近革质，形状变化很大，卵形、卵状长圆形至披针形，长 5 ~ 9（15）厘米，宽 1 ~ 4（6）厘米，顶端急尖或渐尖，基部楔形或近圆或截平，有时浅心形，两面无毛或近无毛，有时下面脉腋内有束毛；侧脉每边 4 ~ 6 条，纤细；叶柄长 1.5 ~ 7 厘米；托叶长 3 ~ 5 毫米，无毛。圆锥花序式的聚伞花序腋生和顶生，扩展，分枝对生，末次分枝上着生的花常呈蝎尾状排列；小苞片披针形，长约 2 毫米；花具短梗或无；萼管陀螺形，长 1 ～ 1.2 毫米，萼檐裂片 5，裂片三角形，长 0.8 ～ 1 毫米；花冠浅紫色，管长 7 ～ 10 毫米，外面被粉末状柔毛，里面被绒毛，顶部 5 裂，裂片长 1 ～ 2 毫米，顶端急尖而直，花药背着，花丝长短不齐。果球形，成熟时近黄色，有光泽，平滑，直径 5 ～ 7 毫米，顶冠以宿存的萼檐裂片和花盘；小坚果无翅，浅黑色。花期 5 ～ 7 月。

生长环境：生于山坡、林中、林缘、沟谷边灌丛中或缠绕在灌木上。

采集：夏秋季采收，洗净，切片，晒干。

分布：湖南、广西、贵州、云南等地。

现代研究：全株含环烯醚萜苷类有鸡矢藤苷、鸡矢藤次苷、鸡矢藤苷酸、车叶草苷、去乙酰车叶草苷。还含矢车菊素糖苷、矮牵牛素糖苷、蹄纹天竺素、摁贝素及一饱和羰基混合物。叶中含熊果酚苷、挥发油、C10- 表叶绿素和脱镁叶绿素。鸡矢藤水煎馏液对小鼠有明显镇痛作用（热板法）。腹腔注射 0.01 毫升 / 克体重，即可提高痛阈，维持时间较长。其注射液与吗啡相比，开始较慢而持续较久。其醇制剂对麻醉动物（猫、兔及犬）有降压作用。印度产鸡矢藤提取物在体外试验有可的松样作用，而注入兔关节腔，可降低炎症病变；全草煎剂给大鼠口服共 10 天，对甲醛性关节炎有抑制作用。

性味功能：甘、微苦，平。祛风利湿，补体补水，行血通筋，消食化积。

侗医主治：消食化积、胃痛及蜘蛛丹。

用药方法：①取教糖全草 15 ～ 30 克，煎水服，1 日 3 次，治疗胃痛及消食化积。②取教糖鲜品适量捣烂泡米醋搽患处治疗蜘蛛丹。1 日 2 ～ 3 次，直至痊愈。

43. 省亚　Sumx yak

地方名：红禾麻、大荃麻、大钱麻、梗麻、钱麻、荨麻、蝎子草。

基源及拉丁学名：荨麻科植物大蝎子草 Girardinia palmata （Forssk.） Gaudich. 的全草。

形态：多年生草本，高约 1.5 ～ 2.5 米，全体被短毛和锐刺状螫毛。通常丛生，茎有棱。叶互生；叶片轮廓五角形，长宽均 10 ～ 25 厘米，基部浅心形或近截形，掌状 3 深裂，1 回裂片具少数三角形裂片，边缘生粗牙齿，上面疏生糙毛，下面生短伏毛，基生脉 3 条；叶柄长 4 ～ 15 厘米；托叶合生，宽卵形。通常雌雄异株；雄花序长达 12 厘米，雄花密集，花被片 4，雄蕊 4；雌花序长达 18 厘米，具少数分枝；雌花密集，花被片 2，不等大；柱头丝形。瘦果宽卵形，扁，光滑。

生长环境：生于山谷林边潮湿处。

采集：全年可采，鲜用或晒干。

分布：贵州、云南、湖南、广西、湖北、四川等地。

性味功能：苦、辣，凉，有毒。退水除湿，祛风去毒。

侗医主治：荨麻疹。

用药方法：取省亚鲜品适量煎水洗澡（本药有小毒，切忌内服）。

44. 化指甲　wap nyabl miac

地方名：满堂红、指甲花、小桃红、夹竹桃、海纳、旱珍珠、透骨草。

基源及拉丁学名：凤仙草科植物凤仙 Impatiens balsamina L. 的全草。

形态：一年生草本，株高30～60厘米。茎肉质，红褐或淡绿色，常与花色有关，节部膨大。单叶互生，卵状披针形，边缘有锯齿，叶柄基部有两个腺点。花单生或数朵簇生叶腋，侧向开放，萼片3，两侧较小，后面一片较大呈囊状，基部有距，花瓣5枚，呈白、粉红、深红、紫、紫红等色。

生长环境：生于山地、溪边湿润处，多有栽培。

采集：夏、秋采收，鲜用或阴、烘干。

分布：湖南、广西、贵州、云南等地。

性味功能：辛、苦，温。散血通经，软坚透骨，退热镇静。

侗医主治：小儿惊风。

用药方法：取化指甲籽30～40克，煮水内服外搽，1日2～3次，直至痊愈。

45. 交者神　jaol jedl sexc

地方名：牛克膝、红牛膝、杜牛膝、怀牛膝、土牛膝、山苋菜、对节草。

基源及拉丁学名：苋科植物牛膝 Achyranthes bidentata Blume 根。

形态：多年生草本，高70～120厘米。根圆柱形，直径5～10毫米，土黄色。茎有棱角或四方形，绿色或带紫色，有白色贴生或开展柔毛，或近无毛，分枝对生，节膨大。单叶对生；叶柄长5～30毫米；叶片膜质，椭圆形或椭圆状披针形，长5～12厘米，宽2～6厘米，先端渐尖，基部宽楔形，全缘，两面被柔毛。穗状花序顶生及腋生，长3～5厘米，花期后反折；总花梗长1～2厘米，有白色柔毛；花多数，密生，长5毫米；苞片宽卵形，长2～3毫米，先端长渐尖；小苞片刺状，长2.5～3毫米，先端弯曲，基部两侧各有1卵形膜质小裂片，长约1毫米；花被片披针形，长3～5毫米，光亮，先端急尖，有1中脉；雄蕊长2～2.5毫米；退化雄蕊先端平圆，稍有缺刻状细锯齿。胞果长圆形，长2～2.5毫米，黄褐色，光滑。种子长圆形，长1毫米，黄褐色。花期7～9月，果期9～10月。

生长环境：生于屋旁、林缘、山坡草丛中。

采集：秋冬季采挖，去净泥土和杂质，晒干。

分布：湖南、贵州、广西等地。

现代研究：根含三萜皂苷，水解后生成齐墩果酸，亦含蜕皮甾酮、牛膝甾酮、紫茎牛膝甾酮，尚含多糖类、氨基酸、生物碱类、香豆素类；根含大量钾盐及甜菜碱、蔗糖等。

性味功能：苦、酸，平。活血通经，散瘀消肿。

侗医主治：妇女闭经。

用药方法：取交者神根 25 克用公鸡 1 只炖服。隔日 1 次，服 3 ~ 4 天。

46. 凶松　Xongk Sems

地方名：酸汤杆、黄药棍、金不换、酸筒杆、酸汤管。

基源及拉丁学名：蓼科植物虎杖 polygonum cuspidatum Siebold. & Zucc. 的根茎。

形态：多年生灌木状草本，无毛，高 1 ~ 1.5 米。根状茎横走，木质化，外皮黄褐色。茎直立，丛生，中空，表面散生红色或紫红色斑点。叶片宽卵状椭圆形或卵形，长 6 ~ 12 厘米，宽 5 ~ 9 厘米，顶端急尖，基部圆形或阔楔形；托叶鞘褐色，早落。花单性，雌雄异株，圆锥花序腋生；花梗细长，中部有关节，上部有翅；花被 5 深裂，裂片 2 轮，外轮 3 片结果时增大，背部生翅；雄蕊 8；花柱 3 裂，柱头鸡冠状，瘦果椭圆形，有 3 棱，黑褐色，光亮。花期 6 ~ 7 月，果期 9 ~ 10 月。

生长环境：山沟、村边、路旁潮湿处。

采集：春、秋二季采挖，除去须根，洗净，趁鲜切短段或厚片，晒干。

分布：广西、湖南、湖北、贵州、云南等地。

现代研究：含游离蒽醌及蒽配苷类衍生物大黄素、大黄素甲醚、大黄酚。虎杖苷即白藜芦醇 3-O-β-D-葡萄糖苷，又含原儿茶酸，右旋儿茶精，2，5—二甲基-7-羟基色酮，7-羟基-4-甲氧基-5-甲基香豆精，β-谷甾醇葡萄糖苷以及葡萄糖，多糖，氨基酸和铜、铁、锰、锌、钾及钾盐等。药理作用：①有较好的抗菌作用。②有较强的抗病毒作用，对多种病毒株有抑制作用。③虎杖煎剂对钩端螺旋体有杀灭作用。④虎杖粗品及白藜芦醇苷粗品（1%）及精品（0.5%）均有镇咳作用。⑤虎杖煎剂能对抗组织胺引起的气管收缩，但平喘强度不如安茶碱，对乙酰胆碱引起的气管收缩则无效。⑥所含大黄素对胃肠道功能有调节作用。⑦有保肝利胆作用。⑧蒽醌对麻醉兔有明显降压作用。⑨白藜芦醇苷和白藜芦醇有降血脂作用。⑩白藜芦醇苷动物试验证明有扩张细动脉的作用。同时又能增加心搏量和增加脉压差，有利于改善微循环。白藜芦醇苷可明显抑制花生四烯酸和 ADP 诱导的兔血小板聚集和血栓素 B_2 的产生，⑪对 Ca_2+ 诱导的血小板聚集亦有一定的抑制作用。⑫煎剂对艾氏腹水癌有抑制作用。大黄素对小鼠肉瘤 S-180、肝癌、乳腺癌、艾氏腹水癌、淋巴肉瘤、小鼠黑色肉瘤及大鼠瓦克癌等 7 个瘤株均有抑制作用。

性味功能：苦、酸，凉。清热利湿，通便解毒，散瘀活血。

侗医主治：火烧伤。

用药方法：取凶松 100 克加水 300 毫升，用火煎至粉浆样浓度（约 100 毫升），先将伤口用食盐温开水洗净，再用煮沸消毒过的鹅、鸭毛醮药液涂搽患处，每日搽 3～4 次。暴露伤口。

47. 马少 Mal saol

地方名：马芹菜。

基源及拉丁学名：菊科植物四季菜 Artemisia lactiflora Wall. 的全草。

形态：多年生草本，高可达 1 米。全体无毛，茎绿色，具棱槽。叶互生，卵形，羽状分裂，具有齿缺的裂片，表面绿色，背面淡绿色，长 1～7 厘米，宽 1～5 厘米。花白色，头状花序多数，聚集成疏散的圆锥状花丛，总苞球形至卵圆形，光滑无毛，花托隆起，球形，着生雌性花和管状花各 10 枚左右。瘦果圆柱。

生长环境：生于山坡林边或灌丛边及路边。

采集：夏秋采收，阴干或晒干。

分布：湖南、贵州、广西等地。

性味功能：辛，凉。清热解毒。

侗医主治：内痔。

用药方法：取马少花 150 克烤干研末用猪油 200 克炒熟内服，每日 1 次，3 天为一疗程。

48. 梅跃 Meix yaop

地方名：枫香树、路路通、大叶枫、鸡爪枫、白胶、九孔子。

基源及拉丁学名：金缕梅科植物枫香树 Liquidambar formosna Hance 的枝叶。

形态：乔木，高达 40 米，小枝有柔毛。叶互生，轮廓宽卵形，掌状 3 裂，边缘有锯齿，掌状脉 3～5 条，托叶红色条形，早落。雄性短穗状花序常多个排成总状，雄蕊多数，花丝不等长，花药比花丝略短。雌性头状花序有花 24～43 朵，花序柄长 3～6 厘米，偶有皮孔，无腺体；萼齿 4～7 个，针形，长 4～8 毫米，子房下半部藏在头状花序轴内，上半部游离，有柔毛，花柱长 6～10 毫米，先端常卷曲。头状果序圆球形，木质，直径 3～4 厘米；蒴果下半部藏于花序轴内，有宿存花柱及针刺状萼齿。种子多数，褐色，多角形或有窄翅。果序较大，径 3～4 厘米，宿存花柱长达 1.5 厘米；刺状萼片宿存。花期 3～4 月，果 10 月成熟。花单性同株，雄花排成茅荑花序，无花瓣，雄蕊多数，顶生，雌花圆头状，悬于细长花梗上，生于雄花下叶腋处；子房半下位，2 室，头状果实有短刺，花柱宿存；孔隙在果面上散放小形种子，果实落地后常收集为中药，名路路通。

生长环境：多生于平地，村落附近，及低山的次生林。

采集：全年可采，去粗皮洗净，鲜用或晒干。

分布：湖南、广西、贵州、云南等地。

性味功能：叶，苦，平。根，苦，温。果，苦，平。有清热解毒、拔毒消肿的作用。

侗医主治：痈肿、疮疡，以及因炎症所致的淋巴结肿大。

用药方法：取五成干的枫香树一根，将一头点火燃烧，然后把燃着的一头放在刀片上，待其熏出一种黑色的胶状油，常称烟焦油，将此油搽在患处周围，1 日 1 ~ 2 次。

侗族称此法为"轮"lunc，即"打刀烟"之意，疗效甚佳。

49. 梅鸟应　Meix yaemx jenc

地方名：野雅春、红楝子、红椿。

基源及拉丁学名：楝科植物野椿树 Toona ciliata M. Roem. 的茎叶。

形态：多年生的落叶乔木，树木可高达 10 多米。叶互生，为偶数羽状复叶，小叶 6 ~ 10 对，叶痕大，长 40 厘米，宽 24 厘米，小叶长椭圆形，叶端锐尖，长 10 ~ 12 厘米，宽 4 厘米，幼叶紫红色，成年叶绿色，叶背红棕色，轻披蜡质，略有涩味，叶柄红色。圆锥花序顶生，下垂，两性花，白色，有香味，花小，钟状，子房圆锥形，5 室，每室有胚珠 3 枚，花柱比子房短，蒴果，狭椭圆形或近卵形，长 2 厘米左右，成熟后呈红褐色，果皮革质，开裂成钟形。6 月开花，10 ~ 11 月果实成熟。

生长环境：生于村边、路旁及房前屋后。

采集：春季采嫩叶，鲜用或晒干。

分布：湖南、广西、贵州等地。

性味功能：微温，苦，无毒。芳香祛邪，散寒行气，软坚消积。

侗医主治：小儿走胎。

用药方法：取梅鸟应茎叶适量置于大锅煮水，上罩蒸笼，将患儿里衣放在笼内熏蒸 1 小时，然后取出衣服晾干，令患儿穿上蒸过的药衣，连穿 7 天七晚为一疗程。

50. 马卡列丙　Mal Kap Liees bienl

地方名：毛秀才、毛羊耳菜、草威灵。

基源及拉丁学名：菊科植物显脉旋复花 Inula nervosa Wall. 的全草。异名：小黑药、葳灵仙（滇南本草）、黑根草灵香、钢脚葳灵、黑威灵、铁脚葳灵、黑升麻、小黑根。

形态：多年生宿根草本，高 20 ~ 110 厘米。根茎粗短，密生多数根；根肉质，暗褐色，粗 2 ~ 5 毫米。根茎部有白色毛茸。茎直立，单生或少数簇生；全部被开展的上部被极密的具疣状基部的黄褐色长硬毛；上部或从中部起有细长分枝。叶互生；叶片椭圆形，披针形或倒披针形，基部叶较小；下部和中部叶长 5 ~ 10 厘米，宽 2 ~ 3.5 厘米，下部渐狭成长柄。边缘从中部以上有浅或明显的锯齿，上部急狭，先端稍尖，两面有基部疣状的糙毛，但叶脉在下面具有开展的长密毛，侧脉 4 对，几乎与下部叶缘平行；上部叶小，无柄。头状花序在枝端单生或少数排列成伞房状，径 1.5 ~ 2.5 厘米，花序梗细长；总苞半球形，长 6 ~ 8 毫米，总苞片 4 ~ 5 层，总苞片下端 2/3 绿色，上端 1/3 紫色；外周舌状花较总苞长 2 倍，舌片白色，长 8 ~ 9 毫米，线状椭圆形；中央管状花花冠黄色，有尖卵圆三角形裂片；冠毛白色，后稍带黄色，长 4 ~ 6 毫米；雄蕊 5，雌蕊 1，子房下位，柱头 2 深裂。瘦果圆柱形；有细沟，被绢毛。花期 7 ~ 10 月，果期 9 ~ 12 月。

生长环境：生长于山坡、路旁或田边。

采集：夏秋采收，洗净，晒干。

分布：湖南、广西、贵州等地。

性味功能：微苦、咸，温。祛风寒，清浊滞，消肿散血，通经活络。

侗医主治：外科跌打损伤，骨折。

用药方法：取马卡列丙根鲜品适量用 30 度白酒浸泡一周后，即可用于跌打损伤（非开放性）外搽，1 日 3 ~ 4 次；或用马卡列丙鲜品全草适量捣烂兑米酒少许，敷于骨折复位处，外用胶布覆盖密封，2 ~ 3 天换药 1 次，直至痊愈。

51. 梅杀　Meix Sas

地方名：地骨皮、杞根、狗奶子根皮、狗地芽皮、红榴根皮。

基源及拉丁学名：茄科植物枸杞 Lycium chinense Mill. 的根皮。

形态：灌木，高 1 ~ 2 米。枝细长，常弯曲下垂，有刺。叶互生或簇生于短枝上，卵状菱形至卵状披针形，长 2 ~ 6 厘米，宽 0.5 ~ 1.7 厘米。花 1 ~ 4 朵簇生于叶腋；花萼钟形，3 ~ 5 裂；花冠漏斗状，淡紫色，5 裂，有缘毛；雄蕊 5，花丝基部密生白色柔毛；子房 2 室。浆果卵形或长椭圆状卵形，长 5 ~ 15 毫米，红色。种子肾形，棕黄色。花期 6 ~ 9 月，果期 7 ~ 10 月。

生长环境：生于山坡、田野向阳干燥处；有人工栽培。

采集：全年采挖，剥取根皮，晒干。

分布：湖南、山西、江苏、浙江、广西、贵州等地。

现代研究：根皮含桂皮酸和多量酚类物质、甜菜碱，尚分离得柯碱 A、枸杞素 A、枸杞素 B、β－谷甾醇、亚油酸、亚麻酸、卅一酸等。药理作用：①用地骨皮的浸剂、酊剂及煎剂给麻醉犬、猫、兔静脉注射均有明显的降压作用，并伴有心率减慢和呼吸加快；给不麻醉大鼠灌胃亦有明显降压作用。②具有降血糖和降血脂作用。③煎剂对伤寒杆菌、甲型副伤寒杆菌与弗氏痢疾杆菌有较强的抑制作用，但对金黄色葡萄球菌无作用；对流感亚洲甲型京科 68 ～ 1 病毒株有抑制其细胞病变作用；对结核杆菌为低效抑菌药物。④地骨皮水提取物、乙醇提取物及乙醚残渣水提取物灌服或注射对人工发热家兔有显著退热作用。

性味功能：甘，寒。清热凉血。

侗医主治：①血淋；②风虫牙痛。

用药方法：① 15 ～ 25 克煎服或鲜品适量加酒捣烂取汁空腹治血淋。②取枸杞根皮适量煎醋漱之，或水煎饮既可。

52. 把闹亚　bav naov yak

地方名：苏叶、赤苏、红紫苏。

基源及拉丁学名：唇形科植物紫苏 Perilla frutescens（L.）的叶。

形态：一年生草本。高 60 ～ 180 厘米，有特异芳香。茎四棱形，紫色、绿紫色或绿色，有长柔毛，以茎节部较密。单叶对生；叶片宽卵形或圆卵形，长 7 ～ 21 厘米，宽 4.5 ～ 16 厘米，基部圆形或广楔形，先端渐尖或尾状尖，边缘具粗锯齿，两面紫色，或面青背紫，或两面绿色，上面被疏柔毛，下面脉上被贴生柔毛；叶柄长 2.5 ～ 12 厘米，密被长柔毛。轮伞花序 2 花，组成项生和腋生的假总状花序；每花有 1 苞片，苞片卵圆形，先端渐尖；花萼钟状，2 唇形，具 5 裂，下部被长柔毛，果时膨大和加长，内面喉部具疏柔毛；花冠紫红色成粉红色至白色，2 唇形，上唇微凹，下唇 3 裂；子房 4 裂，柱头 2 裂。小坚果近球形，棕褐色或灰白色。

生长环境：生于村边路旁、房前屋后、沟边地边，多为人工栽培。

采集：夏秋采茎，大暑前后采叶。阴干或生用。

现代研究：皱紫苏全草含挥发油约 0.5%，内含紫苏醛约 55%，左旋柠檬烯 20% ～ 30% 及 α－蒎烯少量，还含精氨酸、枯酸、矢车菊素－3－（6－对香豆酰－β－D－葡萄糖苷）5－β－D－葡萄糖苷，叶的挥发油中含异白苏烯酮等。药理作用：①紫苏叶的水煎剂对金黄色葡萄球菌有抑制作用，紫苏叶浸膏对真菌有抑菌作用。②紫苏叶煎剂及浸剂 2 克（生药）/ 千克经口给药，对伤寒混合菌苗引起发热的家兔，有微弱的解热作用。③鲜紫苏叶外用确有止血作用。

性味功能：辛，温。发表，散寒，理气，和营。

侗医主治：风寒感冒。

用药方法：10 ～ 15 克煎水兑酒服，1 日 3 次，连服 2 ～ 3 天。

53. 嫩冒　nens Meeux

地方名：狗脊、金丝毛、金毛狮子、金毛狗脊、猴毛头、毛狗儿、黄狗头。

基源及拉丁学名: 蚌壳蕨科植物金毛狗 Cibotium barometz(L.)J. Smith 的根块。

形态: 落叶灌木, 植株较矮小, 高 1 米左右。蔓生, 茎干较细, 外皮灰色, 具短棘, 生于叶腋, 长约 0.5～2 厘米。叶片稍小, 卵形、卵状鞭形、长椭圆形或卵状披针形, 长 2～6 厘米, 宽 0.5～2.5 厘米, 先端尖或钝, 基部狭楔形, 全缘, 两面均无毛。花紫色, 边缘具密缘毛; 花萼钟状, 3～5 裂; 花冠管产和裂片等长, 管之下部急缩, 然后向上扩大成漏斗状, 管部和裂片均较宽; 雄蕊 5, 着生花冠内, 稍短于花冠, 花丁字形着生, 花丝通常伸出。浆果卵形或长圆形, 长 10～15 毫米, 直径 4～8 毫米, 种子黄色。花期 6～9 月, 果期 7～10 月。

生长环境: 生于山坡、田埂或丘陵地带。

采集: 春、秋采挖根部, 洗净泥土, 剥取皮部, 晒干。

分布: 湖南、广西、贵州、云南等地。

性味功能: 苦、甘, 温。补肝肾, 强筋骨, 壮腰膝, 祛风湿。

侗医主治: 诸证出血、刀伤出血。

用药方法: 除去苗茎, 洗净泥沙, 将茸毛适量敷于出血处, 片刻血止。

54. 舍跨　Sedl Lxuap

地方名: 光明草、狗尾巴、阿罗汉草、狗尾草、谷莠子、洗草、犬尾草。

基源及学名: 禾本科植物金色狗尾草 Setaria lutescens （Weig.） F.T.Hubb. 的全草。

形态: 多年生树蕨, 高达 2.5～3 米。根茎平卧, 有时转为直立, 短而粗壮, 带木质, 密被棕黄色带有金色光泽的长柔毛。叶多数, 丛生成冠状, 大形; 叶柄粗壮, 褐色, 基部密被金黄色长柔毛和黄色狭长披针形鳞片; 叶片卵圆形, 长可达 2 米, 3 回羽状分裂; 下部羽片卵状披针形, 长 30～60 厘米, 宽 15～30 厘米, 上部羽片逐渐短小, 至顶部呈狭羽尾状; 小羽片线状披针形, 渐尖, 羽状深裂至全裂, 裂片密接, 狭矩圆形或近于镰刀形, 长 0.5～1 厘米, 宽 2～4 毫米; 亚革质, 上面暗绿色, 下面粉灰色, 叶脉开放, 不分枝。孢子囊群着生于边缘的侧脉顶上, 略成矩圆形, 每裂片上 2～12 枚, 囊群盖侧裂呈双唇状, 棕褐色。

生长环境: 生于山脚沟边及林下阴处酸性土上。

采集: 秋冬采挖, 除去泥沙、细根、叶柄及黄色柔毛后, 切片晒干或鲜用。

分布: 湖南、广西、贵州、浙江、江西等地。

现代研究: 金毛狗脊根茎含淀粉 30% 左右, 狗脊蕨根茎含淀粉为 48.5%, 并含鞣质类; 狗脊含 11 种微量元素, 其中镁、钙、钾、铝的含量较高。实验证明: 金狗毛（狗脊的金色茸毛）对疤痕组织、肝脏、脾脏的损伤出血有肯定的止血作用。亦有报告指出: 狗脊有增加心肌营养血流量的作用。

性味功能: 淡, 凉。解毒消肿, 清肝明目。

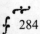

侗医主治：牙痛、痈症、面癣、狗咬伤。

用药方法：①治牙痛：舍跨根 200 克，鸭蛋 3 个煮水，喝汤食蛋；②治痈疮、面癣：舍跨鲜品捣烂外敷；③茎叶捣烂外敷治狗咬伤。

55. 舍们　Sedl menc

地方名：拳头草、还魂草、石打不死、猴子尾。

基源及拉丁学名：卷柏科植物卷柏 Selaginella tamariscina（P. Beauv.）Spring 的全草。

形态：多年生草本，高 5～18 厘米，主茎直立，常单一，茎部着生多数须根；上部轮状丛生，多数分枝，枝上再作数次两叉状分枝。叶鳞状，有中叶与侧叶之分，密集覆瓦状排列，中叶两行较侧叶略窄小，表面绿色，叶边具无色膜质缘，先端渐尖成无色长芒。孢子囊单生于孢子叶之叶腋，雌雄同株，排列不规则，大孢子囊黄色，内有 4 个黄色大孢子。小孢子囊橘黄色，内涵多数橘黄色小孢子。

生长环境：生于向阳山坡或岩石缝内。

采集：全年均可采收，除去须根及泥沙，晒干。

分布：广西、湖南、广东、福建、浙江等地。

现代研究：①抗癌作用：对化学抗癌剂或放射治疗敏感瘤均有效；常用治绒毛膜上皮癌、恶性葡萄胎、鼻癌、肺癌、肝癌。②卷柏炒用具有止血作用。③煎剂对金黄色葡萄球菌有抑制作用。④本品所含的芹菜苷元对平滑肌有中度解痉作用。

性味功能：辛，涩，平。清热利湿，散瘀止痛，止血生肌。

侗医主治：妇女血崩、白带过多、烧烫伤。

用药方法：舍门全草 20 克煎水服，治血崩、白带过多；鲜品适量捣烂外敷治烧烫伤效佳。

56. 化忍　Wap Nyenl

地方名：野株桐、逢仙草、臭八宝、大红袍、矮童子、臭草、鸡虱草、大红花、臭枫根。

基源及拉丁学名：马鞭科植物臭牡丹 Clerodendron bungei Stend. 的根。

形态：小灌木。嫩枝稍有柔毛，枝内白色中髓坚实。叶宽卵形或卵形，有强烈臭味，长 10～20 厘米，宽 5～15 厘米，边缘有锯齿。聚伞花序紧密，顶生，花冠淡红色或红色、紫色，有臭味。核果倒卵形或卵形，直径 0.8～1.2 厘米，成熟后蓝紫色。

生长环境：生于山坡、林缘或沟旁。

采集：全年可采挖，洗净，鲜用或切段晒干。

分布：湖南、广西、贵州、云南等地。

现代研究：臭牡丹叶和茎含有琥珀酸、茴香酸、香草鞋酸、乳酸镁、硝酸钾和麦芽醇。试验表明，对金黄色葡萄球菌、酵母菌、副伤寒甲型杆菌有较强的抑制作用，对伤寒、副伤寒乙型杆菌、大肠杆菌也有一定的抑制作用。

性味功能：辛，温，有小毒。消肿解毒，祛风除湿，健胃除痹，养血平肝，消痔提肛。

侗医主治：营养不良性水肿、脱肛。

用药方法：①治营养不良性水肿：化忍根 50 克炖猪脚吃，每周 2 次，连吃 3 个猪脚；②治脱肛：化忍根 50 克煮猪大肠吃，每日 1 次，连服 5 ~ 7 天。

57. 广舍铁　Gonr Seev Kmedp

地方名：凤交尾、苍蝇翼、鱼串草、三叶公母草、夜关门、化食草。

基源及拉丁学名：豆科植物截叶铁扫帚 Lespedeza cuneata（Dum. Cours）G. Don 的全草。

形态：直立小灌木，高 30 ~ 100 厘米，分枝有白色短柔毛。叶互生，3 出复叶，小叶 3 片，长圆形，长 10 ~ 30 毫米，宽 2 ~ 5 毫米，顶端截形，微凹，有短尖，基部楔形，上面无毛，下面密生白色柔毛，侧生小叶较小；叶柄长约 10 毫米，有柔毛；托叶条形。花单生，有 2 ~ 4 朵丛生于叶腋，无关节；小苞片 2 枚，狭卵形，生于萼筒下；蝶形花，花萼浅杯状，萼齿 5，披针形，有白色短柔毛；花冠白色至淡红色，旗瓣长约 7 毫米，翼瓣与旗瓣近等长，龙骨瓣稍长于旗瓣，均具爪；雄蕊 10 枚，2 体；雌蕊线形，花柱细长，弯曲。荚果斜卵圆形。种子肾圆形，赭褐色。花期 6 ~ 9 月，果期 9 ~ 11 月。

生长环境：生于荒野、丘陵、山坡、路旁。

采集：夏秋挖根及全株，洗净切碎，晒干。

分布：湖南、广西、贵州、山东、河南等省。

性味功能：甘、微苦，平。消热利湿，消食除积，祛痰止咳。

侗医主治：小儿疳积腹泻。

用药方法：全草 50 ~ 100 克煮鸡蛋吃，连服 3 天为一疗程。

58. 叫硬瓜　jaol enl guas

地方名：硬筋藤、铁线草。

基源及拉丁学名：海金沙科植物海金沙 Lygodium japonicum（Thunb.）Sw. 的全草。

形态：多年生攀缘草本。根茎细长，横走，黑褐色或栗褐色，密生有节的毛。茎无限生长；叶多数生于短枝两侧，短枝长 3 ~ 8 毫米，顶端有被毛茸的休眠小芽。

叶2型，纸质，营养叶尖三角形，2回羽状，小羽片宽3～8毫米，边缘有浅钝齿；孢子叶卵状三角形，羽片边缘有流苏状孢子囊穗。孢子囊梨形，环带位于小头。孢子期5～11月。

生长环境：生于山坡草丛或灌木丛中。

采集：秋季孢子未脱落时采割藤叶，晒干，搓揉或打下孢子，除去茎叶。

分布：湖南、广西、广东、浙江、贵州等地。

现代研究：含反式对香豆酸、咖啡酸，亦含脂肪油、氨基酸、黄酮等。从其水溶性成分中尚分离得海金沙素。药理作用：①实验表明海金沙制剂给麻醉犬注射后，其输尿管蠕动频率明显增加，输尿管上段腔内压力明显升高，提示海金沙有促进排石作用。②有利胆作用。③有一定的抗菌作用。

性味功能：甘、寒。清热解毒，利尿。

侗医主治：毒蛇咬伤、尿路结石。

用药方法：叫硬瓜全草30克煮水吃，治毒蛇咬伤；全草适量泡开水当茶喝，治尿路结石。

59. 舍能　Seel Naens

地方名：灯笼草、背笼草、广谷草、锣槌草、东风草、铁色草、大头花、棒槌草。

基源及拉丁学名：唇形科植物夏枯草 Brunella Vulgaris L. 的花球。

形态：多年生草本，高13～40厘米。茎直立，常带淡紫色，有细毛。叶卵形或椭圆状披针形，长1.5～5厘米，宽1～2.5厘米，全缘或疏生锯齿。轮伞花序顶生，呈穗状；苞片肾形，基部截形或略呈心脏形，顶端突成长尾状渐尖形，背面有粗毛；花萼唇形，前方有粗毛，后方光滑，上唇长椭圆形，3裂，两侧扩展成半披针形，下唇2裂，裂片三角形，先端渐尖；花冠紫色或白色，唇形，下部管状，上唇作风帽状，2裂，下唇平展，3裂；雄蕊4，2强，花丝顶端分叉，其中一端着生花药；子房4裂，花柱丝状。小坚果褐色，长椭圆形，具3棱。花期5～6月。果期6～7月。

生长环境：生长在荒地或路旁草丛中。

采集：夏季当果穗半枯时采下，晒干。

分布：湖南、广西、广东、贵州等地。

现代研究：夏枯草全草含有以齐敦果酸为苷元的三萜皂苷，尚含有芸香苷、金丝桃苷等苷类物质，亦含有熊果酸、咖啡酸及游离的齐敦果酸等有机酸；尚含维生素 B_1、维生素 C、维生素 K、胡萝卜素、树脂、苦味质、鞣质、挥发油、生物碱及氯化钾等无机盐。花穗中含飞燕草素和矢车菊素的花色苷、d-樟脑、d-小茴香酮、熊果酸。夏枯草煎剂（浓度为1：10万～1：100万）能使离体兔心和离体蛙心收缩幅度增大，但浓度增大（1：20～1：50）则使收缩幅度变小。

50%的夏枯草煎剂对蟾蜍下肢血管有扩张作用。体外实验表明：夏枯草煎剂对痢疾杆菌、伤寒杆菌、霍乱弧菌、大肠杆菌、变形杆菌、绿脓杆菌和葡萄球菌、链球菌及人型结核杆菌均有一定抑制作用。

性味功能：苦，辛，寒。清肝明目，清热散结。

侗医主治：狗咬伤。

用药方法：鲜品适量嚼烂敷患处。

60. 梅爽盘　Meix Sonr Banc

地方名：柿子椒、斋粑树、馒头果、水金瓜、野南瓜、红橘仔、地金瓜、血木瓜、金骨风、野毛渣、鸡木椒、野盘桃、野北瓜子、磨盘树子、山金瓜、刀豆子、周身松。

基源及拉丁学名：大戟科植物算盘子 Glochidion puberum（L.）Hutch 的果实及根。

形态：灌木，高 1 ~ 2 米。小枝有灰色或棕色短柔毛。叶互生，长椭圆形或椭圆形，长 3 ~ 5 厘米，宽达 2 厘米，尖头或钝头，基部宽楔形，上面橄榄绿色或粉绿色，下面稍带灰白色，叶脉有密生毛，叶柄长 1 ~ 2 毫米。花小，单性，雌雄同株或异株，无花瓣，1 至数朵簇生叶腋，常下垂；下部叶腋生雄花，近顶部叶腋生雌花和雄花，或纯生雌花：萼片 6，分内外 2 轮排列：雄蕊 3；雌花子房通常 5 室，花柱合生。蒴果扁球形，直径 12 ~ 16 毫米，顶上凹陷，外有纵沟。花期 5 ~ 6 月，果期 8 ~ 9 月。

生长环境：生于山坡灌丛中。

采集：根全年可采，切片晒干；果实、叶夏秋采集，晒干。

分布：湖南、广西、广东、贵州、江苏等地。

性味功能：苦，凉，有小毒。清热解毒，解热止痛。

侗医主治：腹痛。

用药方法：梅伞盘根 20 ~ 30 克煮水服，1 日 3 次。（需结合治疗原发病）。

61. 七把一化　Jedp bar yeal Vap

地方名：金线重楼、灯台七、白河车、枝花头、海螺七、铁灯台、蚤休、草河车、螺丝七、七叶一枝花。

基源及拉丁学名：百合科重楼属植物华重楼 Paris polyphylla Sm. var chinensis（Franch.）Hara. 的根块。

形态：多年生草本，高 30 ~ 100 厘米。茎直立。叶 5 ~ 8 片轮生于茎顶，叶片长圆状披针形、倒卵状披针形或倒披针形，长 7 ~ 17 厘米，宽 2.5 ~ 5 厘米。花梗从茎顶抽出，通常比叶长，顶生一花，宽 1 ~ 1.5 毫米，长为萼片的 1/3 至近等长；雄蕊 8 ~ 10，花药长 1.2 ~ 2 厘米。蒴果球形。花期 5 ~ 7 月，果期 8 ~ 10 月。果实为蒴果。

生长环境：生于山坡林下荫处或沟边的草丛阴湿处。

采集：全年可采，切片，晒干或生用。

分布：湖南、广西、贵州、江西、福建等地。

现代研究：七叶一枝花水浸剂和煎剂在体外对伤寒杆菌、甲型副伤寒杆菌、志贺和福氏痢疾杆菌均有抑制作用，生药水浸剂比煎剂抗菌作用强。醇提取物给小鼠灌胃，可减少小鼠自发活动，有明显的镇静作用。小鼠灌服煎剂有明显止咳作用（二氧化硫引咳法），但无祛痰作用（酚红法）。

性味功能：苦，寒，有小毒。清热解毒，消肿止痛。

侗医主治：毒蛇咬伤、无名肿毒。

用药方法：根块适量，磨水外搽，1 日 3 ~ 5 次。

62. 叫洞 jaol dongc

地方名：野洋桃、白毛桃、藤粒果、布冬子。

基源及拉丁学名：猕猴桃科植物猕猴桃 Actinidia eriantha Benth. 的根、叶。

形态：落叶藤本；枝褐色，有柔毛，髓白色，层片状。叶近圆形或宽倒卵形，顶端钝圆或微凹，很少有小突尖，基部圆形至心形，边缘有芒状小齿，表面有疏毛，背面密生灰白色星状绒毛。花开时乳白色，后变黄色，单生或数朵生于叶腋。萼片 5，有淡棕色柔毛；花瓣 5 ~ 6，有短爪；雄蕊多数，花药黄色；花柱丝状，多数。浆果卵形成长圆形，横径约 3 厘米，密被黄棕色有分枝的长柔毛，花期 5 ~ 6 月，果熟期 8 ~ 10 月。

生长环境：生于山坡林缘或灌丛中。

采集：根全年可采，秋季采收成熟果实，洗净鲜用或晒干。

分布：湖南、广西、贵州、云南、四川等地。

性味功能：果，酸、甘，寒。根茎，苦、寒。去毒，消肿。

侗医主治：水肿、消化不良、胎盘滞留。

用药方法：①根 20 ~ 30 克水煎服治水肿；根 50 克捣烂开水泡服治胎盘带留。②干果 100 克水煎当茶饮治消化不良。

63. 快 Kuaik

地方名：大麻。

基源及拉丁学名：桑科植物大麻 Cannabis sativa L. 的种仁。

形态：一年生草本，高 1 ~ 3 米。茎直立，表面有纵沟，密被短柔毛，皮层富含纤维，基部木质化。掌状叶互生或下部对生，全裂，裂片 3 ~ 11 枚，披针形至条状披针形，两端渐尖，边缘具粗锯齿，上面深绿色，有粗毛，下面密被灰白色毡毛；叶柄长 4～15 厘米，被短绵毛；托叶小，离生，披针形。花单性，雌雄异株；雄花序为疏散的圆锥花序，顶生或腋生；雄花具花被片 5，雄蕊 5，花丝细长，花药大；雌花簇生于叶腋，绿黄色，每朵花外面有一卵形苞片，花被小膜质，雌蕊 1；子房圆球形，花柱呈二歧。瘦果卵圆形，长 4～5 毫米，质硬，灰褐色，有细网状纹，为宿存的黄褐色苞片所包裹。花期 5～6 月，果期 7～8 月。

生长环境：全国各地有栽培。

采集：秋季果实成熟时采收，除去杂质，晒干。

分布：湖南、贵州、广西、广东、云南等地。

现代研究：大麻种子含脂肪油约 30%。油的脂肪酸，饱和的为 4.9%～9.5%；不饱和的脂肪酸中，油酸约为 12%，亚油酸 53%，亚麻酸 25%；油中含有大麻酚，亦含植酸，种仁中含率为 1%，较叶、茎、芽中含率为高；另含微量生物碱，有毒蕈碱、葫芦巴碱、胆碱等；并含有葡萄糖醛酸、甾醇、卵磷脂及维生素 E_2、维生素 B_1 等。本品能刺激肠黏膜，使分泌增加，蠕动加快，减少大肠吸收水分，有泻下作用。火麻仁酊剂去酒精做成乳剂，注入麻醉猫十二指肠 2 克／千克（生药量），半小时后血压开始缓慢下降，2 小时后约降至原来水平的一半左右，然心率和呼吸未见显著变化。正常大鼠灌服，血压也有显著下降。

性味功能：甘，平。润燥，滑肠。

侗医主治：便秘。

用药方法：种仁 9～15 克研末，温开水吞服。

64. 劳岑 Laol jenc

地方名：地蜂子、毛猴子、独脚伞、三爪金、地蜘蛛、铁枕头。

基源及拉丁学名：蔷薇科植物三叶委陵菜 Potentilla freyniana Bornm. 的根或全草。

形态：多年生草本，高约 30 厘米。主根短而粗，状如蜂子，须根多数。茎细长柔软，有时呈匍匐状；有柔毛。3 出复叶；基生叶的小叶椭圆形、矩圆形或斜卵形，长 1.5～5 厘米，宽 1～2 厘米，基部楔形，边缘有钝锯齿，近基部全缘，下面沿叶脉处有较密的柔毛；叶柄细长，有柔毛；茎生叶小叶片较小，叶柄短或无；托叶卵形，被毛。

生长环境：生于向阳山坡或路边草丛中。

采集：夏季采收开花的全草，晒干。

分布：湖南、四川、河北、广西、江苏、浙江等地。

性味功能：苦、涩，凉。退热去毒，止血止痛。

侗医主治：病毒性肠炎。

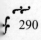

用药方法：根 9 ~ 15 克研末，温开水 1 次吞服，1 日 2 ~ 3 次，连服 3 日。

65. 酱补龙　Gangp buc naemx

地方名：大叶菖蒲、水菖蒲、泥菖蒲、白菖蒲。

基源及拉丁学名：天南星科植物菖蒲 Acorus calamus L 的根状茎。

形态：多年水生草本植物。有香气，根状茎横走，粗壮，稍扁，直径 0.5 ~ 2 厘米，有多数不定根（须根）。叶基生，叶片剑状线形，长 50 ~ 120 厘米，或更长，中部宽 1 ~ 3 厘米，叶基部成鞘状，对折抱茎，中部以下渐尖，中脉明显，两侧均隆起，每侧有 3 ~ 5 条平行脉；叶基部有膜质叶鞘，后脱落。花茎基出，扁三棱形，长 20 ~ 50 厘米，叶状佛焰苞长 20 ~ 40 厘米。肉穗花序直立或斜向上生长，圆柱形，黄绿色，长 4 ~ 9 毫米，直径 6 ~ 12 厘米；花两性，密集生长，花被片 6 枚，条形，长 2.5 毫米，宽 1 毫米；雄蕊 6 枚，稍长于花被，花丝扁平，花药淡黄色；子房长圆柱形，长 3 毫米，直径 1.2 毫米，顶端圆锥状，花柱短，胚珠多数。浆果红色，长圆形，有种子 1 ~ 4 粒。花期 6 ~ 9 月，果期 8 ~ 10 月。

生长环境：生于池塘、湖泊岸边浅水区，沼泽地或池子中。

采集：8 ~ 9 月采挖根茎，除去茎叶及细根，晒干。

分布：湖南、广西、湖北、贵州等地。

性味功能：辛、苦，温。开窍化痰，辟秽杀虫。

侗医主治：头痛。

用药方法：鲜品适量，捣烂外敷。

66. 候报罢　Oux baol bas

地方名：薏珠子、回回米。

基源及拉丁学名：禾本科植物薏苡 Coix lacryma-jobi L. var. ma-yuen 的仁。

形态：一年生或多年生草本。植株高 1.5 米，茎直立粗壮，有 10 ~ 12 节，节间中空，基部节上生根。叶互生，呈纵列排列；叶鞘光滑，与叶片间具白色薄膜状的叶舌，叶片长披针形，长 10 ~ 40 厘米，宽 1.5 ~ 3 厘米，先端渐尖，基部稍鞘状包茎，中脉明显。总状花序，由上部叶鞘内成束腋生，小穗单性；花序上部为雄花穗，每节上有 2 ~ 3 个小穗，上有 2 个雄小花，雄花有雄蕊 3 枚（雌蕊在发育过程中退化）；花序下部为雌花穗，包藏在骨质总苞中，常 2 ~ 3 小穗生于一节，雌花穗有 3 个雌小花，其中一花发育，子房有 2 个红色柱头，伸出包鞘之外，基部有退化雄蕊 3。颖果成熟时，外面的总苞坚硬，呈椭圆形。种皮红色或淡黄色，种仁卵形，长约 6 毫米，直径为 4 ~ 5 毫米，背面为椭圆形，腹面中央有沟，内部胚和胚乳为白色、蠕性。

生长环境：生于河边、溪流边或阴湿河谷中。

采集：夏、秋采收，晒干生用或炒用。

分布：湖南、湖北、广西、广东、贵州等地。

现代研究：含蛋白质、脂肪、淀粉、糖类、维生素 B_1. 薏苡素、薏苡仁酯和亮氨酸、赖氨酸、精氨酸、酪氨酸等氨基酸。薏苡有解热、镇静、镇痛和抑制骨骼肌收缩的作用。一些提取物对动物艾氏腹水癌、肉瘤 180、子宫颈癌有一定抑制作用，并对细胞免疫、体液免疫有促进作用。

性味功能：甘、淡，凉。补体退热。

侗医主治：肝硬化腹水。

用药方法：候报罢仁 30 克，加糯米煮粥兑白蜂蜜分 3 次服，连服半月为一疗程。

67. 梅松鬼　Meix sems guedl

地方名：大接骨丹、公道老、马尿骚。

基源及拉丁学名：忍冬科植物接骨木 Sambucus williamsii Hance 的全草。

形态：薄叶灌木或小乔木，高达 6 米。老枝有皮孔，淡黄棕色。奇数羽状复叶对生，小叶 2～3 对，有时仅 1 对或多达 5 对，托叶狭带形或退化成带蓝色的突起；侧生小叶片卵圆形、狭椭圆形至倒长圆状披针形，长 5～15 厘米，宽 1.2～7 厘米，先端尖，渐尖至尾尖，基部楔形或圆形，边缘具不整齐锯齿，基部或中部以下具 1 至数枚腺齿，最下一对小叶有时具长 0.5 厘米的柄，顶生小叶卵形或倒卵形，先端渐尖或尾尖，基部楔形，具长约 2 厘米的柄，揉碎后有臭气。花与叶同出，圆锥聚伞花序顶生，长 5～11 厘米，宽 4～14 厘米；具总花梗，花序分枝多成直角开展；花小而密；萼筒杯状，长约 1 毫米，萼齿三角状披针形，稍短于萼筒；花冠蕾时带粉红色，开后白色或淡黄色，花冠辐状，裂片 5，长约 2 毫米；雄蕊与花冠裂片等长，花药黄色；子房 3 室，花柱短，柱头 3 裂。浆果状核果近球形，直径 3～5 毫米，黑紫色或红色；分核 2～3 颗，卵形至椭圆形，长 2.5～3.5 毫米，略有皱纹。花期 4～5 月，果期 9～10 月。

生长环境：生长于向阳山坡或栽培于庭园。

采集：全年可采，洗净，晒干。

分布：湖南、广西、贵州、云南、四川等地。

性味功能：甘、苦，平。疗痹止痛，祛风除湿，接骨续筋。

侗医主治：跌打损伤，解毒疗疮，止痒除疹。

用药方法：全草 25～50 克煮水内服，外洗 1 日 3 次，连续 5～7 日。

68. 把哀　Bar ngaih

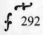

地方名：艾叶、艾蒿、家艾。

基源及拉丁学名：菊科植物艾 Artemisia argyi H.Lev. & Vaniot 的干燥叶。

形态：多年生草本，高 45 ~ 120 厘米。茎直立，圆形，质硬，基部木质化，被灰白色软毛，从中部以上分枝。单叶，互生；茎下部的叶在开花时即枯萎；中部叶具短柄，叶片卵状椭圆形，羽状深裂，裂片椭圆状披针形，边缘具粗锯齿，上面暗绿色，稀被白色软毛，并密布腺点，下面灰绿色，密被灰白色绒毛；近茎顶端的叶无柄，叶片有时全缘完全不分裂，披针形或线状披针形。花序总状，顶生，由多数头状花序集合而成；总苞苞片 4 ~ 5 层，外层较小，卵状披针形，中层及内层较大，广椭圆形，边缘膜质，密被绵毛；花托扁平，半球形，上生雌花及两性花 10 余朵；雌花不甚发育，长约 1 厘米，无明显的花冠；两性花与雌花等长，花冠筒状，红色，顶端 5 裂；雄蕊 5 枚，聚药，花丝短，着生于花冠基部；花柱细长，顶端 2 分叉，子房下位，1 室。瘦果长圆形。花期 7 ~ 10 月。

生长环境：生于路旁、草地、荒野等处。

采集：春、夏二季，花未开、叶茂盛时采摘，晒干或阴干。

分布：湖南、广西、贵州、云南、广东等地。

现代研究：艾含挥发油，为多成分混合物，经分离鉴定的有：萜品烯醇 -4.β- 石竹烯、蒿醇、芳樟醇、樟脑、龙脑、桉油素以及水芹烯、荜澄茄烯、侧柏醇等。体外对炭疽杆菌、α- 溶血链球菌、B- 溶血链球菌、白喉杆菌、假白喉杆菌、肺类双球菌、金黄色葡萄球菌、柠檬色葡萄球菌、白色葡萄球菌、枯草杆菌等 10 种革兰氏阳性嗜气菌皆有抗菌作用。对大肠杆菌、伤寒杆菌、副伤寒杆菌、福氏痢疾杆菌等有抑菌作用。

性味功能：甘、辛，温。温经止血，散寒除湿。

侗医主治：便秘。

用药方法：把哀干叶 15 克浸泡 90 毫升开水中半小吋，待沉淀后取上面清液 1 次服，习惯性便秘宜长期泡艾叶当茶饮。

69. 梅登高　Meix demh gaos

地方名：桑叶。

基源及拉丁学名：桑科植物桑 Morus alba L. 的叶。

形态：落叶灌木或小乔木，高 3 ~ 10 米。树皮灰白色，有条状浅裂；根皮黄棕色，纤维性强。单叶互生，叶片卵形或宽卵形，长 5 ~ 20 厘米，宽 4 ~ 10 厘米，顶端渐尖或锐尖，基部圆形或近心形，边缘有粗锯齿或圆齿，有时不规则分裂；基出脉 3 条与细脉交织成网状。花单性，雌雄异株；雌雄花序均排列成穗状菜荑花序，腋生；雄花序下垂，雄花具花被片 4，雄蕊 4 枚，中央有不育的雌蕊；雌花具花被片 4，基部合生，柱头 2 裂。瘦果，多密集成一卵圆形或长圆形的聚合果，肉质，黑紫色或红色。种子小。花期 4 ~ 5 月，果期 5 ~ 6 月。

生长环境：生于丘陵、山坡、村旁、田野等处。

采集：10 ~ 11 月采收，除去杂质，晒干。

分布：湖南、广西、贵州、湖北等地。

性味功能：甘、辛，寒。疏散风热，清肝明目。

侗医主治：须眉脱落症。

用药方法：梅登高鲜品 7 片，频频搽洗患处，连用 3 个月为一疗程。

70. 梅丹本　Meix damh bedl

地方名：鸦胆子。

基源及拉丁学名：蔷薇科樱桃属植物杏 Prunus armeniaca L. 的仁。

形态：杏落叶小乔木，高 4 ~ 10 厘米；树皮暗红棕色，纵裂。单叶互生，叶片圆卵形或宽卵形，长 5 ~ 9 厘米，宽 4 ~ 8 厘米。春季先叶开花，花单生枝端，着生较密，稍似总状；花几无梗，花萼基部成筒状，外面被短柔毛，上部 5 裂；花瓣 5，白色或浅粉红色，圆形至宽倒卵形；雄蕊多数，着生萼筒边缘；雌蕊单心皮，着生萼筒基部。核果圆形，稀倒卵形，直径 2.5 厘米以上。种子 1，心状卵形，浅红色。花期 3 ~ 4 月，果期 6 ~ 7 月。

生长环境：生于干燥向阳、丘陵、灌木林或杂木林下。

采集：6 ~ 7 月采摘，晒干。

分布：湖南、湖北、河南、河北等地。

性味功能：甘、温，有小毒。止咳平喘，宣肺润肠。

侗医主治：鸡眼。

用药方法：适量捣烂用饭粒拌匀贴敷患处，外用胶布固定，每日换药 1 次，连贴 3 ~ 5 次。

71. 马呢略　Mal nyedx nyoh

地方名：田边菊、路边菊、泥鳅串、蓑衣莲。

基源及拉丁学名：菊科马兰属植物马兰 Kalimeris indica（L）Sch.-Bip. 的全草或根。

形态：多年生草本，地下有细长根状茎，匍匐平卧，白色有节。初春仅有基生叶，茎不明显，初夏地上茎增高，基部绿带紫红色，光滑无毛。单叶互生近无柄，叶片倒卵形、椭圆形至披针形。秋末开花，头状花序。瘦果扁平倒卵状，冠毛较少，弱而易脱落。茎直立，高 30 ~ 80 厘米。茎生叶披针形，倒卵状长圆形，长 3 ~ 7 厘米，宽 1 ~ 2.5 厘米，边缘中部以上具 2 ~ 4 对浅齿，上部叶小，全缘。头状花序呈疏伞房状，总苞半球形，直径 6 ~ 9 毫米，总苞片 2 ~ 4 层。

边花舌状，紫色；内花管状，黄色。

生长环境：生于村边、路旁、田野处。

采集：夏、秋季采全草，洗净鲜用或晒干用。

分布：湖南、广西、贵州、云南、广东、福建等地。

性味功能：辛、苦，寒。退热去毒，散瘀止血。

侗医主治：眼外伤。

用药方法：鲜叶适量捣烂外敷患处；根 25 ～ 30 克煎水内服，1 日 3 次。

72. 骂卡坝　Mal kap bav

地方名：石荷叶、狮子草、耳聋草、金线吊芙蓉。

基源及拉丁学名：虎耳草科植物虎耳草 Saxifraga stolonifera Meerb. 的全草。

形态：多年生小草本，冬不枯萎。根纤细；匍匐茎细长，紫红色，有时生出叶与不定根。叶基生，通常数片；叶柄长 3 ～ 10 厘米；叶片肉质，圆形或肾形，直径 4 ～ 6 厘米，有时较大，基部心形或平截，边缘有浅裂片和不规则细锯齿，上面绿色，常有白色斑纹，下面紫红色，两面被柔毛。花茎高达 25 厘米，直立或稍倾斜，有分枝；圆锥状花序，轴与分枝、花梗被腺毛及绒毛；苞片披针形，被柔毛；萼片卵形，先端尖，向外伸展；花多数，花瓣 5，白色或粉红色下方 2 瓣特长，椭圆状披针形，长 1 ～ 1.5 厘米，宽 2 ～ 3 毫米，上方 3 瓣较小，卵形，基部有黄色斑点；雄蕊 10，花丝棒状，比萼片长约 1 倍，花药紫红色；子房球形，花柱纤细，柱头细小。蒴果卵圆形，先端 2 深裂，呈喙状。花期 5 ～ 8 月，果期 7 ～ 11 月。

生长环境：生于林下、灌丛、草甸和阴湿岩石旁。

采集：全年可采；但以花后采者为好，洗净，晒干。

分布：湖南、广西、贵州、云南、河北等地。

现代研究：含岩白菜素、槲皮苷、槲皮素、没食子酸、原儿茶酸、琥珀酸和甲基延胡索酸。茎含儿茶酚。根含挥发油。离体蛙心滴加虎耳草压榨的鲜汁滤液或 1 ：1 乙醇提取液 0.01 毫升，均显示一定强心作用。提取液去钙后对心脏仍有兴奋作用，但较去钙前弱。本品强心作用较氯化钙发生慢，持续时间较长。麻醉犬及清醒兔静脉注射虎耳草乙醇提取液 1 毫升 / 千克，呈现明显利尿作用。将提取液中所含苷类破坏后，仍有一定利尿作用。

性味功能：苦、辛，寒。退热去毒。

侗医主治：中耳炎。

用药方法：鲜品适量揉汁滴患耳，每日 2 ～ 3 次，连滴 5 ～ 7 天。

73. 骂登鸦　Mal dinl kgal

地方名：摆子药、起泡草、鸭板脚、野芹菜。

基源及拉丁学名：毛茛科植物毛茛 Ranunculus japonicus Thunb. 的全草。

形态：一年生或多年生草本，陆生，有时水生，少灌木或木质藤本。单叶，掌状裂，或为复叶，通常互生或基生，少对生。无托叶。气孔器无规则型。花两性。花瓣有或无，或特化为有蜜腺囊的花瓣状。雄蕊通常多数，离生，螺旋排列，有时有退化雄蕊，花药纵裂。胚珠多数，倒生或横生。胚乳核型。瘦果，少浆果或蒴果。种子有胚乳。

生长环境：生于山沟林下阴湿处或水田边。

采集：夏秋采收，洗净阴干或鲜用。

分布：湖南、广西、贵州、福建、广东等地。

性味功能：辛、微苦，温。有毒。除寒利水，止痛杀虫。

侗医主治：疟疾。

用药方法：鲜品适量捣烂敷手腕内关穴（男左女右），起水泡立即去药。

74. 骂够爵　Mal kgoux jos

地方名：糯米草、红石薯、鸟蛇草、小粘药、生扯拢。

基源及拉丁学名：荨麻科蔓苎麻属植物糯米团 Memorialis hirta（Blume ex Hassk.）Wedd. 的全草。

形态：多年生草本，茎匍匐或倾斜，有柔毛。叶对生，长卵形成卵状披针形，长 3～10 厘米，宽 1～4 厘米，顶端钝尖，基部浅心形，全缘，表面密生点状钟乳体和散生柔毛，背面叶脉上有柔毛，基脉 3 出，直达叶尖汇合。花雌雄同株，形小，淡绿色，簇生于叶腋。瘦果卵形，黑色，完全为花被管所包裹。花果期 7～9 月。

生长环境：生于山坡；林下及沟边潮湿处。

采集：秋季采根，洗净晒干或碾粉；茎叶随时可采。

分布：湖南、贵州、广西、江苏、江西、浙江等地。

性味功能：淡，平。化食健脾，利湿消肿，清热去毒。

侗医主治：水肿病。

用药方法：15～30 克煎水内服，1 日 3 次，连服 7 天。鲜品适量捣烂外敷，每日换药 1 次。

75. 骂淹力　Mal kgoux liuih

地方名：地胡椒、落地珍珠、食虫草、茅膏菜。

基源及拉丁学名：茅膏菜科植物茅膏菜 Drosera peltata Smith.var. lunata （Buch. Ham）slarke 的全草。

形态：根生叶较小，圆形；茎生叶互生，有细柄，长约 1 厘米；叶片弯月形，横径约 5 毫米，基部呈凹状，边缘及叶面有多数细毛，分泌黏液，有时呈露珠状，能捕小虫。短总状花序，着生枝梢；花细小；萼片 5，基部连合，卵形，有不整齐的缘齿，边缘有腺毛；花瓣 5，白色，狭长倒卵形，较萼片长，具有色纵纹；雄蕊 5，花丝细长；雌蕊单一，子房上位，1 室，花柱 3，指状 4 裂。蒴果室背呈开裂状。种子细小，椭圆形，有纵条。花期 5 ~ 6 月。

生长环境：生于山坡、溪边草丛、灌丛和疏林下。

采集：5 ~ 6 月采收，鲜用或晒干。

分布：湖南、广西、广东、贵州、江苏、四川、云南等地。

性味功能：甘，温，有毒。搜风活血，解毒止痛。

侗医主治：毒蛇咬伤。

用药方法：鲜品适量，捣烂外敷。

76. 美蜡　Meix labx

地方名：冬青子、爆格蚤。

基源及拉丁学名：木犀科植物女贞 Ligustrum lucidum W.T.Aiton 的果实、叶。

形态：常绿灌木或小乔木，一般高 6 米左右。叶革质而脆，卵形、宽卵形、椭圆形或卵状披针形，长 6 ~ 12 厘米，无毛。圆锥花序长 12 ~ 20 厘米。核果矩圆形，紫蓝色，长约 1 厘米。常绿乔木，树冠卵形。树皮灰绿色，平滑不开裂。枝条开展，光滑无毛。单叶对生，卵形或卵状披针形，先端渐尖，基部楔形或近圆形，全缘，表面深绿色，有光泽，无毛，叶背浅绿色，革质。6 ~ 7 月开花，花白色，圆锥花序顶生。浆果状核果近肾形，10 ~ 11 月果熟，熟时深蓝色。

生长环境：生于混交林中、林缘或谷地。

采集：12 月采摘果实，去除梗、叶及杂质，晒干。

分布：湖南、湖北、广西、广东、贵州、云南等地。

性味功能：苦，平。补体明目。

侗医主治：外伤出血。

用药方法：鲜品适量，嚼烂外敷。

77. 娘顺坝　Nyangt senp bal

地方名：伸筋草、地刷子、舒筋草。

基源及拉丁学名：石松科植物石松 Lycopodium complanatum L. 的全草。

形态：多年生草本。匍匐茎蔓生，分枝有叶疏生。直立茎高 15 ~ 30 厘米，分枝；营养枝多回分叉，密生叶，叶针形，长 3 ~ 4 毫米，先端有易脱落的芒状长尾；孢子枝从第二、第三年营养枝上长出，远高出营养枝，叶疏生；孢子囊穗长 2.5 ~ 5 厘米，有柄，通常 2 ~ 6 个生于孢子枝的上部；孢子叶卵状三角形，先端急尖而具尖尾，边缘有不规则的锯齿，孢子囊肾形，淡黄褐色，孢子同形。7.8 月间孢子成熟。

生长环境：生于疏林下荫蔽处。

采集：全年可采收，洗净鲜用或晒干。

分布：安徽、浙江、湖南、广西、广东、福建等地。

现代研究：全草含石松碱、棒石松碱、棒石松洛宁碱、法氏石松碱、石松灵碱等生物碱，香荚兰酸、阿魏酸、壬二酸等酸性物质（占干品 0.08%），芒柄花醇、伸筋草醇石松醇、石松宁、16- 氧山芝烯二醇等三萜化合物。

性味功能：辛，温。利水除寒，伸筋止血。

侗医主治：跌打损伤。

用药方法：全草 30 ~ 50 克，煎水热洗患处或热敷。

78. 巴娘柳龙　Bar myangt lium naemx

地方名：水扬柳、鹅管白前、竹叶白前。

基源及拉丁学名：萝藦科牛皮消属植物柳叶白前 Cynanchum stauntonii（Decne）Hand. –Mazz. 的全草。

形态：多年生草本，高 25 ~ 60 厘米。生于山谷、溪边或阴湿处。根状茎细长，从节处生须根。叶对生；叶线状披针形，长 5 ~ 12 厘米，无毛。夏季开花；聚伞花序腋生，不分枝，无毛，比叶短，有 3 ~ 8 朵花；花暗紫色。菁葵果长角状，种子顶端有一簇白色长毛。

生长环境：生丁山谷、湿地、水旁以至半浸在水中。

采集：秋季挖采，洗净，晒干。

分布：湖南、广西、江西、浙江、安徽、福建等地。

性味功能：苦，辛，凉。退热，利水去毒。

侗医主治：大粪疮（钩虫蚴皮肤感染）。

用药方法：鲜品适量捣烂取汁外搽，1 日 3 ~ 5 次。

79. 娘满丽　Nyangt mudx niv

地方名：珍珠草、天星草、戴星草、文星草。

基源及拉丁学名：谷精草科植物谷精草 Eriocaulon buergerianum Körn. 的全草。

形态：多年生草本；叶通常狭窄，密丛生；花小，单性，辐射对称，叶基生，长披针状线形，有横脉，长 6 ~ 20 厘米，基部宽 4 ~ 6 毫米。花葶纤细，长短不一，长5～30厘米；头状花序球形，顶生，直径4～6毫米；总苞片宽倒卵形或近圆形，秆黄色，长2～2.5毫米，花苞片倒卵形，顶端聚尖，长约2毫米，上部密生短毛；花托有托毛；组成具总苞及苞片的头状花序；雄花和雌花常混生，雄花外轮花被片楔形，有白色柔毛，雄蕊6，花药黑色；雌花内轮花被片被针形，有毛。或雄花居中，雌花在外围，稀异序；花2～3基数，2轮，膜质；萼片离生，少有部分合生；花瓣常有柄，离生或合生，稀不存在；雄蕊和萼片同数或倍之，花药1～2室；子房上位，2～3室，每室具1枚下垂的直生胚珠；蒴果膜质，室背开裂；种子单生，胚乳丰富。蒴果长约1毫米，种子长椭圆形，有毛茸。花期9月。

生长环境：生于池沼、溪沟、水田边等潮湿处。

采集：8～9月采收，将花茎拔出，除去泥杂，晒干。

分布：广西、广东、湖南、贵州、浙江、安徽等地。

现代研究：本品含谷精草素。本品水浸剂体外试验对某些皮肤真菌有抑制作用；其煎剂对绿脓杆菌、肺炎双球菌、大肠杆菌有抑制作用。

性味功能：辛、甘，凉。退热明目。

侗医主治：火眼。

用药方法：9～15克，煎水内服，1日3次，连服3～5天。

80. 嫩骆　nenl nos

地方名：草乌头、鸡毒、竹节乌头、金鸦堇、芨。

基源及拉丁学名：毛茛科植物乌头 Aconitum carmichaeli Debeaux 的根块。

形态：多年生草本。块根通常2～3个连生在一起，呈圆锥形或卵形，母根称乌头，旁生侧根称附子。外表茶褐色，内部乳白色，粉状肉质。茎高100～130厘米，叶互生，革质，卵圆形，有柄，掌状2至3回分裂，裂片有缺刻。立秋后于茎顶端叶腋间开蓝紫色花，花冠像盔帽，圆锥花序；萼片5，花瓣2。蓇葖果长圆形，由3个分裂的子房组成。种子黄色，多而细小。花期6～7月，果熟期7～8月。

生长环境：生于山地草坡及灌木丛中。

采集：6月下旬至8月上旬采挖，去净须根、泥土，晒干。

分布：湖南、广西、湖北等地。

性味功能：辛、苦，温，有毒。搜风胜湿，散寒，止痛，开痰下气，温肾壮阳，解毒疗疮。

侗医主治：诸疮未破者。

用药方法：内服慎用（有毒），1.5～6克煎汤分3次服。可服1～2日。外用：鲜品捣烂或用醋、酒磨涂患处。1日2～3次，连用3～5日。

81. 散花摆 Sangl wap paiv

地方名：野山参。

基源及拉丁学名：五加科植物人参 Panax ginseng C.A.Mey. 的须根。

形态：多年生草本；主根肉质，圆柱形或纺锤形，须根细长；根状茎（芦头）短，上有茎痕（芦碗）和芽苞；茎单生，直立，先端渐尖，边缘有细尖锯齿，上面沿中脉疏被刚毛。伞形花序顶生，花小；花瓣 5，淡黄绿色；雄蕊 5，花丝短，花药球形；子房下位，2 室，花柱 1，柱头 2 裂。浆果状核果扁球形或肾形，成熟时鲜红色；种子 2 个，扁圆形，黄白色。花期 5 ~ 6 月，果期 6 ~ 9 月。

生长环境：生于以红松为主的针阔混交林或落叶阔叶林下。

采集：5 ~ 9 月间采挖，将根和须根拔出去净泥土，生晒或蒸后晒

分布：产于东北三省、河北、山西、陕西、湖南、湖北、广西、四川、云南等省区均有引种。

性味功能：甘、微苦，平。益气和胃，生津益智。

侗医主治：呃逆不止。

用药方法：须根适量泡开水，待温凉后吞服。

82. 尚朗如亚 Sangp Lagx Lngx yak

地方名：枣儿红、水槟榔、蕨草根、紫地榆。

基源及拉丁学名：蔷薇科植物地榆 Sanguisorba officina L. 的根。

形态：多年生草本，高 30 ~ 120 厘米。根粗壮，多呈纺锤形，稀圆柱形，表面棕褐色或紫褐色，有纵皱及横裂纹，横切面黄白或紫红色，较平正。茎直立，有棱，无毛或基部有稀疏腺毛。基生叶为羽状复叶，有小叶 4 ~ 6 对，叶柄无毛或基部有稀疏腺毛；小叶片有短柄，卵形或长圆状卵形，长 1 ~ 7 厘米，宽 0.5 ~ 3 厘米，顶端圆钝稀急尖，基部心形至浅心形，边缘有多数粗大圆钝稀急尖的锯齿，两面绿色，无毛（因为叶子外貌很像榆树叶子，所以称之为地榆）；茎生叶较少，小叶片有短柄至几无柄，长圆形至长圆披针形，狭长，基部微心形至圆形，顶端急尖；基生叶托叶膜质，褐色，外面无，毛或被稀疏腺毛，茎生叶托叶大，草质，半卵形，外侧边缘有尖锐锯齿。穗状花序椭圆形，圆柱形或卵球形，直立，通常长 1 ~ 3（4）厘米，横径 0.5 ~ 1 厘米，从花序顶端向下开放，花序梗光滑或偶有稀疏腺毛；苞片膜质，披针形，顶端渐尖至尾尖，比萼片短或近等长，背面及边缘有柔毛；萼片 4 枚，紫红色，椭圆形至宽卵形，背面被疏柔毛，中央微有纵棱脊，顶端常具短尖头；雄蕊 4 枚，花丝丝状，不扩大，与萼片近等长或稍短；

子房外面无毛或基部微被毛，柱头顶端扩大，盘形，边缘具流苏状乳头。果实包藏在宿存萼筒内，外面有斗棱。花果期 7 ~ 10 月。

生长环境：生于草原、草甸、山坡草地、灌丛中、疏林下、路旁或田边。

采集：春、秋两季采挖，洗净，晒干。

分布：湖南、广西、贵州、四川、云南等地。

现代研究：根含鞣质和三萜皂苷，分离出的皂苷有地榆糖苷Ⅰ、地榆糖苷Ⅱ，其水解后产生坡模醇酸和阿拉伯糖等，另含有地榆苷 A、B 及 E，其苷元均为熊果酸，叶含维生素 C，花含矢车菊苷、矢车菊双苷。①收敛作用：地榆含有鞣质，具有收敛作用，能止泻和止血。②抗菌作用：地榆 100% 的煎液对伤寒杆菌、脑膜炎双球菌、福氏痢疾杆菌、宋内痢疾杆菌、乙型溶血性链球菌、金黄色葡萄球菌、肺炎双球菌、白喉杆菌、大肠杆菌、枯草杆菌、伤寒杆菌、副伤寒杆菌、绿脓杆菌、霍乱弧菌及人型结核杆菌均有不同程度的抑制作用；对某些真菌亦有不同程度的抑制作用。③对心脏和血压的作用：地榆煎剂低浓度可使离体蛙心收缩加强，频率减慢，心脏排出量增加，高浓度则呈抑制作用。对麻醉兔有暂时性的轻度降压作用。

性味功能：苦、酸，寒。凉血止血，解毒敛疮。

侗医主治：狂犬病、妇女血崩。

用药方法：150 克加水 500 毫升，煎沸后再熬 40 分钟，每隔 1.5 小时服 1 次，每次 200 ~ 250 毫升或当茶饮治狂犬病；9 ~ 15 克煎水内服治血崩。

83. 化景介亚　Wap jaenv gair yak

地方名：鸡公花、鸡髻花、鸡冠头。

基源及拉丁学名：苋科青箱属植物鸡冠花 Celosia cristata L. 的花序。

形态：一年生草本，株高 40 ~ 100 厘米，茎直立粗壮，叶互生，长卵形或卵状披针形，肉穗状花序顶生，呈扇形、肾形、扁球形等，自然花期夏、秋至霜降。常用种子繁殖，生长期喜高温，全光照且空气干燥的环境，较耐旱不耐寒，繁殖能力强。秋季花盛开时采收，晒干。叶卵状披针形至披针形，全缘。花序顶生及腋生，扁平鸡冠形。花有白、淡黄、金黄、淡红、火红、紫红、棕红、橙红等色。胞果卵形，种子黑色有光泽。

生长环境：生于山地、路边、房前屋后，多为人工栽培。

采集：秋季花盛开时采收，晒干。

分布：湖南、广西、广东、贵州、云南等地。

性味功能：甘，凉。凉血止血，固崩止带。

侗医主治：宫颈癌。

用药方法：晒干研末，每次 10 克，水煎服，1 日 3 次，连服 1 月为 1 疗程。

84. 良闹 Liangc naol

地方名：珠珠莲、血莲。

基源及拉丁学名：毛茛科植物毛发唐松草 Thalictrum trichopus Franch. 的根。

形态：植株全部无毛。茎高达 120 厘米，有细纵槽，上部有长分枝。基生叶在开花时枯萎。下部叶长达 30 厘米，有稍长柄，为三回羽状复叶；叶片长约 20 厘米；小叶草质，顶生小叶菱状卵形、卵形、椭圆形或楔状倒卵形，长 0.8 ~ 2.1 厘米，宽 0.6 ~ 1.6 厘米，顶端微钝或圆形，基部圆形、圆楔形或浅心形，三浅裂，很少不分裂，全缘，脉平，不明显；叶柄长达 8 厘米，基部有鞘，托叶窄，全缘或分裂。花序圆锥状，分枝细，近平展；花梗丝形，长 1.4 ~ 3.5 厘米，结果时稍增长；萼片 4，白色，倒卵形或狭卵形，长 3 ~ 4 毫米，宽 1.2 ~ 1.6 毫米，早落；雄蕊长约 4.5 毫米，花药狭长圆形，长 1.3 ~ 2 毫米，顶端钝，花丝狭线形或丝形；心皮 2 ~ 3（5），无柄，花柱短，柱头侧生。瘦果椭圆球形或稍两侧扁，长 3 ~ 3.5 毫米，有 8 ~ 9 条纵肋，宿存柱头长约 0.4 毫米，6 ~ 7 月开花。

生长环境：生于山地灌丛中。

采集：夏秋采挖，洗净，晒干。

分布：湖南、广西、贵州、云南、四川等地。

性味功能：甘，寒。清热解毒，清肠止泻。

侗医主治：慢性胃炎、肠炎。

用药方法：根块切片，每日 6 ~ 9 克，煎水分 3 次服，连服 7 天一疗程，忌酸辣。

85. 拿送央 Lagx songl hyangt

地方名：千年棕、番龙草、独脚丝茅、地棕、山棕。

基源及拉丁学名：仙茅科植物仙茅 Curculigo orchioides Gaertn 的根状茎。

形态：多年生草本。根茎延长，长可达 30 厘米，圆柱状，肉质，外皮褐色；根粗壮，肉质，地上茎不明显。叶 3 ~ 6 片根出，狭披针形，长 10 ~ 25 厘米，先端渐尖，薹部下延成柄，再向下扩大呈鞘状，长 4 ~ 10 厘米，绿白色，边缘膜质；叶脉显明，有中脉；两面疏生长柔毛，后渐光滑。花腋生；花梗长 1 ~ 2.5 厘米，藏在叶鞘内；花杂性，上部为雄花，下部为两性花；苞片披针形，绿色，膜质，被长柔毛；花的直径约 1 厘米，花被下部细长管状，长约 2 厘米或更长，上部 6 裂，裂片披针形，长 8 ~ 12 毫米，内面黄色，外面白色，有长柔毛；雄蕊 6，花丝短，子房狭长，被长柔毛。浆果椭圆形，稍肉质，长约 1.2 厘米，先端有喙，被长柔毛，种子稍呈球形，亮黑色，有喙，表面有波状沟纹。花期 6 ~ 8 月。

生长环境：生于林中、草地或荒坡上。

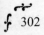

采集：春、秋季挖取根茎，洗净，除去须根和根头，晒干，或蒸后晒干。

分布：湖南、广西、贵州、云南、广东等地。

现代研究：本品含鞣质4%，脂肪1%及树脂、淀粉等；亦含石蒜碱、丝兰皂苷元、β–谷甾醇；从根茎的水溶性部位中，分离得到仙茅苷乙、仙茅素B和C及苔黑酚葡糖苷。①对性器官和性功能的作用：研究表明仙茅能提高去卵巢麻醉大鼠垂体对注射黄体生成素释放激素（LRH）的反应性；提高卵巢对血浆中黄体生成素（LH）的反应性，从而起到改善性功能的作用。②对免疫功能的作用：实验证明仙茅有增强免疫功能的作用。仙茅醇浸剂灌胃给药，可使小鼠腹腔巨噬细胞吞噬百分数与吞噬指数增加；对环磷酰胺所致免疫功能受抑制小鼠的T淋巴细胞降低有明显的升高作用。③对中枢神经系统的作用：仙茅所含之石蒜碱，对大鼠条件反射的潜伏期有显著延长作用，使阳性条件反射部分消失而后恢复；对小鼠有明显的镇静作用，可延长戊巴比妥的催眠时间，有显著的镇痛和解热作用。

性味功能：辛、甘，温。有小毒。补体除寒。

侗医主治：小产流血、疝气痛。

用药方法：3～9克蒸鸡吃治小产流血；10克炖猪肉吃治疝气痛。

86. 娘闭多老　Nyangt biir dol laox

地方名：九龙藤、羊蹄藤、燕子尾、五花血藤。

基源及拉丁学名：豆科植物龙须藤Bauhinia championi（Benth.）Benth.的藤。

形态：落叶藤本，蔓长3～10米，茎卷须不分枝，常2枚对生，单叶互生，叶片阔卵形或心形，先端2浅裂或不裂，裂片尖，基出脉5～7条，花两性，白色，较小，集生成总状花序；发育雄蕊3个，荚果扁平，长5～8厘米，花期6～10月，果期7～12月。

生长环境：生于岩石、石缝及崖壁上。

采集：全年可采，鲜用或洗净切片，蒸过，晒干。

分布：湖南、广西、广东、江西、贵州、江苏、安徽等地。

性味功能：甘、涩，平。祛风除湿，活血止痛。

侗医主治：防治骨折愈合后麻木。

用药方法：15～30克煎水热洗患处，每日2～3次，连洗7天。

87. 娘行寸內　Nyangt sanh nunh sedg

地方名：豆瓣草、蚁塔、砂生草。

基源及拉丁学名：小二仙草科植物小二仙草Haloragis micrantha Thunb.R. Br. 的全草。

形态：多年生纤弱草本，丛生，高20～40厘米。茎四棱形，带赤褐色，直立，基部匍匐分枝。叶小，具短柄，对生，茎上部叶有时为互生；叶片通常卵形或圆形，长 6 ~ 10 厘米，宽 4 ~ 8 毫米，先端短尖或钝，边缘有小齿，基部圆形，两面均秃净，淡绿色或紫褐色。圆锥花序顶生，由细的总状花序组成；花小，两性；萼管具棱，裂片 4，三角形，宿存；花瓣 4，红色；雄蕊 8，花药紫红色；雌蕊 1；子房下位，花柱 4，柱头密生淡红色的毛，核果近球形，长约 1 毫米，有 8 棱。花期 6 ~ 7 月，果期 9 ~ 10 月。

生长环境：生于荒山及沙地上。

采集：夏秋采集，除去泥沙，晒干。

分布：湖南、广西、广东、江西、浙江、安徽等地。

性味功能：苦，凉。清热利湿，止咳平喘，调经活血。

侗医主治：烧烫伤。

用药方法：15 ~ 30 克焙干，研末调香油外搽。1 日 3 ~ 5 次，直至痊愈。

88. 弯年刺　Weenh nyinc sangl

地方名：万年刺、千脚刺、鸟不宿、刺蓬花、麒麟花。

基源及拉丁学名：大戟科植物铁海棠 Euphorbia milii Des Moul. 的根茎叶及乳汁。

形态：为多刺直立或稍攀缘性小灌木。株高 1 ~ 2 米，多分枝，体内有白色浆汁。茎和小枝有棱，棱沟浅，密被锥形尖刺。叶片密集着生新枝顶端、倒卵形，叶面光滑、鲜绿色。花有长柄，有 2 枚红色苞片，花期冬春季。南方可四季开花。蒴果扁球形。

生长环境：生于路边、村旁；多在庭院内栽培。

采集：全年可采，晒干或鲜用。

分布：湖南、广西、广东、贵州等地。

性味功能：苦、涩，平。有小毒。花可止血，茎拔毒消肿。

侗医主治：疮疖痈肿。

用药方法："打刀烟"取蒸溜液搽患处，或取鲜嫩叶捣烂外敷，每日换药 1 次，直至痊愈。

89. 嘘堆　Nyoc dih

地方名：天葵子、散血球、金耗子屎、千年老鼠屎。

基源及拉丁学名：毛茛科植物天葵 Semiaquilegia adoxoides（DC.）Makino 的根块。

形态：多年生草本，高 15 ~ 40 厘米。块根灰黑色，略呈纺锤形或椭圆形。茎丛生，纤细，直立，有分枝，表面有白色细柔毛。根生叶丛生，有长柄；1 回

3出复叶，小叶阔楔形，再3裂，裂片先端圆，或有2～3小缺刻，上面绿色，下面紫色，光滑无毛；小叶柄短，有细柔毛；茎生叶与根生叶相似，惟由下而上，渐次变小。花单生叶腋，花柄果后伸长，中部有细苞片2枚；花小，白色；萼片5，花瓣状，卵形；花瓣5，楔形，较萼片稍短；雄蕊通常10，其中有2枚不完全发育者；雌蕊3～4，子房狭长，花柱短，向外反卷。蓇葖果3～4枚，荚状，熟时开裂。种子细小，倒卵形。花期3～4月。果熟期5～6月。

生长环境：生于林下、石隙、草丛等阴湿处。

采集：夏、秋季采挖，洗净，晒干。

分布：湖南、湖北、广西、广东、贵州、云南等地。

性味功能：甘，寒。有小毒。利尿消肿。

侗医主治：阿米巴痢疾。

用药方法：每次3～9克生嚼吞咽，1日3次，连服半个月为一疗程。

90. 拜亚　Baiv yagk

地方名：辣蓼草。

基源及拉丁学名：蓼科植物水蓼 Polygonum hydropiper L. 的全草。

形态：一年生草本，高20～80厘米，直立或下部伏地。茎红紫色，无毛，节常膨大，且具须根。叶互生，披针形成椭圆状披针形，长4～9厘米，宽5～15毫米，两端渐尖，均有腺状小点，无毛或叶脉及叶缘上有小刺状毛；托鞘膜质，简状，有短缘毛；叶柄短。穗状花序腋生或顶生，细弱下垂，下部的花间断不连；苞漏斗状，有疏生小脓点和缘毛；花具细花梗而伸出苞外，间有1～2朵花包在膨胀的托鞘内；花被4～5裂，卵形或长圆形，淡绿色或淡红色，有腺状小点；雄蕊5～8；雌蕊1，花柱2～3裂。瘦果卵形，扁平，少有3棱，长2.5毫米，表面有小点，黑色无光，包在宿存的花被内。化期7～8月。

生长环境：生湿地、水边或水中。

采集：秋季开花时采收，晒干。

分布：广西、广东、湖南、四川等地。

性味功能：辛，温。祛风利湿，散瘀止痛，杀虫止痒。

侗医主治：胃寒疼痛。

用药方法：15～30克煎水取汁煮鸡蛋吃，每日1～2次，连服半月为1疗程。

91. 敖荡丽　Jaol dangl niv

地方名：小青藤香、金锁匙、银锁匙、百解藤。

基源及拉丁学名：防己科植物轮环藤属粉背轮环藤 Cyclea hypoglauca（Schuer）Diels 的全草。

形态：多年生草质藤本。根圆柱状弯曲，直径1～2厘米，外皮灰褐色。茎缠绕纤细，有条纹。叶互生；叶柄纤细，于叶片近基部处盾状着生，叶片三角状卵形或卵形，长5～9厘米，宽3～6厘米，先端渐尖，基部近截平或圆形，上面绿色，下面粉绿色，叶柄着生处有白色长柔毛，全缘，主脉5～7条。花序腋生，花单性，雌雄异株；雄花序由多数小聚伞排列成间断穗状，雄花萼片4或5，分离，花瓣合生成杯状，雄蕊柱稍伸出；雌花序排列成总状，雌花花萼、花冠均2片；子房近球形，柱头3裂。核果近球形，熟时红色。花期5～7月，果期7～9月。

生长环境：生于密林下或近溪边潮湿的草丛中。

采集：全年可采，夏、秋季较多。采集后抖净泥沙，晒干。

分布：广西、广东、湖南、贵州等地。

性味功能：苦，寒。清热解毒，顺气止痛。

侗医主治：毒蛇咬伤。

用药方法：9～15克鲜品捣烂外敷，每日换药1～3次，直至肿消、痛止。

92. 马雷毌　mal nuic mugx

地方名：吉灵尾、紫萼、山玉簪。

基源及拉丁学名：百合科玉簪属植物紫玉簪 Hosta ventricosa Stearn 的全草。

形态：多年生草本，高达60～70厘米。根茎粗壮。单叶基生；柄长约25厘米；叶片卵形，长达16厘米，先端急尖，全缘或稍作波状，基部楔形，其两侧下延几达柄之基部，上面深绿色，有光泽，下面绿色，叶脉约7对，弧形，凸出而明显。花葶由叶丛中抽出，长约60厘米，花葶中部有叶状膜质苞片；总状花序，有短梗，长1厘米，梗基部有1斜卵形之苞片，绿色；花被6，淡紫色，钟形，长约1.7厘米，先端6裂，裂片成三角形；雄蕊6，花丝较花被稍长，药红紫色；子房无柄，长圆筒形，3室，花柱较花丝长，柱头头状。蒴果，筒形，两端尖，长约3厘米。种子黑色，有光泽。花期6月。果熟期8～9月。

生长环境：生于山坡林下的阴湿地区，亦有栽培。

采集：夏、秋季采收，洗净，晒干。

分布：湖南、贵州、广西、云南等地。

性味功能：微甘，凉。散瘀，止痛，解毒。

侗医主治：心绞痛、支气管炎。

用药方法：①治支气管炎。全草20克洗净，煎水内服1日3次；②治心绞痛；根20克煮猪脚吃，连服7天为一疗程。

93. 马八芹　mal bagx jenc

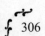

地方名：野白菜、小火草、臁草。

基源及拉丁学名：菊科灯草属植物大丁草 Gerbera anandria（L.）Nakai 的全草。

形态：植株有白色绵毛，后脱落。叶全部基生。春型植株矮小，通常高 8～19 厘米；叶广卵形或椭圆状广卵形，长 2～6 厘米，宽 1.5～5 厘米，顶端钝，基部心形或有时羽裂；头状花序紫红色，舌状花长 10～12 毫米；管状花长约 7 毫米。秋型植株高大，高 30～60 厘米；叶片倒披针状长椭圆形或椭圆状广卵形，长 5～6 厘米，宽 3～5.5 厘米，通常提琴状羽裂，顶端裂片卵形，边缘有不规则圆齿，基部常狭窄下延成柄；头状花序紫红色，全为管状花。瘦果长 4.5～6 毫米，有纵条；冠毛长 4～5 毫米，黄棕色。春花期 4～5 月，秋花期 8～11 月。

生长环境：生于山坡路旁、林边、草地、沟边等阴湿处。

采集：夏、秋季采收，洗净，鲜用或晒干。

分布：湖南、广西、广东、江苏、贵州、云南等地。

性味功能：苦，寒。清热利湿，解毒消肿，止咳止血。

侗医主治：巩膜炎。

用药方法：鲜品适量捣烂敷患处，每日换药 1 次，直至痊愈。

94. 梅懒俄 Meix lagx ngoc

地方名：黄栀子、黄珠子、黄果子、红栀子。

基源及拉丁学名：茜草科栀子属植物栀子 Gardenia jasminodes J. Ellis 的果实。

形态：常绿灌木，高达 2m。叶对生或 3 叶轮生，叶片革质，长椭圆形或倒卵状披针形，长 5～14 厘米，宽 2～7 厘米，全缘；托叶 2 片，通常连合成筒状包围小枝。花单生于枝端或叶腋，白色，芳香；花萼绿色，圆筒状；花冠高脚碟状，裂片 5 或较多；子房下位。花期 5～7 月，果期 8～11 月。

生长环境：生于丘陵山地或山坡灌林中。

采集：于 10 月中、下旬采收，除去果柄杂物，置蒸笼内微蒸或放入明矾水中微煮，取出晒干或烘干。亦可直接将果实晒干或烘干。

分布：湖南、湖北、贵州、广西、江西、浙江、江苏等地。

现代研究：含黄酮类栀子素，三萜类化合物藏红花素、藏红花酸及 α－藏红花苷元；亦含环烯醚萜苷类栀子苷、异栀子苷、去羟栀子苷、京尼平龙胆二糖苷、山栀子苷、栀子酮苷、鸡矢藤次苷甲酯、脱乙酰车叶草苷酸甲酯、京尼平苷酸等。此外，尚含有 D-甘露醇、β－谷甾醇、二十九烷、熊果酸。①栀子及所含环烯醚萜苷等成分均有利胆作用；其醇提取物和藏红花苷、藏红花酸可使胆汁分泌量增加。②京尼平对胃机能产生抗胆碱能性的抑制作用；京尼平十二指肠给药，对幽门结扎大鼠呈胃液分泌抑制，胃液总酸度减小，胃液 pH 值上升。栀子能促进胰腺分泌。京尼平苷有显著降低胰淀粉酶的作用，而其酶解产物京尼平的增加胰胆流量作用最强，持续时间较短。在胰腺炎时栀子有提高机体抗病能力、改善肝脏和胃肠系统的功能以及减轻胰腺炎等药理作用。③栀子醇提取物能减少小鼠自发活动，具有镇静作用。④栀子对金黄色葡萄球菌、脑膜炎双球菌、卡他球菌等有抑制作用。

性味功能：苦，寒。泻火解毒，清热利湿，活血散瘀。

侗医主治：口腔溃疡、咽喉炎。

用药方法：果实10克捣烂，泡淘米水含嗽，1日3～5次，连续2～3日。

95. 叫勾倒　Jaol goul daov

地方名：倒钩藤、双钩藤、鹰爪风、金钩草、倒桂刺。

基源及拉丁学名：茜草科植物钩藤 Uncaria rhynchophylla（Miq.）的带钩茎枝及根。

形态：常绿木质藤本，长可达10米。小枝四棱柱形，褐色，无毛。叶腋有成对或单生的钩，向下弯曲，先端尖，长约1.7～2厘米。叶对生；具短柄；叶片卵形、卵状长圆形或椭圆形，长5～12厘米，宽3～7厘米，先端渐尖，基部宽楔形，全缘，上面光亮，下面在脉腋内常有束毛，略呈粉白色，干后变褐红色；托叶2深裂，裂片条状钻形，长6～12毫米。头状花序单个腋生或为顶生的总状花序式排列，直径2～2.5厘米；总花梗纤细，长2～5厘米；花黄色，花冠合生，上部5裂，裂片外被粉状柔毛；雄蕊5；子房下位。蒴果倒卵形或椭圆形，被疏柔毛，有宿存萼。种子两端有翅。

生长环境：生于谷溪边的疏林中、山地林中、山地次生林中。

采集：春、秋采收带钩的嫩枝，剪去无钩的藤茎，晒干，或置锅内蒸后再晒干。

分布：湖南、广西、广东、湖北、贵州、云南、江西、浙江等地。

性味功能：茎钩，甘、苦，微寒，清热平肝，熄风止痉。根，甘、苦、平。驱风湿，通络。

侗医主治：精神分裂症。

用药方法：带钩茎枝50克或根100克煎水，1日服3次，连服半个月为一疗程。

96. 马黄味　mal wangc weep

地方名：九里光、千里明、一扫光、九里明。

基源及拉丁学名：菊科千里光属植物千里明 Seneeio Scandens Buch.–ham 的全草。

形态：多年生草本，有攀缘状木质茎，高1～5米，有微毛，后脱落。叶互生，卵状三角形或椭圆状披针形，长4～12厘米，宽2～6厘米，先端渐尖，基部楔形至截形，边缘有不规则缺刻状齿裂或微波状或近全缘，两面疏被细毛。头状花序顶生，排成伞房状；总苞筒形，总苞片1层；花黄色，舌状花雌性，管状花两性。瘦果圆柱形，有纵沟，被短毛，冠毛白色。花果期秋冬季至次年春。

生长环境：生于山坡、疏林下、林边、路旁、沟边草丛中。

采集：夏、秋季枝叶茂盛、花将开放时采割，晒干。

分布：广西、湖南、江西、浙江、四川、贵州等地。

现代研究：全草含毛茛黄素、菊黄质、β-胡萝卜素；亦含生物碱、挥发油、黄酮苷、对羟基苯乙酸、水杨酸、香草酸和酚类等. 花含类胡萝卜素。①千里光有广谱抗生素作用，对金黄色葡萄球菌，伤寒杆菌，甲型副伤寒杆菌，乙型副伤寒杆菌，志贺、鲍氏、宋内痢疾杆菌均有较强的抑制作用。在试管内，千里光（2mg/ml）对金黄色葡萄球菌和志贺痢疾杆菌有杀灭作用。在较高浓度下，对致病性大肠杆菌及绿脓杆菌亦有抑制作用；对变形、蜡样、炭疽等杆菌及八叠球菌也有不同程度的抑制作用。②千里光煎剂（50％）对黄疸出血型钩端螺旋体有很强的抑制作用。③千里光煎剂在试管中（1∶40）对人的阴道滴虫有一定抑制作用。

性味功能：苦、辛，凉。清热解毒，凉血消肿，清肝明目。

侗医主治：疮疖、肿毒。

用药方法：全草30～50克煎水，1日服3次，连服3～5日；鲜品适量捣烂外敷，每日换药1次，直至痊愈。

97. 马铜神 mal dongc sinc

地方名：铜钱草、崩大碗、马蹄草、雷公根。

基源及拉丁学名：伞形科积血草属植物积雪草 Centella asiatica（L.）Urb. 的全草。

形态：多年生匍匐草本植物，常卷缩成团状，其茎细长，结节生根，密生成。纤细的植物，具扇形叶，开小白花。并沿着匍匐茎生根延伸。有长的浅红色的茎，长茎上有圆形叶片，叶片鲜绿色，为杯状叶，叶缘具圆齿，茎节产生小的叶簇和根。

生长环境：生于阴湿荒地、村旁、路边、水沟边。

采集：4～5月采收全草，晒干或鲜用。

分布：湖南、湖北、广西、广东、贵州、云南、四川等地。

性味功能：甘、辛，凉。清热解毒，活血利尿。

侗医主治：扁桃体炎、跌打损伤。

用药方法：鲜品适量捣烂绞汁调醋含服治扁桃体炎。100克捣汁或浸酒，药渣外敷治外伤。每日上药1次，直至痊愈。

98. 马茂扯 mal mebl Qeic

地方名：梨头草、土半夏、三角蛇、野附子、小独角莲。

基源及拉丁学名：天南星科梨头尖属植物梨头尖 Typhonium divaricatum（L.）Decne. 的全草。

形态：多年生草本，块茎倒卵形，卵球形或卵状椭圆形，大小不等，直径2～4厘米，外被暗褐色小鳞片，有7～8条环状节，颈部周围生多条须根。通常1～2年生的只有1叶，3～4年生的有3～4叶。叶与花序同时抽出。叶柄圆柱形，长约60厘米，密生紫色斑点，中部以下具膜质叶鞘；叶片幼时内卷如角状（因名），后即展开，箭形，长15～45厘米，宽9～25厘米，先端渐尖，基部箭状，后裂片叉开成70度的锐角，钝；中肋背面隆起，I级侧脉7～8对，最下部的两条基部重叠，集合脉与边缘相距5～6毫米。花序柄长15厘米。佛焰苞紫色，管部圆筒形或长圆状卵形，长约6厘米，粗3厘米；檐部卵形，展开，长达15厘米，先端渐尖常弯曲。肉穗花序几无梗，长达14厘米，雌花序圆柱形，长约3厘米，粗1.5厘米；中性花序长3厘米，粗约5毫米；雄花序长2厘米，粗8毫米；附属器紫色，长2～6厘米，粗5毫米，圆柱形，直立，基部无柄，先端钝。雄花无柄，药室卵圆形，顶孔开裂。雌花：子房圆柱形，顶部截平，胚珠2；柱头无柄，圆形。花期6～8月，果期7～9月。

生长环境：生于荒地、山坡、水沟旁。

采集：夏、秋挖采，洗净，晒干。

分布：湖南、广西、湖北、甘肃、四川等地。

性味功能：辛、苦，温，有毒。解毒消肿，散结止血。

侗医主治：扭伤、肿痛。

用药方法：鲜品适量捣烂加甜酒渣少许拌匀外敷，每日换药1次，直至痊愈。

99. 马斜库　mal Qap kak

地方名：蛤蟆叶、牛舌草、猪耳朵草、车轱辘菜。

基源及拉丁学名：车前科车前属植物车前 Plantago asiatica L. 的种子和全草。

形态：多年生草本，连花茎高达50厘米，具须根。叶根生，具长柄，几与叶片等长或长于叶片，基部扩大；叶片卵形或椭圆形，长4～12厘米，宽2～7厘米，先端尖或钝，基部狭窄成长柄，全缘或呈不规则波状浅齿，通常有5～7条弧形脉。花茎数个，高12～50厘米，具棱角，有疏毛；穗状花序为花茎的2/5～1/2；花淡绿色，每花有宿存苞片1枚，三角形；花萼4，基部稍合生，椭圆形或卵圆形，宿存；花冠小，胶质，花冠管卵形，先端4裂，裂片三角形，向外反卷；雄蕊4，着生在花冠筒近基部处，与花冠裂片互生，花药长圆形，2室，先端有三角形突出物，花丝线形；雌蕊1，子房上位，卵圆形，2室（假4室），花柱1，线形，有毛。蒴果卵状圆锥形，成熟后约在下方2/5处周裂，下方2/5宿存。种子4～8枚或9枚，近椭圆形，黑褐色。花期6～9月。果期7～10月。

生长环境：生长在山野、路旁、花圃、菜圃以及池塘、河边等地。

采集：在6～10月陆续剪下黄色成熟果穗，晒干，搓出种子，去掉杂质。

分布：湖南、湖北、广西、广东、贵州、云南等地。

性味功能：甘，寒。清热利尿，祛痰止咳，明目。

侗医主治：碎石后排石。

用药方法：全草30～50克煎水500毫升，每日服3～5次或当茶饮，久服效佳。

100. 同油叫　dongc yuc jaol

地方名：天花粉、瓜蒌子。

基源及拉丁学名：葫芦科栝楼属植物栝楼 Trichosanthes kirilowii Maxim. 的果实。

形态：为多年生草质藤木，长5～10米，块根肥大，圆柱形，外皮浅灰黄色，断面白色，肉质。茎多分枝，卷须细长，单叶互生，具长柄，叶掌状5～7深裂，花白色，雌雄异株，雄花数朵生于总花梗上呈总状花序，每花具雄蕊3枚。雌花单生，花冠管细长，上部5裂，花柱3裂，子房卵形。部果球形或椭圆形，成熟时橙黄色。种子扁平，长椭圆形，黄棕色。花期5～8月，果期8～10月。

生长环境：生于山坡、丘陵；多栽培。

采集：秋、冬采摘，晾干。

分布：湖南、广东、广西、云南、贵州等地。

性味功能：甘、微苦，寒。润肺祛痰，滑肠散结。

侗医主治：宫颈炎。

用药方法：常规冲洗阴道后，用消毒棉签蘸药粉涂于患处。每日1～2次，5～7天为一疗程，忌房事。

101. 沟垅　gins longl

地方名：九牛胆、九子羊、土蛋、地粟子、金钱吊葫芦。

基源及拉丁学名：豆科土圞儿属植物土圞儿 Apios fortunei Maxim. 的块根。

形态：多年蔓生草木。有球状块根，外皮黄褐色。茎有稀疏硬毛。单数羽状复叶，互生，小叶3～7，卵形或长卵形。长3～7.5厘米，宽1.5～4厘米，先端渐尖，基部圆形，全缘，上面叶脉生短硬毛，下面近于无毛；总叶柄长6～8厘米，有毛；托叶线状，有毛。总状花序，有短毛，长6～26厘米；苞片和小苞片线形，被短硬毛；花黄绿色，长约11毫米；萼稍呈2唇形，有短圆齿；花冠蝶形，绿白色，龙骨瓣最长，卷成半圆形，旗瓣圆形，翼瓣最短，矩形；雄蕊2束；子房无柄，花柱卷曲呈半圆形。荚果条形扁平，长7厘米，宽0.6厘米。花期6～8月。果期9～10月。

生长环境：生于较潮湿的山坡上、灌丛内或田埂上。

采集：秋季挖根，晒干。春季采叶，秋季收子，晒干。

分布：湖南、湖北、贵州、四川、浙江、江西等地。

性味功能：甘、微苦，平。清热解毒，化痰化咳。

侗医主治：急性乳腺炎。

用药方法：干根块磨水频搽患处；鲜根块适量捣烂外敷，每日换药 1 次，直至痊愈。

102. 梅见　meix jaml

地方名：珍珠草、叶下珍珠、夜合草、十字珍珠。

基源及拉丁学名：大戟科油柑属植物叶下珠 Phyllanthus urinaria L. 的全草。

形态：一年生草本，高 10～16 厘米。茎直立，通常带紫红色，具翅状纵棱。单叶互生，排成 2 列，几无柄；托叶小，披针形或刚毛状；叶片长椭圆形，长 5～15 毫米，宽 2～5 毫米，先端斜或小凸尖，基部偏斜或圆形。花小，单性，雌雄同株；无花瓣，雄花 2～3 朵簇生于叶腋，通常仅上面 1 朵开花；萼片 6，雄蕊 3 枚，花丝合生成柱状，花盘腺体 6，与萼片开生；雌花单生于叶腋，子房近球形，花柱顶端 2 裂。蒴果无柄，扁球形，径约 3 毫米，赤褐色，表面有鳞状凸起物。种子三角状卵形，淡褐色，有横纹。花期 5～10 月，果期 7～11 月。

生长环境：生于山坡、路旁、田边。

采集：夏、秋季采收，去净泥沙、杂质，鲜用或晒干。

分布：湖南、湖北、广西、广东、安徽、浙江、四川、云南、贵州等地。

性味功能：苦、甘，凉。清热利尿，明目消积。

侗医主治：鼻衄。

用药方法：鲜品茎叶适量捣烂塞鼻，血止为度。

103. 梅挡鬼　meix changl gueel

地方名：黄瓜香、匍伏堇、地白菜、黄瓜菜、雪里青。

基源及拉丁学名：堇菜科堇菜属植物蔓茎堇菜 Viola diffusa Ging 的全草。

形态：多年生草本，常见的植株高 7～15 厘米；往往无地上茎，地下茎很短，主根较粗。叶丛生，叶柄长 3～10 厘米，托叶膜质，线状披针形，基部附属于叶柄，叶片长椭圆形，边缘具圆齿。花腋生，直径约 1.5 厘米，花梗长 4～10 厘米，中部有线形小苞片 2 枚；萼片 5，披针形，萼下具圆形附属物；花瓣 5，倒卵状椭圆形。蒴果椭圆形，长约 1 厘米，分裂为三果瓣，各瓣具棱沟。种子卵圆形，棕黄色，光滑。花期 3～4 月，果期 5～8 月。

生长环境：生于湿草地、草坡、田野、屋边。

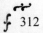

采集：夏、秋季采收，洗净去杂质，晒干。

分布：湖南、湖北、广西、广东、贵州、云南等地。

性味功能：苦、微辛，寒。清热解毒，消肿排脓。

侗医主治：小儿急性肠胃炎。

用药方法：鲜品洗净 3 ~ 5 克揉烂，泡淘米水，分 2 次服，连服 2 ~ 3 天。

104. 散觉　sangl jos

地方名：白根、地螺丝、白鸡凡、连及草、羊角七。

基源及拉丁学名：兰科白及属植物白及 Bletilla striata(Thunb.)Rchb. f. 的块茎。

形态：多年生草本。植株连花序高 20 ~ 60 厘米。球茎扁平，外有荸荠样的环纹。叶 3 ~ 6 片，带状披针形至长椭圆形，长 10 ~ 40 厘米，宽 2 ~ 6 厘米，无毛。花序通常有花 3 ~ 8 朵；苞片膜质，带红色，早落；花红紫色；中萼片和两侧花瓣近长椭圆形，长 2.5 ~ 3 厘米，侧萼片近披针形，镰刀状弯曲，唇瓣抱蕊柱，内有白色纵褶，上部 3 裂，两侧裂片耳状，中裂片顶端微凹或截平，边缘皱缩。蒴果圆柱状，两端尖。花期 4 ~ 5 月，果期 10 月。

生长环境：生于山谷、山野较潮湿处。

采集：夏、秋二季采挖，除去须根，洗净，置沸水中煮或蒸至无白心，晒至半干，除去外皮，晒干。

分布：湖南、广西、贵州、江西、福建、江苏等地。

现代研究：①白及有明显的止血作用，起效快，疗效可靠。②白及对实验性胃、十二指肠穿孔具有治疗作用。③白及在体外实验中具有抗菌作用。④白及具有代血浆作用。⑤白及具有预防肠粘连作用。⑥白及块茎含有黏液质多糖，具有抗癌作用。⑦白及胶可用作药用辅料。

性味功能：苦、甘、凉。补肺止血，消肿生肌。

侗医主治：上界野鸡（吐血、咯血）。

用药方法：干品 30 克研末，米汤冲服，每日 3 次，每次 5 克，连服 3 ~ 5 天。

105. 马朗改冷　mal langl jeel nacmx

地方名：水鸡仔、水三七。

基源及拉丁学名：蒟蒻薯科植物裂果薯 Schizocapsa plantaginea Hance 的全草。

形态：草质缠绕藤本。根状茎横生，栓皮显著片状剥离。茎左旋，近无毛。单叶互生，掌状心脏形，顶端叶片近于全缘。花雌雄异株；雄花无梗，茎部花常 2 ~ 4 朵簇生，顶端通常单一，花被碟形，顶端 6 裂；雄蕊 6；雌花序穗状，常单生。蒴果翅长 1.5 ~ 2 厘米，宽 0.6 ~ 1.0 厘米；种子每室 2 枚，生于每室的基部，四周有不等宽的薄膜状翅，上方呈长方形，长约 2 倍于宽。

采集：秋季采收、洗净，晒干。

分布：湖南、江西、广东、广西、贵州、云南。

性味功能：苦、凉，有毒。退热退水，排毒止痛。

侗医主治：胃痛、骨髓炎。

用药方法：①根块焙干研末水冲服，每日 3 次，每次 5 克，5 ～ 7 日一疗程治胃痛；② 60 克全草炖猪脚，分 2 ～ 3 次服，连服 7 天治骨髓炎。

106. 马仁素　mal yaems sul

地方名：青蒿、苦蒿、细叶蒿、草蒿子。

基源及拉丁学名：菊科艾属植物黄花蒿 Artemisia annua L. 的全草。

形态：一年生草本，无毛或有疏伏毛，高 40 ～ 150 厘米。茎通常单一，直立，分枝，有棱槽，褐色或紫褐色，直径达 6 毫米。叶面两面无毛，基部和下部叶有柄，并在花期枯萎；中部叶卵形，3 回羽状深裂，终裂片长圆状披针形，顶端尖，全缘或有 1 ～ 2 齿；上部叶小，无柄，单一羽状细裂或全缘。头状花序多数，球形，径约 2 毫米，有短梗，偏斜或俯垂，排列呈金字塔形的复圆锥花序，总苞无毛，总苞片 2 ～ 3 层，草质，鲜绿色，外层线状长圆形，内层卵形或近圆莆，沿缘膜质；花托长圆形；花黄色，都为管状花，外层雌性，里层两性；花冠顶端 5 裂；雄蕊 5，花药合生，花丝细短，着生于花冠管内中部；雌蕊 1，花柱丝状，柱头 2 裂，分叉。瘦果卵形，淡褐色，无毛。花期 7 ～ 9 月，果期 9 ～ 10 月。

生长环境：生于山坡、林缘、荒地、田边。

采集：秋季割取，晒干或切段晒干。

分布：湖南、广西、贵州、云南、广东、江西、浙江等地。

现代研究：①有抗疟作用：黄花蒿乙醚提取中性部分和其稀醇浸膏对鼠疟、猴疟和人疟均呈显著抗疟作用。②有抗菌作用：黄花蒿水煎液对表皮葡萄球菌、卡他球菌、炭疽杆菌、白喉杆菌有较强的抑菌作用，对金黄色葡萄球菌、绿脓杆菌、痢疾杆菌、结核杆菌等也有一定的抑制作用。③有解热作用：用蒸馏法制备的黄花蒿注射液，对百、白、破三联疫苗致热的家兔有明显的解热作用。

性味功能：苦，寒。清热凉血，退虚热，解暑。

侗医主治：鼻衄。

用药方法：鲜品适量，揉烂塞鼻，直至血止。

107. 把登嘎　bav daemh gal

地方名：鸟泡叶、大红黄袍、过江龙、插田泡。

基源及拉丁学名：蔷薇科悬钩子属植物大乌泡 Rubus Multibracteatus Lev & Vaniot 根及全株。

形态：灌木，高 2 ~ 3 米。茎和叶柄以及叶下面均密被黄色绒毛和散生极短的弯皮刺。单叶互生，革质，近圆形，直径 4 ~ 12 厘米，掌状 7 ~ 9 裂，顶生裂片不明显 3 裂，先端圆钝或锐尖，基部心形，边缘有不整齐的重锯齿，上面有短柔毛和密布小的凸起，基生 5 出脉，网脉显明；叶柄长 3 ~ 6 厘米；托叶条裂。圆锥花序或总状花序顶生或腋生，密被黄色绒毛；苞片椭圆形，缺刻状条裂；萼裂片卵形，先端常多裂，外面密生黄色绒毛。聚合果球形，径 1 ~ 1.5 厘米，红色。

生长环境：生于路旁灌木丛中。

采集：全年可采。洗净、切片、晒干。

分布：四川、云南、贵州、湖南、广西等地。

性味功能：苦，凉。清热利湿，止血接骨。

侗医主治：鼻衄、骨折。

用药方法：①鲜品适量揉烂塞鼻治鼻衄；②叶烘干研末备用，正骨后取药粉适量，兑米酒和淘米水调匀，纱布外敷，膏布固定，2 ~ 3 日换药 1 次，直至痊愈。根 30 克煎水内服，每日 2 次，连服一周。

108. 登虐辰 daemh nyoc sems

地方名：牛奶根、半春子、石滚子、甜棒锤。

基源及拉丁学名：胡颓子科胡颓子属植物胡颓子 Elaeagnus pungens Thunb. 的根、叶及果实。

形态：大型常绿灌木，株高可达 4 米，通常具刺。枝开展，小枝褐色。叶厚革质，椭圆至长圆形，长 4 ~ 10 厘米，宽 2 ~ 5 厘米，先端尖或钝，基部圆形，边缘通常波状，上面初有鳞片，后即脱落。下面初具银白色鳞片，后渐变褐色鳞片；叶柄长 6 ~ 12 毫米，褐色。花 1 ~ 3 朵或 4 朵簇生，银白色，下垂，长约 1 厘米，有香气；花被筒圆筒形或漏斗形，筒部在子房上部突狭细，先端 4 裂；雄蕊 4；子房上位，花柱无毛，柱头不裂。果实椭圆形，长约 1.5 厘米，被锈色鳞片。花着生在叶腋间，每腋着生 1 ~ 3 朵，花期 9 ~ 11 月，来年 5 月份果实成熟，果熟后呈红色，形美色艳。

生长环境：生于山地杂木林内和向阳沟谷旁，或有栽培。

采集：全年可采，晒干。

分布：湖南、湖北、贵州、四川、江西、福建等地。

现代研究：主要化学成分有挥发油、萜类、生物碱、黄酮等；药理活性主要有降血糖、降血脂、抗脂质氧化、抗炎镇痛、免疫等。果实富有营养，每百克鲜果含维生素 C 12 ~ 30 毫克，胡萝卜素 3.15 毫克，维生素 B_1 0.4 ~ 0.7 毫克，还含钙 20.6 毫克，磷 57.2 毫克。果肉含水土 90.6%，粗蛋白 2.45%，脂肪 2.8%，总糖 5.1%，总酸 1.45%。含 17 种氨基酸。

性味功能：根，苦，平。祛风利湿，行瘀止血。叶，微苦，平。止咳平喘。果，甘、酸、平。消食止痢。

侗医主治：便血。

用药方法：根 30 克煎水内服，每日 2 次，连服 5～7 天。

109. 克悟纳　keec ul nac

地方名：牛尾七、岩七、竹根七。

基源及拉丁学名：百合科开口箭属植物开口箭 Tupistra chinensis Baker 的根状茎。

形态：多年生草本。根茎长圆柱形，直径 1～1.5 厘米，多节，绿色至黄色。叶基生，4～8 枚；叶片倒披针形、条状披针形、条形，长 15～65 厘米，宽 1.5～9.5 厘米，先端渐尖，基部渐狭；鞘叶 2 枚。穗状花序侧生，直立，密生多花，长 2.5～9 厘米；苞片卵状披针形至被针形，有几枚无花苞片簇生花序顶端；花被短钟状，长 5～7 毫米，裂片 6，卵形，长 3～5 毫米，宽 2～4 毫米，黄色或黄绿色，肉质；雄蕊 6，花丝基部扩大，有的彼此联合，上部分离，内弯，花药卵形；子房球形，3 室，花柱不明显，柱头钝三棱形，先端 3 裂。浆果球形，直径 8～10 毫米，熟时紫红色，具 1～3 颗种子。花期 4～6 月，果期 9～11 月。

生长环境：生于林下阴湿处、溪边或路旁。

采集：全年均可采收，除去叶及须根，洗净，鲜用或切片晒干。

分布：湖南、陕西、安徽、浙江、江西、福建、台湾、四川、云南等地。

性味功能：甘、微苦，凉，有毒。清热解毒，散瘀止痛。

侗医主治：急性咽喉炎。

用药方法：鲜品适量磨水点喉，每日 2 次，连续 3～5 天。

110. 腊尾　lagx wedl

地方名：五棓子、五倍子、百药煎、百虫仑。

基源及拉丁学名：膝树科植物盐肤木 Rhus chinensis Mill. 的寄生虫瘿。

形态：落叶乔木，高可达 9 米。树皮灰褐色，有赤褐色斑点；小枝上有三角形叶痕。叶互生，奇数羽状复叶，长 12～20 厘米，总叶柄基部膨大，叶轴生有灰褐色细毛，两侧有 3～6 对箭叶，初有短毛，后渐脱落，小叶 7～13 枚，无柄，顶部小叶广卵形或卵状广椭圆形，基部圆形而渐尖，先端急尖，长 5.5～9.5 厘米，宽 3.5～5 厘米，侧方小叶卵状长椭圆形以至卵形，稍有偏斜，长约 13 厘米，宽约 6.5 厘米，除基部外，边缘有波状钝齿，表面有疏毛，背面密生绒毛，羽状脉 10～17 对，幼芽或叶柄常受五倍子虫的刺伤而生成囊状的虫瘿，似茶泡状，称为"五倍子"。花杂性，白色，顶生圆锥花丛，萼 5 裂，花瓣 5 片，雄蕊 5 枚，子房上位，1 室。核果扁圆形，外面有灰白色短软毛密生。

生长环境：生于山坡、丘陵灌丛中。

采集：根全年可采，夏秋采叶，晒干。

分布：湖南、广西、贵州、云南、四川等地。

性味功能：酸、咸，平。收敛止咳，止血止泻。

侗医主治：痔疮。

用药方法：10 ～ 20 克水煎，趁温热外洗坐浴 15 ～ 20 分钟后，用干粉末外涂肛门处，每日 1 ～ 2 次，连续 7 ～ 10 天。

111. 黄连龙　wangc lieenc naemx

地方名：水黄连、黄脚鸡、硬水黄连、硬杆子。

基源及拉丁学名：毛茛科唐松草属植物箭头唐松草 Thalictrum Simplex L. Var. brevipes Hara 的全草。

形态：多年生草本，无毛，高达 70 厘米，有分枝。叶为 2 ～ 3 回 3 出复叶；小叶片倒卵形至近圆形，长 1 ～ 2.5 厘米，宽 0.8 ～ 3 厘米，不明显 3 浅裂，裂片顶端有缺刻状钝齿，基部楔形、圆形至近心形。单岐聚伞花序；花直径 1 厘米左右；萼片绿白色，倒卵形；雄蕊花丝上端膨大成棒状；心皮通常 3 ～ 6，无毛，花卷曲。花期 4 月，果期 7 ～ 8 月。

生长环境：生长在林下或草甸的潮湿环境。

采集：秋季采收，洗净，晒干。

分布：湖南、广西、贵州、云南、四川等地。

性味功能：苦，寒。清热利尿。

侗医主治：外痔。

用药方法：20 克煎水内服。日服 3 次，连服 7 天为一疗程。

112. 马同辰巴老　mal dongc sinc Bav laox

地方名：大铜钱草、崩大碗、马蹄草、雷公根。

基源及拉丁学名：伞形科积雪草属植物积雪草 Centalla asiatica（L.）Urb. 的全草。

形态：多年生草本，高 10 ～ 30 厘米，幼嫩部分被疏长柔毛。匍匐茎着地生根，茎上升，四棱形。叶对生；叶柄长为叶片的 1.5 倍，被长柔毛；叶片心形或近肾形，长 1.8 ～ 2.6 厘米，宽 2 ～ 3 厘米，先端急尖或钝，边缘具圆齿，两面被柔毛或硬毛。伞形花序，通常 2 ～ 3 花；小苞片线形，长 4 毫米，被缘毛；花萼筒状，长 9 ～ 11 毫米，外面被长柔毛，内面略被柔毛，萼齿 5，上唇 3 齿较长，下唇 2 齿略短，顶端芒状，具缘毛；花冠蓝色或紫色，下唇具深色斑点，花冠筒有长和短两型，长筒者长 1.7 ~ 2.23 厘米，短筒者长 1 ~ 1.4 厘米，外面多少端凹入；雄蕊 4，内藏，后对较长，花药 2 室；子房 4 裂，花柱略伸出，柱头 2 裂；花盘杯状，前方呈指状膨大。小坚果长圆状卵形，长约 1.5 毫米，深褐色。花期 4 ~ 5 月，果期 5 ~ 6月。

生长环境：生于林缘、疏林下、草地上或溪边等阴湿处。

采集：4 ~ 5 月采收全草，晒干或鲜用。

分布：湖南、广西、贵州、云南等地。

性味功能：甘、辛，凉。清热解毒，活血利尿。

侗医主治：蜘蛛丹（风毒、热毒、头皮发痒、红疹）。

用药方法：鲜品 200 克洗净捣烂兑淘米水取汁搽患处，1 日 2 ~ 3 次，连续 5 ~ 7 天。

113. 美灼虽　meix yoc suis

地方名：草鞋底、地苦胆、牛吃埔、铁灯盏。

基源及拉丁学名：菊科地胆草属植物地胆草 Elephantopus scaber L. 的全草。

形态：直立草本，高 10 ~ 50 厘米。生于草地上。茎 2 歧分枝，多少粗糙，有时全株有白色粗毛。基生叶丛生，叶片匙形或长圆状倒披针形，长 12 ~ 17 厘米，边缘稍有钝锯齿；茎生叶少，极小。夏秋季开花；头状花序成束，生于枝顶，有叶状总苞片 3 ~ 4 片；花紫红色。瘦果有棱，顶端有 4 ~ 6 枚长而硬的冠毛。

生长环境：生于山坡、路旁、山谷疏林中。

采集：夏秋采收，去杂质，洗净晒干或鲜用。

分布：云南、贵州、广西、湖南等地。

性味功能：苦，凉。清热解毒，利尿消肿。

侗医主治：犯女人、小月伤男（妇女经期房事所致）。

用药方法：250 克炖鸡，喝汤食肉，连食 2 ~ 3 只鸡。

114. 美榴藜　meix liunc liic

地方名：闹闹药、黎罗根。

基源及拉丁学名：鼠李科植物长叶冻绿 Rhamnus crenata Sieb & Zucc. 的根。

形态：落叶灌木或小乔木，高达 7 米；幼枝带红色，被毛，后脱落，小枝被疏柔毛。叶纸质，倒卵状椭圆形、椭圆形或倒卵形，稀倒披针状椭圆形或长圆形，长 4 ~ 14 厘米，宽 2 ~ 5 厘米，顶端渐尖，尾状长渐尖或骤缩成短尖，基部楔形或钝，边缘具圆齿状齿或细锯齿，上面无毛，下面被柔毛或沿脉多少被柔毛，侧脉每边 7 ~ 12 条；叶柄长 4 ~ 10（12）毫米，被密柔毛。花数个或 10 余个密集成腋生聚伞花序，总花梗长 4 ~ 10（15）毫米，被柔毛，花梗长 2 ~ 4 毫米，

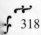

被短柔毛；萼片三角形与萼管等长，外面有疏微毛；花瓣近圆形，顶端2裂，雄蕊与花瓣等长而短于萼片；子房球形，无毛，3室，每室具1胚珠，花柱不分裂，柱头不明显。核果球形或倒卵状球形，绿色或红色，成熟时黑色或紫黑色，长5～6毫米，直径6～7毫米，果梗长3～6毫米，无或有疏短毛，具3分核，各有种子1个；种子无沟。花期5～8月，果期8～10月。

生长环境：生于山地林下或灌丛中。

采集：全年可采，洗净，晒干。

分布：湖南、广西、贵州、云南、四川、湖北等地。

性味功能：苦，平，有毒。退火解毒，杀虫。

侗医主治：疮、疱、疥、癣。

用药方法：50克根研末备用，用时取适量调茶油外搽，1日2～3次，直至痊愈。

115. 铜辰泥　dongc sine siv

地方名：小铜钱草、满天星、破铜钱、铺地锦。

基源及学名：伞形科天胡荽属植物天胡荽 Hydrocotyle sibthorpioides Lam. 的全草。

形态：多年生草本。茎纤弱细长，匍匐，平铺地上成片，秃净或近秃净；茎节上生根。单叶互生，圆形或近肾形，直径0.5～1.6厘米，基部心形，5～7浅裂，裂片短，有2～3个钝齿，上面深绿色，光滑，下面绿色或有柔毛，或两面均自光滑以至微有柔毛；叶柄纤弱，长0.5～9厘米。伞形花序与叶对生，单生于节上；伞梗长0.5～3厘米；总苞片4～10枚，倒披针形，长约2毫米；每伞形花序具花10～15朵，花无柄或有柄；萼齿缺乏；花瓣卵形，呈镊合状排列；绿白色。双悬果略呈心脏形，长1～1.25毫米，宽1.5～2毫米；分果侧面扁平，光滑或有斑点，背棱略锐。花期4～5月。

生长环境：生于路旁草地较湿润之处。

采集：夏、秋季采收，去杂质，洗净，鲜用或晒干。

分布：广西、湖南、贵州、广东、江西等地。

性味功能：甘，淡，微辛，凉。清热利湿，祛痰止咳。

侗医主治：夜盲症、白内障。

用药方法：①100克加鸡肝1具水蒸服治夜盲。②鲜品适量揉烂塞鼻，每日3次（病左眼塞右鼻，病右眼塞左鼻）治白内障。

116. 朗印虽　langx yenl suis

地方名：黄毛耳草、拖地莲、铺地蜈蚣、白头走马仔、细种节节花。

基源及学名：茜草科耳草属植物黄毛耳草 Hedyotis chrysotricha（Palib.）Merr. 的全草。

形态：多年生草本，常呈铺散匍匐状，全株均被有黄绿色细长柔毛，以茎、叶柄、托叶、叶背、脉间等处为多。茎具角棱，纤弱，节上有须根。叶对生，具短柄；叶片卵形至长圆状披针形或椭圆形，长 1 ~ 2.5 厘米，宽 6 ~ 12 毫米，先端尖，全缘，基部稍圆；托叶连合成鞘状，膜质，边缘钻状齿裂。花数朵簇生于叶腋；花柄长 2 ~ 3 毫米，萼筒漏斗形，4 裂；花冠漏斗形，长 5 ~ 6 毫米，4 裂，淡紫白色，稀为白色，4 裂；雄蕊 4；子房 2 室，柱头 2 裂，棒状。蒴果，扁球形，长和宽均约 2 毫米，室背开裂；萼片宿存。种子黑棕色，细小。花期 7 月。果期 9 月。

生长环境：生于路边、旷地、溪边、山坡。

采集：夏、秋采收，晒干或鲜用。

分布：江西、安徽、江苏、浙江、福建、湖南、贵州、广东、广西等地。

性味功能：苦，凉。清热利湿，解毒消肿。

侗医主治：小儿走胎症（发热、盗汗、夜闹、咳半声嗽）。

用药方法：每日 50 克炖猪脚，1 日服 3 次，半个月为一疗程。

117. 美奔　meix beens

地方名：杉木、杉树、天蜈蚣、千把刀。

基源及拉丁学名：杉科杉属植物杉木 Cunninghamia lanceolata（Lamb.）Hook 的根、树皮、球果、杉尖。

形态：常绿乔木，树高可达 30 ~ 40 米，胸径可达 2 ~ 3 米。从幼苗到大树单轴分枝，主干通直圆满。侧枝轮生，向外横展，幼树冠尖塔形，大树树冠圆锥形。叶螺旋状互生，侧枝之叶基部扭成 2 列，线状披针形，先端尖而稍硬，长 3 ~ 6 厘米，边缘有细齿，上面中脉两侧的气孔线较下面的为少。雄球花簇生枝顶；雌球花单生，或 2 ~ 3 朵簇生枝顶，卵圆形，苞鳞与珠鳞结合而生，苞鳞大，珠鳞先端 3 裂，腹面具 3 胚珠。球果近球形或圆卵形，长 2.5 ~ 5 厘米，径 3 ~ 5 厘米，苞鳞大，革质，扁平，三角状宽卵形，先端尖，边缘有细齿，宿存；种鳞形小，较种子短，生于苞鳞腹面下部，每种鳞具 3 枚扁平种子；种子扁平，长 6 ~ 8 毫米，褐色，两侧有窄翅，子叶 2 枚。

生长环境：生长于较湿润的群山山地。

采集：一年四季均可采收，鲜用或晒干。

分布：广西、湖南、贵州、云南等地。

性味功能：散瘀止血。

侗医主治：见花谢（阳痿）。

用药方法：3 个杉树尖或嫩杉树尖配白糖蒸服，每日 1 次，连服 7 天。

118. 美骂思　meix mal aenl

地方名：藁本、香藁本。

基源及拉丁学名：伞形科藁本属植物藁本 Ligusticum jeholense & Kitag. Nakai 的根及根状茎。

形态：多年生草本。茎直立，中空，表面有纵直沟纹。叶互生；基生叶三角形，长 8 ~ 15 厘米，2 回羽状全裂，最终裂片 3 ~ 4 对，卵形，上面叶脉上有乳头状突起，边缘具不整齐的羽状深裂，先端渐尖；叶柄长 9 ~ 20 厘米；茎上部的叶具扩展叶鞘。复伞形花序，顶生或腋生；总苞片羽状细裂，远较伞梗为短；伞梗 16 ~ 20 个或更多；小伞形花序有花多数，小伞梗纤细，长不超过 1 厘米；小总苞线形或狭披针形，较小伞梗为短；花小，无花萼；花瓣 5，白色，椭圆形至倒卵形，中央有短尖突起，向内折卷；雄蕊 5，花丝细软，弯曲，花药椭圆形，2 室，纵裂；花柱 2，细软而反折，子房卵形，下位，2 室。双悬果广卵形，无毛，分果具 5 条果棱，棱槽中各有 3 个油管，合生面有 5 个油管。花期 7 ~ 8 月，果期 9 ~ 10 月。

生长环境：生于向阳山坡草丛中或润湿的水滩边。

采集：秋季茎叶枯萎或次春出苗时采挖，除去泥沙，晒干或烘干。

分布：河南、陕西、甘肃、江西、湖北、湖南、四川、贵州、广西等地。

性味功能：辛，温。发散风寒，祛湿止痛。

侗医主治：睾丸炎。

用药方法：鲜品 100 克捣烂拌绿壳鸭蛋清外敷，每日换药 1 次，连敷 3 ~ 5 日。

119. 秃累　xoul leix

地方名：苦楝子、森树、翠树、紫花树。

基源及拉丁学名：楝科楝属植物楝树 Melia azedarach L. 的根皮。

形态：落叶乔木，高 25 米。树冠倒伞形，侧枝开展。树皮灰褐色，浅纵裂。小枝呈轮生状，灰褐色，被稀疏短柔毛，后光滑，叶痕和皮孔明显。叶互生，二至三回羽状复叶，长 20 ~ 40 厘米，叶轴初被柔毛，后光滑；小叶对生，卵形、椭圆形或披针形，长 3 ~ 7 厘米，宽 0.5 ~ 3 厘米，先端渐尖，基部圆形或楔形，通常偏斜，边缘具锯齿或浅钝齿，稀全缘；主脉突起明显，具特殊香味；小叶柄长 0.1 ~ 1.0 厘米。圆锥花序，长 15 ~ 20 厘米，与叶近等长，花瓣 5 个，浅紫色或白色，倒卵状匙形，长 0.8 ~ 1 厘米，外面被柔毛，内面光滑；雄蕊 10 个，花丝合成雄蕊筒，紫色。子房球形，5～6室，花柱细长，柱头头状。核果，黄绿色或淡黄色，近球形或椭圆形，长1～3厘米，每室具种子1个；外果皮薄革质，中果皮肉质，内果皮木质；种子椭圆形，红褐色。花期4～5月，果期10～11月。

生长环境：生于旷野或路边，常栽培于村旁。

采集：全年可采收，剥取干皮或根皮，洗去泥沙，晒干。

分布：湖南、广西、四川、云南、贵州等地。

性味功能：苦，寒，有小毒。杀虫。

侗医主治：疥疮、蛔虫症。

用药方法：80克煎水洗澡，每日1～2次，连洗7天治疥疮；白皮50～70克煎水，早晚各服1次，驱蛔虫。

120. 煮者 jul jeev

地方名：蜂蜜罐、糖罐子、刺头、黄茶瓶、倒挂金钩。

基源及拉丁学名：蔷薇科蔷薇属植物金樱子 Rosa Laevigata Michx. 的果、根、叶。

形态：常绿蔓性灌木，无毛；小枝除有钩状皮刺外，密生细刺。小叶3，少数5，椭圆状卵形或披针状卵形，长2～7厘米，宽1.5～4.5厘米，边缘有细锯齿，两面无毛，背面沿中脉有细刺；叶柄、叶轴有小皮刺或细刺；托叶线形，和叶柄分离，早落。花单生侧枝顶端，白色，直径5～9厘米；花柄和萼筒外面密生细刺。蔷薇果近球形或倒卵形，长2～4厘米，有细刺，顶端有长而外反的宿存萼片。花期5月，果期9～10月。

生长环境：生于向阳山坡灌丛中。

采集：10～11月果实成熟变红时采收，干燥，除去毛刺。

分布：湖南、湖北、云南、贵州、广西、广东、四川等地。

现代研究：金樱子果实含柠檬酸、苹果酸、鞣质、树脂、维生素 C，含皂苷 17.12%；另含丰富的糖类，其中有还原糖60%（果糖33%），蔗糖1.9%以及少量淀粉。①降血脂作用。对喂食胆甾醇及甲基硫氧嘧啶所致的实验性动脉粥样硬化家兔，用金樱子（品种不详）治疗两周和三周，其血清胆甾醇分别降低12.5%和18.67%，β-脂蛋白亦有明显下降。肝脏和心脏的脂肪沉着均较对照组轻微，粥样化程度亦很轻微，而对照组则十分严重。②抗病原微生物作用。鸡胚试验证明金樱子煎剂对流感病毒 PR8 株抑制作用最强，且对亚洲甲型57～4株、乙型 Lee 株、丙型1233株和丁型仙台株也有作用。抑菌试验（平碟法）表明25%根煎剂对金黄色葡萄球菌、大肠杆菌有很强的抑菌作用，对绿脓杆菌也有效。

性味功能：果，甘、酸，平，补肾固精；叶，苦，平，解毒消肿；根，甘、凉，平，活血散瘀，解毒收敛，杀虫。

侗医主治：疖肿。

用药方法：鲜嫩叶，适量嚼烂敷患处，每日换药 1 次，直至痊愈。

121. 把芙蓉　bav fuc yongc

地方名：芙蓉叶、三变花、九头花、清凉膏。

基源及拉丁学名：锦葵科植物木芙蓉 Hibiscus mutabilis L. 的叶、花。

形态：落叶灌木或小乔木，高 1 米多。枝干密生星状毛，叶互生，阔卵圆形或圆卵形，掌状 3 ~ 5 浅裂，先端尖或渐尖，两面有星状绒毛。花朵大，单生于枝端叶腋，有红、粉红、白等色，花期 8 ~ 10 月。蒴果扁球形，10 ~ 11 月成熟。在较冷地区，秋末枯萎，来年由宿根再发枝芽。丛生，高仅 1 米许。而冬季气温较高之处，则高可及 7 ~ 8 米，且有径达 20 厘米者。大形叶，广卵形，呈 3 ~ 5 裂，裂片呈三角形，基部心形，叶缘具钝锯齿，两面被毛。花于枝端叶腋间单生，有白色或初为淡红后变深红以及大红重瓣、白重瓣、半白半桃红重瓣和红白间者。

生长环境：村寨旁多栽培。

采集：夏秋摘花蕾，晒干，同时采叶阴干研粉贮存；秋、冬挖根、晒干。

分布：湖南、湖北、广西、贵州、安徽。

性味功能：微辛，凉。清热解毒，消肿排脓，凉血止血。

侗医主治：中耳炎。

用药方法：鲜品适量，捣烂绞汁滴耳，1 日 2 ~ 3 次，直至痊愈。

122. 隋素龙　Suic sul naemx

地方名：石蚕、石豇豆、青石莲、青龙骨。

基源及拉丁学名：蕨类水龙骨科水龙骨 Polypodium niponicum Mett. 的根状茎。

形态：多年生附生草本。根状茎肉质，细棒状，横走弯曲分歧，鲜时青绿色，干后变为黑褐色，表面光滑或被鳞片，并常被白粉；鳞片通常疏生在叶柄基部或根状茎的幼嫩部，易脱落，深褐色，卵状披针形而先端狭长，网脉较粗而显著，网眼透明。叶疏生，直立；叶柄长 3 ~ 8 厘米，鲜时带绿色，干后变为淡褐色，表面光滑无毛，但散有褐色细点，基部呈关节状；叶片羽状深裂，羽片 14 ~ 24 对，线状矩圆形至线状披针形，先端钝形或短尖，全缘，基部一对羽片通常较短而稍下向，纸质，两面密被褐色短绒毛，叶脉除中肋及主脉外不明显。孢子囊群圆形，位于主脉附近，无囊群盖，孢子囊多数，金黄色。

生长环境：生于阴湿岩石上或树干上。

采集：全年可采。采得后除去须根及叶片，切段，晒干。

分布：湖南、浙江、安徽、贵州、广西、江西、湖北、陕西、四川等地。

性味功能：甘、苦，凉。解毒退热，祛风利湿，止咳止痛。

侗医主治：毒蛇咬伤。

用药方法：取鲜品 50 克捣烂敷伤口周围，每日换药 1 ~ 2 次。

123. 一久拉　Yedl jivc nas

地方名：一支箭、矛盾草、蛇须草、独叶一支箭。

基源及拉丁学名：瓶尔小草科瓶尔小草 Ophiog lossum vulgatum 的全草。

形态：多年生小草本，直立，高 12 ~ 26 厘米。根状茎短，圆柱形，有一簇细长不分枝的肉质根，向四面横走，在先端发生新植物。叶通常单生，总柄长 9 ~ 22 厘米，深埋土中，营养叶从总柄基部以上 6 ~ 9 厘米处生出，卵形或椭圆形，长 3 ~ 12 厘米，宽 1 ~ 4 厘米，先端钝或稍急尖，基部短楔形，下延，无柄，全缘，肉质，网状脉明显，中脉两侧的 2 次细脉约与中脉平行。孢子囊穗自总柄顶端发出，穗长 2.5 ~ 3.5 厘米，窄条形，顶端有小突尖。孢子囊 10 ~ 50 对，排成 2 列，无柄，枝裂，无盖，孢子球形四面形。

生长环境：生于林下和山坡阴凉稍潮湿的土中。

采集：全年可采，洗净、晒干。

分布：湖南、广西、广东、江西、贵州等地。

性味功能：微甘、酸，凉。清热解毒，止痛消肿。

侗医主治：毒蛇咬伤。

用药方法：鲜品适量捣烂外敷伤口周围。每日换药 1 ~ 2 次。

124. 耶唉隋　Jaol igs suic

地方名：蛇白蔹、野葡萄、山葡萄、见毒消。

基源及拉丁学名：葡萄科植物蛇葡萄 Ampelopsis brevipedunculata（Maxim.）Trautv. 的根皮。

形态：藤本。茎具皮孔；幼枝被锈色短柔毛，卷须与叶对生，二叉状分枝。单叶互生；叶柄长 1 ~ 4.5 厘米，有锈色短柔毛；叶片心形或心状卵形，长 5 ~ 12 厘米，宽 5 ~ 8 厘米，顶端不裂或具不明显 3 浅裂，侧裂片小，先端钝，基部心形，上面绿色，下面淡绿色，两面均被锈色短柔毛，边缘有带小尖头的浅圆齿；基出脉 5 条，侧脉 4 对，网脉在背面稍明显。花两性，二歧聚伞花序与叶对生，长 2 ~ 6 厘米，被锈色短柔毛，总花梗长 1 ~ 3 厘米；花白绿色，有长约 2 毫米的花梗，基部有小苞片；花萼盘状，5 浅裂，裂片有柔毛；花瓣 5，分离，外被柔毛；雄蕊 5，与花瓣对生；子房扁球形，被杯状花盘包围。浆果球形，幼时绿色，熟时蓝紫色，直径约 8 毫米。花期 6 月，果期 7 ~ 10 月。

生长环境：山谷疏林或灌丛中。

采集：夏、秋季采收茎叶，洗净，鲜用或晒干。

分布：江苏、安徽、湖南、广西、贵州、浙江、江西、福建、台湾等地。

性味功能：辛，苦，凉。清热解毒，祛风活络，止痛止血。

侗医主治：跌打伤筋。

用药方法：鲜品 30 克捣烂炒热兑米酒、热敷患处，每日换药 1 次，直至痊愈。

125. 闹素芹　Naol Sul Jenc

地方名：水薄荷、野薄荷、兴安薄荷、鱼香草。

基源及拉丁学名：唇形科植物薄荷属野薄荷 Mentha haplocalyx Briq. 的全草。

形态：多年生草本。根须状。茎略呈方形，密被微毛。单叶对生，卵形或卵状矩圆形，叶绿有锯齿，两面有灰色短毛，夏秋枝梢叶腋开紫色小花，轮状排列。结球形小坚果。有薄荷香味。

生长环境：生于山坡、荒地或山顶。

采集：夏秋采全草，切段阴干或鲜用。

分布：湖南、广西、贵州、云南、四川等地。

性味功能：辛，凉。驱风解毒。

侗医主治：胎惊（婴儿落地两眼不开，无哭声）。

用药方法：鲜品 5 克揉烂挤汁清洗口腔。

126. 骂登　Mal demh

地方名：海蚌含珠、血见愁、人苋、野麻草。

基源及拉丁学名：大戟科植物铁苋菜 Acalypha australis L 的全草。

形态：一年生草本，高 30 ~ 60 厘米，被柔毛。茎直立，多分枝。叶互生，椭圆状披针形，长 2.5 ~ 8 厘米，宽 1.5 ~ 3.5 厘米，顶端渐尖，基部楔形，两面有疏毛或无毛，叶脉基部 3 出；叶柄长，花序腋生，有叶状肾形苞片 1 ~ 3，不分裂，合对如蚌；通常雄花序极短，着生在雌花序上部，雄花萼 4 裂，雄蕊 8；雌花序生于苞片内。蒴果钝三棱形，淡褐色，有毛。种子黑色。花期 5 ~ 7 月，果期 7 ~ 11 月。

生长环境：生于山坡、沟边、路旁、田野。

采集：夏、秋季采割，除去杂质，晒干。

分布：湖南、湖北、广西、贵州、江西、浙江等地。

性味功能：苦、涩，凉。去毒止痢，清热止血。

侗医主治：婴儿腹泻、小儿疳积。

用药方法：① 150 克煎水温洗脚心，每晚睡前 1 次，治婴儿腹泻；② 50 克蒸猪肉、鸡肝内服，治小儿疳积。

127. 尙珠茂　Sangl Jul Mebl

地方名：苡米、薏仁米、沟子米、薏苡仁。

基源及拉丁学名：禾本科薏苡属植物薏苡 Coix lacryma-jobi L. 的种仁。

形态：一年生或多年生草本。植株高 1.5 米，茎直立粗壮，有 10 ~ 12 节，节间中空，基部节上生根。叶互生，呈纵列排列；叶鞘光滑，与叶片间具白色薄膜状的叶舌，叶片长披针形，长 10 ~ 40 厘米，宽 1.5 ~ 3 厘米，先端渐尖，基部稍鞘状包茎，中脉明显。总状花序，由上部叶鞘内成束腋生，小穗单性；花序上部为雄花穗，每节上有 2 ~ 3 个小穗，上有 2 个雄小花，雄花有雄蕊 3 枚（雌蕊在发育过程中退化）；花序下部为雌花穗，包藏在骨质总苞中，常 2 ~ 3 小穗生于一节，雌花穗有 3 个雌小花，其中一花发育，子房有 2 个红色柱头，伸出包鞘之外，基部有退化雄蕊 3。颖果成熟时，外面的总苞坚硬，呈椭圆形。种皮红色或淡黄色，种仁卵形，长约 6 毫米，直径为 4 ~ 5 毫米，背面为椭圆形，腹面中央有沟，内部胚和胚乳为白色。

生长环境：生于河边，溪流边或阴湿河谷中。

采集：夏、秋采收，晒干生用或炒用。

分布：湖南、湖北、广西、广东、贵州等地。

现代研究：含蛋白质、脂肪、淀粉、糖类、维生素 B_1、薏苡素、薏苡仁酯和亮氨酸、赖氨酸、精氨酸、酪氨酸等氨基酸。薏苡有解热、镇静、镇痛和抑制骨骼肌收缩的作用。一些提取物对动物艾氏腹水癌、肉瘤 180、子宫颈癌有一定抑制作用，并对细胞免疫、体液免疫有促进作用。

性味功能：甘，淡，微寒。健脾利湿，清热排胀。

侗医主治：脐周腹痛。

用药方法：30 克煎水取浓汁煮粥，1 ~ 3 岁分 3 次服。

128. 务素得亚　Wul sugc Diil yak

地方名：八爪金龙、铁雨伞、开喉箭。

基源及拉丁学名：紫金牛科紫金牛属植物百两金 Ardisia crispa（Thunb.）DC.var crispa 的根及叶。

形态：灌木，高 1 ~ 2 米。具匍匐根茎，直立茎除侧生特殊花枝外，无分枝。叶片膜质或近坚纸质，椭圆状披针形或狭长圆状披针形，顶端长渐尖，基部楔形，长 7 ~ 12 厘米，宽 1.5 ~ 3 厘米，全缘或略波状，具明显的边缘腺点，背面多少具细鳞片，无腺点或具极疏的腺点，侧脉约 8 对，边缘脉不明显；叶柄长 5 ~ 8

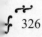

毫米。亚伞形花序，着生于侧生特殊花枝顶端，花枝通常无叶，长 13 ~ 18 厘米者，中部以上具叶 2 ~ 3 片；花长 4 ~ 5 毫米，萼片长圆状卵形或披针形，长 1.5 毫米，多少具腺点，无毛；花瓣白色或粉红色，卵形，长 4 ~ 5 毫米，里面多少被细微柔毛，具腺点；雄蕊较花瓣略短，花药狭长圆状披针形，背部无腺点或有；雌蕊与花瓣等长或略长，胚珠 5 枚，1 轮。果球形，直径 5 ~ 6 毫米，鲜红色，具腺点。花期 5 ~ 6 月，果期 10 ~ 12 月，有时植株上部开花，下部果熟。

生长环境：生于山谷、山坡疏林下或灌丛中。

采集：秋、冬季采挖，洗净，鲜用或晒干。

分布：湖南、广西、广东、贵州、云南等地。

现代研究：根含生物碱，岩白菜素，紫金牛酸，百两金皂苷 A、B。全株含有环状缩合肽。①抗菌作用：对肺炎双球菌、痢疾杆菌有抑制作用。②消炎作用：百两金醇提物 0.45 克 / 千克灌胃，6 毫克 / 千克腹腔注射，对蛋清性大鼠足跖肿胀有抑制作用；3.0、6.0 毫克 / 千克腹腔注射，对滤纸片致大鼠肉芽组织增生有抑制作用；0.2、0.4 克 / 千克灌胃，对蛋清致小鼠皮肤血管通透性增加，有抑制作用。

性味功能：苦，平。退热解毒，凉血消肿。

侗医主治：半边痧、缠丝痧、蜻蜓痧。

用药方法：根 10 克生嚼吞服或鲜叶捣烂泡淘米水服，日服 3 次，连服 5 ~ 7 天。

129. 散兰　Sangl lanc

地方名：兰靛、槐兰、小青、野槐树。

基源及拉丁学名：豆科木兰属植物木蓝 Indigofera tinctoria L. 的叶或全株。

形态：小灌木，高 50 ~ 60 厘米，枝有白色丁字毛。叶互生，奇数羽状复叶，有小叶 9 ~ 13 片；小叶倒卵状长圆形或倒卵形，长 1 ~ 2 厘米，宽 0.5 ~ 1.5 厘米，顶端钝或微凹，有短尖，基部近圆形，两面有丁字毛。总状花序腋生；萼钟形，5 齿裂；花冠蝶形，红色，旗瓣背面有毛；雄蕊 10 枚，两体；子房内弯，柱头头状。荚果圆柱形，长 1.5 ~ 2.5 厘米，宽约 2 毫米，棕黑色，有丁字毛。种子多数，细小，长 1.5 毫米，近方形。花期 5 ~ 6 月，果期 7 ~ 8 月。

生长环境：生于山坡草丛中，有栽培。

采集：夏秋季采收，鲜用或加工为青黛。

分布：湖南、湖北、广西、贵州、四川、云南等地。

性味功能：微苦，寒。清热解毒。

侗医主治：鹰痧。

用药方法：根皮 10 克生嚼或浸淘米水服。

130. 油麦芹　Yuc Meec Jenc

地方名：野油麻、山麦胡、地蚤。

基源及学名：唇形科野芝麻属植物野芝麻 Lamium barbatum Sieb. et Zucc. 的全草或花。

形态：多年生植物；根茎有长地下匍匐枝。茎高达1米，单生，直立，四棱形，具浅槽，中空，几无毛。茎下部的叶卵圆形或心脏形，长4.5～8.5厘米，宽3.5～5厘米，先端尾状渐尖，基部心形，茎上部的叶卵圆状披针形，较茎下部的叶为长而狭，先端长尾状渐尖，边缘有微内弯的牙齿状锯齿，齿尖具胼胝体的小突尖，草质，两面均被短硬毛，叶柄长达7厘米，茎上部的渐变短。轮伞花序4～14花，着生于茎端；苞片狭线形或丝状，长2～3毫米，锐尖，具缘毛。花萼钟形，长约1.5厘米，宽约4毫米，外面疏被伏毛，膜质，萼齿披针状钻形，长7～10毫米，具缘毛。花冠白或浅黄色，长约2厘米，冠筒基部直径2毫米，稍上方呈囊状膨大，筒口宽至6毫米，外面在上部被疏硬毛或近绒毛状毛被，余部几无毛，内面冠筒近基部有毛环，冠檐二唇形，上唇直立，倒卵圆形或长圆形，长约1.2厘米，先端圆形或微缺，边缘具缘毛及长柔毛，下唇长约6毫米，3裂，中裂片倒肾形，先端深凹，基部急收缩，侧裂片宽，浅圆裂片状，长约0.5毫米，先端有针状小齿。雄蕊花丝扁平，被微柔毛，彼此粘连，花药深紫色，被柔毛。花柱丝状，先端近相等的2浅裂。花盘杯状。子房裂片长圆形，无毛。小坚果倒卵圆形，先端截形，基部渐狭，长约3毫米，直径1.8毫米，淡褐色。花期4～6月，果期7～8月。

生长环境：生于路边、溪旁、田埂及荒坡上。

采集：5～6月采收全草，阴干或鲜用。

分布：湖南、湖北、广西、贵州、四川等地。

现代研究：叶含黏液质、鞣质、挥发油、抗坏血酸、胡萝卜素、皂苷、花含黄酮等成分，其中有异槲皮苷、山柰酚 -3- 葡萄糖苷、槲皮黄苷、山柰酚 -3-又糖苷、野芝麻苷、芸香苷、还含胆碱、黏液质、挥发油、皂苷、抗坏血酸、组胺、酪胺、焦性儿茶酚鞣质等。全株含水苏碱。

性味功能：甘、辛，平。全草散瘀消肿，调经利湿。花调经利湿。

侗医主治：脚鱼聚痧症（眩晕症）。

用药方法：20克捣烂，用井水调匀后1次服。

131. 油麦弄　Yuc mecc Naeml

地方名：胡麻、油麻、巨胜、黑芝麻。

基源及拉丁学名：脂麻科脂麻属植物脂麻 Sesamum indicum L.（S.orientale L.）的黑色种子。

形态：一年生草本，高达1米。茎直立，四棱形，全株被毛。单叶对生或上部叶互生；卵形、长圆形或披针形，长3～10厘米，上部的常为披针形，近全缘，中部的有齿缺，下部的常掌状3裂；叶柄长1.5～5厘米。花单生或2～3朵生于叶腋；有柄；萼片5裂，裂片披针形，长约6毫米；花冠管状，长2.5～3厘米，被柔毛，白色，常杂有淡紫红色或黄色；雄蕊4，2强，花药黄色，基着，呈矢形，花丝扁平呈薄纸质；雌蕊1，子房圆锥形，早期呈假4室，成熟后为2室，密被白柔毛，花柱线形，柱头2裂，呈薄纸质。蒴果四棱，也有六棱八棱的，长圆筒状，长约2.5厘米，黑褐色；具短柄，密被白色柔毛，花萼宿存。种子多数，卵形，先端微突尖，黑色、白色或淡黄色。花期6～8月。果期8～9月。

生长环境：全国各地有种植。

采集：8、9月采收，割取全草，捆成小把，顶端向上，晒干，打下种子，除去杂质，再晒干。

分布：四川、山西、河南、湖南、广西等地。

性味功能：甘，平。滋补肝肾，养血润肠，通乳。

侗医主治：蚊虫痧（吐痰、昏迷）。

用药方法：30克鲜品捣烂浸泡开水内服。

132. 敎门芹　jaol menc jenc

地方名：赤首乌、夜交藤、铁称陀、红内消。

基源及学名：蓼科蓼属植物何首乌（藤茎称夜交藤）Polygonum multiflorum Thunb. 的根块。

形态：多年生草本。喜阳，耐半阴，喜湿，畏涝，要求排水良好的土壤。块根肥厚，长椭圆形，黑褐色。茎缠绕，长2～4米，多分枝，具纵棱，无毛，微粗糙，下部木质化。叶卵形或长卵形，长3～7厘米，宽2～5厘米，顶端渐尖，基部心形或近心形，两面粗糙，边缘全缘；叶柄长1.5～3厘米；托叶鞘膜质，偏斜，无毛，长3～5毫米。花序圆锥状，顶生或腋生，长10～20厘米，分枝开展，具细纵棱，沿棱密被小突起；苞片三角状卵形，具小突起，顶端尖，每苞内具2～4花；花梗细弱，长2～3毫米，下部具关节，果时延长；花被5深裂，白色或淡绿色，花被片椭圆形，大小不相等，外面3片较大背部具翅，果时增大，花被果时外形近圆形，直径6～7毫米；雄蕊8，花丝下部较宽；花柱3，极短，柱头头状。瘦果卵形，具3棱，长2.5～3毫米，黑褐色，有光泽，包于宿存花被内。花期8～9月，果期9～10月。

生长环境：山谷灌丛、山坡林下、沟边石隙。

采集：多在秋季霜降后，茎叶枯萎时采收，挖出块根。

分布：湖南、广西、贵州、云南、陕西、甘肃等地。

性味功能：苦、甘、涩。补肝肾，益精血，养心安神；生用润肠，解毒散结。

侗医主治：鲤鱼痧（腮腺炎）。

用药方法：鲜品100克捣烂酒炒，待温外敷，每日换药1～2次，直到痊愈。

133. 美姜　Meix jangl

地方名：骨碎补、爬岩姜、巴岩风。

基源及拉丁学名：水龙科植物槲蕨 Drynaria forunii（kunze）J.SM. 的根茎。

形态：附生草本，高20～40厘米。根状茎肉质粗壮，长而横走，密被棕黄色、线状凿形鳞片。叶二型，营养叶厚革质，红棕色或灰褐色，卵形，无柄，长5～6.5厘米，宽4～5.5厘米，边缘羽状浅裂，很像槲树叶；孢子叶绿色，具短柄，柄有翅，叶片矩圆形或长椭圆形，长20～37厘米，宽8～18.5厘米，羽状深裂，羽片6～15对，广披针形或长圆形，长4～10厘米，宽1.5～2.5厘米，先端急尖或钝，边缘常有不规则的浅波状齿，基部2～3对羽片缩成耳状，两面均无毛，叶脉显著，细脉连成4～5行长方形网眼。孢子囊群圆形，黄褐色，在中脉两侧各排列成2～4行，每个长方形的叶脉网眼中着生1枚，无囊群盖。

生长环境：附生于树上、山林石壁上或墙上。

采集：全年均可采挖，除去泥沙，干燥，或再燎去茸毛（鳞片）。

分布：浙江、广东、广西、江西、湖北、湖南、四川、贵州、云南等地。

现代研究：含有柚皮苷、骨碎补双氢黄酮苷、骨碎补酸等。水煎醇沉液有预防血清胆固醇、甘油三酯升高，并防止主动脉粥样硬化斑块形成的作用；骨碎补多糖和骨碎补双氢黄酮苷有降血脂和抗动脉硬化的作用。骨碎补能促进骨对钙的吸收，提高血钙和血磷水平，有利于骨折的愈合；改善软骨细胞，推迟骨细胞的退行性病变。此外，骨碎补双氢黄酮苷有明显的镇静、镇痛作用。

性味功能：苦，热。补体强筋，搜风止痛。

侗医主治：鲤鱼痧（腮腺炎）。

用药方法：鲜品100克洗净捣烂酒炒，待温外敷，每日换药1～2次，直到痊愈。

134. 腊散　lagx Sangl

地方名：山胡椒、木香子、木樟子、山姜子、山苍子。

基源及拉丁学名：樟科木姜子属植物木姜子 Litsea pungens Hemsl. 的果实及叶。

形态：落叶灌木或小乔木，高3～8（10）米；幼树树皮黄绿色，光滑，老树树皮灰褐色。小枝细长，绿色，无毛，枝、叶具芳香味。顶芽圆锥形，外面被柔毛。叶互生，披针形，椭圆状披针形或卵状长圆形，长5～13厘米，宽1.5～4厘米，先端渐尖，基部楔形，上面绿色，下面灰绿色，两面均无毛，羽状脉，侧脉每边 6～10 条，纤细，与中脉在两面均凸起；叶柄长 0.6～2 厘米，无毛。伞形花序单生或簇生于叶腋短枝上；总梗细长，长 6～10 毫米；苞片 4，坚纸质，边缘有睫毛，内面密被白色绒毛；每一伞形花序有花 4～6 朵，先叶开放或与叶同时开放；花梗长约 1.5 毫米，密被绒毛；花被片 6，宽卵形；雄花中能育雄蕊 9，花丝中下部有毛，第三轮雄蕊基部的腺体具短柄，退化雌蕊无毛；雌花中退化雄蕊中下部具柔毛；子房卵形，花柱短，柱头头状。果近球形，直径 4～5 毫米，无毛，幼时绿色，成熟时黑色；果梗长 2～4 毫米，先端稍增粗；果托小浅盘状，径约 2.5 毫米。花期 11 月至翌年 4 月，果期 5～9 月。

生长环境：生于向阳丘陵和山地的灌丛或疏林中。

采集：夏末秋初果实成熟时，采下，晾干。

分布：湖南、湖北、广西、广东、贵州、云南、江西、浙江等地。

性味功能：辛、苦，温。祛风行气，健脾利湿。外用解毒。

侗医主治：酒痧。

用药方法：鲜叶 30 克捣烂敷肚脐。

135. 骂菩姑　mal Puc guh

地方名：黄花地丁、婆婆丁、金簪头。

基源及拉丁学名：菊科蒲公英属植物蒲公英 Taraxacum Mongolicum Hand.-Mazz. 的全草。

形态：多年生草本植物，高 10～25 厘米，含白色乳汁。根深长，单一或分枝，外皮黄棕色。叶根生，排成莲座状，狭倒披针形，大头羽裂，裂片三角形，全缘或有数齿，先端稍钝或尖，基部渐狭成柄，几无毛或疏被蛛丝状细软毛。花茎比叶短或等长，结果时伸长，上部密被白色蛛丝状毛。头状花序单一，顶生，长约 3.5 厘米；总苞片草质，绿色，部分淡红色或紫红色，先端有或无小角，有白色蛛丝状毛；舌状花鲜黄色，先端平截，5 齿裂，两性。瘦果倒披针形，土黄色或黄棕色，有纵棱及横瘤，下部以上的横瘤有刺状突起，先端有喙，顶生白色冠毛。花期早春及晚秋。生于路旁、田野、山坡。产于全国各地。整株植物匍匐于地上，叶如荠菜，只是稍大，无挺立茎，花从植株中心冒出。

生长环境：生于道旁、草地、田间、河岸、荒地、庭园等处。

采集：春、夏开花前或刚开花时连根挖取，除净泥土，晒干。

分布：湖南、湖北、广东、广西、贵州、云南等地。

现代研究：含蒲公英甾醇、胆碱、菊糖、果胶、蒲公英醇、豆甾醇、β－香树脂醇、β－谷甾醇、蒲公英赛醇、蒲公英素、蒲公英苦素和维生素 A、B、C 等。①具有抗菌作用；②具有保肝、利胆作用；③抗胃溃疡作用。

性味功能：甘、苦，寒。清热解毒，止痛散结。

侗医主治：乳腺炎。

用药方法：鲜品100克（干品50克）水煎服，日服3次；鲜品适量捣烂加白酒少许合匀敷患处，每日换药1~2次。

136. 登隋 Dcmh Suic

地方名：三匹风、蛇泡草、龙吐珠、地杨梅。

基源及拉丁学名：蔷薇科蛇莓属植物蛇莓 Duchesnea indica（Andr.）Focke 的全草。

形态：年生草本，全株有白色柔毛。茎细长，匍匐状，节节生根。三出复叶互生，小叶菱状卵形，长1.5~4厘米，宽1~3厘米，边缘具钝齿，两面皆有柔毛，具托叶；叶柄与地片等长或长数倍，有向上伏生的白柔毛。花单生于叶腋，具长柄；副萼片5，有缺刻，萼片5，较副萼片小；花瓣5，黄色，倒卵形；雄蕊多数，着生于扁平花托上。聚合果成熟时花托膨大，海绵质，红色。瘦果小，多数，红色。花期4~5月，果期5~6月。

生长环境：生于山坡、荒野阴湿处。

采集：夏、秋季采收全草，洗净，晒干。

分布：湖南、湖北、广西、广东、江西、贵州等地。

性味功能：甘，酸，寒，有小毒。清热解毒、散瘀消肿。

侗医主治：胃溃疡。

用药方法：15~50克，煎水3次分服，或研末日服3次，每次1克，连服半月为一疗程。忌生冷酸辣、糯米食。

137. 登桃岁 Demh Daoc Siis

地方名：山渣子、红果子、棠棣子、山里红。

基源及拉丁学名：蔷薇科山楂属植物野山楂 Crataegus cuneata Siebold & Zucc. 的果实。

形态：落叶灌木。枝密生，有细刺，幼枝有柔毛。叶倒卵形，长2~6厘米，宽0.8~2.5厘米，先端常3裂，基部狭楔形下延至柄，边缘有尖锐重锯齿。伞房花序，总花梗和花梗均有柔毛，花白色。梨果球形或梨形，红色或黄色，直径约1~2厘米，宿萼较大，反折。花期5~6月，果期8~10月。果实较小，类球形，直径0.8~1.4厘米，有的压成饼状。山楂果表面棕色至棕红色，并有细密皱纹，顶端凹陷，有花萼残迹，基部有果梗或已脱落。质硬，果肉薄，味微酸涩。多枝落叶灌木，高达1.5米。枝条有长5~8毫米的刺针；幼枝有短柔毛。叶阔倒卵形与倒卵状长椭圆形，基部渐狭而接近于短叶柄，长2~6厘米，宽1~3厘米，基部楔形，边缘有缺刻及不整齐锯齿，顶端常为3裂，表面平滑无毛，背面有疏毛，脉上亦稍有毛，托叶近于卵形，有牙齿。花白色，伞房花序，3～7花丛生，萼片5片，花瓣5片，雄蕊20枚，花药红色，子房下位，3～5室。梨果球形或梨形，红色或黄色，萼宿存而向外反曲。

　　生长环境：生于向阳山坡或山地灌木丛中。

　　采集：果实于9～11月，茎随时可采，叶春夏秋季采收，阴干或晒干。

　　分布：江苏、浙江、云南、四川、湖南、贵州等地。

　　性味功能：甘、酸，温。消食化滞，散瘀止痛。

　　侗医主治：小儿消化不良。

　　用药方法：果实适量，泡开水当茶饮。

138. 美骂媛　Meix Mal lenx

　　地方名：小金钱草、黄胆草、荷包草、月亮草。

　　基源及拉丁学名：旋花科马蹄金属植物马蹄金 Dichondra repens J.R.Forst.& G. Forst. 的全草。

　　形态：多年生匍匐小草本，茎细长，被灰色短柔毛，节上生根。叶肾形至圆形，直径4～25毫米，先端宽圆形或微缺，基部阔心形，叶面微被毛，背面被贴生短柔毛，全缘；具长的叶柄，叶柄长（1.5）3～5（6）厘米。花单生叶腋，花柄短于叶柄，丝状；萼片倒卵状长圆形至匙形，钝，长2～3毫米，背面及边缘被毛；花冠钟状，较短至稍长于萼，黄色，深5裂，裂片长圆状披针形，无毛；雄蕊5，着生于花冠2裂片间弯缺处，花丝短，等长；子房被疏柔毛，2室，具4枚胚珠，花柱2，柱头头状。蒴果近球形，小，短于花萼，直径约1.5毫米，膜质。种子1～2，黄色至褐色，无毛。

　　生长环境：生于路边、沟边草丛或墙下、花坛等半阴湿处。

　　采集：全年随时可采，鲜用或洗净晒干。

　　分布：湖南、广西、广东、贵州、云南、四川等地。

　　性味功能：辛，平。清热利湿，解毒消肿。

　　侗医主治：跌打损伤。

　　用药方法：鲜品适量捣烂敷患处，每日换药1～2次。

139. 粮茹亚　Lagx Ludt yak

　　地方名：枣儿红、黄瓜香、玉扎。

　　基源及拉丁学名：蔷薇科地榆属植物地榆 Sanguisorba officinalis L. 的根。

形态：多年生草本，高 30～120 厘米。根粗壮，多呈纺锤形，稀圆柱形，表面棕褐色或紫褐色，有纵皱及横裂纹，横切面黄白或紫红色，较平正。茎直立，有棱，无毛或基部有稀疏腺毛。基生叶为羽状复叶，有小叶 4～6 对，叶柄无毛或基部有稀疏腺毛；小叶片有短柄，卵形或长圆状卵形，长 1～7 厘米，宽 0.5～3 厘米，顶端圆钝稀急尖，基心形至浅心形，边缘有多数粗大圆钝稀急尖的锯齿，两面绿色，无毛（因为叶子外貌很像榆树叶子，所以称之为地榆）；茎生叶较少，小叶片有短柄至几无柄，长圆形至长圆披针形，狭长，基部微心形至圆形，顶端急尖；基生叶托叶膜质，褐色，外面无，毛或被稀疏腺毛，茎生叶托叶大，草质，半卵形，外侧边缘有尖锐锯齿。穗状花序椭圆形，圆柱形或卵球形，直立，通常长 1～3（4）厘米，横径 0.5～1 厘米，从花序顶端向下开放，花序梗光滑或偶有稀疏腺毛；苞片膜质，披针形，顶端渐尖至尾尖，比萼片短或近等长，背面及边缘有柔毛；萼片 4 枚，紫红色，椭圆形至宽卵形，背面被疏柔毛，中央微有纵棱脊，顶端常具短尖头；雄蕊 4 枚，花丝丝状，不扩大，与萼片近等长或稍短；子房外面无毛或基部微被毛，柱头顶端扩大，盘形，边缘具流苏状乳头。果实包藏在宿存萼筒内，外面有斗棱。花果期 7～10 月。

生长环境：生于草原、草甸、山坡草地、灌丛中、疏林下，路旁或田边。

采集：秋季采收，除去地上茎叶，洗净晒干。

分布：湖南、广西、广东、贵州、云南、江西、浙江等地。

现代研究：根含鞣质和三萜皂苷，分离出的皂苷有地榆糖苷 I、地榆糖苷 II，其水解后产生坡模醇酸和阿拉伯糖等。

性味功能：苦、酸，微寒。凉血止血，收敛止泻。

侗医主治：妇女血崩（功能性子宫出血）。

用药方法：9～15 克，煎水内服，1 日 3 次，连服 5 天。

140. 骂省苯 mal sedp bedl

地方名：下山虎、鸭屁股。

基源及拉丁学名：鸢尾科植物鸢尾 Iris tectorum Maxim. 的全草。

形态：多年生宿根性直立草本，高约 30～50 厘米。根状茎匍匐多节，粗而节间短，浅黄色。叶为渐尖状剑形，宽 2～4 厘米，长 30～45 厘米，质薄，淡绿色，呈二纵列交互排列，基部互相包叠。春至初夏开花，总状花序 1～2 枝，每枝有花 2～3 朵；花蝶形，花冠蓝紫色或紫白色，径约 10 厘米，外 3 枚较大，圆形下垂；内 3 枚较小，倒圆形；外列花被有深紫斑点，中央面有一行鸡冠状白色带紫纹突起，花期 4～6 月，果期 6～8 月；雄蕊 3 枚，与外轮花被对生；花柱 3 歧，扁平如花瓣状，覆盖着雄蕊。花出叶丛，有蓝、紫、黄、白、淡红等色，花型大而美丽。蒴果长椭圆形，有6棱。变种有白花鸢尾，花白色，外花被片基部有浅黄色斑纹。

生长环境：生于沼泽土壤或浅水层中。

采集：全年可采，挖出根状茎，除去茎叶及须根，洗净，晒干，切段备用。

分布：湖南、湖北、广西、贵州、云南等地。

性味功能：辛，热，有小毒。除湿，祛寒。

侗医主治：便秘。

用药方法：全草9～15克，捣烂冲开水服。

141. 蜡少　Labx saop

地方名：蒲黄、香蒲、蒲草、水蜡烛。

基源及拉丁学名：香蒲科植物水浊 Typha angustifolia L. 的花粉。

形态：沼泽多年生草本，高1～2米。根茎匍匐，有多数须根。叶扁平，线形，宽4～10毫米，质稍厚而柔，下部鞘状，穗状花序圆柱形，长30～60厘米，雌雄花序间有间隔1～15厘米；雄花序在上，长20～30厘米，雄花有早落的佛焰状苞片，花被鳞片状或茸毛状，雄蕊2～3。雌花序长10～30厘米，雌花小苞片较柱头短，匙形，花被茸毛状与小苞片等长，柱头线头圆柱形，小坚果无沟。花期6～7月，果期7～8月。

生长环境：生于池、沼、浅水中。

采集：夏季采收蒲棒上部的黄色雄花序，晒干后辗轧，筛取花粉。

分布：湖南、湖北、广东、广西、江西、江苏、贵州、云南等地。

现代研究：含黄酮类，柚皮素、异鼠李素、槲皮素；亦含有甾醇类，如 α-香蒲甾醇、α-谷甾醇、β-谷甾醇、β-谷甾醇棕榈酸酯等。尚含有酸类，长苞香蒲含棕榈酸、硬脂酸、花生油烯酸、香草酸、香蒲酸等，宽叶香蒲花粉中含甲酸、乙酸、丙酮酸、乳酸、苹果酸、琥珀酸、柠檬酸。此外，还含有20多种无机成分，如钾、磷、锌、硫、镁、钙等以及多种氨基酸。

性味功能：甘，平。炒用止血，生用行血、消瘀止痛。

侗医主治：外伤出血。

用药方法：取花序或毛粉适量，直接敷于出血处。

142. 铜神哪　Dongc Sinc lav

地方名：破铜钱、生扯拢。

基源及拉丁学名：牡牛儿苗科尼泊尔老鹳草 Geranium nepalense Sweet 的全草。

形态：多年生草本，高35～80厘米。茎伏卧或略倾斜，多分枝。叶对生，叶柄长1.5～4厘米，具平伏卷曲的柔毛，叶片3～5深裂，近五角形，基部略呈心形，裂片近菱形，先端钝或突尖，边缘具整齐的锯齿，上面绿色，具伏毛，下面淡绿色，沿叶脉被柔毛。花小，径约1厘米，每1花梗2朵，腋生，花梗细长；花萼5，卵形或卵状披针形，疏生长柔毛，先端有芒；花瓣5，倒卵形，白色或淡红色，具深红色纵脉；雄蕊10，全具花药；花柱5裂，延长并与果柄连合成喙。蒴果先端长喙状，成熟时裂开，喙部由下而上卷曲。种子长圆形，黑褐色。花期5～6月。果期6～7月。

生长环境：生于山坡、田野间、草地及路旁。

采集：夏、秋二季采割，捆成把，晒干。

分布：福建、广西、湖南、四川、贵州、云南等地。

性味功能：苦，凉。退热解毒，消肿止痛，除水利湿。

侗医主治：脚气。

用药方法：取20～40克鲜品捣烂，每晚外敷患处，次日去掉，连敷3～4晚。

143. 拜亚散盘　Baiv Yak Sank Padt

地方名：花脸荞、花蝴蝶、铁腰叶蓼。

基源及拉丁学名：蓼科植物赤胫散 Polygonum runcinatum Buch.–Ham.ex D.Don 的根茎。

形态：多年生草本植物，株高50厘米，植株丛生，春季幼株枝条、叶柄及叶中脉均为紫红色，夏季成熟叶片绿色，中央有锈红色晕斑，叶缘淡紫红色，茎较纤细，紫色，茎上有节，叶互生，卵状三角形，基部常具2圆耳，宛如箭镞，上面有紫黑斑纹，叶柄处有筒状的膜质托叶鞘，头状花序，常数个生于茎顶，上面开粉红色或白色小花。花期为7～8月，花后结黑色卵圆形瘦果。

生长环境：生于路边、沟渠、草丛等阴湿处或栽培。

采集：夏秋采收，洗净切片，鲜用或晒干。

分布：湖南、湖北、广西、贵州、云南等地。

性味功能：涩。收敛，搜风去热，消肿止痛。

侗医主治：烧伤。

用药方法：全草适量，焙干研末，撒于烧伤创面或调茶油外敷，每日1～2次。

144. 兰坝　Lanc bial

地方名：岩豇豆、兰多帕。

基源及拉丁学名：苦苣苔科植物吊石苣苔 Lysionotus panciflorus Maxim. 的全草。

形态：小灌木。茎长7～30厘米，分枝或不分枝，无毛或上部疏被短毛。叶3枚轮生，有时对生或斗枚轮生，具短柄或近无柄；叶片革质，形状变化大，

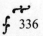

线形、线状倒披针形、狭长圆形或倒卵状长圆形，少有为狭倒卵形或长椭圆形，长 1.5 ～ 5.8 厘米，宽 0.4 ～ 1.5 厘米，顶端急尖或钝，基部钝、宽楔形或近圆形，边缘在中部以上或上部有少数牙齿或小齿，有时近全缘，两面无毛，中脉上面下陷，侧脉每侧 3 ～ 5 条，不明显；叶柄长 1 ～ 4 毫米，上面常被短伏毛。花序有 1 ～ 2 花；花序梗纤细，长 0.4 ～ 2.6 厘米，无毛；苞片披针状线形，长 1 ～ 2 毫米，疏被短毛或近无毛；花梗长 3 ～ 10 毫米，无毛。花萼长 3 ～ 4 毫米，5 裂达或近基部，无毛或疏被短伏毛；裂片狭三角形或线状三角形。花冠白色带淡紫色条纹或淡紫色，长 3.5 ～ 4.8 厘米，无毛；筒细漏斗状，长 2.5 ～ 3.5 厘米，口部直径 1.2 ～ 1.5 厘米；上唇长约 4 毫米，2 浅裂，下唇长 10 毫米，3 裂。雄蕊无毛，花丝着生于距花冠基部 13 ～ 15 毫米处，狭线形，长约 12 毫米，花药直径约 1.2 毫米，药隔背面突起长约 0.8 毫米；退化雄蕊 3，无毛，中央的长约 1 毫米，侧生的狭线形，长约 5 毫米，弧状弯曲。花盘杯状，高 2.5 ～ 4 毫米，有尖齿。雌蕊长 2 ～ 3.4 厘米，无毛。蒴果线形，长 5.5 ～ 9 厘米，宽 2 ～ 3 毫米，无毛。种子纺锤形，长 0.6 ～ 1 毫米，毛长 1.2 ～ 1.5 毫米。花期 7 ～ 10 月。

生长环境：丘陵或山地沟谷石岩上或树干上。

采集：8 ～ 9 月采收，洗净，鲜用或晒干。

性味功能：苦，凉。退热利水，活血调经。

侗医主治：老年慢性支气管炎。

用药方法：每次 10 克，煎水内服，1 日 3 次，连服半月为一疗程。

145. 把温　bav wen

地方名：软蛇剑、铁扁担、九节连、冬不凋草。

基源及拉丁学名：百合科植物万年青 Rohdea japonica Roth 的叶。

形态：多年生常绿草本，无地上茎。根状茎粗短，黄白色，有节，节上生多数细长须根。叶自根状茎丛生，质厚，披针形或带形，长 10 ～ 25 厘米，宽 2.5 ～ 5.5 厘米，边缘略向内褶，基部渐窄呈叶柄状，上面深绿色，下面淡绿色，直出平行脉多条，主脉较粗。春、夏从叶丛中生出花葶，长 10 ～ 20 厘米；花多数，丛生于顶端排列成短穗状花序；花被 6 片，淡绿白色，卵形至三角形，头尖，基部宽，下部愈合成盘状；雄蕊 6，无柄，花药长椭圆形；子房球形，花柱短，柱头 3 裂。浆果球形，橘红色；花期 5 ～ 6 月，果期 9 ～ 11 月。

生长环境：林下潮湿处或草地中生长。

采集：全年可采，挖取根茎，除去须根，洗净泥土，鲜用或切片晒干。

分布：湖南、贵州、广西、江苏、江西、浙江、山东等地。

性味功能：苦、涩、微寒，有小毒。清热解毒，疏风散寒，强心利尿。

侗医主治：疝气。

用药方法：鲜品适量捣烂，加鸡蛋清调匀，外敷患处，3 天换药 1 次，连敷 1 个月为一疗程。

146. 明黄己　Miedx Wango Jiv

地方名：包谷须、玉米须、玉蜀黍须。

形态：一年生草本。植株高大，茎强壮，挺直。叶窄而大，边缘波状，于茎的两侧互生。雄花花序穗状顶生。雌花花穗腋生，成熟后成谷穗，具粗大中轴，小穗成对纵列后发育成两排籽粒。谷穗外被多层变态叶，称作包皮。籽粒可食。根为须根系，除胚根外，还从茎节上长出节根：从地下节根长出的称为地下节根，一般 4 ~ 7 层；从地上茎节长出的节根又称支持根、气生根，一般 2 ~ 3 层。株高 1 ~ 4.5 米，秆呈圆筒形。全株一般有叶 15 ~ 22 片，叶身宽而长，叶缘常呈波浪形。花为单性，雌雄同株。雄花生于植株的顶端，为圆锥花序；雌花生于植株中部的叶腋内，为肉穗花序。雄穗开花一般比雌花吐丝早 3 ~ 5 天。共、果期 7 ~ 9 月。

生长环境：生于平原、山坡、山谷，多为种植。

采集：玉米成熟时采收，摘取花柱，晒干。

分布：湖南、广东、广西、贵州、云南、四川等地。

性味功能：甘，平。利尿消肿，平肝利肝。

侗医主治：高血压。

用药方法：鲜品 50 克或干品 15 克，每日煮水 2 ~ 3 次，长期当茶喝。

147. 尚闹蛮　Sangl Laol Mens

地方名：号筒杆。

基源及拉丁学名：罂粟科植物博落回 Macleay cordata（Willd.）R.Br. 的根皮。

形态：多年生大型草本，基部灌木状，高 1 ~ 4 米。具乳黄色浆汁。根茎粗大，橙红色。茎绿色或红紫色，中空，粗达 1.5 厘米，上部多分枝，无毛。单叶互生；具叶柄，长 1 ~ 12 厘米；叶片宽卵形或近圆形，长 5 ~ 27 厘米，宽 5 ~ 25 厘米，上面绿色无毛，下面具易落的细绒毛，多白粉，基出脉通常 5，边缘波状或波状牙齿。大型圆锥花序多花，长 15 ~ 40 厘米，生于茎或分枝顶端；花梗长 2 ~ 7 毫米；苞片狭披外形；萼片狭倒卵状长圆形、船形，黄白色；花瓣无；雄蕊 24 ~ 30，花丝丝状，花药狭条形，与花丝等长；子房倒卵形、狭倒卵形或倒披针形，无毛。果倒披针形，扁平，长约 2 厘米，宽 5 毫米，外被白粉。种子通常 4 ~ 8 枚，卵球形，种皮蜂窝状，具鸡冠状突起。花期 6 ~ 8 月，果期 7 ~ 10 月。

生长环境：生于丘陵、低山草地或林边。

采集：秋、冬季采收，根茎与茎叶分开，晒干。

分布：湖南、湖北、广西、广东、贵州、云南、江西、浙江等地。

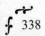

现代研究：本品水煎剂对多种革兰阳性及阴性细菌及钩端螺旋体都有较强的抑制作用。

性味功能：苦，凉，有毒。排毒消肿，杀虫止痛。

侗医主治：蜈蚣咬伤。

用药方法：鲜品适量，捣烂取汁，外涂患处，1日3～4次。

148. 照虐四芭　Jaol suis Siv Bav

地方名：泡参、南沙参、泡沙参。

基源及拉丁学名：桔梗科沙参属植物四叶沙参 adenophora tetraphylla（Thunb.）Fisch. 的根。

形态：多年生草本，高30～50厘米。主根粗肥，长圆锥形或圆柱状，黄褐色，粗糙，具横纹，顶端有芦头。茎常单生，少有丛生，除花序外不分枝，无毛.基生叶成丛，卵形、长椭圆形或近圆形；茎生叶常4片轮生，偶有5～6片轮生，外形变化很大，由卵形、披针形至条形，长4～8厘米，宽1.5～3厘米，边缘有粗锯齿、细锯齿至全缘，叶越宽，齿越粗。夏季开花，花序圆锥状，下部花枝轮生，顶部花枝有时互生；花萼光滑而小，杯状，先端5裂，裂片条状；花冠蓝色，窄钟形，长约1厘米，先端5浅裂；雄蕊5；雌蕊1，下部具肉质花盘，花柱细长，突出花冠外，柱头2裂，子房下位。蒴果球形而稍扁，孔裂，含有多数种子。

生长环境：生于山野阴坡草丛中、林缘或路边。

采集：秋季挖取根部，除去茎叶及须根，洗净泥土，刮去外皮，切片，晒干。

分布：湖南、广西、广东、贵州、云南、四川等地。

现代研究：①具有祛痰作用。②浸剂对离体蟾蜍心脏有明显的强心作用。③具有解热、镇痛作用。④具有抗真菌作用。

性味功能：甘，凉。清热养阴，润肺止咳。

侗医主治：毒蕈中毒。

用药方法：鲜100克或干品25克，煎水取浓汁，1次顿取。

149. 美下孩（美他八）　Meix Tap bags

地方名：八角枫叶、白龙须、八角梧桐。

基源及拉丁学名：八角枫科八角枫属植物华瓜木 Alangium chinense（Lour.）Harms 的叶。

形态：落叶灌木或小乔木，高4～5米。树皮淡灰黄色，平滑，小枝圆形，灰黄色，具淡黄或褐色粗毛，皮孔不明显。单叶互生，有柄；叶形变异较大，常卵形、圆形或椭圆形，长5～18厘米，宽4～12厘米，先端长尖，基部偏斜，平截，略成心形，全缘或少为上部3～5浅裂，主脉5条，下面常有脉腋丛毛。夏、秋开白色花，渐变为乳黄色；3～15朵乃至30余朵成腋生聚伞圆锥花序，花序梗长6～15毫米，花梗密生细毛；萼广钟形，口缘有纤毛，萼齿6～8；花瓣与萼齿同数互生，条形，常由顶端反卷；雄蕊与花瓣同数，等长，花丝粗短，扁形，密被毛茸，花药条形，长为花丝的3倍，花盘圆形，位于子房顶；子房下位，2室，每室胚珠1个，花柱细长，柱头3浅裂。核果卵形，长约1厘米，熟时黑色，顶端具宿存萼齿及花盘。种子1粒。花期3～7月，果期7～10月。

生长环境：生于山野路旁、灌木丛或杂木林中。

采集：全年可采，挖取根、须，洗净，晒干或剥皮晒干。

分布：湖南、广西、广东、贵州、云南等地。

性味功能：辛，微温，有毒。祛风除湿，舒筋活络，散瘀止痛。

侗医主治：马桑泡中毒。

用药方法：100克鲜品捣烂拌淘米水少许，取浓汁灌服催吐。

150. 尚美烧　Sangl Meix Saoh

地方名：乌桕根皮、卷子树、木腊树、蜡烛树。

基源及拉丁学名：大戟科乌桕属植物乌桕Sapium sebiferum（L）Roxb.的根皮。

形态：乔木，高可达15米许，各部均无毛而具乳状汁液；树皮暗灰色，有纵裂纹；枝广展，具皮孔。叶互生，纸质，叶片菱形、菱状卵形或稀有菱状倒卵形，长3～8厘米，宽3～9厘米，顶端骤然紧缩具长短不等的尖头，基部阔楔形或钝，全缘；中脉两面微凸起，侧脉6～10对，纤细，斜上升，离缘2～5毫米弯拱网结，网状脉明显；叶柄纤细，长2.5～6厘米，顶端具2腺体；托叶顶端钝，长约1毫米。花单性，雌雄同株，聚集成顶生、长6～12厘米的总状花序，雌花通常生于花序轴最下部或罕有在雌花下部亦有少数雄花着生，雄花生于花序轴上部或有时整个花序全为雄花。雄花：花梗纤细，长1～3毫米，向上渐粗；苞片阔卵形，长和宽近相等约2毫米，顶端略尖，基部两侧各具一近肾形的腺体，每一苞片内具10～15朵花；小苞片3，不等大，边缘撕裂状；花萼杯状，3浅裂，裂片钝，具不规则的细齿；雄蕊2枚，罕有3枚，伸出于花萼之外，花丝分离，与球状花药近等长。雌花；花梗粗壮，长3～3.5毫米；苞片深3裂，裂片渐尖，基部两侧的腺体与雄花的相同，每一苞片内仅1朵雌花，间有1雌花和数雄花同聚生于苞腋内；花萼3深裂，裂片卵形至卵头披针形，顶端短尖至渐尖；子房卵球形，平滑，3室，花柱3，基部合生，柱头外卷。蒴果梨状球形，成熟时黑色，直径1～1.5厘米。具3种子，分果爿脱落后而中轴宿存；种子扁球形，黑色，长约8毫米，宽6～7毫米，外被白色、蜡质的假种皮。花期4～8月。

生长环境：生于向阳山坡、丘陵灌丛中。

采集：全年可采，将皮剥下，晒干。

分布：湖南、广西、广东、贵州、云南、四川等地。

性味功能：苦，微寒，有小毒。杀虫解毒，利尿通便。

侗医主治：木薯中毒。

用药方法：根皮 100 克捣烂，拌淘米水内服，每日 2 ～ 3 次，连服 2 ～ 3 天。

151. 门巴　Menc Bagx

地方名：山地瓜、野红薯、白根、五瓜藤。

基源及拉丁学名：葡萄科蛇葡萄植物白蔹 Ampelopsis japonica（Thunb.）Makino 的块根。

形态：落叶攀缘木质藤本，长约 1 米。块根粗壮，肉质，卵形、长圆形或长纺锤形，深棕褐色，数个相聚。茎多分枝，幼枝带淡紫色，光滑，有细条纹；卷须与叶对生。掌状复叶互生；叶柄长 3 ～ 5 厘米，微淡紫色，光滑或略具细毛；叶片长 6 ～ 10 厘米，宽 7 ～ 12 厘米；小叶 3 ～ 5 厘米，羽状分裂或羽状缺刻，裂片卵形至椭圆状卵形或卵状披针形，先端渐尖，基部楔形，边缘有深锯齿或缺刻，中间裂片最长，两侧的较小，中轴有闲翅，裂片基部有关节，两面无毛。聚伞花序小，与叶对生，花序梗长 3 ～ 8 厘米，细长，常缠绕；花小，黄绿色；花萼 5 浅裂；花瓣、雄蕊各 5；花盘边缘稍分裂。浆果球形，径约 6 毫米，熟时白色或蓝色，有针孔状凹点。花期 5 ～ 6 月，果期 9 ～ 10 月。

生长环境：生于山地、荒坡及灌木林中。

采集：春、秋季采挖，除去茎及细须根，洗净，多纵切成两瓣、四瓣或斜片，晒干。

分布：湖南、湖北、广西、贵州、四川等地。

现代研究：①治疗细菌性痢疾。②治疗化脓性皮肤病。③治疗手足皲裂。

性味功能：苦，平。清热解毒，消肿止痛。

侗医主治：蝴蝶巴喉（咽白喉）。

用药方法：30 克磨温开水内服，每日 1 ～ 2 次，连服 5 ～ 7 日。

152. 马辛晰　Mal Xens Xic

地方名：杠板归、蛇倒退、犁头刺、猫瓜刺。

基源及拉丁学名：蓼科蓼属植物贯叶蓼 Polygonum perfoliatum（L.）L. 的全草。

形态：多年生蔓生草本。茎有棱，红褐色，有倒生钩刺。叶互生，盾状着生；叶片近三角形，长 4 ～ 6 厘米，宽 5 ～ 8 厘米，先端尖，基部近心形或截形，下面沿脉疏生钩刺；托叶鞘近圆形，抱茎；叶柄长，疏生倒钩刺。花序短穗状；苞片圆形；花被5深裂，淡红色或白色，结果时增大，肉质，变为深蓝色；雄蕊8；花柱3裂。瘦果球形，包于蓝色多汁的花被内。花期6～8月，果期9～10月。

生长环境：生于山谷、灌木丛中或水沟旁。

采集：夏季花开时采割，晒干。

分布：广西、四川、湖南、贵州、浙江、福建、江西、江苏、广东等地。

性味功能：酸，凉。清热解毒，利尿消肿。

侗医主治：串串咳（百日咳）。

用药方法：60克煎水内服，每日3～4次，连服1周。

153. 敉九牛藤　Jaol Jouh Nyouc Tenc

地方名：藤杜仲、土杜仲、鸡腿藤、牛腿子藤。

基源及拉丁学名：夹竹桃科杜仲藤属植物毛杜仲藤 Parabarium Huaitingii Chun & Tsiang 的老茎及根。

形态：攀缘藤本，长达10余米。枝圆柱形，粗壮，有皮孔，幼枝被淡锈色柔毛。叶对生，卵状椭圆形，长2.5～7.5厘米，宽1.5～3.5厘米，基部近圆形，先端钝尖或短渐尖，全缘，略内卷，两面均被淡锈色柔毛，侧脉每边多至10条。聚伞花序近顶生，很少腋生，伞房状，长4～6厘米；花极小，萼近钟状，5裂，萼内的小鳞片5；花冠黄色，外有微毛，内面除基部均无毛；雄蕊5，花丝极短，花药箭头形；花盘浅5裂；子房由2个分离的心皮组成，具长疏毛。蓇葖果双生，或因不育而仅有1个，长6～7厘米。种子线状长圆形，长1～1.5厘米，暗黄色，有毛；种毛白色，丝状。花期3～5月。果期10～11月。

生长环境：生于山谷疏林下或林缘，山间溪旁的灌木丛中。

采集：全年可采，挖取根茎，洗净，切片晒干。

分布：广东、广西、云南、贵州等地。

性味功能：苦、微辛，平，有小毒。祛风活络，强筋壮骨。

侗医主治：风牙痛。

用药方法：取根适量磨酒蘸药棉含于牙痛处，1日2～3次，连用1周。

154. 马牙甲　Mal Yac Jac

地方名：苍耳子、老苍子、苍刺头、毛苍子。

基源及拉丁学名：菊科苍耳属植物苍耳 Xanthium sibiricum Patrin et Widder 的带苞果实及全草。

形态：一年生草本，高可达1米。叶卵状三角形，长6～10厘米，宽5～10厘米，顶端尖，基部浅心形至阔楔形，边缘有不规则的锯齿或常成不明显的3浅裂，两面有贴生糙伏毛；叶柄长 3.5 ~ 10 厘米，密被细毛。壶体状无柄，长椭圆形或卵形，长 10 ~ 18 毫米，宽 6 ~ 12 毫米，表面具钩刺和密生细毛，钩刺长 1.5 ~ 2 毫米，顶端喙长 1. 5 ~ 2 厘米。花期 8 ~ 9 月。

生长环境：生于山坡、草地、路旁。

采集：9 ~ 10 月割取地上部分，打下果实，晒干，去刺，生用或炒用。

分布：湖南、广西、贵州等地。

性味功能：苦、辛、甘，温，有小毒。发汗通窍，散风祛湿，消炎镇痛。

侗医主治：脓鼻子（鼻窦炎）。

用药方法：干品 5 克研末，吹入鼻腔，每日 2 ~ 3 次，连用 1 周。

155. 美高九亚　Meix Gaos Jouh Yak

地方名：雀不站。

基源及拉丁学名：五甲科植物楤木 Aralia chinensis L. 的根。

形态：小乔木或灌木。树皮灰色，疏生粗壮直刺。小枝被黄棕色绒毛，疏生短刺。叶为 2 ~ 3 回羽状复叶，长 60 ~ 110 厘米。叶柄粗壮，长达 50 厘米，托叶与叶柄基部合生，耳廓形。叶轴无刺或有细刺。小叶卵形、阔卵形或长卵形，先端渐尖或短渐尖，基部圆形；上面粗糙，疏生糙毛；下面被淡黄色或灰色短柔毛，脉上更密；叶缘具锯齿，稀为细锯齿或不整齐粗重锯齿；侧脉 7 ~ 10 对，两面均明显，网脉上面不显，下面明显。花白色，芳香。果实球形，具 5 棱。宿存花柱长 1.5 毫米，离生或合生至中部。花期 7 ~ 9 月，果期 8 ~ 10 月。

生长环境：生于林内、林缘或灌丛中。

采集：全年可采，挖根剥皮，洗净，晒干。

分布：湖南、广西、贵州、云南等地。

性味功能：甜、微苦，平。退水，肿，止痛。

侗医主治：风眼。

用药方法：鲜品适量，捣烂取汁，等量蜂蜜调匀滴眼，1 日 2 ~ 3 次。

156. 伞民芹　Sangl Miinc Jenc

地方名：刺头婆、地桃花、土白头翁。

基源及拉丁学名：毛茛科银莲花属植物野棉花 Anemone Vitifolia Buch-Ham. ex DC. 的根。

形态：多年生草本，高 60 ~ 100 厘米。根茎斜生，粗 0.8 ~ 1.5 厘米。基生叶 2 ~ 5；叶柄长 25 ~ 60 厘米，有柔毛；叶片心状卵形或心状宽卵形，长 11 ~ 22 厘米，宽 12 ~ 26 厘米，顶端急尖，3 ~ 5 浅裂，边缘有小牙齿，上面疏被短糙毛，下面密被白色短绒毛。花葶粗壮直立，有柔毛；聚伞花序长

20 ～ 60 厘米，二至四回分枝；苞片 3，轮生，叶状，但较小，柄长 1.4 ～ 7 厘米；花梗长 3.5 ～ 5.5 厘米，密被短绒毛；花两性，萼片 5，花瓣状，白色或带粉红色，倒卵形，长 1.4 ～ 1.8 厘米，宽 8 ～ 13 毫米，外面被白色绒毛；花瓣无；雄蕊多数，长 3.5 ～ 4.5 毫米；心皮约 400，密被绵毛。聚合果球形，直径约 1.5 厘米；瘦果长约 3.5 毫米，密被绵毛，果柄细。花期 7 ～ 10 月，果期 8 ～ 11 月。

生长环境：山地草坡、疏林中或沟边地带。

采集：全年均可采根，洗净切片，晒干。

分布：湖南、四川南部、云南、贵州、西藏。

性味功能：苦，寒，有小毒。祛风散瘀，利湿驱虫。

侗医主治：脚转筋。

用药方法：取根 20 克，炖猪脚加黄豆内服，连服 1 周。

157. 美比王巴老　Meix Bic Wangc Laox

地方名：黄天竹、土黄柏、刺黄芩、水黄连。

基源及拉丁学名：小檗科十大功劳属植物阔叶十大功劳 Mahonia Bealei（Fortune）Carr 的根茎叶。

形态：常绿灌木，高达 4 米，全体无毛。根粗大，黄色。茎粗壮，直立，木材黄色。单数羽状复叶，长 25 ～ 40 厘米，有叶柄；小叶 7 ～ 15 片，厚革质，侧生小叶无柄，卵形，大小不一，长 4 ～ 12 厘米，宽 2.5 ～ 8 厘米，顶生小叶较大，有柄，先端渐尖，基部宽楔形或近圆形，每边有 2 ～ 8 刺锯齿，边缘反卷，上面蓝绿色，下面黄绿色。春季开褐黄色花，芳香，总状花序顶生而直立，6 ～ 9 个簇生；萼片 9，排为 3 轮，外轮较小，内轮 3 片较大；花瓣 6；雄蕊 6；子房上位，1 室。浆果卵形，暗蓝色，有白粉。花期 3 ～ 4 月，果期 10 ～ 11 月。

生长环境：生于阴湿山坡、峡谷和森林下面。

采集：全年可采，晒干或烘干备用。

分布：湖南、广东、广西、福建、台湾等地。

现代研究：含小檗碱、药根碱、木兰花碱等。对金黄色葡萄球菌、痢疾杆菌、大肠菌有抑制作用。

性味功能：苦，寒。叶，滋阴清热；根茎，清热解毒。

侗医主治：火眼。

用药方法：鲜品根茎 6 克捣烂，人乳浸泡 3 小时，取浓汁加冰糖少许点眼，每日 3 次。

158. 马卡马辰　mal kap mac senc

地方名：金不换、血三七、化血莲、鲜大青。

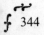

基源及拉丁学名：蓼科酸模属植物土大黄 Rumex madaio makino（R.daiwoo Makino）的根和叶。

形态：多年生草本。根肥厚且大，黄色。茎粗壮直立，高约 1 米，绿紫色，有纵沟。根出叶长大，具长柄；托叶膜质；叶片卵形或卵状长椭圆形，长 15 ~ 30 厘米，宽 12 ~ 20 厘米，先端钝圆，基部心形、全缘，下面有小瘤状突起；茎生叶互生，卵状披针形，至上部渐小，变为苞叶。圆锥花序，花小，紫绿色至绿色，两性，轮生而作疏总状排列；花被 6，淡绿色，2 轮，宿存，外轮 3 片披针形，内轮 3 片，随果增大为果被，缘有牙齿，背中肋上有瘤状突起；雄蕊 6；子房 1 室，具棱，花柱 3，柱头毛状。瘦果卵形，具 3 棱，茶褐色。种子 1 粒。花、果期 5 ~ 7 月。

生长环境：生于原野山坡边。

采集：秋季挖根，洗净，切片，晒干或鲜用。

分布：贵州、四川、江苏、福建、湖南等地。

性味功能：苦，辛，凉。清热解毒，止血祛瘀，通便杀虫。

侗医主治：火眼。

用药方法：鲜品适量捣烂调白酒外敷，每日换药 2 ~ 3 次，连续 3 ~ 5 天。

159. 把囚冷　bav Qebt naemx

地方名：水冬瓜叶、大接骨丹。

基源及拉丁学名：山茱萸科（叨里木科）鞘柄木属植物裂叶鞘柄木 Torricellia angulata Oliv 的根、皮、叶、花。

形态：小乔木，高 3 ~ 5 米。枝圆柱形，灰褐色，具皮孔，质脆，心空，节膨大；芽大而明显，常带红色，单叶互生，叶片掌状 7 浅裂，长 10 ~ 15 厘米，宽 10 ~ 18 厘米，基部心形，裂片阔三角形，边缘粗锯齿，叶脉掌状分枝，上面稍有短毛；叶柄长 7 ~ 15 厘米，基部鞘状抱茎。花单性，雌雄异株，为开展稠密的圆锥花序，花淡黄色；雄花萼 5 裂；花瓣 5，内向镊合状排列；雌花无花瓣。核果；有种子 3 ~ 4 枚，花期初夏。

生长环境：生于或栽培于村边路旁，或林缘。

采集：秋季采叶，夏季采花，冬季挖根，鲜用或晒干。

分布：湖南、贵州、云南、广西等地。

性味功能：苦，辛，温。活血祛瘀，祛风利湿。

侗医主治：水毒烂脚（稻田皮炎）。

用药方法：鲜品适量揉烂取汁搽脚，1 日 2 ~ 3 次，直至痊愈。

160. 美兜界　meix dous gaiv

地方名：六月雪、白马骨、路边荆、鸡骨柴。

基源及拉丁学名：茜草科六月雪属植物六月雪 Serissa serissoides（DC.）Druce 的全株。

形态：常绿或半常绿丛生小灌木。植株低矮，株高不足 1 米，分枝多而稠密，显得纷乱。嫩枝绿色有微毛，揉之有臭味，老茎褐色，有明显的皱纹，幼枝细而挺拔，绿色。叶对生或成簇生小枝上，长椭圆形或长椭圆披针状，长约 0.7 ~ 1.5 厘米，全缘。花白色带红晕或淡粉紫色，单生或多朵簇生，花冠漏斗状。全缘，先端钝，厚革质，深绿色，有光泽。花形小，密生在小枝的顶端，花冠长约 7 毫米，漏斗状，有柔毛，白色略带红晕，花萼绿色，上有裂齿，质地坚硬。小核果近球形，花期 6 ~ 7 月。

生长环境：生于溪边、林缘或灌木丛中。

采集：夏季收割茎叶，秋季挖根，洗净，切片，鲜用或晒干。

分布：广西、广东、湖南、贵州等地。

性味功能：淡，微辛，凉。疏风解表，清热利湿，舒筋活络。

侗医主治：蛋皮风（阴囊湿疹）。

用药方法：用 50 克鲜品煎水煮白豆腐内服，日服 2 次，连服 3 ~ 5 天。

161. 钟油菜 Jongs You Caip

地方名：油菜籽。

基源及拉丁学名：油菜子植物 Brassica campestris L. var. oleifera DC. 的籽。

形态：二年生草本，高 30 ~ 90 厘米。茎直立，粗壮，分枝或少分枝。基生叶长 10 ~ 20 厘米，大头羽状分裂，顶生叶片圆形或卵形，侧生裂片 5 对，卵形；下部茎生叶羽状半裂，基部扩展且抱茎，两面均有毛和缘毛；上部茎生叶提琴形或长圆状披针形，基部心形，抱茎，两侧有垂耳。总状花序生于枝顶；萼片 4，黄色或带绿色；花瓣 4 片，鲜黄色，基部具短爪；雄蕊 6 枚，4 长 2 短；子房圆柱形，柱头膨大成头状。长角果条形，长 3 ~ 8 厘米，宽 2 ~ 3 毫米，顶端有喙。种子球形，红褐色或黑色。花期 3 ~ 5 月，果期 4 ~ 6 月。

生长环境：为栽培植物，喜肥沃、湿润的土壤。

采集：秋季收割，晾干。

分布：湖南、贵州、云南、四川、重庆等地。

性味功能：辛，平。祛风止痒，解毒消肿，消积导滞。

侗医主治：漆疮。

用药方法：取油菜籽适量烧烟熏患处，每日 2 ~ 3 次，直到痊愈。

162. 沒奴嫩 Meec Nuv Naenl

地方名：无花果。

基源及拉丁学名：桑科植物无花果 Ficus carica L. 的花托。

形态：落叶灌木或乔木，高达 12 米，有乳汁。多分枝，小枝粗壮，表面褐色，被稀短毛。叶互生；叶柄长 2～5 厘米，粗壮；托叶卵状披针形，长约 1 厘米，红色；叶片厚膜质，宽卵形或卵圆形，长 10～24 厘米，宽 8～22 厘米，3～5 裂，裂片卵形，边缘有不规则钝齿，上面深绿色，粗糙，下面密生细小钟乳体及黄褐色短柔毛，基部浅心形，基生脉 3～5 条，侧脉 5～7 对。雌雄异株，隐头花序，花序托单生于叶腋；雄花和瘿花生于同一花序托内；雄花生于内壁口部，雄蕊 2，花被片 3～4；瘿花花柱侧生，短；雌花生在另一花序托内，花被片 3～4，花柱侧生，柱头 2 裂。榕果（花序托）梨形，成熟时长 3～5 厘米，呈紫红色或黄绿色，肉质，顶部下陷，基部有 3 苞片。花、果期 8～11 月。多分枝，小枝粗壮，表面褐色，被稀短毛。叶互生；叶柄长 2～5 厘米，粗壮；托叶卵状披针形，长约 1 厘米，红色；叶片厚膜质，宽卵形或卵圆形，长 10～24 厘米，宽 8～22 厘米，3～5 裂，裂片卵形，边缘有不规则钝齿，上面深绿色，粗糙，下面密生细小钟乳体及黄褐色短柔毛，基部浅心形，基生脉 3～5 条，侧脉 5～7 对。雌雄异株，隐头花序，花序托单生于叶腋；雄花和瘿花生于同一花序托内；雄花生于内壁口部，雄蕊 2，花被片 3～4；瘿花花柱侧生，短；雌花生在另一花序托内，花被片 3～4，花柱侧生，柱头 2 裂。榕果（花序托）梨形，成熟时长 3～5 厘米，呈紫红色或黄绿色，肉质，顶部下陷，基部有 3 苞片。花、果期 8～11 月。

生长环境：生于林下阴湿处、溪边或路旁。

采集：全年可采，洗净，鲜用或切片晒干。

分布：浙江、江西、福建、湖南、广西、云南等地。

性味功能：味微苦、涩，性凉。退热利水。

侗医主治：癣。

用药方法：将无花果叶柄折断，收取折断处流出的白色浆液，外擦患处，1 日 2～3 次，连擦 5～7 天。

163. 尙翁括　Sangl Ems Guas

地方名：刺梨根。

基源及拉丁学名：蔷薇科植物刺梨 Rosa roxburghii Tratt. 的根。

形态：高约 1～2.5 米。多分枝，遍体具短刺，刺成对生于叶之基部。叶互生，单数羽状复叶，着生于两刺之间；叶柄长 1.5～2.5 厘米，具条纹；托叶线形，大部连于叶柄上，边缘具长尖齿及缘毛；小叶通常 7～11 枚，对生，长倒卵形至椭圆形，边缘具细锯齿，先端尖或圆形，基部阔楔形，两面无毛；无柄。花两性，单生于小枝顶端，淡红色有香气；花萼 5，基部连合成筒状，围包雌蕊，上端膨大而成花盘，表面密被细长刺针；花瓣 5，广倒卵形，顶端凹入，雄蕊多数，着生于花盘外围，有毛，长出于萼筒口；雌蕊多数，着生于萼筒基部，柱头头状。果实偏球形，被有密刺，成熟时为黄色，内含多数骨质瘦果，卵圆形，先端具束毛。花期 4 ~ 7 月，果期 8 ~ 10 月。

采集：根全年可采，挖根，切片，晒干。

分布：贵州、广西、湖南、湖北、福建、江西等地。

生长环境：生于山野、林边、路旁。

性味功能：甘、酸，平。健胃消食，止泻涩精。

侗医主治：小儿腹泻。

用药方法：15 ~ 60 克煎水内服，1 日 3 ~ 4 次，连服 2 ~ 3 天。

164. 皮散弄　Biic Sangl Naenl

地方名：黑皮根。

基源及拉丁学名：番荔枝科植物陵水暗罗 Polyalthia nemoralis A.DC. 的根。

形态：灌木或小乔木，高达 5 米；小枝被疏短柔毛。叶革质，长圆形或长圆状披针形，长 9 ~ 18 厘米，宽 2 ~ 6 厘米，顶端渐尖，基部急尖或阔楔形，两面无毛，干时蓝绿色；侧脉每边 8 ~ 10 条，上面扁平，下面凸起，顶端弯拱而联结，网脉不明显；叶柄长约 3 毫米，被不明显微柔毛。花白色，单生，与叶对生，直径 1 ~ 2 厘米；花梗短，长约 3 毫米；萼片三角形，长约 2 毫米，顶端急尖，被柔毛；花瓣长圆状椭圆形，长 6 ~ 8 毫米，内外轮花瓣等长或内轮的略短些，顶端急尖或钝，广展，外面被紧贴柔毛；药隔顶端截形，被微毛；心皮 7 ~ 11 个，被柔毛，柱头倒卵形，顶端浅 2 裂，被微毛，每心皮有胚珠 1 颗，基生。果卵状椭圆形，长 1 ~ 1.5 毫米，直径 8 ~ 10 毫米，初时绿色，成熟时红色；果柄短，长 2 ~ 3 毫米，被疏粗毛。花期 4 ~ 7 月，果期 7 ~ 12 月。

生长环境：生于低海拔至中海拔山地林中荫湿处。

采集：全年可采，洗净，晒干。

分布：广东、广西、湖南、海南岛等地。

性味功能：甘，平。补益脾胃，滋肾固精。

侗医主治：眉毛风。

用药方法：鲜品 30 克捣烂拌绿壳鸭蛋 3 个蒸服，早、晚各服 1 次，连续 3 ~ 5 天。

165. 叫素　Jaol Sul

地方名：青风藤、岩见愁、土木通、大叶青藤。

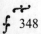

基源及拉丁学名：防己科植物青藤 Sinomenium acutum（Thunb.）Rehd.& E.H.Wils. 的藤茎。

形态：多年生缠绕藤本。块根通常圆柱状，肉质，深入地下，长 3 ~ 15 厘米，直径 1 ~ 5 厘米；外皮淡棕色或棕褐色；具横纹。茎枝纤细，有直条纹。叶互生；叶柄长 5 ~ 6 厘米，盾状着生；叶片三角状宽卵形或阔三角形，长 4 ~ 6 厘米，宽 5 ~ 6 厘米，行端钝，具小突尖，基部平截或略呈心形，全缘，上面绿色，下面灰绿色或粉白色，两面均被短柔毛，下面较密，掌状脉 5 条。花小，单性，雌雄异株；雄株为头状聚伞花序，总状排列；雄花；萼片 4，排成 1 轮，绿色，匙形，长约 1 毫米，宽约 0.5 毫米，基部楔形；花瓣 4，绿色，倒卵形，长约 0.9 毫米，宽约 0.7 毫米，肉质，边缘略内弯，有时具短爪；雄蕊 4，花丝合生成柱状，上部盘状，花药着生其上；雌株为缩短的聚伞花序，呈假头状，总状排列；雌花；萼片 4，排成 1 轮；花瓣 4；子房椭圆形，长约 1 毫米，花柱 3，乳头状。核果球形，红色，直径 5 ~ 6 毫米；内果皮长、宽均为 4 ~ 5 毫米，背部有 4 行雕纹，中间 2 行呈鸡冠状隆起，每行有 15 ~ 17 颗，胎座迹不穿孔。花期 5 ~ 6 月，果期 7 ~ 9 月。

生长环境：生于山野丘陵地、草丛或矮林边缘。

采集：全年可采，洗净，切段，晒干。

分布：广西、湖南、广东、贵州等地。

性味功能：苦，平。通经止痛，祛风燥湿，利尿止痒。

侗医主治：伤寒转哑。

用药方法：15 克炒干，开水泡服。

166. 叫牙把 Jaol Yak Bav

地方名：龙胆草、地胆草、四叶胆、水龙胆。

基源及拉丁学名：龙胆科植物龙胆 Gentiana scabra Bunge，或三花龙胆 Gentiana tirflora Pall. 的根或根茎。

形态：多年生草本，高 30 ~ 60 厘米。根茎短，其上丛生多数细长的根，长可达 30 厘米。花茎单生，不分枝。叶对生；无柄；下部叶成鳞片状，基部合生，长 5 ~ 10 毫米，中部和上部叶近革质，线状披针形至线形，长 2.5 ~ 7 厘米，宽 0.7 ~ 3 厘米，先端急尖或长渐尖，基部圆形，表面暗绿色，下面色淡，边缘外卷，粗糙；叶脉 3 ~ 5 条。花多数，簇生枝顶和叶腋，无花梗；每花下具 2 个披针形或线状披针形苞片，长 2 ~ 2.5 厘米；花萼钟形，长 2.5 ~ 3 厘米，先端 5 裂，常外反或开展，不整齐；花冠筒状钟形，蓝紫色，长 4 ~ 5.5 厘米，有时喉部具多数黄绿色斑点，花冠先端 5 裂，裂片卵形，褶三角形；雄蕊 5，着生于花筒中部，花丝基部宽；子房狭椭圆形或披针形，长 1 ~ 1.4 厘米，子房柄长约 1 厘米，花柱短，柱头 2 裂。蒴果内藏，长圆形，有柄。种子多数，褐色，有光泽，具网纹，两端具宽翅。花期 8 ~ 9 月，果期 9 ~ 10 月。

生长环境：生于草地、林间空地、灌丛中。

采集：春、秋季采挖，除去茎叶，洗净泥土，晒干。

分布：湖南、广西、四川、贵州、云南等地。

现代研究：含龙胆苦苷、獐牙菜苦苷、三叶苷、苦龙苷、苦樟苷、龙胆黄碱、龙胆碱、秦艽乙素、秦艽丙素、龙胆三糖、β—谷甾醇等。现代临床用以治疗急性黄疸型肝炎、急性卡他性结膜炎等病。

性味功能：苦，寒。清热燥湿，泻肝胆火，定惊熄风。

侗医主治：伤寒发狂（高热谵妄）。

用药方法：15 ~ 25 克烘干研末，配鸡子白、蜂蜜调服。

167. 化交龙　Wap Jaos Liongc

地方名：龙头花、黄竹参、竹叶参、竹叶兰。

基源及拉丁学名：鸭跖草科植物紫背鹿衔草 Murdannia divergens（C.B.Clarke）Bruckn 的根或全株。

形态：多年生直立草本；根多数，长而中部稍纺锤状加粗。茎高 15 ~ 50 厘米，被疏毛。叶片线形或线状披针形，长 4 ~ 15 厘米，宽 1 ~ 2 厘米，通常苞无毛，边缘具波状带；叶鞘长 1 ~ 2 厘米，被一列柔毛。聚伞花序，花序远远超出叶子；总茎片披针形至卵形，无毛；苞片卵形，长约 5 毫米，宽 2 毫米，无毛；小苞片卵形，比苞片更小；花梗直立，长约 5 毫米，果期长约 1 ~ 1.2 厘米；萼片 3 枚，紫红色，长约 6 毫米；花瓣倒卵圆形，紫蓝色，长约 7 毫米；能育和退化雄蕊各 3 枚，花丝全被紫色棉毛，退化雄蕊顶端 3 全裂。蒴果倒卵状三棱形，长约 7 毫米，直径 3 ~ 4 毫米，顶端有突尖，长约 6 毫米，3 室，3 瓣裂，发亮，每室有种子 3 ~ 5 颗，排成一列，种子上有棕色斑点或黄白色瘤点，花萼宿存。花期 5 ~ 7 月，果期 8 ~ 10 月。

生长环境：山坡草地、沟谷及林下。

采集：夏、秋季采收，洗净，晒干。

分布：云南、贵州、广西、湖南等地。

性味功能：甘、微苦，辛。补肺益肾，止血接骨，清肺解毒。

侗医主治：感受风寒（伤风感冒）。

用药方法：15 ~ 25 克煮水兑米酒服，1 日 3 次，连服 2 ~ 3 天。

168. 三不跳　Sanl Buc Tiaop

地方名：蝎子草、麻芋果、地雷公。

基源及拉丁学名：天南星科植物半夏 Rhizoma Pinelliae 的球茎。

形态：多年生小草本，高 15 ~ 30 厘米。块茎近球形。叶出自块茎顶端，叶柄长 6 ~ 23 厘米，在叶柄下部内侧生一白色珠芽；一年生的叶为单叶，卵状心形；2 ~ 3 年后，叶为 3 小叶的复叶，小叶椭圆形至披针形，中间小叶较大，长 5 ~ 8 厘米，宽 3 ~ 4 厘米，两侧的较小，先端锐尖，基部楔形，全缘，两面光滑无毛。肉穗花序顶生，花序梗常较叶柄长；佛焰苞绿色，长 6 ~ 7 厘米；花单性，无花被，雌雄同株；雄花着生在花序上部，白色，雄蕊密集成圆筒形，雌花着生于雄花的下部，绿色，两者相距 5 ~ 8 毫米；花序中轴先端附属物延伸呈鼠尾状，通常长 7 ~ 10 厘米，直立，伸出在佛焰苞外。浆果卵状椭圆形，绿色，长 4 ~ 5 毫米。花期 5 ~ 7 月。果期 8 ~ 9 月。

生长环境：生于山坡、溪边阴湿的草丛中或林下。

采集：7 ~ 9 月间采挖，洗净泥土，除去外皮，晒干或烘干。

分布：河南、四川、湖南、湖北、贵州、广西等地。

现代研究：块茎含挥发油、少量脂肪、淀粉、烟碱、黏液质、多种氨基酸、β – 谷甾醇、胆碱、胡萝卜苷等。有报告指出，半夏有抗肿瘤作用。动物实验表明半夏有糖皮质激素作用。

性味功能：辛、苦，温，有毒。燥湿化痰，降逆止呕，消痞散结，镇咳祛痰。

侗医主治：咳嗽。

用药方法：5 克研末，开水送服，1 日 1 ~ 2 次，连服 2 ~ 3 天。

169. 散登架　Sangl Domh Gal

地方名：老鸦兜藤、大血藤、嘿良龙。

基源及拉丁学名：豆科植物密绒毛油麻藤 Mucuna wangii Hu 的茎。

形态：藤本。茎长 10 米左右。三出复叶互生，小叶椭圆形，长 10 ~ 16 厘米，宽 4 ~ 10 厘米，先端短渐尖，基部略偏斜，下面密被棕黄色绒毛。总状花序着生在老茎上；花黄紫色，花长 7 厘米。荚果长约 30 厘米，宽 3.5 厘米，密被棕色绒毛，有种子 6 ~ 8 枚。花期 4 ~ 5 月。

生长环境：生于山涧疏林中。

采集：全年可采。鲜用或切片晒干。

分布：云南、贵州、湖南、广西等地。

性味功能：涩、微苦，温。补中益气，止咳化痰，舒筋活络，调经补血。

侗医主治：久咳不止。

用药方法：取 100 克，煎汁兑红糖或蜂蜜服，1 日 2 ~ 3 次，连服 5 ~ 7 天。

170. 梅邦白　Meix Bangh Beec

地方名：枇杷树皮。

基源及拉丁学名：蔷薇科植物枇杷 Eriobotrya japonica（Thunb.）Lindl. 茎干燥的韧皮。

形态：常绿小乔木，高可达 10 米；小枝密生锈色或灰棕色绒毛。叶片革质，披针形、长倒卵形或长椭圆形，长 10 ~ 30 厘米，宽 3 ~ 10 厘米，顶端急尖或渐尖，基部楔形或渐狭成叶柄，边缘有疏锯齿，表面皱，背面及叶柄密生锈色绒毛。圆锥花序花多而紧密；花序梗、花柄、子房密生锈色绒毛；花白色，芳香，直径 1.2 ~ 2 厘米，花瓣内面有绒毛，基部有爪。梨果近球形或长圆形，黄色或橘黄色，外有锈色柔毛，后脱落，果实大小、形状因品种不同而异。花期 10 ~ 12 月，果期第二年 5 ~ 6 月。

生长环境：常栽种于村边、平地或坡地。

采集：皮、叶全年可采，洗净，鲜用或晒干。

分布：湖南、贵州、广西、四川、河南等地。

性味功能：苦、辛。清肺化痰，止咳平喘，降逆止呕，消食和胃。

侗医主治：气促。

用药方法：15 ~ 25 克，煎汁兑米汤服，1 日 3 次，连服 5 ~ 7 天。

171. 寿福山　Tongc Boc Bial

地方名：岩菖蒲、呆白菜。

基源及拉丁学名：虎耳草科植物岩白菜 Bergtnia purpurascens（Hook. f.&.Thoms.）Engl. 的根茎。

形态：多年生常绿草本，高达 30 厘米。根茎粗而长，紫红色，节间短。叶基生，肉质而厚，倒卵形或长椭圆形，长 7.5 ~ 16 厘米，宽 3.5 ~ 10 厘米，先端钝圆，基部楔形，全缘或有细齿，上面红绿色有光泽，下面淡绿色；叶柄长 2 ~ 8 厘米，基部扩大成鞘状。花茎长约 25 厘米左右，带红色，蝎尾状聚伞花序；花梗有褐色绵毛：花萼钟状，先端 5 裂；裂片长椭圆形，花瓣 5，白色，宽阔卵形；雄蕊 10；雌蕊由 2 心皮组成，离生，花柱长，柱头头状，2 浅裂。蒴果；种子多数。花期 3 ~ 4 月。果期 5 月。

生长环境：多生于高山阴湿石缝中。

采集：全年可采，挖取根茎，洗净，晒干。

分布：云南、贵州、湖南、四川等地。

性味功能：苦、涩、平。散风开窍，止血生津，滋补虚损。

侗医主治：发热。

用药方法：取 15 ~ 25 克，用米泔水煎服。1 日 2 ~ 3 次，连服 2 ~ 3 天。

172. 叫亚　Jaol Yak

地方名：红藤、红血藤。

基源及拉丁学名：豆科植物红血藤 Spatholobus sinensis Chun et T.Chen. 的茎藤。

形态：攀缘灌木。枝初时紫褐色，略被柔毛，后为灰色，无毛，具密集的线纹。三出复叶，革质；叶柄长 2 ~ 5 厘米，纤细，基部膨大，被毛；托叶钻状，长 3 毫米，宿存；小叶片长圆状椭圆形，顶生小叶长 5 ~ 8 厘米，宽 2 ~ 3 厘米，侧生小叶略小，先端骤缩为钝尖头，基部圆形或阔钝形，上面无毛，老时有光泽，背面被糙伏毛。圆锥花序腋生，密被褐色糙伏毛，长 8 ~ 10 厘米，小苞片 2，钻状，长 1 毫米，花长 7 ~ 8 毫米，稍密集，花梗长 3 ~ 4 毫米，被毛；萼钟状，外被短柔毛，5 裂，裂齿卵形；花冠紫红色，各瓣均具细长爪，旗瓣扁圆形，翼瓣倒卵状长椭圆形，具向下的耳，龙骨瓣长椭圆形，无耳；子房线状长椭圆形，被糙伏毛，花柱无毛。荚果无柄，斜长圆形，长 7 ~ 9 厘米，中部以下宽 2 ~ 2.3 厘米，上部较狭，果瓣薄具细网脉，被褐色长柔毛，背缝密被绒毛；种子长椭圆形，扁平，长约 3 厘米，种皮黑色。

生长环境：生于山谷密林中。

采集：全年或秋、冬季采收，洗净，切片，晒干。

分布：广西、广东、海南、湖南、贵州等地。

性味功能：甘、辛，温。清热活血，通络止血，补血通筋。

侗医主治：吐血、冷痢症。

用药方法：取 15 ~ 25 克兑糖或甜酒服，1 日 2 ~ 3 次，连服 3 ~ 5 天。

173. 马翁　Mal　Gaeml

地方名：韭菜。

基源及拉丁学名：百合科植物韭 Allium tuberosum Rottler ex Spreng 的根及鳞茎。

形态：多年生草本。具倾斜的横生根状茎。鳞茎簇生，近圆柱状；鳞茎外皮暗黄色至黄褐色，破裂成纤维状，呈网状或近网状。叶条形，扁平，实心，比花葶短，宽 1.5 ~ 8 毫米，边缘平滑。花葶圆柱状，常具 2 纵棱，高 25 ~ 60 厘米，下部被叶鞘；总苞单侧开裂，或 2 ~ 3 裂，宿存；伞形花序半球状或近球状，具多但较稀疏的花；小花梗近等长，比花被片长 2 ~ 4 倍，基部具小苞片，且数枚小花梗的基部又为 1 枚共同的苞片所包围；花白色；花被片常具绿色或黄绿色的中脉，内轮的矩圆状倒卵形，稀为矩圆状卵形，先端具短尖头或钝圆，长 4 ~ 7（8）毫米，宽 2.1 ~ 3.5 毫米，外轮的常较窄，矩圆状卵形至矩圆状披针形，先端具短尖头，长 4 ~ 7（8）毫米，宽 1.8 ~ 3 毫米；花丝等长，为花被片长度的 2/3 ~ 4/5，基部合生并与花被片贴生，合生部分高 0.5 ~ 1 毫米，分离部分狭三角形，内轮的稍宽；子房倒圆锥状球形，具 3 圆棱，外壁具细的疣状突起。花果期 7 ~ 9 月。

生长环境：广泛种植于菜园、坡地。

采集：叶，鲜用，随割随用；根，全年可采，洗净，鲜用或晒干。

分布：广西、湖南、贵州、湖北等地。

性味功能：辛，温。滋阴降火，消瘀止血，温中行气，活血散瘀。

侗医主治：吐血。

用药方法：鲜品适量捣烂，兑童尿服。

174. 秧麻　Nyangt Max

地方名：马草、烂衣草。

基源及拉丁学名：禾本科植物皱叶狗尾草 Setaria plicata（Lam.）T.Cooke 的全草。

形态：多年生草本，高达 1 米。茎：秆直立，基部有时广展。叶：叶片椭圆形至矩圆形，有强皱褶，长 7 ~ 25 厘米，宽 1.2 ~ 3 厘米，两端渐尖，两面的脉上被乳突状疏长毛或秃净，叶鞘秃净，鞘口有柔毛。花：圆锥花序尖塔形，疏散，长达 30 厘米或过之，绿色；分枝上举，疏离，长 1 ~ 7 厘米。果：小穗椭圆形，长约 3 毫米，短尖，紧密排列于短的小枝上而成中断、复生的总状花序，有时小穗的基部有刚毛 1 条，刚毛通常长不及 1 厘米；第二颖近圆形，长约 1 毫米，先端楔头状，5 脉；第二颖椭圆状，长约 2 毫米，5 脉；不孕小花中缘较窄的内卷，包持着内稃。秋月抽穗。

生长环境：生于林下潮湿地。

采集：全年可采，洗净，晒干。

分布：湖南、广西、贵州、云南等地。

性味功能：淡，平，无毒。清热止血，解毒杀虫。

侗医主治：上界野鸡（咯血、吐血、鼻衄）。

用药方法：取 25 克煎汁兑米汤服，1 日 3 次，连服 3 ~ 5 日。

175. 景解八　Jaenv Gaiv Bagx

地方名：白鸡冠花、白鸡公花。

基源及拉丁学名：苋科植物白鸡冠花 Celosia cristata L. 的花序。

形态：一年生草本，株高 40 ～ 100 厘米，茎直立粗壮，叶互生，长卵形或卵状披针形，肉穗状花序顶生，呈扇形、肾形、扁球形等，自然花期夏、秋至霜降。常用种子繁殖，生长期喜高温，全光照且空气干燥的环境，较耐旱不耐寒，繁殖能力强。秋季花盛开时采收，晒干。叶卵状披针形至披针形，全缘。花序顶生及腋生，扁平鸡冠形。花白色。胞果卵形，种子黑色有光泽。花期较长，可从 7 月开到 12 月。

生长环境：栽植于庭院、园林。

采集：秋季花盛开时采收，晒干。

分布：湖南、广西、广东、贵州、云南等地。

性味功能：苦，凉。清热止血，凉血固崩。

侗医主治：上界野鸡（咯血、吐血、鼻衄、血崩）。

用药方法：取 15 ～ 25 克，煎汁兑米汤服，烧灰吹入鼻内治鼻衄。

176. 散鬼拱　Sangl Gueel Gaemc

地方名：苦瓜根。

基源及拉丁学名：葫芦科植物苦瓜 Momorbica charantia L. 的根。

形态：一年生攀缘草本，多分枝，有细柔毛，卷须不分枝。叶大，肾状圆形，长宽各约 5 ～ 12 厘米，通常 5 ～ 7 深裂，裂片卵状椭圆形，基部收缩，边缘具波状齿，两面近于光滑或有毛；叶柄长 3 ～ 6 厘米。花雌雄同株。雄花单生，有柄，长 5 ～ 15 厘米，中部或基部有苞片，苞片肾状圆心形，宽 5 ～ 15 毫米，全缘；萼钟形，5 裂，裂片卵状披针形，先端短尖，长 4 ～ 6 毫米；花冠黄色，5 裂，裂片卵状椭圆形，长 1.5 ～ 2 厘米，先端钝圆或微凹；雄蕊 3，贴生于萼筒喉部。雌花单生，有柄，长 5 ～ 10 厘米，基部有苞片；子房纺锤形，具刺瘤，先端有喙，花柱细长，柱头 3 枚，胚珠多数。果实长椭圆形，卵形齿，两面均有凹凸不平的条纹，包于红色肉质的假种皮内。花期 6 ～ 7 月。果期 9 ～ 10 月。

生长环境：栽培于菜园、山地。

采集：秋后采取，切片晒干或鲜用。

分布：产于广西、广东、湖南、贵州、云南、福建等地。

性味功能：苦，寒，无毒。清热解毒，益气补中，健脾养胃，清暑涤热。

侗医主治：霍乱呕吐、腹泻、痰痢、急性胃炎。

用药方法：取根 15 ～ 25 克，水煎服，1 日 3 次，连服 5 ～ 7 天。或取苦瓜适量以牛油炒食可治痰痢。

177. 登恭优　Demh Gaams Yous

地方名：奶参、土洋参、土沙参。

基源及拉丁学名：桔梗科植物金钱豹 Campanumoea javanica Blume. 的根。

形态：多年生缠绕草本。主根肥大，肉质，米黄色，须根少。茎细弱，浅绿色，光滑无毛。单叶对生，卵圆状心形，长 2 ~ 7 厘米，宽 1 ~ 5 厘米，先端尖，边缘有钝锯齿，基部深心脏形，两面无毛；叶柄几与叶片等长。花钟状，单生于叶腋，两性；萼片 5，披针形或卵状披针形，长达 1.5 厘米，基部稍联合；花冠淡黄绿色，有紫色条纹，直径 2 ~ 3 厘米，裂片 5，向外反卷；雄蕊 5，花丝分离；雌蕊 1，子房上位，4 ~ 5 室，罕有 3 室。浆果半球形而扁，径约 12 毫米。种子多数。花期 8 ~ 9 月。

生长环境：生于低山区的向阳坡地上。

采集：秋季挖取根部，洗净，除去须根，晒干。

分布：广西、广东、贵州、湖南、四川、云南等地。

性味功能：甘、微苦，温，无毒。清热消痰，温胃镇吐，健脾敛尿，补肺止咳。

侗医主治：呕吐。

用药方法：取 10 克鲜品洗净煎汁兑酒服。

178. 化朗当　Wap Lanh Dangh

地方名：无根藤。

基源及拉丁学名：旋花科植物菟丝子 Cuscuta chinensis Lam. 的全草。

形态：一年生全寄生草本。茎丝线状，橙黄色，但含有叶绿素。叶退化成鳞片。花簇生，外有膜质苞片；花萼杯状，5 裂；花冠白色，顶端 5 裂，裂片常向外反曲；雄蕊 5，花丝短，与花冠裂片互生；鳞片 5，近长圆形。子房 2 室，每室有胚珠 2 颗，花柱 2，柱头头状。蒴果近球形，成熟时被花冠全部包围；种子淡褐色。花果期 7 ~ 10 月。

生长环境：寄生于田边、路旁的豆科、菊科蒿属等的草本或小灌木上。

采集：9 ~ 10 月采收成熟果实，晒干，打出种子，簸去果壳，杂质。

分布：广西、广东、湖南、贵州、云南等地。

现代研究：菟丝子含生物碱、蒽醌、香豆素、黄酮、苷类、甾醇、鞣酸、糖类等。黄酮类有：槲皮素、紫云英苷、金丝桃苷；甾醇类有：胆甾醇、菜油、β-谷甾醇、豆甾醇、β-香树脂醇。亦含微量元素如锶、钼、钙、镁、铁、锰、锌、铜等以及多种氨基酸。

性味功能：甘、苦，平。清热利湿，止吐，利水解毒，活络凉血

侗医主治：呕吐不止。

用药方法：15 ~ 25 克，煎汁兑酒服。

179. 梅麻罗　Meix Mac Nos

地方名：肥猪草、急尖冷水花、降脉冷水花。

基源及拉丁学名：荨麻科植物鼠舌草 Pilea lomatogramma Hand.-mazz 的全草。

形态：草本，高15～30厘米，带紫红色。根状茎匍匐。茎多分枝，有棱，近方形。单叶对生，大小不等；叶柄长0.5～2.5厘米；托叶三角形，长约2毫米；叶片生于茎的顶端，薄革质，椭圆形、卵形或披针形，长1.5～4厘米，宽1～2厘米，先端锐尖或短渐尖，基部楔形或近圆形，边缘具圆齿状锯齿，锯齿具锐尖头，两面无毛，上面淡绿色，下面紫红色，基出脉3条，其侧生的2条消失于中部，在上面显著隆起，侧脉不明显，钟乳体条形，在叶下面近叶缘处较明显。雌雄同株或异株；雄花序聚伞状，具长总梗，与叶近等长；雌花序近头状，具短总梗；雄花近无梗，直径约2毫米，花被片4，合生至中部，倒卵形，先端骤尖，常稍外卷，雄蕊4，退化雌蕊小，圆锥状；雌花小，长约0.5毫米，花被片3，不等大，子房偏斜。瘦果宽卵形，偏斜，成熟时被点状突起。花期4～9月，果期6～10月。

生长环境：生于海拔1000～1600米的林下阴湿处。

采集：夏、秋季采收，洗净，鲜用或晒干。

分布：广西、广东、湖南、贵州、福建、江西等地。

性味功能：苦，甘，寒。利水解毒，温中散寒。

侗医主治：冷痢症。外用治烧伤。

用药方法：①治冷痢症：15克煎汁兑砂糖服，1日3次，连服7～10天。②治烧伤：取适量焙干研末，调茶油涂患处，1日2～3次，直至痊愈。

180. 散登弄　Sangl Domh Naenl

地方名：过江龙、龙摆尾、草葡萄、狗葡萄。

基源及拉丁学名：葡萄科植物乌头叶蛇葡萄 Ampelopsis aconitifolia Bunge. 的根皮。

形态：落叶木质藤本。根外皮紫褐色，内皮淡粉红色，具黏性。茎圆柱形，具皮孔，髓白色，幼枝被黄绒毛，卷须与叶对生。叶互生，广卵形，3～5掌状复叶；小叶片全部羽裂或不裂，披针形或菱状披针形，边缘有大圆钝锯齿，无毛，或幼叶下面脉上稍有毛：叶柄较叶短。聚伞花序与叶对生，总花柄较叶柄长；花小，黄绿色；花萼不分裂；花瓣5；花盘边平截；雄蕊5；子房2室，花柱细。浆果近球形，直径约6毫米，成熟时橙黄色。花期4～6月，果期7～10月。

生长环境：多生于路边、沟边、山坡林下灌丛中。

采集：秋季采挖，洗净，切段晒干。

分布：湖南、广西、贵州、山西、山东、河北、河南等地。

性味功能：辛、苦，平。凉血止血，清热泻火，活血散瘀，解毒消肿，生肌长骨，祛风除痹。

侗医主治：血花盖顶、霍乱泄泻。

用药方法：25～50克，水煎服，1日3次，连服2～3日。

181. 煮牙八　Jil Yat Bagx

地方名：天青地白、八味麻、清明草、小火草、叶下白。

基源及拉丁学名：菊科植物日本鼠曲草 Gnaphalium japonicum Thunb. 的全草。

形态：多年生草本，花时高8～25厘米。茎纤细，多数，丛生，有白色绵毛。基部叶呈莲座状，线状倒披针形，长2.5～10厘米，宽4～7毫米，先端钝，具尖头，基部窄细，全缘，花后不落，上面绿色或稍有白色绵毛，下面有白色绒毛；茎部叶逐渐短小，线形，长2～2.5厘米，宽2～4毫米。头状花序多数，簇生于顶端；苞片3列，暗棕色，外列苞片椭圆形，内列苞片狭长椭圆形；全部为管状花，棕红色，长约3.5毫米；外围数列，雌性，花冠狭窄如线；中央数列为两性花，花冠细长，先端5裂；雄蕊5，聚药，花药基部箭形；雌蕊1，柱头2裂。瘦果椭圆形，长约1毫米，有细点；冠毛1列，纤细粗糙。花期4～5月。

生长环境：生于荒地、路旁、田边、林缘。

采集：全年可采，洗净，晒干。

分布：广西、贵州、湖南、湖北、云南、四川等地。

性味功能：甘，凉。清热解毒，利尿通淋，明目益肝。

侗医主治：小儿蛇风、小儿迷风。

用药方法：25～50克全草，水煎服，1日3次，连服5～7天。

182. 梅呆鸟　meix daiv nyaox

地方名：刀信菜、鸡子麻、山黄皮、桐皮子。

基源及拉丁学名：瑞香科植物了歌王 Wikstroemia indica（L.）C.A.Mey. 的茎叶。

形态：灌木，高30～100厘米。枝红褐色，无毛。叶对生，坚纸质至近革质，长椭圆形，长2～5厘米，宽8～15毫米，先端钝或急尖，基部楔形，全缘；叶柄短或几无。花黄绿色，数朵组成顶生短总状花序；总花梗长6～10毫米；花梗长1～2毫米；花萼管状，长9～12毫米，被疏柔毛，裂片4，卵形；雄蕊8，2轮，花丝甚短；花盘鳞片4，通常两两合生；子房椭圆形，顶部被疏柔毛，柱头近球形，花柱极短。核果卵形，长约6毫米，熟时暗红色至紫黑色。花、果期夏、秋季。

生长环境：生于山脚及山坡潮湿的灌丛中。

采集：秋至春初采挖，洗净晒干。

分布：广西、广东、湖南、贵州、福建、浙江等地。

性味功能：苦，辛，寒，有毒。清热解毒散结，止咳化痰，泻下通便，祛风除痹。

侗医主治：头痛。

用药方法：15 克水煎服并推拿。

183. 凶代　yiongl daiv

地方名：老虎须、万年藤、蓑衣藤、天仙菊。

基源及拉丁学名：毛茛科植物山木通 Clematis finetiana H.Lev. & Vaniot 的根、茎、叶。

形态：半常绿攀缘灌木。高 4 ~ 13 米。茎红褐色，有条纹，无毛，有时稀生短毛。3 出复叶，间有单叶，对生；叶柄旋卷；小叶披针形、宽卵形或卵状长方形，长 5 ~ 12 厘米，宽 2 ~ 4.5（~ 7）厘米，基部心形或圆形，先端尖或长尖。全缘，革质。单花或 3 花，有时 5 花成总状花序，腋生；苞片线形，长尖或先端具 3 齿，有短直毛；花梗长 5 ~ 12 厘米，小苞片 2，线形，有毛；花柄中间有时有微小苞片；花白色，直径 3 ~ 5 厘米，花被 4，有时较多，披针形，下面沿边有密绒毛，雄蕊多数，花丝扁；雌蕊甚密，子房及花柱均有长直毛。瘦果纺锤形而扁，长 5 毫米，有黄色直毛，柱头宿存，有羽状毛。花期 7 ~ 9 月，果期 9 ~ 10 月。

生长环境：生于山地林边。

采集：秋季采收带叶茎藤，扎成小把，晒干或鲜用。

分布：广西、湖南、贵州、江西、浙江等地。

性味功能：苦，温。祛风利湿，温经通络。

侗医主治：走马牙疳。

用药方法：鲜品适量捣烂，捏成蚕豆大，敷前额印堂，每日 1 剂。

184. 索帕　sox pap

地方名：三角小胡麻、益母草、红花益母草、充蔚臭艾。

基源及拉丁学名：唇形科植物益母草 Leonurus heterophyllus Sweet 的花。

形态：一年或二年生草本。茎高 30 ~ 120 厘米，四棱形，有倒向糙伏毛。茎下部叶卵形，掌状 3 例，其上再分裂，中部叶通常 3 裂成长圆形裂片，花序上的叶呈条形或条状披针形，全缘或具稀少牙齿，最终小裂片宽 3 毫米以上；叶柄长 2 ~ 3 厘米至近无柄。轮伞花序腋生，下有刺状小苞片；花萼筒状钟形，长 6 ~ 8 毫米，齿 5，前 2 齿靠合；花冠粉红至淡紫色，长 1 ~ 1.2 厘米，花冠筒内有毛环，檐部 2 唇形，上唇外被柔毛，下唇 3 裂，中裂片倒心形；雄蕊 4 枚，2 强；雌蕊 1 枚，子房 4 裂。小坚果 4 颗，褐色，三棱形。花期 6 ~ 9 月，果期 7 ~ 10 月。

生长环境：生于田埂、路旁、溪边或山坡草地。

采集：夏秋两季割收，晒干，扎成捆。

分布：湖南、广西、贵州、云南、四川等地。

现代研究：含益母草碱、水苏碱、益母草定、益母草宁、亚麻酸、β–亚麻酸、月桂酸、油酸、苯甲酸、芸香苷、延胡索酸、甾醇、维生素 A 等。①对子宫有兴奋作用，能增加子宫张力，并能降压。②有强心、增加冠脉流量和心肌营养血流量的作用。③益母草对血小板聚集、血小板血栓形成、纤维蛋白血栓形成以及红细胞的聚集性均有抑制作用。④有报告认为：益母草碱对呼吸中枢有直接兴奋作用。

性味功能：微苦、甘，平。解毒敛疮，活血祛瘀。

侗医主治：月经不调。

用药方法：50 克水煎服，日服 3 次，连服一周。

185. 夬梅龙　yangh muic naemx

地方名：路边香、凤凰窝、水益母、乌骨鸡。

基源及拉丁学名：蔷薇科植物日本水杨梅 Geun japonicum Thumb 的全草。

形态：落叶小灌木，高 1 ~ 1.5 米。小枝细长，红褐色，被柔毛；老枝无毛。叶互生；叶柄极短或无；托叶 2，与叶对生，三角形；叶纸质；叶片卵状披针形或卵状椭圆形，长 3 ~ 4 厘米，宽 1 ~ 2.5 厘米，先端渐尖，基部宽楔形，全缘，上面深绿色，无毛，下面淡绿色，侧脉稍有白柔毛。头状花序球形，顶生或腋生，盛型直径 1.5 ~ 2 厘米；总花梗长 2 ~ 3 厘米，被柔毛；花萼简短，先端 5 裂；花冠管状，长 5 ~ 10 毫米，紫红色或白色，先端 5 裂，裂片上部有黑色点；雄蕊 5，花丝短；子房下位，2 室，花柱细长，超出花冠 1 倍以上。蒴果楔形，长约 3 毫米，成熟时带紫红色，集生成球状。种子多数，细小，长椭圆形，两端有翅。花期 6 ~ 7 月。果期 9 ~ 10 月。

生长环境：生于疏林、旷野、溪涧中。

采集：夏、秋采挖，洗净晒干。

分布：广西、湖南、贵州、浙江、江西、四川、云南等地。

性味功能：辛，温。补虚益肾，解表散寒，活血调经，和血解毒，温中止痛，止咳利水，止血接骨。

侗医主治：闭经。

用药方法：9 ~ 15 克，煎汤服，日服 2 ~ 3 次，连服半月为一疗程。

186. 舍夸麻　Sedl kuap mags

地方名：谷莠子、狗尾巴、大犬尾草。

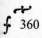

基源及拉丁学名：禾本科植物大狗尾草 Setaria faberi R.A.W. Herrm. 的全草或根。

形态：一年生草本。通常具支柱根。秆粗壮而高大，直立或基部膝曲，高50～120厘米，径达6毫米，光滑无毛。叶鞘松弛，边缘具细纤毛，部分基部叶鞘边缘膜质无毛；叶舌具密集的长1～2毫米的纤毛；叶片线状披针形，长10～40厘米，宽5～20毫米，边缘为细锯齿。圆锥花序紧缩成圆柱状，长5～24厘米，宽6～13毫米（芒除外），下垂；小穗椭圆形，长约3毫米，下有1～3枚较粗而直的刚毛，刚毛通常绿色，粗糙，长5～15毫米；第1颖长为小穗的1/3～1/2，宽卵形，先端尖，具3脉，第2颖长为小穗的3/4或稍短，少数长为小穗的1/2，具5～7脉；第1外稃与小穗等长，具5脉，其内稃膜质，长为其1/2～1/3，第2外稃与第1外稃等长，具细横皱纹，成熟后背部隆起；鳞被楔形；花柱基部分离。颖果椭圆形。花、果期7～10月。

生长环境：生于山坡、路旁、田野和荒野。

采集：春、夏、秋三季均可采。鲜用或晒干。

分布：湖北、湖南、广西、四川、贵州、江苏、安徽、浙江、江西、台湾等省。

性味功能：甘，平。清热消痔，止痒止痛。

侗医主治：倒产。

用药方法：25克，煎水服，并用盐水洗擦胎儿足心。

187. 秧领 yangh lienx

地方名：冷水丹、风车草、四方草、四叶草。

基源及拉丁学名：茜草科植物四叶律或细四叶律 Galium bungei Steud. 的全草。

形态：多年生、丛生直立草本，高5～50厘米，有红色丝状根。茎有4棱，不分枝或稍分枝，常无毛或节上有微柔毛。叶纸质，4片轮生，叶形变化较大，常在同一株内上部与下部的叶形均不同，卵状长圆形、卵状披针形、披针状长圆形或线状披针形，长0.6～3.4厘米，宽2～6毫米，顶端尖或稍钝，基部楔形，中脉和边缘常有刺状硬毛，有时两面也有糙伏毛，1脉；近无柄或有短柄。聚伞花序顶生和腋生，稠密或稍疏散，总花梗纤细，常三歧分枝，再形成圆锥状花序；花小，花梗纤细，长1～7毫米；花冠黄绿色或白色，辐状，直径1.4～2毫米，无毛，花冠裂片卵形或长圆形，长0.6～1毫米。果爿近球状，直径1～2毫米，通常双生，有小疣点、小鳞片或短钩毛，稀无毛；果柄纤细，常比果长，长可达9毫米。花期4～9月，果期5月至翌年1月。

生长环境：生于沟谷草丛湿地或溪边草丛中。

采集：春夏采收，晒干。

分布：广西、湖南、贵州、云南、四川、重庆等地。

性味功能：甘，平。清热解毒，通利小便，消肿止痛，抗癌。

侗医主治：砂淋（泌尿系结石）、走马牙疳。

用药方法：治走马牙疳，15克，煎汁兑酒服，1日3次，连服5～7天。治砂淋：适量研末调桐油涂。

188. 梅良散　meix liangc sav

地方名：四大天王、四儿风、四匹瓦、四块瓦。

基源及拉丁学名：金粟兰科植物宽叶金粟兰 Chloranthus henryi Hemsl. 的全草。

形态：多年生草本，高40～65厘米；根状茎粗壮，黑褐色，具多数细长的棕色须根；茎直立，单生或数个丛生，有6～7个明显的节，节间长0.5～3厘米，下部节上生一对鳞状叶。叶对生，通常4片生于茎上部，纸质，宽椭圆形、卵状椭圆形或倒卵形，长9～18厘米，宽5～9厘米，顶端渐尖，基部楔形至宽楔形，边缘具锯齿，齿端有一腺体，背面中脉、侧脉有鳞屑状毛；叶脉6～8对；叶柄长0.5～1.2厘米；鳞状叶卵状三角形，膜质。托叶小，钻形。穗状花序顶生，通常两歧或总状分枝，连总花梗长10～16厘米，总花梗长5～8厘米；苞片通常宽卵状三角形或近半圆形；花白色；雄蕊3枚，基部几分离，仅内侧稍相连，中央药隔长3毫米，有1个2室的花药，两侧药隔稍短，各有1个1室的花药，药室在药隔的基部；子房卵形，无花柱，柱头近头状。核果球形，长约3毫米，具短柄。花期4～6月，果期7～8月。

生长环境：生于山坡林下阴湿地或路边灌丛中。

采集：夏、秋季采收，洗净，晒干。

分布：湖南、湖北、广东、广西、四川、贵州、云南等地。

性味功能：辛，温。祛风除湿，活血散瘀，散寒止咳。

侗医主治：胃病。

用药方法：15～25克，煎水服，日服3次，连服半月。

189. 叫蹦　jaol bongh

地方名：凉粉藤、爬墙藤、风不动、牛屎藤。

基源及拉丁学名：桑科植物薜荔 Ficus pumila L. 的藤茎叶。

形态：攀缘或匍匐灌木，叶两型，不结果枝节上生不定根，叶卵状心形，长约2.5厘米，薄革质，基部稍不对称，尖端渐尖，叶柄很短；结果枝上无不定根，革质，卵状椭圆形，长5～10厘米，宽2～3.5厘米，先端急尖至钝形，基部圆形至浅心形，全缘，上面无毛，背面被黄褐色柔毛，基生叶脉延长，网脉3～4对，在表面下陷，背面凸起，网脉甚明显，呈蜂窝状；叶柄长5～10毫米；托叶2，披针形，被黄褐色丝状毛。榕果单生叶腋，瘿花果梨形，雌花果近球形，长 4 ~ 8 厘米，直径 3 ~ 5 厘米，顶部截平，略具短钝头或为脐状凸起，基部收窄成一短柄，基生苞片宿存，三角状卵形，密被长柔毛，榕果幼时被黄色短柔毛，成熟黄绿色或微红；总梗粗短；雄花，生榕果内壁口部，多数，排为几行，有柄，花被片 2 ~ 3，线形，雄蕊 2 枚，花丝短；瘿花具柄，花被片 3 ~ 4，线形，花柱侧生，短；雌花生于另一植株花序托内壁，花柄长，花被片 4 ~ 5。瘦果近球形，有黏液。花果期 5 ~ 8 月。

生长环境：生于旷野树上或村边残墙破壁上或石灰岩山坡上。

采集：全年可采，切段，晒干。

分布：湖南、广东、广西、贵州、云南东南部、四川及陕西。

性味功能：性平，味甘涩。安胎下乳，祛风开窍，和血解毒。

侗医主治：妇人乳痈（乳腺脓肿）。

用药方法：鲜品适量，捣烂兑米酒外敷患处，每日换药 1 ~ 2 次，直至痊愈。

190. 散门芹　Sangl maenc jinc

地方名：金线吊葫芦、乌龟、铁秤铊。

基源及拉丁学名：防己科植物山乌龟 Stephania cephalantha Hayata 的根块。

形态：草质落叶藤本，全株无毛，有硕大的扁球状块根，暗灰褐色，嫩枝梢肉质，紫红色，有白霜。叶扁圆形，稀近圆形，长 3 ~ 5 厘米，宽 5 ~ 6.5 厘米，下面稍粉白，掌状脉 3 块以上。叶柄长 4 ~ 6 厘米，质状着生叶片基部约 1 ~ 2 厘米处。花序梗长 1 ~ 4 厘米，丛生几个至十几个小聚伞花序，每序 2 ~ 3 花，花小，紫色。核果红色，倒卵形，背部两侧有小横肋 16 ~ 20 条。花期 5 ~ 6 月，果期 7 ~ 9 月。

生长环境：生丁山坡、丘陵地带的草丛及灌木林边缘。

采集：秋季采挖，修去芦头，洗净，切段，晒干。

分布：湖南、贵族、广西、云南等地。

性味功能：性微寒，味辛、苦。行气利水，消肿解毒。

侗医主治：无名肿毒。

用药方法：取根块适量磨醋外擦或捣烂外敷，每日换药 1 ~ 2 次，直至消肿痛止。

191. 散送纠　Sangl songv juh

地方名：百鸟不落、鸟不踏、红总管、刺皂角。

基源及拉丁学名：豆科植物云实 Caesalpinia sepiaria Roxb. 的根。

形态：落叶攀缘灌木，密生倒钩状刺。2 回羽状复叶，羽片 3 ~ 10 对，小叶 12 ~ 24，长椭圆形，顶端圆，微凹，基部圆形，微偏斜，表面绿色，背面有白粉。总状花序顶生，花冠不是蝶形，黄色，有光泽；雄蕊稍长于花冠，花丝下半部密生绒毛。荚果长椭圆形，木质，长 6 ~ 12 厘米，宽 2.3 ~ 3 厘米，顶端圆，有喙，沿腹缝线有宽 3 ~ 4 毫米的狭翅；种子 6 ~ 9 颗。花期 5 月，果期 8 ~ 10 月。

生长环境：生于山坡岩石旁及灌木丛中，以及平原、丘陵、河旁等。

采集：秋冬挖采，洗净切斜片，晒干或烘干。

分布：湖南、广西、湖北、贵州、云南等地。

性味功能：温，微辛。祛瘀消积，清热解毒。

侗医主治：头痛。

用药方法：取根皮 35 克，煎汁兑酒服，日服 3 次。

192. 多灭　doh miax

地方名：刀豆角、刀培豆、老鼠豆、刀豆壳。

基源及拉丁学名：豆科植物刀豆 Canavalia gladiata（Jacq.）DC. 的全草。

形态：一年生缠绕状草质藤本。茎长可达数米，无毛或稍被毛。三出复叶，叶柄长 7 ~ 15 厘米；顶生小叶通常宽卵形或卵状长椭圆形，长 8 ~ 20 厘米，宽 5 ~ 16 厘米，顶端渐尖，基部宽楔形或近圆形，全缘，两面无毛，侧生小叶基部圆形、偏斜。总状花序腋生，花疏，有短梗，常 2 ~ 3 朵簇生于花序轴上，萼管状钟形，稍被毛，上唇大，具 2 裂齿，下唇有 3 裂，齿卵形；花冠蝶形，淡红色或淡紫色，长 3 ~ 4 厘米，旗瓣宽椭圆形，顶端凹入，基部具不明显的耳及阔瓣柄，翼瓣较短，约与龙骨瓣等长，和龙骨瓣均弯曲，具向下的耳；雄蕊 10 枚，合生，对旗瓣的 1 枚基部稍离生；子房线状，具短柄，有疏长硬毛，有胚珠多枚。荚果线形，扁而略弯曲，长 10 ~ 35 厘米，宽 3 ~ 6 厘米，先端弯曲或钩状，边缘有隆脊，内含种子 10 ~ 14 粒，呈扁卵形或扁肾形，长 2 ~ 3.5 厘米，宽 1 ~ 2 厘米，厚 0.5 ~ 1.2 厘米。表面淡红色至红紫色，微皱缩，略有光泽。花期 6 ~ 7 月，果期 8 ~ 10 月。

生长环境：原产美洲热带地区，我国南方有栽培。

采集：8 ~ 11 月分批采摘成熟果荚，剥出种子，晒干或烘干。

分布：广东、海南、广西、四川、湖南、贵州、云南等地普遍栽培。

性味功能：性平，味甘。祛风补肾，和胃止呃。

侗医主治：肚痛（老鼠风）。

用药方法：15 克水煎服，1 日 3 次。

193. 敢开　gangh geis

地方名：百花、山大蒜、百合。

基源及拉丁学名：百合科植物百合 Lilium brownii F.E.Br.var.Colchesteri Wils 的全草。

形态：多年生球根草本花卉，株高 40～60 厘米，还有高达 1 米以上的。茎直立，不分枝，草绿色，茎秆基部带红色或紫褐色斑点。地下具鳞茎，鳞茎由阔卵形或披针形，白色或淡黄色，直径由 6～8 厘米的肉质鳞片抱合成球形，外有膜质层。多数须根生于球基部。单叶，互生，狭线形，无叶柄，直接包生于茎秆上，叶脉平行。有的品种在叶腋间生出紫色或绿色颗粒状珠芽，其珠芽可繁殖成小植株。花着生于茎秆顶端，呈总状花序，簇生或单生，花冠较大，花筒较长，呈漏斗形喇叭状，六裂无萼片，因茎秆纤细，花朵大，开放时常下垂或平伸；花色，因品种不同而色彩多样，多为黄色、白色、粉红、橙红，有的具紫色或黑色斑点。花果期 6～9 月。

生长环境：生于山坡、草丛、石缝中。

采集：9～10 月采挖，除去茎秆、须根，洗净，剥取鳞叶，置沸水中略烫，干燥。

分布：湖南、广西、贵州、云南等地。

现代研究：百合鳞茎含秋水仙碱等多种生物碱及淀粉、蛋白质、脂肪等。①有止咳、祛痰、平喘作用。②升高外周白细胞，并有提高机体免疫力的作用。

性味功能：甘，微寒。润肺止咳，清心安神。

侗医主治：伤寒转笑（高热谵妄）。

用药方法：25 克，水煎服，并以煎汁推抹全身。

194. 翁驳　ongh boc

地方名：一支香、一支箭、朝天一炷香、山黄菜。

基源及拉丁学名：菊科植物兔耳风 Ainsliaea fragrans Champ. ex Benth. 的全草。

形态：多年生草本，具匍匐状短根状茎；茎直立，高 30～60 厘米，被棕色长毛，不分枝。叶约 5～10，基生，卵状长圆形，长 3～10 厘米，宽 2～5 厘米，顶端圆钝，全缘，基部心形，上面绿色，无毛或疏被毛，下面有时紫红色，被棕色长毛；叶柄与叶片近等长，被毛。头状花序多数，排成总状，有短梗或近无梗；总苞细筒状，总苞片数层，外层较短，卵状狭椭圆形，内层披针形，顶端尖锐，头状花序含 3～4 筒状小花，花两性，白色，稍有杏仁香味，花冠筒先端 5 裂，裂片条形。瘦果倒披针长圆形，棕褐色，扁平，有条纹和细毛；冠毛羽状，棕黄色。花果期 8～10 月。

生长环境：生于山坡林下、溪边岩石上。

采集：春、夏季采收，切段，晒干。

分布：湖南、广西、四川、贵州、云南等地。

性味功能：性微寒，味微苦，辛。祛风活血，散热解毒。

侗医主治：妇女月家昏迷。

用药方法：15克，煎汁兑酒服。

195. 散百棒　Sangl begs bangv

地方名：天冬、小叶青、狮子草、千条蜈公赶条蛇。

基源及拉丁学名：百合科植物天门冬 Asparagus cochinchinensis（Lour.）Merr. 的根及全草。

形态：为多年生长绿，半蔓生草本，茎基部木质化，多分枝丛生下垂，长80～120厘米，叶状枝扁形似松针，绿色有光泽，花多白色，花期6～8月，果实绿色，成熟后红色，球形种子黑色。块根肉质，簇生，长椭圆形或纺锤形，长4～10厘米，灰黄色。茎细，长可达2米，有纵槽纹。叶状枝2～3枚束生叶腋，线形，扁平，长1～3厘米，宽1毫米左右，稍弯曲，先端锐尖。叶退化为鳞片，主茎上的鳞状叶常变为下弯的短刺。花1～3朵簇生叶腋，黄白色或白色，下垂；花被6，排成2轮，长卵形或卵状椭圆形，长约2毫米；雄蕊6，花药呈丁字形；雄蕊1，子房3室，柱头3歧。浆果球形，径约6毫米，熟时红色。花期5月。

生长环境：生于山野，亦栽培于庭园。

采集：秋、冬采挖，洗净泥土，除去须根，入沸水中煮或蒸至外皮易剥落时为度。捞出浸入清水中，趁热除去外皮，洗净，微火烘干或用硫黄熏后再烘干。

现代研究：含天门冬素32.4%～34.1%，还含有黏液质、β－谷甾醇及5－甲氧基－甲基糠醛；所含苦味成分为甾体皂苷，由菝葜皂苷元、鼠李糖、木糖和葡萄糖组成。①有一定的抗菌作用。②具有抗肿瘤作用。③具有升高外周白细胞、增强网状内皮系统吞噬功能、有利于抗体形成、增强体液免疫力等功能。

性味功能：性寒，味甘、苦。滋阴降火，解毒。

侗医主治：治菌痢（里急后重）。

用药方法：15克，水煎服，1日3次，连服3～5天。

196. 叫舍神　jiaol sedl senc

地方名：马尾伸根、过江蕨、老龙须、牛尾藤。

基源及拉丁学名：百合科植物牛尾草 Smilax riparia A.DC 的根及根茎。

形态：多年生粗壮草本或半灌木，高0.5～2米，有时达7米。茎直立，具分枝，六棱形，密被绒毛状长柔毛。叶对生或3～4枚轮生，狭披针形，披针形，狭椭圆形，长2～12厘米，宽0.7～5厘米，先端锐尖或渐尖，稀钝，基部阔楔形或楔形，极少近圆形，边缘具锯齿，坚纸质至近革质，上面橄榄色，具皱纹，被疏柔毛至小长柔毛，下面较淡，网脉隆起，密被灰白色或污黄色绒毛；叶柄极短，长 2 ～ 3 毫米，极少长至 1 厘米。由聚伞花序组成的穗状圆锥花序极密集，顶生及腋生，在分枝及主茎端又组成顶生的复合圆锥花序，长 9 ～ 35 厘米，直径 6 ～ 10 厘米，聚伞花序小，直径约 6 毫米，密集，多花，具极短的梗，常连钱状排列，有时间断；苞叶叶状，披针形至卵形，乃至极小而呈苞片状。花萼花时钟形，长约 2.3 毫米，直径约 2.5 毫米，密被灰白色或污黄色长柔毛，果时花萼增大，管状，长至 4 毫米，直立，萼齿 5，三角形，等大，长 0.5 毫米。花冠白色至浅紫色，上唇有紫斑，长 5 ～ 6 毫米，外面被长柔毛，冠筒基部十分浅囊状隆起，直径约 2 ～ 3 毫米，冠檐二唇形，上唇具 4 圆裂，长约 2.5 毫米，外反，下唇圆状卵形，长约 3.5 毫米，宽约 2.7 毫米，内凹。雄蕊 4，与下唇近等长，从不伸出。花柱不伸出花冠下唇或有时微超出。小坚果卵圆形，长约 1.8 毫米，宽约 1 毫米，腹面具棱，背面圆形，无毛。花期 9 月至翌年 2 月，果期 12 月至翌年 4 月或 5 月。

生长环境：生于空旷山坡上或疏林下，

采集：春秋采收，晒干备用。

分布：湖南、广西、贵州等地。

性味功能：甘、苦、平。补气活血，舒筋通络。

侗医主治：男女摆白（淋菌性尿道炎）。

用药方法：25 克，煎水兑酒服，1 日 3 次，连服 7 天。

197. 散仰　sangl nieengv

地方名：甘葛、葛麻根、粉葛、黄葛根。

基源及拉丁学名：豆科植物葛 Pueraria lobata（Willd.）Ohwi 的根块。

形态：藤本。块根肥厚。全株有黄色长硬毛。3 出复叶；小叶 3 片，顶生小叶菱状卵形，长 5.5 ～ 19 厘米，宽 4.5 ～ 18 厘米，先端渐尖，基部圆形，有时浅裂，下面有粉霜，两面有毛，侧生小叶宽卵形，有时有裂片，基部斜形；托叶盾形，小托叶针状。总状花序腋生，花密；小苞片卵形或披针形；萼钟形，萼齿 5，披针形，上面 2 齿合生，下面 1 齿较长，内外面均有黄色柔毛；花冠蝶形，紫红色，长约 1.5 厘米。荚果条形，长 5 ～ 10 厘米，扁平，密生黄色长硬毛。花期 8 ～ 9 月，果期 9 ～ 10 月。

生长环境：生于草坡、路边或疏林中。

采集：春、秋季采挖，洗净，除去外皮，切片，用盐水、白矾水或淘米水浸泡，再用硫黄熏后晒干。

分布：湖南、广西、湖北、贵州、四川、云南等地。

性味功能：甘、辛、平，无毒。解肌发表，除烦止渴，清热解毒。

侗医主治：小儿吐泻。

用药方法：15克，煎汁兑酒服，日服3次，连服1～3天。

198. 叫为库 jiaol meix guv

地方名：母猪藤、引路风。

基源及拉丁学名：葡萄科植物母猪藤 Cayratia japonica（Thunb.）Gagnep. 的茎叶。

形态：蔓生草本。枝光滑或微被短柔毛，具叉状分歧卷须。掌状复叶互生，具长柄；小叶3，有柄，椭圆形至卵圆形，先端渐尖，基部楔形，叶缘具不规则锯齿。聚伞花序腋生，具长梗；花小、两性，具短梗；萼片4，绿色；花瓣4，上部分离，肉质，粉红色，花盘全缘或4裂与子房合生；子房2室，每室有胚珠2颗。浆果扁圆形，黑色。

生长环境：生于旷野、山谷、林下、路旁。

采集：夏、秋季割取藤茎或挖出根部，除去杂质，洗净，切段，晒干或鲜用。

分布：湖南、湖北、广西、贵州、江西、江苏等地。

性味功能：辛，热，有毒。清热解毒。

侗医主治：背痈。

用药方法：鲜品适量捣烂外敷，1日换药1～2次，直至痊愈。

199. 叫硬麻 Jaol enl mags

地方名：过山龙、蛇葡萄。

基源及拉丁学名：葡萄科植物乌头叶蛇葡萄 Ampelopsis Aconitifolia Bunge 的根皮。

形态：藤本。茎具皮孔；幼枝被锈色短柔毛，卷须与叶对生，二叉状分枝。单叶互生；叶柄长1～4.5厘米，有锈色短柔毛；叶片心形或心状卵形，长5～12厘米，宽5～8厘米，顶端不裂或具不明显3浅裂，侧裂片小，先端钝，基部心形，上面绿色，下面淡绿色，两面均被锈色短柔毛，边缘有带小尖头的浅圆齿；基出脉5条，侧脉4对，网脉在背面稍明显。花两性，二歧聚伞花序与叶对生，长2～6厘米，被锈色短柔毛，总花梗长1～3厘米；花白绿色，有长约2毫米的花梗，基部有小苞片；花萼盘状，5浅裂，裂片有柔毛；花瓣5，分离，外被柔毛；雄蕊5，与花瓣对生；子房扁球形，被杯状花盘包围。浆果球形，幼时绿色，熟时蓝紫色，直径约8毫米。花期6月，果期7～10月。

生长环境：生于海拔300～1200米的山谷疏林或灌丛中。

采集：夏、秋季采收茎叶，洗净，鲜用或晒干。

分布：湖南、广西、贵州、江苏、安徽、浙江、江西、福建、台湾等地。

性味功能：辛，苦，平。活血散瘀，解毒消肿，祛风除痹，生肌长骨。

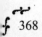

侗医主治：冷骨风（风湿骨痛）。

用药方法：25 克，煎汁兑酒服。1 日 3 次，连服 7～10 天。

200. 梅等解　Meix dinl aiv

地方名：鸡脚草、鸡爪草。

基源及拉丁学名：毛茛科植物鸡爪草 Calathodes Oxycarpa Sprague 的全草。

形态：多年生草本，高 20～45 厘米，无毛。须根细长，密生褐色根毛。茎直立，不分枝或分枝。基生叶约 3，具长柄；柄长 6～10 厘米，基部有狭鞘；叶片轮廓五角形，长 2～3 厘米，宽 3.2～5 厘米，3 全裂，中央全裂片宽菱形，3 深裂，边缘有小裂片和锯齿，侧生全裂片斜扇形，不等 2 深裂，边缘有锯齿；茎生叶 4，似基生叶，上部叶较小，有短柄。花单生茎顶或分枝顶端；花两性，直径 1.8 厘米，无毛；萼片 5，花瓣状，白色，倒卵形或椭圆形，长 9～10 毫米，宽 4～6毫米，先端圆或钝；花瓣无；雄蕊多数，长 3.5～7.5 毫米，花药长圆形，长 1～2毫米；心皮 7～12，长 5～6 毫米，背面基部稍呈囊状。菁葖果，长 7～14 毫米，宽约 4.5 毫米，在背缝线中部以下有三角形突起。种子 8～10，长约 2 毫米，黑色，有光泽。花期 5～6 月，果期 6～7 月。

生长环境：生于山地林下或草坡阴处。

采集：春、夏季采收，晒干。

分布：湖北西部、湖南、广西、贵州、四川、云南等地。

性味功能：甘、辛，温，无毒。散寒解表发汗，疏风祛湿活血。

侗医主治：呃逆。

用药方法：15 克，煎水频服。

201. 灭告亚　Mieeh Gaol Yal

地方名：戴星草、文星草、珍珠草、鱼眼草。

基源及拉丁学名：谷精草科植物谷精草 Eriocaulon buergerianum Koern. 的干燥带花茎的头状花序。

形态：多年生草本；叶通常狭窄，密丛生；花小，单性，辐射对称，叶基生，长披针状线形，有横脉，长 6～20 厘米，基部宽 4～6 毫米。花葶纤细，长短不一，长 5～30 厘米；头状花序球形，顶生，直径 4～6 毫米；总苞片宽倒卵形或近圆形，秆黄色，长 2～2.5 毫米，花苞片倒卵形，顶端聚尖，长约 2 毫米，上部密生短毛；花托有托毛；组成具总苞及苞片的头状花序；雄花和雌花常混生，雄花外轮花被片楔形，有白色柔毛，雄蕊 6，花药黑色；雌花内轮花被片被针形，有毛。或雄花居中，雌花在外围，稀异序；花 2～3 基数，2 轮，膜质；萼片离生，少有部分合生；花瓣常有柄，离生或合生，稀不存在；雄蕊和萼片同数或倍之，花药 1～2

室；子房上位，2～3室，每室具1枚下垂的直生胚珠；蒴果膜质，室背开裂；种子单生，胚乳丰富。蒴果长约1毫米，种子长椭圆形，有毛茸。花果期9月。

生长环境：生于池沼、溪沟边、水田边等潮湿处。

现代研究：①化学成分：本品含谷精草素。②药理作用：本品水浸剂体外试验对某些皮肤真菌有抑制作用；其煎剂对绿脓杆菌、肺炎双球菌、大肠杆菌有抑制作用。

性味功能：辛、甘，凉。祛风散热，明目退翳，疏风止血。

侗医主治：小儿高热不退。

用药方法：50克谷精草加水250毫升，煎至100毫升，每次服10毫升，每2小时服1次，直至热退。

202. 应芹　yingp jenc

地方名：山姜、九姜连、美草、九龙盘、姜叶淫羊藿。

基源及拉丁字名：姜科植物山姜 Alpinia japonica Thunb. Miq. 的根茎或全草。

形态：多年生草本，高35～70厘米。根茎横生，分枝。叶片通常2～5片；近无柄至具长达2厘米的叶柄；叶舌2裂，长约2毫米，被短柔毛；叶片披针形或狭长椭圆形，长25～40厘米，宽4～7厘米，两端渐尖，先端具小尖头，两面，特别是叶下面被短柔毛。总状花序顶生，长15～30厘米，花序轴密生绒毛；总苞片披针形，长约9厘米，开花时脱落；小苞片极小，早落；花通常2朵聚生，在2朵花之间常有退化的小花残迹可见；小花梗长约2毫米；花萼棒状，长1～1.2厘米，被短柔毛，先端3齿裂；花冠管长约1厘米，被疏柔毛，花冠裂片长圆形，长约1厘米，外被绒毛，后方的1枚兜状；侧生退化雄蕊线形，长约5毫米；唇瓣卵形，宽约6毫米，白色而具红色脉纹，先端2裂，边缘具不整齐缺刻；雄蕊长1.2～1.4厘米；子房密被绒毛。果球形或椭圆形，直径1～1.5厘米，被短柔毛，熟时橙红色，先端具宿存的萼筒；种子多角形，长约5毫米，径约3毫米，有樟脑味。花期4～8月，果期7～12月。

生长环境：生于林下阴湿处。

采集：3～4月采挖，洗净，晒干。

分布：湖南、湖北、广西、广东、贵州、云南、四川等地。

性味功能：辛，温。温中散寒，祛风活血。

侗医主治：劳伤吐血，久咳不愈。

用药方法：5～10克，煎汤或浸酒服。1日3次，连服1周。

203. 梅铜铃　meix dongc liingc

地方名：野花生、荷猪草、响铃草、响铃子、假地豆。

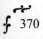

基源及拉丁字名：豆科植物假地蓝 Crotalaria ferruginea Grahan ex Benth. 的全草。

形态：多年生草本。根长达60厘米以上。茎、枝直立或略上升，通常分枝甚多；茎、枝、叶各部分均有稍长而扩展的毛，毛略粗糙，稍呈丝光质。单叶互生，矩形、长卵形或长椭圆形，长2～5厘米，宽1～3厘米，两面均有毛而下面脉上最密，先端钝或微尖，基部窄或略呈楔形，侧脉不明显；几无叶柄；托叶披针形，长4～6毫米，反折。总状花序，顶生或同时腋生。有花2～6朵；萼筒很短，萼片披针形，不相等；花冠与萼片等长或长过萼片，蝶形，黄色，旗瓣有爪，圆形，翼瓣倒卵状长圆形，较旗瓣为短，龙骨瓣与翼瓣等大，向内弯曲；雄蕊10，单体，药2室；子房线形，花柱长，柱头稍斜。荚果膨胀成膀胱状，长2.5～3厘米。种子20～30颗，肾形。花期6～10月。

生长环境：生山坡疏林及荒山草地。

采集：夏季采收，晒干，或切段晒干。

分布：湖南、湖北、广西、广东、贵州、云南等地。

性味功能：苦、微酸，寒。敛肺补气，益肾消肿，清热解毒。

侗医主治：头昏痛。

用药方法：15～30克，煎服或炖猪肉吃。连服5～7天。

204. 哀　ngeis

地方名：浮萍、水浮萍、大浦藻。

基源及拉丁学名：天南星科植物水浮莲 Pistia stratiotes L. 的全草。

形态：多年生宿根浮水草本植物。其须根发达，靠根毛吸收养分，主根（肉根）分蘖下一代。叶单生，叶片基本为荷叶状，叶顶端微凹，圆形略扁；秆（茎）灰色，泡囊稍带点红色，嫩根为白色，老根偏黑色；花为浅蓝色，花瓣上生有黄色斑点，看上去像凤眼，也像孔雀羽翎尾端的花点，非常耀眼、靓丽。多年浮水草本。须根发达且悬垂水中。单叶丛生于短缩茎的基部，每株6～12叶片，叶卵圆形，叶面光滑；叶柄中下部有膨胀如葫芦状的气囊基部具削状苞片。花茎单生，穗状花序，又6～12花朵，花被6裂，紫蓝色，上有1枚裂片较大，中央有鲜黄色的斑点。花两性，雄蕊6枚，雄蕊1枚，花柱细长，子房上位。

生长环境：生于向阳、平静的水面，或潮湿肥沃的边坡。

采集：夏、秋季采收，去杂质，洗净，晒干。

分布：湖南、湖北、广西、贵州、云南等地。

性味功能：辛，寒。凉血、活血，利尿除湿。

侗医主治：荨麻疹、跌打损伤、无名肿毒。

用药方法：5～15克，煎汤内服。日服3次，连服2～3日。外用取鲜品适量，捣烂或煎水、熏洗、外敷。

205. 秧蔴 nyangs max

地方名：马草、烂衣草。

基源及拉丁学名：禾本科植物皱叶狗尾草 Setaria plicata（lam.）T.Cooke 的全草。

形态：多年生草本。秆直立或基部倾斜，高 45 ～ 130 厘米，直径 3 ～ 5 毫米，叶鞘的鞘口及边缘常具纤毛；鞘节无毛或被短毛；叶舌退化成为 1 ～ 2 毫米的纤毛；叶片较薄，披针形至线状披针形，长 4 ～ 43 厘米，宽 0.5 ～ 3 厘米，有纵向皱折，两面或一面具疏疣毛。圆锥花序狭窄成圆柱状，长 15 ～ 33 厘米，分枝斜向上升，长 1 ～ 13 厘米；小穗卵状披针形，长 3 ～ 4 厘米，部分小穗下托以 1 枚刚毛，小穗脱节于杯状的小穗柄上；第 1 颖广卵形，先端钝圆，长为小穗的 1 / 4 ～ 1 / 3，有 3 脉，第 2 颖长为小穗的 1 / 2 ～ 3 / 4，先端尖或钝，有 5 ～ 7 脉；第 1 小花通常中性，或具 3 雄蕊；第 1 外稃与小穗等长，先端尖，有 5 脉，第 1 内稃膜质，具 2 脉；第 2 小花两性，第 2 外稃等长或稍短于第 1 外稃，有明显的横皱纹；鳞被 2；花柱基部联合。颖果狭长卵形，先端有硬而小的尖头。花、果期 6 ～ 10 月。

生长环境：生于山坡林下、沟谷地阴湿处或路边杂草地上。

采集：秋后采收，晒干。

分布：湖南、湖北、广西、广东、贵州、云南等地。

性味功能：淡，平，无毒。解毒，杀虫，化腐肉，清热止血。

侗医主治：上界野鸡（咯血、吐血、鼻衄）。

用药方法：20 克，煎汁兑酒服，1 日 3 次，连服 2 ～ 3 日。

206. 散白散把本 sanl begs sangl bav bedl

地方名：甜七、竹叶细辛、竹根七、竹节参、水三七。

基源及拉丁字名：五加科植物大叶三七 Panax pseudo ginseng Wall. var. japonicus（C.A.Mey）Hoo et Tseng 呈竹鞭状的根茎。

形态：多年生草本，高达 60 厘米。根茎短，茎直立，光滑无毛。掌状复叶，具长柄，3 ～ 4 片轮生于茎顶；小叶 3 ～ 7，椭圆形或长圆状倒卵形，边缘有细锯齿。伞形花序顶生，花序梗从茎顶中央抽出，长 20 ～ 30 厘米。花小，黄绿色；花萼 5 裂；花瓣、雄蕊皆为 5。核果浆果状，近肾形，熟时红色。种子 1 ～ 3，扁球形。花期 6 ～ 8 月，果期 8 ～ 10 月。

生长环境：生于山坡丛林下。

采集：冬季及夏末初秋采挖。去须根，曝晒至半干。

分布：广西、湖南、贵州、云南等地。

性味功能：甘、苦，温。止咳化痰，散瘀活血。

侗医主治：小便摆红。

用药方法：5～15克，煎汤，1日服3次，连服5～7天。

207. 莫玉芹 moc yuil jenc

地方名：虎掌、半夏精、胆南星、陈胆星、蛇芋。

基源及拉丁学名：天南星科植物天南星 Arisaema consanguineum Schott 的块茎。

形态：多年生草本，高60～100厘米。叶单一，鸟趾状全裂，裂片13～21，倒披针形，中裂片较相邻者小；叶柄长10～15厘米。花单性，同株或异株；花序柄等长或稍长于叶柄；佛焰苞绿色，下部筒状，长约5厘米，上部渐次扩大，向前弯曲；雄花序下部3～4厘米处具雄花；附属体鼠尾状，长达18厘米，伸出佛焰苞外。浆果红色。花期4～5月，果期6～7月。

生长环境：生于山沟边及较阴湿的林下。

采集：秋、冬季采挖，去净须根，洗净，撞去外皮，晒干。

分布：湖南、湖北、河南、广西、贵州、云南等地。

性味功能：苦、辛，温，有毒。燥湿化痰，祛风定惊，消肿散结，下合利膈。

侗医主治：无名肿毒。

用法：鲜品适量，捣烂外敷或泡白酒外搽（忌内服）。

208. 种明 gongt minc

地方名：棉花子、木棉子、棉花核。

基源及拉丁学名：锦葵科植物草棉 Gossypium herbaceum L. 的种子。

形态：一年生草本至亚灌木，高达1.5米，疏被柔毛。叶掌状5裂，直径5～10厘米，通常宽超过于长，裂片宽卵形，深裂不到叶片的中部，先端短尖，基部心形，上面被星状长硬毛，下面被细绒毛，沿脉被长柔毛；叶柄长2.5～8厘米，被长柔毛；托叶线形，长5～10毫米，早落。花单生于叶腋，花梗长1～2厘米，被长柔毛；小苞片阔三角形，长2～3厘米，宽超于长，先端具6～8齿，沿脉被疏长毛；花萼杯状，5浅裂；花黄色，内面基部紫色，直径5～7厘米。蒴果卵圆形，长约3厘米，具喙，通常3～4室，种子大，长约1厘米，分离，斜圆锥形，被白色长棉毛和短棉毛。花期7～9月。

生长环境：多系栽培。

采集：秋季采收棉花时，收集种子，晒干。

分布：广西、广东、湖南、贵州、云南等地。

性味功能：辛，热，有毒。温肾补虚，止血，治阳痿。

侗医主治：痔疮出血、脱肛。

用药方法：10～20克，煎汤服或煎汁熏洗，1日2～3次，5～7天为一疗程。

209. 梅同比 meix dongc biedl

地方名：笔筒草、节骨草、通气草、眉毛草、土木贼。

基源及拉丁学名：本贼科植物节节草 Equisetum ramosissimum Desf. 的全草。

形态：多年生草本。根茎黑褐色，生少数黄色须根。茎直立，单生或丛生，高达70厘米，径1～2毫米，灰绿色，肋棱6～20条，粗糙，有小疣状突起1列；沟中气孔线1～4列；中部以下多分枝，分枝常具2～5小枝。叶轮生，退化连接成筒状鞘，似漏斗状，亦具棱；鞘口随棱纹分裂成长尖三角形的裂齿，齿短，外面中心部分及基部黑褐色，先端及缘渐成膜质，常脱落。孢子囊穗紧密，矩圆形，无柄，长约0.5～2厘米，有小尖头，顶生，孢子同型，具2条丝状弹丝，十字形着生，绕于孢子上，遇水弹开，以便繁殖。

生长环境：生于田边、路旁、溪边。

采集：四季可采，割取地上全草，洗净，晒干。

分布：湖南、浙江、贵州、广西、广东、海南等省。

性味功能：甘，苦，平，无毒。祛风清热，除湿利尿。

侗医主治：鼻出血。

用药方法：15～25克，煎汤服，1日3～5次，连服2～3天。鲜品适量捣烂塞鼻。

210. 伞打稳 Sanl clav Maenl

地方名：天葵子根、葵子根、向日葵根、朝阳花根。

基源及拉丁学名：菊科植物向日葵 Helianthus annuus L. 的根。

形态：一年生草本，高1～3米，对于杂交品种也有半米高的。茎直立，粗壮，圆形多棱角，被白色粗硬毛。叶通常互生，心状卵形或卵圆形，先端锐突或渐尖，有基出3脉，边缘具粗锯齿，两面粗糙，被花，有长柄。头状花序，极大，直径10～30厘米，单生于茎顶或枝端，常下倾。总苞片多层，叶质，覆瓦状排列，被长硬毛，夏季开花，花序边缘生黄色的舌状花，不结实。花序中部为两性的管状花，棕色或紫色，结实。瘦果，倒卵形或卵状长圆形，稍扁压，果皮木质化，灰色或黑色。

生长环境：为栽培植物。

采集：夏、冬采挖，洗净，晒干。

分布：湖南、湖北、广西、贵州、江西、江苏等省。

性味功能：甘，温，无毒。润肠通便。

侗医主治：跌打损伤。

用药方法：25～50克，煎水兑酒服；外用鲜品适量捣敷。

211. 龙恨　Longc henl

地方名：惊风伞、一把伞、无根草、追风草、公接骨丹。

基源及拉丁学名：报春花科植物狭叶排草 Lysimachia trientaloides Hemsl. 的根或全草。

形态：多年生草本，高约30厘米。须根淡黄色。茎丛生，不分枝，近基部红色，有柔毛。上部绿色，节稍膨大，有短柔毛。茎下部叶退化，很小，如鳞片状，对生；茎顶叶轮生，多为4～7片，大小不等，圆形至倒卵形，长4～14厘米，宽2～10厘米，先端急尖，全缘，稍成皱波状，基部阔楔形至狭楔形，上面光绿，下面淡绿；叶柄无，或极短，枣红色。花簇生于茎顶；花萼合生成球形，上部5裂，裂片线状披针形，淡绿色；花冠黄色，5深裂；雄蕊5，着生于花冠管内；子房红色，花柱细长，1室，胚珠多数，蒴果球形。花期5月。果期5～6月。

生长环境：生于低山区阴湿林下及沟边。

采集：全年可采，晒干。

分布：湖南、广西、贵州、四川等省。

性味功能：辛，温，无毒。祛风活血。

侗医主治：砂淋、风湿痹痛、半身不遂、跌打损伤、小儿惊风。

用药方法：15～50克，煎汁内服或浸酒服，1日3次，连服7～10天。

212. 苯报亚　Beml bangl yav

地方名：红灯笼泡、狗葡萄、山樱桃、醋栗。

基源及拉丁学名：虎茸草科植物山麻子 Ribes Mandschuricum（Maxim）Kom 的果实。

性味功能：甘淡，微寒。解表散寒，清热解毒利湿。

侗医主治：肝痛。

用药方法：15～25克，煎汤内服，1日3次，连服5～7天。

213. 散枣子　Sangl Saox Six

地方名：枣树根、枣根、枣子树根。

基源及拉丁学名：鼠李科植物枣 Ziziphus jujuBa Mill Var.inermis（Bge.）Rehd 的根。

形态：落叶灌木或小乔木，高达10m。有长枝、短枝和新枝，长枝平滑，无毛，幼枝纤细略呈"之"形弯曲，紫红色或灰褐色，具2个托叶刺，长刺可达3厘米，粗直，短刺下弯，长4～6毫米；短枝短粗，长圆状，自老枝发出；当年生小枝绿色，下垂，单生或2～7个簇生于短枝上。单叶互生，纸质，叶柄长1～6毫米，长枝上的可达1厘米；叶片卵形、卵状椭圆形，长3～7厘米，宽2～4厘米，先端钝圆或圆形，具小尖头，基部稍偏斜，近圆形，边缘具细锯齿，上面深绿色，无毛，下面浅绿色，无毛或沿脉被疏柔毛；基生三出脉。花黄绿色，两性，常2～8朵着生于叶腋成聚伞花序；萼5裂，裂片卵状三角形；花瓣5，倒卵圆形，基部有爪；雄蕊5，与花瓣对生，着生于花盘边缘；花盘厚，肉质，圆形，5裂；子房2室，与花盘合生，花柱2半裂。核果长圆形或长卵圆形，长2～3.5厘米，直径1.5～2厘米，成熟时红色，后变红紫色，中果皮肉质、厚，味甜，核两端锐尖。种子扁椭圆形，长约1厘米。花期5～7月，果期8～9月。

生长环境：生于山区、丘陵或平原，全国各地广为栽培。

采集：秋后采挖，鲜用或切片晒干。

分布：湖南、广西、贵州、四川等地。

性味功能：甘，平，无毒。调经止血，祛风止痛。

侗医主治：妇女血崩、风疹。

用药方法：25～50克，煎汤兑酒内服，治妇女血崩，1日3次，连服3～5天；鲜品适量煎水洗澡治风疹，1日1～2次，直至痊愈。

214. 叫哟 Jaol yos

地方名：鸡血藤、猪婆藤、血风藤、过山龙、三叶鸡血藤。

基源及拉丁学名：豆科植物密花豆 Spatholobus Suberectus Dunn 的藤茎。

形态：攀缘藤本，幼时呈灌木状。小叶纸质或近革质，异形，顶生的两侧对称，宽椭圆形、宽倒卵形至近圆形，长9～19厘米，宽5～14厘米，先端骤缩为短尾状，尖头钝，基部宽楔形，侧生的两侧不对称，与顶生小叶等大或稍狭，基部宽楔形或圆形，两面近无毛或略被微毛；侧脉6～8对，微弯；小叶柄长5～8毫米，被微毛或无毛；小托叶钻状，长3～6毫米。圆锥花序腋生或生于小枝顶端，长达50厘米，花序轴、花梗被黄褐色短柔毛，苞片和小苞片线形，宿存；花萼短小，长3.5～4毫米，萼齿比萼管短2～3倍，下面3齿先端圆或略钝，长不及1毫米，上面2齿稍长，多少合生，外面密被黄褐色短柔毛，里面的毛银灰色，较长；花瓣白色，旗瓣扁圆形，长4～4.5毫米，宽5～5.5毫米，先端微凹，基部宽楔形，瓣柄长2～2.5毫米；翼瓣斜楔状长圆形，长3.5～4毫米，基部一侧具短尖耳垂，瓣柄长3～3.5毫米；龙骨瓣倒卵形，长约3毫米，基部一侧具短尖耳垂，瓣柄长3～3.5毫米；雄蕊内藏，花药球形，大小均一或几近均一；子房近无柄，下面被糙伏毛。荚果近镰形，长8～11厘米，密被棕色短绒毛，基部具长4～9

毫米的果颈；种子扁长圆形，长约 2 厘米，宽约 1 厘米，种皮紫褐色，薄而脆，光亮。花期 6 月，果期 11 ～ 12 月。

生长环境：生于山地疏林或密林沟谷或灌丛中。

采集：全年可采，洗净，晒干。

分布：湖南、广西、广东、贵州、云南等地。

性味功能：甘，温。活血，舒筋。

侗医主治：风湿性关节炎，腰、膝酸痛、麻木瘫痪。

用药方法：15 至 25 克煎汤服或浸酒服。1 日 3 次，连服半月为一疗程。

215. 化巴交　Wap meix biagx

地方名：芭蕉花。

基源及拉丁学名：芭蕉科植物芭蕉 Musa basjoo Siebold & Zucc.kx linuma 的花。

形态：多年生草本。茎短，通常为叶鞘包围而形成高大的假茎，高约 4 米。叶长 2 ～ 3 米，宽 25 ～ 30 厘米，基部圆形或不对称，先端钝，表面鲜绿色，有光泽，中脉明显粗大，侧脉平行；叶柄粗壮，长达 30 厘米。穗状花序顶生，下垂；苞片佛焰苞状，红褐色或紫色，每苞片有多数小花，除苞片最下面具 3 ～ 4 不孕花外，其余皆发育。花单性，通常雄花生于花束上部，雌花在下部；花冠近唇形，上唇较长，先端 5 齿裂，下唇较短，基部为上唇所包；雄花具雄蕊 5，离生，伸出花冠；花药线形，2 室；雌花子房下位 3 室，花柱 1，柱头近头状，光滑。浆果三棱状长圆形，肉质。种子多数。

生长环境：多栽培于庭园及农舍附近。

采集：全年可采，鲜用或晒干。

分布：湖南、广西、广东、贵州、云南等地。

性味功能：甘，淡，微辛，凉。化痰软坚，平肝化瘀，通经活络。

侗医主治：胃痛。

用药方法：10 ～ 15 克，水煎服或烧存性研末冲开水服。1 日服 3 次，连服 15 ～ 20 天为一疗程。

216. 梅当把　Meix dangl bal

地方名：青鱼胆草、对叶林、胆草、抽筋草。

基源及拉丁学名：龙胆科植物蔓龙胆 Tripterospermum japonicum（Sieb. & Zucc.）Maxim 的全草。

形态：多年生蔓生草本。茎细长。叶对生，纸质，卵状披针形，长 4 ～ 7 厘米，宽 1.2 ～ 2.3 厘米，先端渐尖，基部圆，全缘，深绿色；3 主脉明显。花腋生；萼筒状 5 裂，裂片三角状披针形；花冠钟状，5 裂，淡紫色，裂片间有副裂片。

浆果长球形，长1.5厘米，红紫色，有长柄，超出宿存花萼。花期秋季。

生长环境：生山野、路边阴湿地。

采集：秋季采收，洗净，晒干。

分布：湖南、广西、广东、贵州、云南等地。

性味功能：甘，凉。清热健脾、清肺止咳。

侗医主治：风热咳嗽。

用药方法：50～100克煎水服或炖猪肉、泡酒，煮粥吃。每日1剂，分2～3次服，连服1周。

217. 散干　Sangl anl

地方名：麻根、麻青根、青麻根。

基源及拉丁学名：桑科植物大麻 Cannabis sativa L. 的根。

形态：一年生草本，高1～3米。茎直立，表面有纵沟，密被短柔毛，皮层富纤维，基部木质化。掌状叶互生或下部对生，全裂，裂片3～11枚，披针形至条状披针形，两端渐尖，边缘具粗锯齿，上面深绿色，有粗毛，下面密被灰白色毡毛；叶柄长4～15厘米，被短绵毛；托叶小，离生，披针形。花单性，雌雄异株；雄花序为疏散的圆锥花序，顶生或腋生；雄花具花被片5，雄蕊5，花丝细长，花药大；雌花簇生于叶腋，绿黄色，每朵花外面有一卵形苞片，花被小膜质，雌蕊1；花房圆球形，花柱呈二歧。瘦果卵圆形，长4～5毫米，质硬，灰褐色，有细网状纹，为宿存的黄褐色苞片所包裹。花期5～6月，果期7～8月。

生长环境：全国各地有栽培。

采集：秋季果实成熟时采收，除去杂质，晒干。

分布：湖南、贵州、广西、四川、云南等地。

性味功能：微辛、苦，凉。去瘀止血，利尿通淋。

侗医主治：小便不通。

用药方法：9～12克，水煎服，1日3次，连服3～5剂。

218. 梅等　Meix benv

地方名：桑寄生、寄生树、寄生草、冰粉树。

基源及拉丁学名：桑寄生科植物木斛寄生 Viscum coloratum（Kom.）Nakai 的枝叶。

形态：常绿寄生小灌木。老枝无毛，有凸起灰黄色皮孔，小枝稍被暗灰色短毛。叶互生或近于对生，革质，卵圆形至长椭圆状卵形，长3～8厘米，宽2～5厘米，先端钝圆，全缘，幼时被毛；叶柄长1～1.5厘米。聚伞花序1～3个聚生叶腋，总花梗、花梗、花萼和花冠均被红褐色星状短柔毛；花萼近球形，与子房合生；

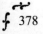

花冠狭管状，稍弯曲，紫红色，先端4裂；雄蕊4；子房下位，1室。浆果椭圆形，有瘤状突起。花期8～9月，果期9～10月。

生长环境：寄生于构、槐、榆、木棉、朴等树上。

采集：冬季至次春采割，除去粗茎，切段，干燥，或蒸后干燥。

分布：广西、湖南、贵州、福建、台湾、广东、云南等地。

现代研究：茎、叶含齐墩果酸、β－香树脂醇、内消旋肌醇、黄酮类化合物；尚分离出蛇麻脂醇、β－谷甾醇和黄酮苷。①具有降压作用。②有镇静作用。③有利尿作用。④有舒张冠状血管、增加冠脉流量的作用。

性味功能：甘，平，无毒。补肝肾，强筋骨，除风湿，通经络，益血安胎。

侗医主治：胎漏血崩。

用药方法：15～30克，煎水兑酒服或浸酒或捣汁服。1日2～3次，连服5～7天。

219. 散油桐　Sangl dongc youc

地方名：桐油树根、白桐根、桐子树根。

基源及拉丁学名：参科植物泡桐 Paulownia fortunei （Seem.）Hemsl. 的嫩根或根皮。

形态：乔木，高达30米。树皮灰褐色，幼枝、叶、叶柄、花序各部及幼果均被黄褐色星状绒毛。叶柄长达12厘米；叶片长卵状心脏形，长可达20厘米，先端长渐尖或锐尖头，基部心形，全缘。花序狭长几成圆柱形，长约25厘米；小聚伞花序有花3～8朵，头年秋天生花蕾，先叶开放；总花梗与花梗近等长；花萼倒圆锥形，长2～2.5厘米，5裂达1～3，裂片卵形，果期变为狭三角形；花冠管状漏斗形，白色，内有紫斑，长达10厘米，筒直而向上逐渐扩大，上唇较狭，2裂，反卷，下唇3裂，先端均有齿痕状齿或凹头；雄蕊4，隐藏于花冠筒内；子房2室，花柱细长，内弯。蒴果木质，长圆形，长6～10厘米，室背2裂。种子多数，扁而有翅。花期2～3月，果期8～9月。

生长环境：生于山坡、林中、山谷及荒地。

采集：全年均可采收，鲜用或晒干。

分布：湖南、广西、贵州、湖北、广东等地。

性味功能：性寒，味苦。消肿毒，除风湿，清肠胃热毒。

侗医主治：大便秘结。

用药方法：15～50克，水煎服或研末开水冲服。1次1～2剂。每剂分3次服。

220. 龙灭安　Naemx nguoec anh

地方名：舒雁口水、鹅涎、家雁涎。

基源及拉丁学名：鸭科动物鹅 Anser cygnoides ouientalis 的唾液。

形态：家禽，比鸭大，额部有肉瘤，颈长，嘴扁而阔，腿高尾短，脚趾间有蹼，羽毛白色或灰色。能游泳，吃谷物、蔬菜、鱼虾等，肉和蛋可以吃。

生长环境：家禽驯养，栖息于池塘等水域附近。

采集：全年可采。

分布：湖南、广西、贵州、广东、福建等地。

性味功能：甘，平。益气补虚，和胃止渴，清热解毒。

侗医主治：小儿鹅口疮。

用药方法：适量含咽。

221. 盘安　bads nganh

地方名：鹅、舒雁、家雁。

基源及拉丁学名：鸭科动物鹅 Anser domestica Geese 的血。

形态：家禽，比鸭大，额部有肉瘤，颈长，嘴扁而阔，腿高尾短，脚趾间有蹼，羽毛白色或灰色。能游泳，吃谷物、蔬菜、鱼虾等，肉和蛋可以吃。

生长环境：家禽驯养，栖息于池塘等水域附近。

采集：全年可采，宰杀取血鲜用。

分布：湖南、广西、贵州、广东、福建等地。

性味功能：咸，平，微毒。治噎嗝反胃，解毒。

侗医主治：原发性高血压。

用药方法：杀鹅时取鲜鹅血冲开水兑白糖服。每次50～100毫升，连服2～3次即效。

222. 省竻　Saenx laox

地方名：地龙、土龙、蚯蚓、曲蟮。

基源及拉丁学名：巨蚓科动物参环毛蚓 Pheretima Aspergillum（E.perrier）的全体。

形态：参环毛蚓，体圆柱形，长11～38厘米，宽5～12毫米，全体由多数环节组成。头部包括口前叶和围口节2部，围口节腹侧有口，上覆肉质的叶，即口前叶；眼及触手等感觉器全部退化。自第2节起每节有刚毛，成环状排列，沿背中线，从11～12节始，节间有一背孔。背部紫灰色、后部稍淡、刚毛圈稍白；14～16节，为生殖环带，其上无背孔和刚毛，此环带以前各节，刚毛较为粗硬。雌性生殖孔1个，位于第14节痕面正中；雄性生殖孔1对，位于第18节腹面两侧，外缘有条环绕的浅皮褶，受精囊孔3对，位于6～7、7～8.8～9节间，第6～9各节间无隔膜。附近常有乳头突，受精囊球形，管短，盲管亦短，内2/3微弯曲数转，为纳精囊。

生长环境：生活于潮湿疏松之泥土中，行动迟缓。

采集：全年可挖采，用锋利的小刀在腹部由头至尾剖开，洗净，晒干或烘干。

分布：广西、广东、福建、湖南、湖北、贵州等地。

性味功能：咸，寒。清热，平肝，止喘，通络。

侗医主治：小儿高烧，下肢慢性溃疡。

用药方法：5～15克，煎汤服或焙干研末开水冲服。外用：适量焙干撒敷患处，每日换药1次。

223. 妞　hyoul

基源及拉丁学名：鹰科动物鹰 Accipiter gentilis Schvedowi（menzbier）的脚爪。

形态：苍鹰雄性体长49～57厘米，翅展93～105厘米。雌性体长58～64厘米，翅展108～127厘米。雄性从头部到前部为灰黑色，眼后为黑色，有明显的白色眉斑；下体白色，杂有数目很多的灰黑色小横斑。雌鸟上体及翼表面为灰褐色，眉纹白而杂以褐纹，下体白色，体下面有纵斑。苍鹰在飞翔时，翼短而宽，先端圆，尾较长。一般常常是扇翅和滑翔交替进行，呈直线状飞翔。在飞翔时翼保持水平状。

生长环境：栖于山地森林中。

采集：全年可捕猎，宰杀时切下脚爪，晒干。

分布：湖南、广东、广西、贵州、云南等地。

性味功能：辛、咸，温。续筋骨，祛风湿，益力气。

侗医主治：鹰爪风。

用药方法：酥炙烧存性，取5～15克，酒调服，或浸酒饮。

224. 假　jagl

地方名：蚱蜢、螽、蝗虫。

基源及拉丁学名：蝗科昆虫稻蝗 Oxya chinensis Thunb 的干燥全虫。

形态：善飞善跳，头部的一对触角是嗅觉和触觉合一的器官。它的咀嚼式口器有一对带齿的发达大颚，能咬断植物的茎叶。后足强大，跳跃时主要依靠后足。蝗虫飞翔时，后翅起主要作用，静止时前翅覆盖在后翅上保护作用。雌虫的腹部末端有坚强的"产卵器"，能插入土中产卵，蝗虫产卵场所大都是湿润的河岸、湖滨及山麓和田埂。每30～60个卵成一块。从卵中孵出而未成熟的蝗虫叫"蛹"，需蜕5次皮才能发育为成虫。雨过天晴，可促使虫卵大量孵化。蝗虫还具有惊人的飞翔能力，可连续飞行1～3天。蝗虫飞过时，群蝗振翅的声音响得惊人，就像海洋中的暴风呼啸。成虫的后脚腿节具有一列相当于弹器的乳头状突起，前翅径脉基部有相当于弦器的粗脉，二者摩擦时，振动翅的震区便可发出声音，这就是它们的发音器。蝗虫的听器也很特别，位于腹部第一节的侧方。

生长环境：生于平原、山区的稻田、草丛中。

采集：夏秋捕捉，晒干。

分布：湖南、广西、广东、贵州、云南等地。

性味功能：辛，甘，温。暖胃助阳，健脾运食。治咳嗽、惊风、破伤风，疗折损、冻疮。

侗医主治：斑疹不出。

用药方法：晒干瓦上煅存性，5 ~ 15 克，酒冲服。

225. 丙交　biaeml gaos

地方名：头发、乱发、血余炭。

基源及拉丁学名：人的头发 Crinis Carboniscatus。

形态：人类头上的毛发。可分为直发、波浪卷曲发、天然卷曲发三种。当然这种分类仅是一般而言，黑种人也有波状发，白种人也有直发，黄种人也有波状发、卷曲发。直发的横切面是圆形，波浪卷曲发横切面是椭圆形，天然卷曲发横切面是扁形，头发的粗细与头发属于直发或卷发无关。毛发细胞的排列方式受遗传基因的控制，它决定了毛发的曲直、形态。头发各种形状的形成，主要也是头发构成的成分组合的内因作用。毛发的卷曲，一般认为是和它的角化过程有关。凡卷曲的毛发，它在毛囊中往往处于偏心的位置。也就是说，根鞘在它的一侧厚，而在其另一侧薄。靠近薄根鞘的这一面，毛小皮和毛皮质细胞角化开始得早；而靠近厚根鞘这一面的角化开始得晚，角化过程有碍毛发的生长速度。于是，角化早的这一半稍短于另一半，结果造成毛向角化早的这一侧卷曲了。

生长环境：生长于人类头上。

采集：随时可以剪采，用火烧末燋碳备用。

性味功能：苦，平。止血散寒，补阴利尿，生肌敛疮。

侗医主治：鼻衄、急性睾丸炎（左侧）。

用药方法：适量烧存性吹入鼻孔，治鼻衄；调桐油涂敷患处，治睾丸炎。

226. 明　Miingc

地方名：蚂蟥、至掌、马蛭、蚂蜞、蚂蝗蜞。

基源及拉丁学名：水蛭科动物茶色蛭 Whitmania Acranalata（whituan）的全体。

形态：体长稍扁，乍视之似圆柱形，体长约 2 ~ 2.5 厘米，宽约 2 ~ 3 毫米。背面绿中带黑，有 5 条黄色纵线，腹面平坦，灰绿色，无杂色斑，整体环纹显著，体节由 5 环组成，每环宽度相似。眼 10 个，呈 "∩" 形排列，口内有 3 个半圆

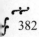

形的颚片围成一"Y"形，当吸着动物体时，用此颚片向皮肤钻进，吸取血液，由咽经食道而贮存于整个消化道和盲囊中。身体各节均有排泄孔，开口于腹侧。雌雄生殖孔相距4环，各开口于环与环之间。前吸盘较易见，后吸盘更显著，吸附力也强。

生长环境：生活在稻田、沟渠、浅水污秽坑塘等处。

采集：夏、秋捕捉。捕得后洗净，先用石灰或酒闷死，然后晒干或焙干。

分布：广西、湖南、湖北、广东、福建、江西、贵州、云南等地。

现代研究：主要含蛋白质。亦含铁、锰、锌等多种微量元素。新鲜水蛭唾液中含有一种抗凝血物质名水蛭素，属于多肽，由于其分子组成中没有色氨酸和精氨酸，故有抗凝血作用。但在干燥药材中水蛭素已被破坏。①水蛭素能阻止凝血酶对纤维蛋白的作用，阻碍血液凝固。②水蛭对心肌营养性血流量有一定程度的增加作用；对组织缺血缺氧有保护作用。③水蛭对小鼠各个时期妊娠（包括着床及妊娠的早、中、晚期）均有终止妊娠作用。④水蛭对实验性高脂血症家兔的胆固醇和甘油三酯有明显降低作用。

性味功能：咸、苦，平，有小毒。破血逐瘀，行气止痛。

侗医主治：小儿高烧，无名肿毒。

用药方法：1.5～3克，煎水或焙干研末开水冲服，治小儿高热。活水蛭置于患处，使其吸血治无名肿毒。

227. 瓜油　guabs youc

地方名：偷油婆、蜚、蟑螂、黄贼、赃郎。

基源及拉丁学名：蜚蠊科昆虫东方蠊 Blatta Orientalis L. 的全虫。

形态：体椭圆形，背腹扁平，长约2.5厘米，深褐色，有油状光泽。头部向腹面弯曲，大部分隐在前胸下面；头小，复眼1对，单眼2个，口器咀嚼式；触角甚长，丝状，环节圆筒形，约有100余节。前胸背板甚大，中，后胸较小；雄虫有短翅2对，仅掩盖腹部约2/3；雌虫的翅退化，前翅仅呈现2小片，后翅消失。足3对，多毛，胫节及跗节皆长。跗节分为5节，具2爪。腹部10节，末端有尾须1对。不完全变态；初孵的幼虫色白，经1次蜕变而成褐色之稚虫，复经5次蜕变而成成虫。

生长环境：多栖于人家灶间内。

采集：全年均可捕捉。沸水烫死，洗净，焙干或鲜用。

分布：全国各地均有分布。

性味功能：辛、咸，寒，有小毒。破瘀化积，解毒消肿。

侗医主治：皮肤瘙痒、淋巴结炎。

用药方法：活蟑螂3～5个，泡50度白酒20毫升备用，用时频搓患处，则痒止。

活蟑螂捣烂敷，治淋巴结炎。

228. 马者 max jaix

地方名：螳曩、蚀肮、天马、螳螂、刀螂。

基源及拉丁学名：节肢动物螳螂科昆虫薄翅螳螂 Mantia religiosa L. 的干燥全虫。

形态：身体为长形，多为绿色，也有褐色或具有花斑的种类。头呈三角形，能灵活转动。复眼突出，单眼 3 个。咀嚼式口器，上颚强劲。前足捕捉足，中、后足适于步行。渐变态。卵产于卵鞘内，每 1 卵鞘有卵 20 ~ 40 个，排成 2 ~ 4 列。每个雌虫可产 4 ~ 5 个卵鞘，卵鞘是泡沫状的分泌物硬化而成，多粘附于树枝、树皮、墙壁等物体上。初孵出的若虫为"预若虫"，脱皮 3 ~ 12 次始变为成虫。一般 1 年 1 代，一只螳螂的寿命约有六至八个月左右，有些种类行孤雌生殖。肉食性，猎捕各类昆虫和小动物，在田间和林区能消灭不少害虫，因而是益虫。性残暴好斗，缺食时常有大吞小和雌吃雄的现象。

生长环境：栖于草丛、灌木及树枝上。

采集：在秋季至翌年春季采收。

分布：湖南、广西、广东、江西、浙江、贵州、四川、云南等地。

性味功能：甘，寒，温。镇惊安神，活血散瘀，消炎止痛。

侗医主治：小儿螳螂风。

用药方法：瓦上焙干研末适量冲开水服。

229. 皮谁段 beic Suic tonk

地方名：龙子衣、蛇附、弓皮、长虫皮、白龙衣、蛇退。

基源及拉丁学名：游蛇科动物黑眉锦蛇 Elaphe taeniurus Guope 脱下的皮膜。

形态：大型无毒蛇，全长可达 2 米左右。上唇鳞 9（4 ~ 2 ~ 3）或 8，10，7；颊鳞 1；眶后鳞 2；中央 9 ~ 17 行微棱；腹鳞 222 ~ 267；肛鳞 2 片；尾下鳞 76 ~ 122 对。头和体背黄绿色或棕灰色；眼后有一条明显的黑纹，也是该蛇命名的主要依据；体背的前、中段有黑色梯形或蝶状斑纹，略似秤星，故又名秤星蛇；由体背中段往后斑纹渐趋隐失，但有 4 条清晰的黑色纵带直达尾端，中央数行背鳞具弱棱。

生长环境：栖身于山地、丘陵、竹林和农舍附近。

采集：夏秋季脱皮时采收。

分布：广西、湖南、福建、贵州、云南、江苏、浙江、湖北等地。

性味功能：甘、咸，平。祛风定惊，退翳明目，解毒消肿。

侗医主治：小儿惊风、慢性溃疡、风火牙痛。

用药方法：1.5～3克，煎汤或研末水冲服，治小儿惊风；焙干烧存性研末茶油涂患处，治慢性溃疡及风火牙痛。

230. 扣 keb

地方名：天龙、蒯蛆、百脚、金蜈蚣。

基源及拉丁学名：蜈蚣科动物少棘巨蜈蚣 Scolopendra Subspinipes mutilans L.Koch 的干燥体。

形态：为节肢动物。第一对脚呈钩状，锐利，钩端有毒腺口，一般称为腭牙、牙爪或毒肢等，能排出毒汁。被蜈蚣咬伤后，其毒腺分泌出大量毒液，顺腭牙的毒腺口注入被咬者皮下而致中毒，一般长 1.5～34 毫米之间。药用蜈蚣是大型唇足类多足动物，只有 21 对步足和 1 对颚足；"钱串子"是蜈蚣近亲，学名蚰蜒，只有 15 对步足和 1 对颚足；"石蜈蚣"也只有 15 对步足。还有些蜈蚣的步足又多又短，有 35 对、45 对，最多的达到 191 对。

生长环境：栖息于腐木石隙下和荒芜阴湿的茅草地上。

采集：春、夏二季捕捉，用竹片插入头尾，绷直，干燥。

分布：湖南、广西、广东、贵州、云南等地。

现代研究：含两种类似蜂毒的有毒成分，即组胺样物质及溶血性蛋白质；尚含脂肪油、胆固醇、蚁酸等。①有止痉作用。②有抗真菌作用。③蜈蚣水蛭注射液对肿瘤细胞有抑制作用，它能使小鼠的精原细胞发生坏死、消失。

性味功能：辛，温，有毒。熄风止痉，解毒散结，通经活络。

侗医主治：高热抽筋，风湿性关节炎。

用药方法：0.5～1.5 克焙干研末，开水冲服治高热抽筋。3～4 条活蜈蚣泡白酒 2000 毫升，每次服 25 毫升，1 日 3 次，治风湿性关节炎，连服半月为一疗程。

231. 灭人 meis nyenc

地方名：奶汁、仙人酒、人乳、人奶。

基源及拉丁学名：健康产妇乳汁 Lac。

形态：是由乳腺分泌出的白色或略带黄色的液体，含有各种不同比例的脂肪、蛋白质、糖和无机盐。

采集：将乳头及周围皮肤消毒后，用手揉挤即可。鲜用。

性味功能：甘、咸，平。益气补血，滋阴燥湿，养血调经，补益脾胃。

侗医主治：火眼。

用药方法：100～200 毫升鲜奶趁热饮，并用奶汁滴眼，每次 2～3 滴，1 日 3～4 次，直至痊愈。

232. 众人 jongl nyenc

地方名：胞衣、仙人衣、胎衣、佛袈裟、混元母。

基源及拉丁学名：健康产妇的胎盘 Placenta Hominis。

采集：收集健康产妇的新鲜胎盘除去羊膜及脐带，反复冲洗去净血液，煮沸后干燥。

分布：全国各地。

性味功能：甘、咸，温。补精益阳，养血益气，安神定志。

侗医主治：小儿疳积（营养不良）。

用药方法：干品 2～4 克，研末水吞服，鲜品每次半个至 1 个煮食，每周 1 个，连服 3～5次。

233. 门鲁 medc lugx

地方名：蜂蜜、石蜜、食蜜、白沙蜜、蜂蜜。

基源及拉丁学名：蜜蜂科动物昆虫中华蜜蜂 Apis Cerana Fabricius 所酿的蜜糖。

形态：中华蜜蜂体躯较小，头胸部黑色，腹部黄黑色，全身被黄褐色绒毛。嗅觉灵敏，善于采集种类多而零星分散的蜜粉源。耐寒性较强。飞行敏捷，善于逃避敌害。

生长环境：生于山林、灌丛、山坡、荒野中，大部分养殖。

采集：春、夏、秋三季采收，过滤，去除蜂蜡碎片、杂质。

分布：湖南、湖北、广西、广东、贵州、云南等地。

性味功能：苦，平。补中益气，缓急止痛，润肺止咳，润肠通便。

侗医主治：便秘、汤火烫伤。

用药方法：10～30 克，冲水调服，治便秘；外用，适量涂局部，治汤火烫伤。

234. 等尿 denh nyeeuv

地方名：人中白、溺垩、白秋霜、尿壶垢、尿干子。

基源及拉丁学名：人尿自然沉结之固体物溺白垩 Vrophan。

形态：为凝结在尿桶或尿缸中的灰白色无晶形之薄片或块片，洗净干燥而成。

采集：铲取年久的尿壶、便桶等内面沉结的尿垢，除去杂质，晒干。

性味功能：咸，寒。清热降火，血散瘀，清透虚热，散瘀消肿。

侗医主治：跌打损伤。

用药方法：3～6 克，研末调敷患处，每日换药 1～2 次，直至痊愈。

235. 种燕虽 gungl aenv seis

地方名：燕窝菜、燕疏菜、燕菜、燕根。

基源及拉丁学名：雨燕科动物金丝燕 Collocalia esculenta L. 用唾液或唾液与绒羽等混合凝结所筑成的巢窝。

形态：一种小型鸟类。跗跖全裸或几乎完全裸出，尾羽的羽干不裸出。大致分 15 种。一般都是轻捷的小鸟，比家燕小，体质也较轻。雌雄相似。嘴细弱，向下弯曲；翅膀尖长；脚短而细弱，4 趾都朝向前方，不适于行步和握枝，只有助于抓附岩石的垂直面。羽色上体呈褐至黑色，带金丝光泽，下体灰白或纯白。

生长环境：生活在亚洲热带地区的海岛上。

采集：每年 2 月、4 月、8 月间采收。

分布：海南岛、东南亚及太平洋各岛屿上。

性味功能：甘，平，咸，微毒。养阴润肺，益气补中。

侗医主治：久泻不愈。

用药方法：5 ～ 15 克，布绢包好煎汤内服。

236. 格应　eex yinl

地方名：烟膏、太极膏、气泥、五行丹、烟屎。

基源及拉丁学名：陈旧旱烟杆内积存的黑色膏油 yan yon。

形态：烟袋油，学名烟碱，俗名尼古丁，是一种存在于茄科植物（茄属）中的生物碱，也是烟草的重要成分。尼古丁会使人上瘾或产生依赖性（最难戒除的毒瘾之一），人们通常难以克制自己，重复使用尼古丁也增加心脏速度和升高血压并降低食欲。大剂量的尼古丁会引起呕吐以及恶心，严重时人会死亡。烟草中通常会含有尼古丁，这使许多吸烟者无法戒掉烟瘾的重要原因。从吸烟者的烟斗里面挖出来那种褐色的膏状体就是烟袋油，有一种刺鼻的烟味。

采集：随用随采，采时从烟斗里挖出黑色的烟膏。

分布：广西、湖南、贵州、云南、四川、重庆等地。

性味功能：辛，温，有毒。行气止痛，解毒杀虫。

侗医主治：蚂蟥痧。

用药方法：取格应适量水调服，或挑痧涂搽皮肤。

237. 石膏　suis　gaos

地方名：细石、细理石、软石膏、寒水石、白虎。

基源及拉丁学名：硫酸盐类矿物石膏 Gypsum 的块状体。

形态：单斜晶系矿物。晶体常发育成板状，亦有呈粒状。常简单形：平行双面 b、p，斜方柱 m、l 等；晶面和常具纵纹；有时呈扁豆状。双晶常见，一种是依（100）为双晶面的加里双晶或称燕尾双晶，另一种是以（101）为双晶面的巴黎双晶或称箭头双晶。集合体多呈致密粒状或纤维状。细晶粒状块状称之为雪花石膏；纤维状集合体称为纤维石膏。少见由扁豆状晶体形成的似玫瑰花状集合体。亦有土状、片状集合体。

生长环境：主要为化学沉积作用的产物，常形成巨大的矿层或透镜体，赋存于灰岩、红色页岩和砂岩、泥灰岩及粘土岩系中，常与硬石膏、石盐等共生。

采集：冬季采挖，挖出后，去净泥土及杂石。

分布：湖南、广西、湖北、安徽、河南、山东、四川、广东、云南、新疆等地。

性味功能：辛、甘、大寒。清热泻火，止渴除烦，解肌发表，敛疮止血。

侗医主治：羊痫风。

用药方法：15～60克，或大剂量（适量）煎水服或煮粥服。1日3次，连服7天。

238. 男　nanx kuap

地方名：犬肉、狗肉。

基源及拉丁学名：犬科动物狗 Canis familiaris L. 的肉。

形态：狗的体形、大小、毛色因品种不同而异。一般的狗，体格匀称，鼻吻部较长，眼成卵圆形，两耳或竖或垂，四肢矫健，前肢5趾，后肢4趾，具爪。尾成环形或镰刀形。

生长环境：全国各地均有饲养。

采集：全年均可采，宰杀取肉。

分布：湖南、湖北、广西、贵州等地。

性味功能：咸，温。补中益气，补肾壮阳。

侗医主治：阳痿。

用药方法：每次100～200克炖服。阴虚内热及气状多火者忌服。

239. 蒌亚　lowv yav

地方名：螺蛳、蜗蠃、田螺、蜗篱。

基源及拉丁学名：田螺科动物方形环棱螺 Bellamya guadrata(Benson.)的全体。

形态：为软体动物。身体分为头部、足、内脏囊等3部分，头上长有口、眼、触角以及其他感觉器官。体外有1个外壳。田螺的足肌发达，位于身体的腹面。足底紧贴着的膜片，叫作厣，它像1个圆盖子，当遇到不测或需要休息时，田螺便把身体收缩在贝壳里，并通过足的肌肉收缩，用厣将贝壳严严实实地盖住。雄田螺的右触角向右内弯曲（弯曲部分即雄性生殖器）。雌螺个体大而圆，雄螺小而长。田螺是一种卵胎生动物，其生殖方式独特，田螺的胚胎发育和仔螺发育均在母体内完成。从受精卵到仔螺的产生，大约需要在母体内孕育一年时间。田螺为分批产卵，每年3月～4月开始繁殖，在产出仔螺的同时，雌、雄亲螺交配受精，同时又在母体内孕育次年要生产的仔螺。一只母螺全年约产出 100 ~ 150 只仔螺。

生长环境：生于水田、水塘中。

采集：夏、秋季节捕取。

分布：广西、湖南、湖北、贵州、云南、四川等地。

性味功能：甘，寒。清热利水，清肝明目，解毒消肿。

侗医主治：痔疮、肩疽。

用药方法：适量捣烂去壳外敷，每日换药 1 ~ 2 次，连敷 5 ~ 7 天。

第三节　广西壮族自治区常用侗药单方（85 个）

1. 一把伞　Yibasan（侗名，后同）

地方名：八角莲。

基源及拉丁学名：小檗科植物八角莲 [Dysona versipellis（Hance）M.cheng ex Ying] 的根茎。

形态：多年生草本，茎直立，高 20 ~ 30 厘米。不分枝，无毛，淡绿色。根茎粗壮，横生，具明显的碗状节。茎生叶 1 片，有时 2 片，盾状着生；叶柄长 10 ~ 15 厘米；叶片圆形，直径约 30 厘米，掌状深裂几达叶中部，边缘 4 ~ 9 浅裂或深裂，裂片楔状长圆形或卵状椭圆形，长 2.5 ~ 9 厘米，宽 5 ~ 7 厘米，先端锐尖，边缘具针刺状锯齿，上面无毛，下面密被或疏生柔毛。花 5 ~ 8 朵排成伞形花序，着生于近叶柄基处的上方近叶片处；花梗细，长约 5 厘米，花下垂，花冠深结色；萼片 6，外面被疏毛；花瓣 6，勺状倒卵形，长约 2.5 厘米；雄蕊 6，蕴含隔突出；子房上位，1 室，柱头大，盾状。浆果椭圆形或卵形。种子多数。花期 4 ~ 6 月，果期 8 ~ 10 月。

生长环境：生于海拔 300 ~ 2200 米的山坡林下阴湿处。

采集：全年均可采。

末为佳。除去茎叶。洗净泥沙，晒干或鲜用。

分布：广西、贵州、湖南、湖北、江西、安徽等地有分布。

现代研究：根和根茎含抗癌成分鬼臼毒素和脱氧鬼臼毒素。此外，尚分离出黄芪苷、金丝桃苷、槲皮素、山柰酚和谷甾醇。

性味功能：甘、微苦，凉，有毒。消肿止痛，解毒散瘀。

侗医主治：痈疮肿毒、蛇咬伤、胃痛。

用药方法：治疗毒蛇咬伤、痈疮肿毒，鲜品 10 ~ 20 克，捣烂外敷；治疗胃痛，

3 ~ 9 克内服。

2. 良伞　Liangsan

地方名：七叶一枝花。

基源及拉丁学名：百合科（或延龄草科）植物华重楼 Paris Polyphylla Smith. 的根茎。

形态：多年生草本，高 30 ~ 100 厘米。全体光滑无毛。茎直立。叶 5 ~ 8 片轮生于茎顶，叶片长圆状披针形、倒卵状披针形或倒披针形，长 7 ~ 17 厘米，宽 2.5 ~ 5 厘米。花梗从茎顶抽出，通常比叶长，顶生一花，宽 1 ~ 1.5 毫米，长为萼片的 1/3 至近等长；雄蕊 8 ~ 10，花药长 1.2 ~ 2 厘米。蒴果球形。花期 5 ~ 7 月，果期 8 月 ~ 10 月。

生长环境：生于山坡林下荫处或沟边的草丛阴湿处。

采集：全年可采，切片，晒干，生用，亦用生品。

分布：广西、贵州、云南、四川、等地。

性味功能：苦，微寒，有小毒。清热解毒，消肿止痛，散瘀。

侗医主治：腮腺炎、无名肿毒、毒蛇咬伤。

用药方法：6 ~ 10 克，内服或者外敷。

3. 假枇杷　Jiapipa

地方名：走马胎。

基源及拉丁学名：紫金牛科植物走马胎 Ardisia gigantifolia stapf 的根及根茎。

形态：走马胎为常绿、直立灌木，通常高 1 ~ 3 米；根粗壮，外皮黄棕色，内皮黄色。叶通常集生于枝顶，互生，纸质，阔椭圆形或长椭圆形，长 20 ~ 45 厘米，宽 8 ~ 20 厘米，顶端渐尖，基部渐狭而成一短柄，边缘有整齐的细锯齿，背面通常紫红色，有时淡绿色。春夏开花。圆锥花序顶生，长 20 ~ 30 厘米；花白色或淡紫红色；萼 5 裂，裂片近三角形，长约 1.5 毫米；花冠 5 深裂，裂片卵状长圆形，长 3 ~ 4 毫米；雄蕊 5 枚，着生于花冠裂片的基部并与其对生；子房上位，花柱线形。果球形，成熟时红色，具细长的柄。花期 4 ~ 6 月，果期 11 ~ 12 月。

生长环境：多生于山谷、溪旁的林下潮湿处。

采集：全年可采，以秋季采者质佳。挖取根部，除去须根及泥土，洗净，晒干。

分布：分布于江西、福建、广东、广西等省区。

性味功能：辛，温。祛风除湿，消肿活血

侗医主治：风湿骨痛、产后血瘀、骨折。

用药方法：10 ~ 30 克，水煎服。

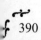

4. 美登大巴　Meidengdaba

地方名：白点秤、百解、点称根、山梅根、土甘草、称星树。

基源及学名：冬青科植物梅叶冬青 Ilex asprella（Hook.& Arn.）Champ.ex Benth. 的根。

形态：落叶灌木，高 1 ~ 2 米。枝条秃净，嫩时被短毛，紫色。叶互生，卵形、倒卵形或椭圆形，长 2.5 ~ 8 厘米，宽 1.5 ~ 3 厘米，纸质，先端急尖至渐尖，边缘具小锯齿，基部广楔形至浑圆形，上面秃净或略被短毛，下面无毛，主脉隆起；叶柄长 6 ~ 10 毫米。花白色，雌雄异株，雄花 2 ~ 3 朵簇生或单生于叶腋或鳞片腋内，花柄长 5 ~ 10 毫米；4 ~ 5 数，萼卵形，边缘有睫毛，雄蕊长约 3.5 毫米，花丝短；雌花单生于叶腋，4 ~ 6 数，有长达 2.5 厘米的纤细的花梗，雌蕊 1，花柱短，柱头浅裂。果球形，直径约 6 毫米，成熟时黑色。分核 4 ~ 6 颗。花期 4 ~ 5 月。果期 7 ~ 8 月。

生长环境：生于荒山坡地疏林下或灌木丛中。

采集：秋、冬采挖，晒干，或切片晒干。

分布：广西、广东、湖南、江西、贵州等地。

性味功能：苦，寒。清热解毒，生津止渴。

侗医主治：口腔炎、肝炎。

用药方法：9 ~ 15 克，水煎服。

5. 登棘建岁　Denglajiansui

地方名：朝天罐。

基源及拉丁学名：野牡丹科植物朝天罐 Osbeckia crinita Benth. 的全草。

形态：为灌木，高 0.3 ~ 1 米或稍过之；茎四棱形，偶六棱形，被糙伏毛。单叶对生，卵形或卵状披针形，长达 11 厘米，顶端渐尖，基部钝至略呈心形，全缘，两面被糙伏毛及微柔毛；基出脉 5 条；叶柄长 5 ~ 10 厘米，被糙伏毛。夏秋季开花。聚伞圆锥花序顶生，长达 20 余厘米；花萼紫红色，被星状毛，裂片 4，披针形或长三角形；花瓣 4，紫红色或深红色，卵形，长约 2 厘米，具缘毛；雄蕊 8，偏于 1 侧，花药孔裂；子房下位，4 室，顶部具刚毛。蒴果卵形或长圆形，长约 1.3 厘米，4 裂，被星状毛。

生长环境：生于山坡、山谷、水边、路旁、疏林中或灌木丛中。

采集：夏、秋二季采挖，除去杂质，洗净，晒干，或趁鲜切片，晒干。

分布：广西、贵州以及长江以南地区。

性味功能：甘，涩，平。收敛止血，活血解毒。

侗医主治：肺结核、痢疾、腹泻。

用药方法：9～15克，水煎服。

6. 桑怕巴　Shangpaba

地方名：桔梗。

基源及拉丁学名：桔梗科植物桔梗 Platycodon granaiflorus（Jacq.）A.DC. 的根。

形态：多年生草本，高40～90厘米。植物体内有乳汁，全株光滑无毛。根粗大肉质，圆锥形或有分叉，外皮黄褐色。茎直立，有分枝；叶多为互生，少数对生，近无柄，叶片长卵形，边缘有锯齿；花大形，单生于茎顶或数朵成疏生的总状花序；花冠钟形，蓝紫色或蓝白色，裂片5。蒴果卵形，熟时顶端开裂，多年生草本植物。叶子卵形或卵状披针形，花暗蓝或暗紫色。

生长环境：生于山地草坡或林缘，有栽培。

采集：秋季采挖，挖取全根，洗净泥土，刮去外皮，放清水中浸2～3小时，捞起，晒干。

分布：广西、贵州、湖南、云南等。

现代研究：含桔梗皂苷，水解产生皂苷元为三萜酸的混合物，其中一种为远志酸，另一种为桔梗皂苷元，尚含桔梗酸A、B及C，菊糖，桔梗聚糖，葡萄糖，及植物甾醇如菠菜甾醇、α－菠菜甾醇－β–D–葡萄糖苷等。药理作用：①桔梗中所含皂苷，能刺激胃黏膜，引起轻度恶心，反射性引起支气管腺体分泌增多，稀释痰液，而发挥祛痰作用。②有较强的镇咳作用。③桔梗皂苷对急性及慢性炎症有较强的抗炎作用。

性味功能：苦、辛，平。祛痰，止咳。

侗医主治：肺热咳嗽、咽喉炎。

用药方法：10～15克，水煎服。

7. 桑高人　Shanggaoren

地方名：黑老虎、大钻、钻地风、透地连珠、三百两银。

基源及拉丁学名：五味子科植物黑老虎 Kadsura coccinea（Lem.）A.C.Sm. 的根、叶、根皮。

形态：常绿攀缘藤本，长3～6米。茎下部僵伏土中，上部缠绕，枝圆柱形，棕黑色，疏生白色点状皮孔，全株无毛。叶革质，长圆形至卵状披针形，长7～18厘米，宽3～8厘米，先端钝或短渐尖，基部宽楔形或近圆形，全缘，侧脉每边6～7条，网脉不明显；叶柄长1～2.5厘米。花单生于叶腋，稀成对，雌雄异株；雄花：花被片红色，10～16片，中轮最大1片椭圆形，长2～2.5厘米，宽约14毫米，最内轮3片明显增厚，肉质；花托长圆锥形，长7～10毫米，顶端具1～20条分枝的钻状附属体；雄蕊群椭圆体形或近球形，径6～7毫米，具雄蕊14～48枚；

花丝顶端为两药室包围着；花梗长 1 ~ 4 厘米，雌花：花被片与雄花相似，花柱短钻状，顶端无盾状柱头冠，心皮长圆体形，50 ~ 80 枚，花梗长 5 ~ 10 毫米。聚合果近球形，红色或暗紫色，径 6 ~ 10 厘米或更大；小浆果倒卵形，长达 4 厘米，外果皮革质，不显出种子。种子心形或卵状心形，长 1 ~ 1.5 厘米，宽 0.8 ~ 1 厘米。花期 4 ~ 7 月，果期 7 ~ 11 月。

生长环境：生于海拔 1000 ~ 2000 米的山地疏林中，常缠绕于大树上。

采集：全年均可采，挖出根部及须根，洗净泥沙，刮去栓皮，切段，晒干。

分布：湖南、江西、广东、海南、广西、四川、贵州、云南等地。

性味功能：辛，温。祛风止痛，止泻。

侗医主治：痢疾、肠炎、腹泻、胃寒痛。

用药方法：6 ~ 15 克，水煎服。

8. 灯生 Dengsheng

地方名：小钻。

基源及拉丁学名：五味子科植物长梗南五味子 Kadsura longipedunculata Finet et Gagnep. 的根、藤茎。

形态：常绿木质藤本，长 2.5 ~ 4 米。小枝褐色或紫褐色，皮孔明显。叶柄长 1.5 ~ 3 厘米；叶片长圆状披针形或倒卵状披针形。革质，长 5 ~ 13 厘米，宽 2 ~ 6 厘米，先端渐尖或尖，基部楔形，边缘有疏齿，上面深绿色而光泽，下面淡绿色；侧脉 5 ~ 7 对，花单性，单生于叶腋，雌雄异株；花梗细长，花下垂；花被黄色，8 ~ 17 片，排成 3 轮；雄蕊 30 ~ 70 枚，花丝极短；雄蕊群椭圆形，心皮 40 ~ 60 个。聚合果球形，熟时红色或暗蓝色。种子 2 ~ 3 颗，肾形淡灰褐色，有光泽。花期 5 ~ 7 月，果期 9 ~ 12 月。

生长环境：生于山坡、山谷及溪边阔叶林中。

采集：立冬前后采挖，去净泥土，晒干。

分布：广西、贵州、湖南、湖北等地。

性味功能：辛，苦，微温。利水消肿，行气。

侗医主治：各种水肿。

用药方法：9 ~ 15 克，水煎服。

9. 恩卡叶 Emkaye

地方名：泽兰。

基源及拉丁学名：唇形科植物毛地笋 Lycopus lucidus Turcz. ex Benth. var. hirtus Regel 的全草。

形态：多年生草本，高 0.3 ~ 1.2 米。地下茎横走，先端常膨大成纺锤状肉质块茎。茎方形，常呈紫红色，沿棱及节上密生白色。叶对生，有短柄或近无柄，披针形或长圆状披针形，长 2.5 ～ 12 厘米，宽 0.4 ～ 4 厘米，先端渐尖，基部楔形，边缘具锐锯，有缘毛，上面密被刚毛状硬毛，下面脉上被刚毛状硬毛及腺点。轮伞花序腋生，每轮有 6 ～ 10 花；苞片披针形，有缘毛；花萼钟形，5 齿；花冠白色，不明显二唇形，上唇近圆形，下唇 3 裂，外面有腺齿；花冠白色，不明显 2 唇形，上唇近圆形，下唇 3 裂，外面有腺点；前对雄蕊能育，后对雄蕊退化为棒状。小坚果倒卵圆状三棱形。花期 6 ～ 9 月，果期 8 ～ 10 月。

生长环境：生于沼泽地、水边；有栽培。

采集：夏、秋季茎叶茂盛时采割，晒干。

分布：全国大部分地区均有分布。

性味功能：苦，辛，微温。活血散瘀，利尿消肿。

侗医主治：跌打肿痛、骨折。

用药方法：10 ～ 15 克，水煎服。

10. 稀压压　Xiyaya

地方名：红凉伞。

基源及拉丁学名：紫金牛科植物红凉伞 Ardisia crenata Sims f.hortensis（Migo）W.Z.Fang et K.Yao 的全草。

形态：常绿小灌木，株高 1 ～ 2 米，稀达 3 米，全体无毛。根肥壮，肉质。叶互生，常聚集枝顶；叶片椭圆形、椭圆状披针叶行至倒披针叶行，长 6 ～ 14 厘米，宽 1.8 ～ 4 厘米，先端渐尖或急尖，基部楔行，边缘皱波状，具圆齿，齿缝间有黑色腺点，两面具点状凸起的腺体，侧脉 12 ～ 18 对，连成不规则的边脉，叶柄长约 1 厘米。叶片下面、花梗、花萼均呈紫红色，有的植株叶片两面均呈紫红色。伞形花序或聚伞形花序，生于侧枝顶端和叶腋；花枝长 4 ～ 10 厘米，近顶端常具 2 ～ 3 片叶，稀无叶，每花序有花 5 ～ 10 朵；花梗长 7 ～ 15 毫米；花萼仅基部连合，萼裂片卵状椭圆形，长约 1.5 毫米，具腺点；花冠裂片 5，卵形，基部连合，淡红色，盛开时常翻卷，具腺点；雄蕊较花冠略短，花药箭状卵形，背面具腺点；雄蕊与花冠近等长，子房具腺点。果球形，直径 5 ～ 7 毫米，鲜红色。花柱与花萼宿存，经久不凋。花期 6 ～ 7 月，果期 10 ～ 11 月。

生长环境：生于山谷阔叶林下或丘陵荫蔽湿润灌木丛中。

采集：秋季采挖，洗净，晒干。

分布：分布于浙江、安徽、福建、江西、湖南、广东、广西、四川、贵州和云南等地。

性味功能：辛、微苦，平。活血散瘀，消肿止痛。

侗医主治：跌打、骨折、打胎。

用药方法：鲜品适量捣烂外敷治跌打损伤及骨折；10 ~ 15 克煮水口服可用于打胎。

11. 梅张　Xiyaya

地方名：水杨梅。

基源及拉丁学名：茜草科植物细叶水团花 Adina rubella Haee 的全株。

形态：落叶小灌木，高 1 ~ 1.5 米。小枝细长，红褐色，被柔毛；老枝无毛。叶互生：叶柄极短或无；托叶 2，与叶对生，三角形；叶纸质；叶片卵状披针形或卵状椭圆形，长 3 ~ 4 厘米，宽 1 ~ 2.5 厘米，先端渐尖，基部宽楔形，全缘，上面深绿色，无毛，下面淡绿色，侧脉稍有白柔毛。头状花序球形，顶生或腋生，直径 1.5 ~ 2 厘米；总花梗长 2 ~ 3 厘米，被柔毛；花萼筒短，先端 5 裂；花冠管状，长 5 ~ 10 毫米，紫红色或白色，先端 5 裂，裂片上部有黑色点；雄蕊 5，花丝短；子房下位，2 室，花柱细长，超出花冠 1 倍以上。蒴果楔形，长约 3 毫米，成熟时带紫红色，集生成球状。种子多数，细小，长椭圆形，两端有翅。花期 6 ~ 7月。果期 9 ~ 10 月。

生长环境：生于低海拔疏林中或旷野。

采集：春，秋季采茎叶，鲜用或晒干。8 ~ 11月果实未成熟时采摘花果序，拣除杂质，鲜用或晒干。

分布：广西、贵州、湖南、浙江、江西、四川、福建、广东、云南等地。

性味功能：苦、涩，凉。活血止血，清热解毒。

侗医主治：外伤出血。

用药方法：鲜品 10 ~ 20 克捣烂或嚼烂外敷。

12. 骂当归骂　Madangguima

地方名：草鞋根。

基源及拉丁学名：菊科植物地胆头 Elephantopus scaber L. 的全草。

形态：为具根状茎的多年生草本，高 30 ~ 60 厘米；茎粗壮，二歧分枝，密被白色紧贴硬毛。叶大部分基生，近无柄，匙形或长圆形倒披针形，长 5 ~ 18 厘米，宽 2 ~ 4 厘米，顶端钝，基部渐狭，边缘具浅钝齿，两面披长硬毛，叶脉羽状，侧脉 10 对以上，离缘弯拱网结。头状花序小，具 4 朵花，密集成顶生的复头状花序，基部围以 3 片卵形的叶状苞片；总苞片两层，长椭圆形，顶端渐狭成刺尖，被短糙毛；花秋冬开，淡紫色，同型，全为两性管状花，花冠长约 8 毫米，檐部扩大成漏斗状，上端 5 裂，常 1 片深裂；花药基部具钝耳；花柱枝丝状，顶端钻形。瘦果纺锤形，具 10 纵棱，被短柔毛。冠毛为 5 条硬刺毛，基部宽扁。

生长环境：生于路旁、林缘或空旷草地上。

采集：春、夏、秋季均可采收。拔取全株，抖尽泥沙，晒干。

分布：广西、贵州、湖南、四川、云南等地。

性味功能：苦，寒。清热解毒，利水消肿。

侗医主治：肠炎、腹泻、胃痛、感冒。

用药方法：10～20克，水煎服。

13. 恩星 Ensing

地方名：田基黄。

基源及学名：藤黄科植物田基黄 Hypericum japonicum Thunb. ex Murray 的全草。

形态：一年生纤细小草本，高10～30厘米；茎常有四棱，无毛。叶对生，无柄，基部稍抱茎；叶片卵形或卵状披针形，长7～10毫米，宽1.5～6毫米，顶端钝，基部近心形，全缘，两面均无毛，叶背有稀疏的小黑点，有基出脉5条。花期几全年；聚伞花序生于小枝顶端，疏生；花黄色，直径约6毫米，花梗纤细，长5～10毫米；萼5片，线状长椭圆形或椭圆形，长3～5毫米；花瓣5片，倒卵状长椭圆形，约与花萼等长；雄蕊多数，花丝基部合生；子房卵形至椭圆形，长约2毫米，花柱3枚，柱头头状。蒴果椭圆形，长约4毫米，成熟时开裂。

生长环境：生于田埂上和原野、沟边较潮湿处。

采集：夏、秋季开花时采收。拔取全株，抖净泥沙，晒干。

分布：广西、贵州、湖南、湖北等地。

性味功能：甘、微苦，微寒。清热解毒，利湿退黄。

侗医主治：小儿疳积、急慢性肝炎。

用药方法：10～20克，水煎服。

14. 念巴甲 Nianbajia

地方名：苍耳子。

基源及拉丁学名：菊科植物苍耳 Xanthium sibiricum Patr. 的果实。

形态：一年生草本，高20～90厘米。根纺锤状，分枝或不分枝。茎直立不分枝或少有分枝，下部圆柱形，上部有纵沟，被灰白以糙伏毛。叶互生；有长柄，长3～11厘米；叶片三角状卵形或心表，长4～9厘米，宽5～10厘米，或有3～5不明显浅裂，先尖或钝，基出三脉，上面绿色，下面苍白色，被粗糙或短白伏毛。头状花序近于无柄，聚生，单性同株；雄花序球形，总苞片，总苞片小，1列，密生柔生，花托柱状，托片倒披针形，小花管状，先端5齿裂，雄蕊5，花药长圆状线形；雌花序卵形，总苞片2～3列，外列苞片小，内列苞片大，结成囊状卵形，2室的硬体，外面有倒刺毛，顶有2圆锥状的尖端，小花2朵，无花冠，子房在总苞内，每室有 1 花，花柱线形，突出在总苞外。成熟具瘦果的总苞变坚硬，卵形或椭圆形，边同喙部长 12 ~ 15 毫米，宽 4 ~ 7 毫米，绿色，淡黄色或红褐色，喙长 1.5 ~ 2.5 毫米；瘦果 2，倒卵形，瘦果内含 1 颗种子。花花期 7 ~ 8 月，果期 9 ~ 10 月。

生长环境：生于平原、丘陵、低山、荒野、路边、沟旁、田边、草地、村旁等处。

采集：9 ~ 10 月果实成熟，由青转黄，叶已大部分枯萎脱落时，选晴天割下全株，脱粒，晒干。

分布：广西、贵州、湖南、湖北及全国各地。

现代研究：①所含白色结晶性苷 1 毫克 / 千克，可使正常家兔血糖下降。②苍耳子 100% 煎剂 0.3 毫升 / 只灌胃，对小鼠有镇咳作用。③苍耳子注射液静注，对兔、犬均有短暂降压作用。④含的二萜羟酸苍术苷经大鼠试验表明有抗炎作用。

性味功能：辛、苦，温，有毒。散寒宣肺，通鼻窍。

侗医主治：感冒、鼻塞。

用药方法：6 ~ 15 克，水煎服。

15. 骂当难岭 Madangnanling

地方名：仙鹤草。

基源及拉丁学名：蔷薇科植物龙芽草 Agrimonia pilosa Ledeb. 的全草。

形态：多年生草本；根茎粗。茎高 30 ~ 100 厘米；茎、叶柄、叶轴、花序轴都有开展长柔毛和短柔毛。叶为不整齐的单数羽状复叶，小叶通常 5 ~ 7，茎上部为 3 小叶，中间杂有很小的小叶；小叶片椭圆状倒卵形、菱状倒卵形至倒披针形，长 2.5 ~ 6 厘米，宽 1 ~ 3 厘米，边缘锯齿粗大，下面脉上或脉间疏生柔毛，并有金黄色腺点；茎上部托叶肾形，有粗大齿牙，抱茎，下部托叶披针形，常全缘。穗状总状花序生于枝顶，多花；苞片常 3 裂，2 个小苞片 2 ~ 3 裂；花黄色，直径 5 ~ 9 毫米；萼筒外面有槽和柔毛，顶端有 1 圈钩状刺毛；雄蕊约 10。果实倒圆锥状，长约 4 毫米，顶端有钩状刺毛，有宿存萼。花果期 7 ~ 9 月。

生长环境：生于山坡、路旁或水边，也有栽培。

采集：夏、秋季采收，拔取全草，除去泥沙，晒干。

分布：广西、湖南、贵州、湖北等地。

现代研究：①具有止血作用。②仙鹤草的热水或乙醇浸液在试管内对枯草杆菌、金黄色葡萄球菌、大肠杆菌、绿脓杆菌、福氏痢疾杆菌等均有抑制作用，对人型结核杆菌亦有抑制作用。③对猪肉绦虫囊尾蚴、幼虫、莫氏绦虫和短膜壳绦虫均有确切的杀虫作用。

性味功能：苦、涩，平。收敛止血。

侗医主治：便血、产后出血。

用药方法：10 ~ 20 克，水煎服。

16. 胆草 Dan Cao

地方名：龙胆草。

基源及拉丁学名：龙胆科植物龙胆 Gentiana scabra Bunge 的根、根茎。

形态：多年生草本，高 30 ~ 60 厘米。根茎短，其上丛生多数细长的根，长可达 30 厘米。花茎单生，不分枝。叶对生；无柄；下部叶成鳞片状，基部合生，长 5 ~ 10 毫米，中部和上部叶近革质，叶片卵形或卵状披针形，长 2.5 ~ 7 厘米，宽 0.7 ~ 3 厘米，先端急尖或长渐尖，基部心形或圆形，表面暗绿色，下面色淡，边缘外卷，粗糙；叶脉 3 ~ 5 条。花多数，簇生枝顶和叶腋，无花梗；每花下具 2 个披针形或线状披针形苞片，长 2 ~ 2.5 厘米；花萼钟形，长 2.5 ~ 3 厘米，先端 5 裂，常外反或开展，不整齐；花冠筒状钟形，蓝紫色，长 4 ~ 5.5 厘米，有时喉部具多数黄绿色斑点，花冠先端 5 裂，裂片卵形，褶三角形；雄蕊 5，着生于花筒中部，花丝基部宽；子房狭椭圆形或披针形，长 1 ~ 1.4 厘米，子房柄长约 1 厘米，花柱短，柱头 2 裂。蒴果内藏，长圆形，有柄。种子多数，褐色，有光泽，具网纹，两端具宽翅。花期 8 ~ 9 月，果期 9 ~ 10 月。

生长环境：山坡草地或林间空地、灌丛中。

采集：春秋两季均可采挖根及根茎。以秋采者质量较好。除去泥土杂质、晒干，或切段后干燥备用。

分布：广西、湖南、湖北、四川、贵州、云南等地。

现代研究：本品含龙胆苦苷、獐牙菜苦苷、三叶苷、苦龙苷、苦樟苷、龙胆黄碱、龙胆碱、秦艽乙素、秦艽丙素、龙胆三糖、谷甾醇等。浸剂对石膏样毛癣菌、星形奴卡氏菌等皮肤真菌有不同程度的抑制作用，对钩端螺旋体、绿脓杆菌、变形杆菌、伤寒杆菌也有抑制作用；所含龙胆苦苷有抗炎、保肝及抗疟原虫作用；龙胆碱有镇静、肌松作用，大剂量龙胆碱有降压作用，并能抑制心脏，减缓心率；尚有抑制抗体生成及健胃作用。

性味功能：苦，凉。清湿热，泻肝火，健胃。

侗医主治：黄疸肝炎、肠炎。

用药方法：10 ~ 15 克，水煎服。

17. 马麻惹 Mamare

地方名：半边莲。

基源及拉丁学名：桔梗科（或半边莲科）植物半边莲 Lobelia chinensis Lour. 的全草。

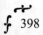

形态：多年生小草本，高约 10 厘米，有乳汁。茎纤细，稍具 2 条纵棱，近基部匍匐，节着地生根。叶互生，狭披针形至线形，长 0.7～2 厘米，宽 3～7 毫米，全缘或疏生细齿；具短柄或近无柄。花单生叶腋，花梗长 2～3 厘米；花萼筒喇叭形，先端 5 裂；花冠淡红色或淡紫色，先端 5 裂，裂片披针形，长 8～10 毫米，均偏向一侧；雄蕊 5，聚药，花丝基部分离；子房下位，2 室。蒴果倒圆锥形。种子多数，细小，椭圆形，褐色。花期 5～8 月，果期 8～10 月。

生长环境：生于水田边、沟旁、路边等潮湿处。

采集：夏、秋二季割取，洗净泥沙，除净杂物，直接晒干或烘干即可。

分布：广西、广东、湖南、贵州、湖北等。

现代研究：全草含生物碱、黄酮苷、皂苷、氨基酸、延胡索酸、琥珀酸、对羟基苯甲酸葡萄糖和果糖等成分。生物碱中主要有山梗菜碱、山梗菜酮碱、山梗菜醇碱、异山梗菜酮碱等。根茎含半边莲果聚糖。①有抗蛇毒作用，是为治疗蛇毒的要药。②半边莲煎剂及半边莲素 A 和 B 静脉注射，对麻醉犬有明显的呼吸兴奋作用。③半边莲素 A 及 B 对离体兔心及蛙心小量兴奋，大剂量则抑制。麻醉犬静脉注射半边莲浸剂，出现显著而持久的降压作用。④半边莲煎剂口服，有轻泻作用。

性味功能：辛，平。清热解毒，活血化瘀。

侗医主治：毒蛇咬伤、无名肿毒。

用药方法：毒蛇咬伤，用半边莲 30 克，水煎服，另取鲜品捣烂敷伤口周围。

18. 兴今 Xingjin

地方名：箭杆风。

基源及拉丁学名：姜科植物箭杆风 Alpinia japonica（Thunb.）Miq. 的根茎。

形态：多年生常绿草本，高可达 1 米，全株有生姜气味。根茎横走，节上生有须根。嫩芽粉红色，秆直立。叶互生，深绿色，背面叶脉隆起。秆顶开白色小花，有红色斑点。蒴果，椭圆形，鲜红色，内有种子数个，揉之有生姜气味。花期夏季。果熟期冬季。

生长环境：生于溪边、山谷林下较肥沃的地方。

采集：秋季采收，除去茎叶，洗净晒干。

分布：广西、广东、湖南、湖北、贵州、云南等地。

性味功能：辛，温。消肿止痛，行气温中。

侗医主治：风寒感冒、胃寒痛。

用药方法：15～30 克，水煎服。

19. 药王 YaoWang

地方名：了刁竹。

基源及拉丁学名：萝摩科植物徐长卿 Gynanchum paniculatum（Bunge）Kitag. 的根。

形态：多年生直立草本，高达1米。茎不分枝，有多数须根，深黄褐色，有香气。单叶对生，披针形至条形，长5～13厘米，宽5～15毫米，两端锐尖，边全缘。花黄绿色；圆锥花序生于顶部叶腋内。蓇葖果单生，刺刀形；种子长圆形，顶端有白绢质种毛。花期秋季，果期冬季。

生长环境：生于山坡草丛中。

采集：夏秋季采，洗净鲜用或阴干备用。

分布：广西、广东、湖南、贵州等地。

性味功能：辛，温。祛风通络，止痛解毒。

侗医主治：蛇咬伤、风湿痛、腹痛。

用药方法：10～20克，水煎服。

20. 胶巴 Jiaoba

地方名：鸡血藤。

基源及拉丁学名：豆科（或蝶形花科）植物密花豆 Spatholobus suberectus Dumn 的藤茎。

形态：木质藤本，除花序和幼嫩部分有黄褐色柔毛外，其余无毛。羽状复叶；小叶7～9，卵状长椭圆形或卵状披针形，长4～12厘米，宽1.5～5.5厘米，两面均无毛，网脉明显。圆锥花序顶生，下垂，序轴有黄色疏柔毛，花多而密集，单生于序轴的节上；萼钟形；裂齿短而钝；花冠紫色或玫瑰红色，无毛。荚果扁，线形，长达15厘米，宽约2厘米，果瓣近木质，种子间缢缩；种子扁圆形。花果期7～10月。

生长环境：生于灌丛中或山野间。

采集：秋季采收茎藤，除去枝叶，锯成段，晒干。或鲜时切片，晒干。

分布：广西、湖北、云南、江苏等地。

现代研究：①煎剂（100%）对实验性家兔贫血有补血作用，能使血细胞增加，血红蛋白升高。②煎剂对蟾蜍离体和在体心脏微呈抑制作用。给麻醉家兔0.43～0.5克生药/千克煎剂和犬0.3克生药/千克煎剂均可引起血压下降；但对离体兔耳及蟾蜍血管却呈收缩作用。③本品有抗噬菌体作用。④对主动脉及头臂动脉病变，鸡血藤有抑制作用。

性味功能：苦、甘，温。补血，活血，通经活络。

侗医主治：贫血、跌打内伤。

用药方法：血虚用鸡血藤60克，猪脚或者鸡肉适量，煲服；跌打内伤用

15 ~ 30 克, 水煎服。

21. 胶波 Jiaopo

地方名: 金银花。

基源及拉丁学名: 忍冬科植物红腺忍冬 Lonicera hypoglauca Miq. 的花蕾。

形态: 半常绿藤本; 幼枝红褐色, 密被黄褐色、开展的硬直糙毛、腺毛和短柔毛, 下部常无毛。叶纸质, 卵形至矩圆状卵形, 有时卵状披针形, 稀圆卵形或倒卵形, 极少有 1 至数个钝缺刻, 长 3 ~ 9.5 厘米, 顶端尖或渐尖, 少有钝圆或微凹缺, 基部圆或近心形, 有糙缘毛, 上面深绿色, 下面淡绿色, 小枝上部叶通常两面均密被短糙毛, 下部叶常平滑无毛而下面多少带青灰色; 叶柄长 4 ~ 8 毫米, 密被短柔毛。总花梗通常单生于小枝上部叶腋, 与叶柄等长或稍较短, 下方者则长达 2 ~ 4 厘米, 密被短柔后, 并夹杂腺毛; 苞片大, 叶状, 卵形至椭圆形, 长达 2 ~ 3 厘米, 两面均有短柔毛或有时近无毛; 小苞片顶端圆形或截形, 长约 1 毫米, 为萼筒的 1/2 ~ 4/5, 有短糙毛和腺毛; 萼筒长约 2 毫米, 无毛, 萼齿卵状三角形或长三角形, 顶端尖而有长毛, 外面和边缘都有密毛; 花冠白色, 有时基部向阳面呈微红, 后变黄色, 长 2 ~ 6 厘米, 唇形, 筒稍长于唇瓣, 很少近等长, 外被倒生的开展或半开展糙毛和长腺毛, 上唇裂片顶端钝形, 下唇带状而反曲; 雄蕊和花柱均高出花冠。果实圆形, 直径 6 ~ 7 毫米, 熟时蓝黑色, 有光泽; 种子卵圆形或椭圆形, 褐色, 长约 3 毫米, 中部有 1 凸起的脊, 两侧有浅的横沟纹。花期 4 ~ 6 月 (秋季亦常开花), 果熟期 10 ~ 11 月。

生长环境: 生于山坡灌丛或疏林中、乱石堆、山路旁及村庄篱笆边。也常栽培。

采集: 5 ~ 6 月采收, 采后立即晾干或烘干。

分布: 广西、湖南、湖北、贵州、云南等地。

现代研究: 花蕾中含有木犀草素、肌醇和皂苷。分离出绿原酸和异绿原酸, 它们是金银花抗菌作用的主要有效成分。金银花的挥发油中含有 30 多种成分。药理作用: ①花和藤对多种致病菌如金黄色葡萄球菌、溶血性链球菌、大肠杆菌、痢疾杆菌、霍乱弧菌、伤寒杆菌、副伤寒杆菌等均有一定抑制作用, 对肺炎球菌、脑膜炎双球菌、绿脓杆菌, 结核杆菌亦有效。②具有明显的解热作用。③煎剂稀释至 1:1280 的浓度, 仍能促进白细胞的吞噬功能。小鼠腹腔注射金银花注射液, 也有明显促进炎性细胞吞噬功能的作用。④经电休克、转笼等多种实验方法证明口服绿原酸后, 可引起大鼠、小鼠等动物中枢神经系统兴奋。⑤能减少肠内胆固醇吸收, 降低血浆中胆固醇含量。

性味功能: 甘, 寒。清热解毒。

侗医主治: 疮疖、喉痛、感冒发热。

用药方法: 15 ~ 50 克, 水煎服。

22. 奔难 Bengnan

地方名：紫竹。

基源及学名：禾本科植物紫竹 Phyllostachys Nigra（Lodd.）Munro 的根茎。

形态：散生竹。秆高 4～10 米，直径 2～5 厘米。新竹绿色，当年秋冬即逐渐呈现黑色斑点，以后全秆变为紫黑色。

生长环境：生于山坡、灌丛、林缘湿润地。

采集：全年均可采收晾干备用。

分布：广西、广东、贵州、湖南等地。

性味功能：甘，凉。利尿解毒，清热除烦。

侗医主治：疯狗咬伤。

用药方法：15～30 克，水煎服。

23. 美省榜 Meishengbang

地方名：算盘子。

基源及拉丁学名：大戟科植物算盘子 Glochidion puberum（L.）的根、叶。

形态：灌木，高 1～2 米。小枝有灰色或棕色短柔毛。叶互生，长椭圆形或椭圆形，长 3～5 厘米，宽达 2 厘米，尖头或钝头，基部宽楔形，上面橄榄绿色或粉绿色，下面稍带灰白色，叶脉有密生毛，叶柄长 1～2 毫米。花小，单性，雌雄同株或异株，无花瓣，1 至数朵簇生叶腋，常下垂；下部叶腋生雄花，近顶部叶腋生雌花和雄花，或纯生雌花：萼片 6，分内外 2 轮排列：雄蕊 3；雌花子房通常 5 室，花柱合生。蒴果扁球形，直径 12～16 毫米，顶上凹陷，外有纵沟。

生长环境：生于山坡灌丛中。

采集：夏、秋季采收，洗净泥土，晒干。

分布：广西、广东、福建、贵州、湖南、湖北等地。

性味功能：微苦、涩，凉。清热利湿，解毒，止泻。

侗医主治：痢疾、久泻。

用药方法：6～15 克，水煎服。

24. 骂定中 Madingzhong

地方名：杠板归。

基源及拉丁学名：蓼科植物 Polygonum perfoliatum（L.）L. 的全草。

形态：多年生蔓生草本。茎有棱，红褐色，有倒生钩刺。叶互生，盾状着生；叶片近三角形，长 4～6 厘米，宽 5～8 厘米，先端尖，基部近心形或截形，下面沿脉疏生钩刺；托叶鞘近圆形，抱茎；叶柄长，疏生倒钩刺。花序短穗状；苞片圆形；花被 5 深裂，淡红色或白色，结果时增大，肉质，变为深蓝色；雄蕊 8；花柱 3 裂。瘦果球形，包于蓝色多汁的花被内。花期 6 ~ 8 月，果期 9 ~ 10 月。

生长环境：生于山谷、灌木丛中或水沟旁。

采集：夏季花开时采割，晒干。

分布：广西、广东、湖南、贵州等地。

现代研究：①本品煎剂对金黄色葡萄球菌、乙型链球菌、炭疽杆菌、白喉杆菌、枯草杆菌、伤寒杆菌、绿脓杆菌及流感嗜血杆菌等也有较强抗菌作用。②对亚洲甲型流感病毒和副流感Ⅰ型病毒有抗病毒作用。③本品的 95% 乙醇提取物对肾性高血压大鼠有抗高血压作用。此外，本品对实验动物肿瘤有抑制作用，扛板归明胶纤维素有止血作用。

性味功能：酸、苦，平。清热解毒，利湿止痒。

侗医主治：毒蛇咬伤、皮疹、腹胀痛。

用药方法：10 ~ 15 克，水煎服或鲜品适量外用。

25. 逼登梅 Bidenmei

地方名：杨梅树皮。

基源及拉丁学名：杨梅科植物杨梅 Myrica rubra Sieb.et Zucc. 的树皮。

形态：常绿灌木或小乔木。树皮灰色；小枝近于无毛。叶革质，倒卵状披针形或例卵状长椭圆形，长 6 ~ 11 厘米，宽 1.5 ~ 3 厘米，全缘，背面密生金黄色腺体。花单性异株；雄花序穗状，单生或数条丛生叶腋，长 1 ~ 2 厘米；小苞片半圆形，雄蕊 4 ~ 6；雌花序单生叶腋，长 5 ~ 15 毫米，密生覆瓦状苞片，每苞片有 1 雌花，雌花有小苞片 4；子房卵形。核果球形，直径 10 ~ 15 毫米，有小疣状突起，熟时深红、紫红成白色，味甜酸。花期 4 月，果期 6 ~ 7 月。

生长环境：生于山坡灌丛、路边、草坪，常栽培。

采集：春初，剥取树皮。

分布：湖南、广西、贵州、浙江等地。

性味功能：苦、辛、涩，温。清热解毒、利湿收敛。

侗医主治：骨结核。

用药方法：15 ~ 30 克，水煎服。

26. 美包八 Meibaoba

地方名：八角枫。

基源及拉丁学名：八角枫科植物八角枫 Alangium chinense(Lour.)Harms 的根、根皮、叶。

形态：落叶乔木，高达 15 米，胸径 40 厘米。常成灌木状。树皮淡灰色、平滑，小枝呈"之"字形曲折，疏被毛或无毛。叶柄下芽，红色。单叶互生，卵圆形，基部偏斜。全缘或微浅裂，表面无毛，背面脉腋簇生毛，基出脉 3 ~ 5，入秋叶转为橙黄色。花为黄白色，花瓣狭带形，有芳香，花丝基部及花柱疏生粗短毛。核果卵圆形，黑色。花期 5 ~ 7 月，果期 9 ~ 10 月。

生长环境：生于山野路旁、灌木丛或杂木林中。

采集：全年均可采集，挖根洗净泥土，晾干或晒干。

分布：广西、湖南、贵州、湖北等地。

性味功能：辛，温，有毒。活血散瘀，消肿止痛。

侗医主治：风湿骨痛。

用药方法：10 ~ 20 克，水煎服。外用适量。

27. 乌苏爹亚 Wusudieya

地方名：一点红。

基源及拉丁学名：菊科植物一点红 Emilia sonchifolia（L.）DC. 的全草。

形态：多年生肉质草本，高 20 ~ 30 厘米。根状茎短而肥厚，稍呈块状，节处有明显环纹，断面红色，有短而弯曲的须状根多条。无茎。基生叶 1 ~ 2，具长柄，肉质，膜质托叶卵状披针形，棕色，光滑。叶片近菱形或斜卵圆形，长 10 ~ 15 厘米，宽 10 ~ 12 厘米，先端尖，基部斜心形，两侧不对称，上部 3 ~ 7 浅裂，裂片三角形，边缘有突尖细锯齿，掌状主脉 5 ~ 7 条，上面浅绿色，疏生短刺毛，下面稍带红紫色，可见网状细脉。夏季抽出花葶，与叶柄近等长，可达 20 厘米。聚伞状花序着生先端，有花 5 ~ 6 朵，花梗纤弱，基部有卵状披针形的小苞叶，花单性同株；雄花花被片 4，内外各 2，外花被片卵形，内花被片长椭圆形，雄蕊 10 ~ 25，离生；雌花具花被片 3，外 2 内 1，外花被片宽卵圆形，内花被片卵圆形至长椭圆形，浅红色；子房呈纺锤形，3 棱，3 室，每室具多数胚珠，花柱 3，离生。蒴果无翅。

生长环境：生于山间田野、路边村旁。

采集：夏、秋季采收，去杂质洗净，鲜用或晾干用。

分布：广西、湖南、贵州、湖北等地。

性味功能：微苦，凉。清热解毒，利湿。

侗医主治：尿路感染、肾炎、肝炎。

用药方法：20 ~ 60 克，水煎服。

28. 美边 Meibian

地方名：杉木。

基源及拉丁学名：杉科植物杉木 Cunninghamia lanceolata（Lamb.）Hook. 的根、

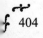

树皮。

形态：常绿乔木，树高可达 30 ~ 40 米，胸径可达 2 ~ 3 米。从幼苗到大树单轴分枝，主干通直圆满。侧枝轮生，向外横展，幼树冠尖塔形，大树树冠圆锥形。叶螺旋状互生，侧枝之叶基部扭成 2 列，线状披针形，先端尖而稍硬，长 3 ~ 6 厘米，边缘有细齿，上面中脉两侧的气孔线较下面的为少。雄球花簇生枝顶；雌球花单生，或 2 ~ 3 朵簇生枝顶，卵圆形，苞鳞与珠鳞结合而生，苞鳞大，珠鳞先端 3 裂，腹面具 3 胚珠。球果近球形或圆卵形，长 2.5 ~ 5 厘米，径 3 ~ 5 厘米，苞鳞大，革质，扁平，三角状宽卵形，先端尖，边缘有细齿，宿存；种鳞形小，较种子短，生于苞鳞腹面下部，每种鳞具 3 枚扁平种子；种子扁平，长 6 ~ 8 毫米，褐色，两侧有窄翅，子叶 2 枚。

生长环境：生长于较湿润的群山山地。

采集：一年四季均可采收，鲜用或晒干。

分布：广西、湖南、贵州、云南等地。

性味功能：辛，微温。祛风解毒，止血生肌，散瘀消肿。

侗医主治：白带、跌打损伤、结膜炎。

用药方法：15 ~ 30 克，水煎服；外用适量，研末外敷或煎水外洗。

29. 胶登杆 Jiaodenggan

地方名：毛杜肿藤。

基源及拉丁学名：夹竹桃科植物毛杜仲藤 Parabarium chunianum Tsiang 的根、根皮、茎。

形态：攀缘藤本，长达 10 余米。枝圆柱形，粗壮，有皮孔，幼枝被淡锈色柔毛。叶对生，卵状椭圆形，长 2.5 ~ 7.5 厘米，宽 1.5 ~ 3.5 厘米，基部近圆形，先端钝尖或短渐尖，全缘，略内卷，两面均被淡锈色柔毛，侧脉每边多至 10 条。聚伞花序近顶生，很少腋生，伞房状，长 4 ~ 6 厘米；花极小，萼近钟状，5 裂，萼内的小鳞片 5；花冠黄色，外有微毛，内面除基部均无毛；雄蕊 5，花丝极短，花药箭头形；花盘浅 5 裂；子房由 2 个分离的心皮组成，具长疏毛。蓇葖果双生，或因不育而仅有 1 个，长 6 ~ 7 厘米。种子线状长圆形，长 1 ~ 1.5 厘米，暗黄色，有毛；种毛白色，丝状。花期 3 ~ 5 月。果期 10 ~ 11 月。

生长环境：生于山谷疏林下或林缘，山间溪旁的灌木丛中。

采集：全年可采收，洗净泥土，晒干。

分布：广西、广东、云南、贵州等地。

性味功能：苦、涩，平。祛风活络，壮腰膝，强筋骨。

侗医主治：风湿、腰腿痛。

用药方法：10 ~ 20 克，水煎服。

30. 摆老 Bailao

地方名：九龙盘。

基源及拉丁学名：百合科植物九龙盘 Aspidistra lurid Ker Gawl. 的全草。

形态：根状茎圆柱形，直径 4～10 毫米，具节及鳞片。叶单生，叶片深绿色，有时多具黄白色斑块，近革质，椭圆形，倒披针形，先端急尖，基部长渐狭，长 20～50 厘米，宽 2.5～7 厘米。边缘软骨质，有极疏的细齿；叶柄明显，坚挺，绿色，圆柱形，长 18～30 厘米，上面具纵槽，花单生根状茎节上，花梗长 2.5～5 厘米，埋藏土中，白色，苞片 3～6 枚，其中 1～3 枚位于花梗基部，宽卵形，向上渐大，长 7～9 毫米，宽 6.5～8 毫米，有时带褐色。花被近钟状，长 8～15 毫米，直径 10～15 毫米；花被筒长 5～8 毫米，内面褐紫色，上部 6～8 裂，裂片矩圆状三角形，长 5～7 毫米，基部宽 2～4 毫米，先端钝，向外扩展，内面淡橙绿色或带紫色，具 2～4 条不明显或明显的脊状隆起和多数小乳突；雄蕊 6～8 枚，生于花被筒基部，花丝不明显；花药卵形，长 2 毫米，宽 1.5 毫米；雌蕊长 9 毫米，高于雄蕊；子房基部膨大；花柱无关节；柱头盾状膨大，圆形，直径 4～9 毫米，中部微凸，上面通常有 3～4 条微凸的棱，边缘薄，波状浅裂，果枝长达 7 厘米，果球形，直径约 2 厘米，裂片边缘不向上反卷。果 5 月成熟。

生长环境：生于林下、山沟阴湿处，常栽培。

采集：全年可采收，除去须根及叶，鲜用或切片晒干。

分布：广西、湖南、贵州等地。

性味功能：微苦，平。行气止痛，活血调经。

侗医主治：风湿关节痛、跌打肿痛。

用药方法：10～20 克，水煎服。或鲜品适量捣烂外敷。

31. 呀忙算 Yamangsuan

地方名：两面针。

基源及拉丁学名：芸香科植物两面针 Zanthoxylum nitidum（Roxb.）DC 的根。

形态：木质藤本；茎、枝、叶轴下面和小叶中脉两面均着生钩状皮刺。单数羽状复叶，长 7～15 厘米；小叶 3～11，对生，革质，卵形至卵状矩圆形，无毛，上面稍有光泽，伞房状圆锥花序，腋生；花 4 数；萼片宽卵形。蓇葖果成熟时紫红色，有粗大腺点，顶端正具短喙。

生长环境：生于山野灌木丛。

采集：全年可采收，洗净泥土，晒干。

分布：广西、广东、湖南、贵州、福建、云南等地。

性味功能：辛、苦，温，有小毒。散瘀止痛，祛风侗医主治：牙痛、风湿痛、腹痛。

用药方法：10～15克，水煎服。牙痛，两面针适量浸泡75%酒精，用药棉蘸药水塞入患牙。

32. 骂碑神 Mabeishen

地方名：马齿苋。

基源及拉丁学名：马齿苋科植物马齿苋 Portulaca oleracea L. 的全草。

形态：一年生草本，全株无毛。茎平卧或斜倚，伏地铺散，多分枝，圆柱形，长 10～15 厘米淡绿色或带暗红色。叶互生，有时近对生，叶片扁平，肥厚，倒卵形，似马齿状，长 1～3 厘米，宽 0.6～1.5 厘米，顶端圆钝或平截，有时微凹，基部楔形，全缘，上面暗绿色，下面淡绿色或带暗红色，中脉微隆起；叶柄粗短。花无梗，直径 4～5 毫米，常 3～5 朵簇生枝端，午时盛开；苞片 2～6，叶状，膜质，近轮生；萼片 2，对生，绿色，盔形，左右压扁，长约 4 毫米，顶端急尖，背部具龙骨状凸起，基部合生；花瓣 5，稀 4，黄色，倒卵形，长 3～5 毫米，顶端微凹，基部合生；雄蕊通常 8，或更多，长约 12 毫米，花药黄色；子房无毛，花柱比雄蕊稍长，柱头 4～6 裂，线形。蒴果卵球形，长约 5 毫米，盖裂；种子细小，多数，偏斜球形，黑褐色，有光泽，直径不及 1 毫米，具小疣状凸起。花期 5～8 月，果期 6～9 月。

生长环境：生于菜园、农田、路旁，为田间常见杂草。

采集：全年可采收，去杂质洗净，鲜用或晒干。

分布：广西、湖南、贵州、云南等地。

现代研究：全草含大量去甲基肾上腺素和多量钾盐（氯化钾、硝酸钾、硫酸钾等）。此外尚含二羟基苯乙胺、二羟基苯丙氨酸、苹果酸、柠檬酸、谷氨酸、天冬氨酸、丙胺酸及蔗糖、葡萄糖、果糖等。亦含有蛋白质、脂肪、糖、粗纤维、钙、磷、铁、维生素 A、维生素 B、维生素 C 等。全草尚含生物碱、香豆精类、黄酮类、强心苷和蒽醌苷。

性味功能：酸，寒。清热解毒，利水去湿。

侗医主治：尿路感染、痢疾、腹泻。

用药方法：10～20克，水煎服。

33. 应 Ying

地方名：黑心姜。

基源及拉丁学名：姜科植物黑心姜 Curcuma zedoaria（Christm.）Rosc. 的根茎。

形态：多年生草本，高约1米。根茎粗大，近似姜状，有环纹，断面呈黑绿色，有多数须根。叶2列，叶柄延伸成叶鞘，抱茎；叶片椭圆状长圆形，长40～50厘米，宽约 10 厘米，沿主脉两侧有紫斑，叶下面被细毛。

生长环境：生于山间或村边林下草地。

采集：夏、秋采挖，除去地上部分、须根、叶，洗净，切片晒干。

分布：广西、湖南、贵州等地。

性味功能：苦、辛，温。祛风除湿，消肿止痛。

侗医主治：跌打、胃痛、大便不通。

用药方法：6 ~ 12 克，水煎服。

34. 美枇汪 Meipirang

地方名：十大功劳。

基源及拉丁学名：小檗科植物十大功劳 Mahonia Laronensis Hand–Mazz 的全株。

形态：常绿灌木，高 1 ~ 4 米。茎表面土黄色或褐色，粗糙，断面黄色。叶互生，厚革质，具柄，基部扩大抱茎；奇数羽状复叶，长 25 ~ 40 厘米，小叶 7 ~ 15 片，侧生小叶无柄，阔卵形，大小不等，长 4 ~ 12 厘米，宽 2.5 ~ 4.5 厘米，顶生小叶较大，有柄，先端渐尖，基部阔楔形或近圆形，边缘反卷，每边有 2 ~ 8 枚大的刺状锯齿，上面深绿色，有光泽，下面黄绿色。总状花序生于茎顶，直立，长 5 ~ 10 厘米，6 ~ 9 个簇生，小苞片 1；萼片 9，排成三；花黄褐色，花瓣 6，长圆形，先端 2 浅裂，基部有 2 密腺；雄蕊 6；雌蕊 1。浆果卵圆形，直径约 5 毫米，成熟时蓝黑色，被白粉。花期 8 ~ 10 月，果期 10 ~ 12 月。

生长环境：山坡灌丛、路边。

采集：全年可采收，晒干。

分布：湖南、湖北、广西、广东等地。

性味功能：苦，寒。清热解毒，止痛止泻。

侗医主治：肠炎、腹泻。

用药方法：6 ~ 10 克，水煎服。

35. 落地开花 Luodikaihrq

地方名：肺筋草。

基源及拉丁学名：百合科植物肺筋草 Aletris spicata（Thunb.）Franch. 的全草。

形态：多年生草本。根茎短，丛生纤维状须根。叶多数，基生，线形，先端尖，长 15 ~ 20 厘米，宽 3 ~ 4 毫米，质软，淡绿色。花茎长 35 ~ 60 厘米，上部具粉质短柔毛及棱角，花茎上的叶小形，呈苞片状，总状花序，疏生，苞较花为短，无柄；花小形，长 6 ~ 8 毫米，花被下部合生成短筒状，与子房愈着，外面有细毛，上部钟形，先端 6 裂，裂片披针形，呈淡红色；雄蕊 6，花丝短，分离，着生于花被上；子房上位，花柱丝状，直立。蒴果椭圆形，顶端残存花被．种子锯屑状。花期 5 ～ 6 月。

生长环境：生于低山地区阳光充足之处。

采集：5 ～ 6 月采收，晒干。

分布：广西、湖南、湖北、贵州等地。

性味功能：苦、甘，平。润肺止咳，解毒。

侗医主治：肺结核、疳积。

用药方法：10 ～ 20 克，水煎服。

36. 朗罗 Lang luo

地方名：栀子。

基源及拉丁学名：茜草科植物栀子 Gardenia jasminoides J. Elis 的成熟果实。

形态：常绿灌木，高达 2 米。叶对生或 3 叶轮生，叶片革质，长椭圆形或倒卵状披针形，长 5 ～ 14 厘米，宽 2 ～ 7 厘米，全缘；托叶 2 片，通常连合成筒状包围小枝。花单生于枝端或叶腋，白色，芳香；花萼绿色，圆筒状；花冠高脚碟状，裂片 5 或较多；子房下位。花期 5 ～ 7 月，果期 8 ～ 11 月。

生长环境：生于丘陵山地或山坡灌林中。

采集：10 ～ 11 月采收，除去果柄杂物，晒干或烘干。

分布：广西、湖南、江西、福建等地。

现代研究：栀子提取物对肝细胞无毒性作用。栀子能降低血清胆红素含量，但与葡萄糖醛酸转移酶无关，栀子亦能减轻四氯化碳引起的肝损害。

性味功能：苦，寒。清热利湿，凉血散瘀。

侗医主治：黄疸肝炎、跌打肿痛。

用药方法：6 ～ 10 克，水煎服。

37. 老鼠尾 Laoshu Wei

地方名：千斤拨。

基源及学名：豆科（或蝶形花科）植物蔓性千斤拨 Flemingia philippinensis Merr.et Rolfe 的根。

形态：多年生草本。茎直立或上升，有时具匍匐根茎，连花序高 8 ～ 30 厘米，粗 1.2 ～ 2.5 毫米，圆棱形，被白色具节长柔毛，基部多少木质化。叶通常仅有 3 ～ 4 对，初时如莲座状排列，以后由于节间伸长呈交互对生，中部叶最大；叶柄长 1 ～ 5 厘米，中部者最长，扁平，密被白色具节长柔毛；叶片坚纸质，椭圆形或宽卵状椭圆形，长 4.5 ～ 5.5 厘米，宽 3.8 ～ 4.5 厘米，下部叶及近花序叶变小，行端圆形或钝，基部心形或圆形，边缘具浅波状圆齿，上面绿色，下面较淡，具橙色腺点，两面均被白色具节糙伏毛，尤以下面沿脉上为甚，侧脉约 4 对，上面不显著，下面突出，在叶缘内方网结。花对生，于茎顶上排列成背腹面的总状花序，长 7 ~ 15 厘米，花葶状，花序轴被具节长柔毛，花序柄长 1 ~ 4.5 厘米；花梗长约 2 毫米，有具节长柔毛；苞片小，卵圆形，向花序顶端渐窄，长约 2.5 毫米，密被短柔毛；花冠淡紫至蓝色，长 1.8 ~ 2.5 厘米，基部成屈膝状，向上渐宽，喉部宽达 6 毫米，外面疏微柔毛，内面仅下唇及冠筒中部后方被微柔毛，余部无毛，冠檐二唇形，上唇盔状，先端微凹，下唇中裂片半圆形，两侧裂片卵圆形；雄蕊 4，二强；花丝细长，扁平，中部以下被纤毛；花盘肥大厚，倾斜，前方隆起斜上；子房柄较长可不甚明显，花柱细长，无毛，子房光滑。花期 3 ~ 5 月。

生长环境：生于山坡草丛中。

采集：秋后采挖，切段，晒干。

分布：广西、广东、湖南、湖北、贵州、云南等地。

性味功能：甘、微涩，平。补肝肾，强筋骨。

侗医主治：风湿骨痛、腰痛。

用药方法：10 ~ 30 克，水煎服，或 50 ~ 100 克泡米酒服。

38. 麻独 Madu

地方名：仙人掌。

基源及拉丁学名：仙人掌科植物仙人掌 Opuntia dillenii（Ker GawL.）Haw. 的全株。

形态：多年生肉质植物，常丛生，灌木状，高 0.5 ~ 2 米。茎直立老茎下部近木质化，稍圆柱形，其余均掌状，扁平；每一节间倒卵形至椭圆形，长 15 ~ 20 厘米或更长，宽 4 ~ 10 厘米，绿色，散生小瘤体，小瘤体上簇生长约 1 ~ 3 厘米长的锐刺；刺黄褐色，多数均有倒生刺毛。叶钻形，生于小瘤体的刺束之下，早落。花单生于近分枝顶端的小瘤体上，鲜黄色，直径约 4 ~ 7 厘米，辐射对称；花被片离生，多数，外部的绿色，向内渐变为花瓣状，宽倒卵形；雄蕊多数，数轮，不伸出；花柱直立，白色。浆果卵形或梨形，长 5 ~ 8 厘米，紫红色，无刺。花期 5 ~ 6 月。

生长环境：生于河谷地区，常栽培于村庄、庭院中。

采集：栽培一年后，即可随用随采。多鲜用。

分布：广西、湖南、贵州、云南、四川等地。

性味功能：苦、涩，寒。清热利湿，凉血散瘀。

侗医主治：急慢性结膜炎、白喉、乳腺炎。

用药方法：6 ~ 10 克，水煎服。或适量捣烂外敷。

39. 胶咪　Jiaomi

地方名：何首乌。

基源及拉丁学名：蓼科植物何首乌 Fallopia multiflora（Thunb.）Haraldson 的根。

形态：多年生草本。块根肥厚，长椭圆形，黑褐色。茎缠绕，长 2～4 米，多分枝，具纵棱，无毛，微粗糙，下部木质化。叶卵形或长卵形，长 3～7 厘米，宽 2～5 厘米，顶端渐尖，基部心形或近心形，两面粗糙，边缘全缘；叶柄长 1.5～3 厘米；托叶鞘膜质，偏斜，无毛，长 3～5 毫米。花序圆锥状，顶生或腋生，长 10～20 厘米，分枝开展，具细纵棱，沿棱密被小突起；苞片三角状卵形，具小突起，顶端尖，每苞内具 2～4 花；花梗细弱，长 2～3 毫米，下部具关节，果时延长；花被 5 深裂，白色或淡绿色，花被片椭圆形，大小不相等，外面 3 片较大背部具翅，果时增大，花被果时外形近圆形，直径 6～7 毫米；雄蕊 8，花丝下部较宽；花柱 3，极短，柱头头状。瘦果卵形，具 3 棱，长 2.5～3 毫米，黑褐色，有光泽，包于宿存花被内。花期 8～9 月，果期 9～10 月。

生长环境：生于山谷灌丛、山坡林下、沟边石隙。

采集：秋季霜降后、茎叶枯萎时采收，挖出块根，洗净，晒干。

分布：贵州、云南、广西、湖南等地。

现代研究：含蒽醌类化合物大黄素、大黄酚以及大黄素甲醚、大黄酸、大黄酚蒽酮及卵磷脂。又含芪类化合物白藜芦醇、云杉新苷、2,3,5,四羟基芪-2-O-D-葡萄糖苷及没食子酸酯、β-谷甾醇。药理作用：(1)能促进红细胞的新生和发育，营养脑髓。(2)能促进肠蠕动，起通便作用。(3)降低血清胆固醇，减轻动脉粥样硬化，减慢心率。(4)对结核杆菌、福氏痢疾杆菌有抑制作用。

性味功能：苦、甘、涩，微温。补肝肾，益精血，乌须发。

侗医主治：少年白发、肾虚腰痛。

用药方法：10～20 克，水煎服。

40. 庙　Chunmiao

地方名：仙茅。

基源及拉丁学名：石蒜科植物仙茅 Curculigo orchioides Gaertn. 的根茎。

形态：多年生草本。根茎延长，长可达 30 厘米，圆柱状，肉质，外皮褐色；根粗壮，肉质，地上茎不明显。叶 3～6 片根出，狭披针形，长 10～25 厘米，先端渐尖，基部下延成柄，再向下扩大呈鞘状，长 4～10 厘米，绿白色，边缘膜质；叶脉显明，有中脉；两面疏生长柔毛，后渐光滑。花腋生；花梗长 1～2.5 厘米，藏在叶鞘内；花杂性，上部为雄花，下部为两性花；苞片披针形，绿色，膜质，被长柔毛；花的直径约 1 厘米，花被下部细长管状，长约 2 厘米或更长，上部 6 裂，裂片披针形，长 8 ~ 12 毫米，内为黄色，外面白色，有长柔毛；雄蕊 6，花丝短；子房狭长，被长柔毛。浆果椭圆形，稍肉质，长约 1.2 厘米，先端有喙，被长柔毛，种子稍呈球形，亮黑色，有喙，表面有波状沟纹。花期 6 ~ 8 月。

生长环境：生于林中、草地或荒坡上。

采集：春、秋挖取根茎，洗净，除去须根和根头，晒干，或蒸后晒干。

分布：广西、湖南、贵州、云南等地。

现代研究：含鞣质 4%，脂肪 1% 及树脂、淀粉等。亦含石蒜碱、丝兰皂苷元、β – 谷甾醇。药理作用：①有雄性激素样作用，起到提高改善性功能。②有增强免疫功能的作用。③有镇痛和解热作用。④有抗缺氧作用。

性味功能：辛，温，有毒。补肾壮阳，祛寒除湿，强筋骨。

侗医主治：肾虚阳痿、肾虚腰痛、乳糜尿。

用药方法：10 ~ 15 克，水煎服。

41. 桑松　Sansong

地方名：虎杖。

基源及拉丁学名：蓼科植物虎杖 Reynoutria japonica Houtt. 的根、茎。

形态：多年生灌木状草本，无毛，高 1 ~ 1.5 米。根状茎横走，木质化，外皮黄褐色。茎直立，丛生，中空，表面散生红色或紫红色斑点。叶片宽卵状卵圆形或卵形，长 6 ~ 12 厘米，宽 5 ~ 9 厘米，顶端急尖，基部圆形或楔形；托叶鞘褐色，早落。花单性，雌雄异株，圆锥花序腋生；花梗细长，中部有关节，上部有翅；花被 5 深裂，裂片 2 轮，外轮 3 片结果时增大，背部生翅；雄蕊 8；花柱 3 裂，柱头鸡冠状. 瘦果椭圆形，有 3 棱，黑褐色，光亮。花期 6 ~ 7 月，果期 9 ~ 10 月。

生长环境：山沟、村边、路旁潮湿处。

采集：春、秋二季采挖，除去须根，洗净，趁鲜切短段或厚片，晒干。

分布：广西、湖南、湖北、贵州、云南等地。

现代研究：含游离蒽醌及蒽醌苷类衍生物大黄素、大黄素甲醚、大黄酚。虎杖苷即白藜芦醇 3–O–β–D– 葡萄糖苷。又含原儿茶酸、右旋儿茶精、2，5 – 二甲基 –7– 羟基色酮、7– 羟基 –4– 甲氧基 –5– 甲基香豆精、β – 谷甾醇葡萄糖苷以及葡萄糖、多糖、氨基酸和铜、铁、锰、锌、钾及钾盐等。药理作用：①有较好的抗菌作用。②有较强的抗病毒作用。③煎剂对钩端螺旋体有杀灭作用。④有镇咳作用。⑤煎剂能对抗组织胺引起的气管收缩，但平喘强度不如安茶碱。⑥所含大黄素对胃肠道功能有调节作用。⑦有保肝利胆作用。⑧蒽醌对麻醉兔有明显降压作用。⑨白藜芦醇苷和白藜芦醇有降血脂作用。⑩白藜芦醇苷动物试验证明有扩张细动脉的作用。同时又能增加心搏量和增加脉压差,有利于改善微循环。白藜芦醇苷可明显抑制花生四烯酸和 ADP 诱导的免血小板聚集和血栓素 B_2 的产生,对 Ca^{2+} 诱导的血小板聚集亦有一定的抑制作用。煎剂对艾氏腹水癌有抑制作用。大黄素对小鼠肉瘤 S180、肝癌、乳腺癌、艾氏腹水癌、淋巴肉瘤、小鼠黑色肉瘤及大鼠瓦克癌等 7 个瘤株均有抑制作用。

性味功能:苦,寒。利湿退黄,活血行瘀,清热解毒。

侗医主治:肝炎、感冒。

用药方法:6 ~ 15 克,水煎服。

42. 把美帮别　Baneibamg bie

地方名:枇杷叶。

基源及拉丁学名:蔷薇科植物枇杷 Eriobotrya japonica(Thunb.)Lindl. 的叶。

形态:长绿小乔木,小枝粗壮,被锈色绒毛。叶互生,革质,具短柄或近无柄;叶片长椭圆形至倒卵状披针形。圆锥花序顶生,长 7 ~ 16 厘米,分枝粗壮,具淡黄色绒毛;花芳香,萼片 5;花瓣 5,白色;雄蕊 20;子房下位,2 ~ 5 室,每室胚珠 2,花柱 2 ~ 5,基部合生,有毛。梨果卵形、扁圆(卵)形或长圆(卵)形,黄色或橙色,肉甜。种子圆形或扁圆形,棕褐色,有光泽。种子 1 至数粒,花期 9 ~ 11 月,果期翌年 4 ~ 5 月。

生长环境:生于村边、平地、坡地。多栽培。

采集:全年可采,晒至七八成干时,扎成小把,再晒干。

分布:全国各地均有栽培。

现代研究:枇杷叶含挥发油,主要成分为橙花叔醇和金合欢醇,尚有 α 和 β 蒎烯、莰烯、月桂烯、对聚伞花素、芳樟醇、α-衣兰烯、α 和 β 金合欢烯、樟脑、橙花醇、牻牛儿醇、α-荜澄茄醇、榄香醇、顺-β,γ-己烯醇和芳樟醇氧化物,亦含苦杏仁苷、熊果酸、齐墩果酸、酒石酸、柠檬酸、苹果酸、鞣质、维生素 B 和维生素 C 等,还含山梨糖醇。药理作用:①本品所含苦杏仁苷在体内水解产生的氢氰酸有止咳作用,水煎剂或乙酸乙酯提取物有祛痰和平喘作用,其叶所含之挥发油有轻度祛痰作用。②本品水煎剂或乙酸乙酯提取物对白色或金黄色葡萄球菌、肺炎双球菌、福氏痢疾杆菌均有抗菌作用。

性味功能:苦,微寒。化痰止咳,降逆止呕。

侗医主治:咳嗽、气管炎。

用药方法:10 ~ 15 克,水煎服。

43. 骂泡　Mapao

地方名：一枝黄花。

基源及拉丁学名：菊科植物一枝黄花 Solidago decurrens Lour. 的全草。

形态：多年生草本，高（9）35 ~ 100厘米。茎直立，通常细弱，单生或少数簇生，不分枝或中部以上有分枝。中部茎叶椭圆形，长椭圆形、卵形或宽披针形，长 2 ~ 5厘米，宽 1 ~ 1.5（2）厘米，下部楔形渐窄，有具翅的柄，仅中部以上边缘有细齿或全缘；向上叶渐小；下部叶与中部茎叶同形，有长 2 ~ 4厘米或更长的翅柄。全部叶质地较厚，叶两面、沿脉及叶缘有短柔毛或下面无毛。头状花序较小，长 6 ~ 8毫米，宽 6 ~ 9毫米，多数在茎上部排列成紧密或疏松的长 6 ~ 25厘米的总状花序或伞房圆锥花序，少有排列成复头状花序的。总苞片 4 ~ 6层，披针形或披狭针形，顶端急尖或渐尖，中内层长 5 ~ 6毫米。舌状花舌片椭圆形，长 6毫米。瘦果长 3毫米，无毛，极少有在顶端被稀疏柔毛的。花果期 4 ~ 11月。

生长环境：生于阔叶林缘、林下、灌丛中、山坡草地上及路边。

采集：夏、秋二季采收，去除杂质，洗净晒干。

分布：广西、广东、湖南、湖北、贵州等地。

现代研究：全草含槲皮苷、异斛皮苷、芸香苷、紫云英苷、山柰酚 -3- 芸香糖苷、一枝黄花酚苷、2，6- 二甲氧基苯甲酸苄酯、当归酸 -3，5- 二甲氧基 -4- 乙酰氧基肉桂酯及 2- 顺、8- 顺 - 母菊酯、咖啡酸、奎尼酸、绿元酸、矢车菊双苷。含少量挥发油及皂苷、烟酸、乙醇酸，根含挥发油。

性味功能：辛、苦、平。清热解毒，消肿止痛。

侗医主治：肠炎、痢疾、骨折。

用药方法：10 ~ 15克，水煎服。或鲜品适量捣烂外敷。

44. 拉宁 Laning

地方名：金樱了。

基源及拉丁学名：蔷薇科植物金樱子 Rosa laevigata Michx. 的成熟果实。

形态：常绿蔓性灌木，无毛；小枝除有钩状皮刺外，密生细刺。小叶 3，少数 5，椭圆状卵形或披针状卵形，长 2 ~ 7厘米，宽 1.5 ~ 4.5厘米，边缘有细锯齿，两面无毛，背面沿中脉有细刺；叶柄、叶轴有小皮刺或细刺；托叶线形，和叶柄分离，早落。花单生侧枝顶端，白色，直径 5 ~ 9厘米；花柄和萼筒外面密生细刺。蔷薇果近球形或倒卵形，长 2 ~ 4厘米，有细刺，顶端有长而外反的宿存萼片。花期 5月，果期 9 ~ 10月。

生长环境：生于向阳山坡、路旁。

采集：10 ~ 11月采收，晒干，除去毛刺。

分布：广西、广东、湖南、贵州、湖北等地。

现代研究：金樱子果实含柠檬酸、苹果酸、鞣质、树脂、维生素 C，含皂苷17.12％；另含丰富的糖类：其中有还原糖60％（果糖33％）、蔗糖1.9％以及少量淀粉。药理作用：①有降血脂作用。对喂食胆甾醇及甲基硫氧嘧啶所致的实验性动脉粥样硬化家兔，用金樱子治疗两周和三周，其血清胆甾醇分别降低12.5％和18.67％，β-脂蛋白亦有明显下降，肝脏和心脏的脂肪沉着均较对照组轻微，粥样化程度亦很轻微，而对照组则十分严重。②金樱子煎剂对流感病毒PR8株抑制作用最强。25％根煎剂对金黄色葡萄球菌、大肠杆菌有很强的抑菌作用，对绿脓杆菌也有效。

性味功能：酸、甘、涩，平。固精缩尿，涩肠止泻。

侗医主治：白带过多、遗精、夜尿症、腹泻。

用药方法：10～20克，水煎服。

45. 美生裂 Meiseng lie

地方名：穿破石。

基源及拉丁学名：桑科植物葨芝 Cudrania cohinchinensis（Lour.）Yakuro Kudo & Masam. 的根。

形态：常绿灌木，高2～4米。直立或攀缘状；根皮橙黄色；枝灰褐色，光滑，皮孔散生，具直立或略弯的棘刺，粗壮，长5～20毫米。单叶互生；叶柄长5～10毫米；叶片革质，倒卵状椭圆形、椭圆形或长椭圆形，长3～9厘米，宽1～2.8厘米，先端钝或渐尖，或有微凹缺，基部楔形，全缘，两面无毛；基出脉3条，侧脉6～9对。花单性，雌雄异株；球状花序单个或成对腋生，具短柄，被柔毛；雄花序直径约6毫米，雄花具花被片3～5，楔形，不相等，被毛；雌花序直径约1.8厘米，雌花具花被片4，先端厚有绒毛。聚花果球形，肉质，熟时橙红色，直径3～5厘米，被毛；瘦果包裹在肉质的花被和苞片中。花期4～5月，果期9～10月。

生长环境：生于阳光充足的荒坡、灌木丛中。

采集：全年均可采挖，洗净泥土，切片晒干。

分布：广西、湖南、湖北、贵州等地。

现代研究：根含柘树异黄酮、甲基香豌豆苷元、去氧木香内脂、亚油酸甲酯、β谷甾醇。柘木根乙醇提取物有较好的抗结核菌作用。

性味功能：微苦，凉。活血通经，祛风利湿。

侗医主治：尿路结石。

用药方法：15～30克，水煎服。

46. 梅达妈 Meidama

地方名：淫羊藿。

基源及拉丁学名：小檗科植物箭叶淫羊藿 Epimedium sagittatum（Sieb.& Zucc.）Maxim 的全草。

形态：多年生草本，高 30 ~ 40 厘米。根茎长，横走，质硬，须根多数。叶为2回3出复叶，小叶9片，有长柄，小叶片薄革质，卵形至长卵圆形，长 4.5 ~ 9 厘米，宽 3.5 ~ 7.5 厘米，先端尖，边缘有细锯齿，锯齿先端成刺状毛，基部深心形，侧生小叶基部斜形，上面幼时有疏毛，开花后毛渐脱落，下面有长柔毛。花 4 ~ 6 朵成总状花序，花序轴无毛或偶有毛，花梗长约 1 厘米；基部有苞片，卵状披针形，膜质；花大，直径约 2 厘米，黄白色或乳白色；花萼 8 片，卵状披针形，2 轮，外面 4 片小，不同形，内面 4 片较大，同形；花瓣 4，近圆形，具长距；雄蕊 4；雌蕊 1，花柱长。蓇葖果纺锤形，成熟时 2 裂。花期 4 ~ 5 月。果期 5 ~ 6 月。

生长环境：生于多荫蔽的树林及灌丛中。

采集：夏、秋季采割，除去茎、粗梗及杂质，晒干或阴干。

现代研究：主要含黄酮类化合物、木脂素、生物碱、挥发油等。淫羊藿的叶和茎中含淫羊藿苷、淫羊藿次苷、去氧甲基淫羊藿苷、β - 去水淫羊藿素、淫羊藿糖苷 A、B、C、D、E。药理作用：①对性机能的影响，淫羊藿具有激素样作用，并明显促进睾丸组织增生与分泌。②抗衰老作用。③对机体免疫功能有双向调节作用，能显著提高巨噬细胞的吞噬功能。④能使冠脉流量明显增加，并能显著减少冠脉阻力。并具有一定的中枢抑制效应和较弱的抗心律失常效果。⑤有一定的镇咳、祛痰和平喘作用。⑥对白色葡萄球菌、金黄色葡萄球菌有显著抑制作用，对奈氏卡他球菌、肺炎双球菌、流感嗜血杆菌有轻度抑制作用，1%浓度对人型结核杆菌有抑菌效力。⑦对血液系统的作用，可促进部分受试者血小板解聚，降低健康人全血黏度，加快血液循环；亦有报告认为，淫羊藿有改善血流动力和血液流变的作用，并能提高白细胞生成。

性味功能：辛、甘，温。补肾壮阳，祛风寒湿。

侗医主治：肾虚阳痿。

用药方法：6 ~ 10 克，水煎服。

47. 够九 Coujiu

地方名：黄精。

基源及学名：百合科植物黄精 Polygonatum sibiricum F.Delaroche 根茎。

形态：多年生草本。根茎横生，肥大肉质，黄白色，略呈扁圆形。有数个茎痕，茎痕处较粗大，最粗处直径可达 2.5 厘米，生少数须根。茎直立，圆柱形，单一，高 50 ~ 80 厘米，光滑无毛。叶无柄；通常 4 ~ 5 枚轮生；叶片线状披针形至线形，长 7 ~ 11 厘米，宽 5 ~ 12 毫米，先端渐尖并卷曲，上面绿色，下面淡绿色。花腋生，下垂，花梗长 1.5 ~ 2 厘米，先端 2 歧，着生花 2 朵；苞片小，远较花梗短；

花被筒状，长 8 ~ 13 毫米，白色，先端 6 齿裂，带绿白色；雄蕊 6，着生于花被除数管的中部，花丝光滑；雌蕊 1，与雄蕊等长，子房上位，柱头上有白色毛。浆果球形，直径 7 ~ 10 毫米，成熟时黑色。花期 5 ~ 6 月，果期 6 ~ 7 月。

生长环境：生于山林、灌丛、沟谷旁的阴湿肥沃土壤中。

采集：春秋二季采挖，去除地上部分及须根，洗净，晒干。

分布：广西、云南、湖南、贵州等地。

现代研究：黄精的根茎含黏液质、淀粉及糖分；囊丝黄精的根茎含吖丁啶 -2- 羧酸、天门冬氨酸、高丝氨酸、二氨基丁酸、毛地黄糖苷以及多种蒽醌类化合物。药理作用：①对革兰阴性伤寒杆菌和革兰阳性金黄色葡萄球菌均有抑制作用；黄精 1 ∶ 10 浓度对疱疹病毒有抑制作用，对腺病毒有延缓作用。②黄精浸膏对盐酸肾上腺素引起的血糖过高则呈显著抑制作用。③ 0.15% 黄精醇制剂使离体蟾蜍心脏收缩力增强，但对心率无明显影响。④黄精煎剂（100%）给实验性高脂血症兔灌胃，对甘油三酯、β - 脂蛋白和血胆固醇有明显降低作用。⑤能提高淋巴细胞转化率，有利于抗体的形成。

性味功能：甘，平。润肺、滋阳、补脾。

侗医主治：久病体虚、干咳。

用药方法：10 ~ 30 克，水煎服。

48. 够九虽 Coujiusei

地方名：玉竹。

基源及学名：百合科植物玉竹 Polygomatum odoratum（Mill.）Druce 的根茎。

形态：根状茎圆柱形，直径 5 ~ 14 毫米。茎高 20 ~ 50 厘米，具 7 ~ 12 叶。叶互生，椭圆形至卵状矩圆形，长 5 ~ 12 厘米，宽 3 ~ 16 厘米，先端尖，下面带灰白色，下面脉上平滑至呈乳头状粗糙。花序具 1 ~ 4 花（在栽培情况下，可多至 8 朵），总花梗（单花时为花梗）长 1 ~ 1.5 厘米，无苞片或有条状披针形苞片；花被黄绿色至白色，全长 13 ~ 20 毫米，花被筒较直，裂片长约 3 ~ 4 毫米；花丝丝状，近平滑至具乳头状突起，花药长约 4 毫米；子房长 3 ~ 4 毫米，花柱长 10 ~ 14 毫米。浆果蓝黑色，直径 7 ~ 10 毫米，具 7 ~ 9 颗 . 种子。花期 5 ~ 6 月，果期 7 ~ 9 月。

生长环境：生于林下或山野阴坡。

采集：夏、秋采挖，去除泥土，洗净，切片，晒干。

分布：湖南、湖北、贵州、广西等地。

现代研究：玉竹根茎含铃兰苦苷、铃兰苷、山奈酚苷、槲皮醇苷、皂苷、白屈菜酸、黏液质、门冬酰胺、葡萄糖、阿拉伯糖和甘露醇；尚含淀粉 25.6% ~ 30.6% 及维生素 A、维生素 C；叶中含玉竹苷、胡萝卜素、维生素 C 及含 C25–C32 的醛类物质，主要是 28 碳醛。药理作用：①对心脏的作用，玉竹煎剂和酊剂小剂量可使离体蛙心搏动迅速增强，大剂量则使心跳减弱甚至停止。②对血压的作用，小剂量玉竹煎剂对麻醉狗血压无影响，较大剂量时可使其血压暂时下降。③对血糖的影响，对肾上腺素引起的高血糖有显著的抑制作用，对葡萄糖、四氧嘧啶引起的大鼠高血糖也有抑制作用。

性味功能：甘、微苦，平。养阴润燥，生津止渴。

侗医主治：阴虚、咳嗽痰少、口渴、产后虚弱。

用药方法：10 ～ 30 克，水煎服。

49. 娘亚 Nangya

地方名：白茅根。

基源及拉丁学名：禾本科植物白茅 Imperata cylingrica（L.）P. Beauv.Yav.major（Nes）C.E.Hrbb. 的根茎。

形态：多年生草本。根茎密生鳞片。秆丛生，直立，高 30 ～ 90 厘米，具 2 ～ 3 节，节上有长 4 ～ 10 毫米的柔毛。叶多丛集基部；叶鞘无毛，或上部及边缘和鞘口具纤毛，老时基部或破碎呈纤维状；叶舌干膜质，钝头，长约 1 毫米；叶片线形或线状披针形，先端渐尖，基部渐狭，根生叶长，几与植株相等，茎生叶较短。圆锥花序柱状，长 53 ～ 20 厘米，宽 1.5 ～ 3 厘米，分枝短缩密集；小穗披针形或长圆形，长 3 ～ 4 毫米，基部密生长 10 ～ 15 毫米之丝状柔毛，具长短不等的小穗柄；两颖相等或第一颖稍短，除背面下部略呈草质外，余均膜质，边缘具纤毛，背面疏生丝状柔毛，第一颖较狭，具 3 ～ 4 脉，第二颖较宽，具 4 ～ 6 脉；第一外稃卵状长圆形，长约 1.5 毫米，先端钝，内稃缺如；第二外稃披针形，长 1.2 毫米，先端尖，两侧略呈细齿状；内稃长约 1.2 毫米，宽约 1.5 毫米，先端截平，具尖钝、不同的数齿；雄蕊 2，花药黄色，长约 3 毫米；柱头 2 枚，深紫色。颖果。花期夏、秋季。

生长环境：生于低山带山坡、河岸草地、沙质草甸。

采集：春秋二季采挖。晒干。除去须根及膜质叶鞘，切段生用或炒炭用。

现代研究：含多量蔗糖、葡萄糖、少量果糖、木糖及柠檬酸、草酸、苹果酸等；尚含淀粉，从白茅的根茎中分离出芦竹素、白茅素、羊齿醇、似砂醇、白头翁素等。药理作用：①具有利尿作用。②煎剂在试管内对福氏、宋内痢疾杆菌有明显的抑菌作用。③促进凝血酶原的形成，而有止血作用。④白茅根水浸液有降低血管通透性的作用。

性味功能：甘，平。凉血止血，清热利尿。

侗医主治：咯血、尿血、小便不利、肾炎水肿。

用药方法：10 ～ 30 克，水煎服。

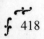

50. 念把崩 Nianbaben

地方名：淡竹叶。

基源及拉丁学名：禾本科植物淡竹叶 Lophatherum gracile Brongn. 的全草。

形态：多年生草本，高40～90厘米。根状茎粗短，坚硬。须根稀疏，其近顶端或中部常肥厚成纺锤状的块根。秆纤弱，多少木质化。叶互生，广披针形，长5～20厘米，宽1.5～3厘米，先端渐尖或短尖，全缘，基部近圆形或圆形而渐狭缩成柄状或无柄，平行脉多条，并有明显横脉，呈小长方格状，两面光滑或有小刺毛；叶鞘边线光滑或具纤毛；叶舌短小，质硬，长0.5～1毫米，有缘毛。圆锥花序顶生，长10～30厘米，分枝较少，疏散，斜升或展开；小穗线状披针形，长7～12毫米（连同短芒），宽1.5～2.5毫米，具粗壮小穗柄，长约1毫米；颖长圆形，具五脉，先端钝，边缘薄膜质，第1颖短于第2颖；外稃较颖为长，被针形，长6～7毫米，宽约3毫米，先端具短尖头，具5～7脉，内稃较外稃为短，膜质透明。颖果纺锤形，深褐色。花期6～9月，果期8～10月。

生长环境：生于山坡林下及沟边阴湿处。

采集：夏季采收，拣去杂质及根，切段，晒干。

分布：广西、湖南、湖北、贵州等地。

现代研究：茎、叶含三萜类和甾类物质芦竹素、白毛素、无羁萜、β-谷甾醇、豆甾醇、菜油甾醇、蒲公英甾醇等，亦含有酚性成分、氨基酸、有机酸、糖类。药理作用：①有解热作用。②有利尿作用。临床应用证明，淡竹叶的利尿作用较弱，但能明显增加尿中氯化钠的含量。③在试管内，水煎剂对金黄色葡萄球菌有一定的抑菌作用。

性味功能：甘，平。清热利湿，凉心利尿。

侗医主治：尿路感染、小便赤涩。

用药方法：10～20克，水煎服。

51. 土人参 Turenshen

地方名：土人参。

基源及学名：马齿苋科植物棱轴土人参 Talinum paniculatrm（Jacq.）Gaertn. 的根。

形态：一年生草本，高可达60厘米左右，肉质，全体无毛。主根粗壮有分枝，外表棕褐色。茎圆柱形，下部有分枝，基部稍木质化。叶近对生或互生：倒卵形，或倒卵状长椭圆形，长6～7厘米，宽2.5～3.5厘米，先端尖或钝圆，全缘，基部渐次狭窄而成短柄，两面绿色而光滑。茎顶分枝成长圆锥状的花丛，总花柄呈紫绿或暗绿色；花小多数，淡紫红色（洋红色），直径约6毫米，花柄纤长，花梗丝状；萼片 2，卵圆形，头尖，早落；花瓣 5，倒卵形或椭圆形；雄蕊 10 余枚，花丝细柔；雌蕊子房球形，花柱线形，柱头 3 深裂，先端向外展而微弯。蒴果，熟时灰褐色，直径约 3 毫米。种子细小，黑色，扁圆形。花期 6 ~ 7 月。果期 9 ~ 10 月。

生长环境：生于田野、路边、山坡、沟边、墙脚石旁等阴湿处。

采集：春、夏季挖根，洗净，晒干或蒸后晒干。

分布：广西、广东、贵州、湖南等地。

性味功能：甘，平。补脾益气，养阴润燥。

侗医主治：病后虚弱、体弱。

用药方法：15 ~ 60 克，水煎服。体弱用 60 克同鸡肉适量煲服。

52. 美骂卡猛 Meimakamong

地方名：血党。

基源及拉丁学名：紫金牛科血党 Ardisia punctata Lindl. 的根。

形态：灌木，高 1 ~ 2 米。茎幼时被细微柔毛，除侧生特殊花枝外，无分枝。叶互生；叶柄长 1 ~ 1.5 厘米，被微柔毛；叶片革质或近坚纸质，长圆形至椭圆状披针形，长 10 ~ 15 厘米，宽 2 ~ 3.5 厘米，先端急尖或渐尖，基部楔形，近全缘或具微波状齿，齿尖具边缘腺点，边缘反卷，背面被细微柔毛，脉隆起，除边缘外其余无腺点或腺点极疏；侧脉 8 ~ 12 对，连成远离边缘的边缘脉。亚伞形花序，单生或稀为复伞形花序，着生于侧生特殊花枝顶端；具少数退化叶或叶状苞片，被细微柔毛；花梗长 8 ~ 12 毫米，果时达 2.5 厘米；花长约 5 毫米，被微柔毛；萼片长圆状披针形或卵形，长 2 ~ 3 毫米，具缘毛或几无毛，具腺点；花瓣白色，椭圆状卵形，先端圆形，具明显的腺点，里面被微柔毛；雄蕊较花瓣略短，花药披针形，顶端具小尖头，背部具腺点；雌蕊与花瓣等长，子房卵珠形，被微柔毛，具腺点；果球形，直径约 6 毫米，深红色，具疏腺点。花期 5 ~ 7 月，果期 10 ~ 12 月。

生长环境：山谷、山坡林下阴湿处。

采集：全年均可采，洗净，鲜用或晒干。

分布：广西、湖南、江西、福建、广东、浙江等地。

性味功能：苦、辛，平。活血调经，舒筋活络。

侗医主治：血虚、月经不调。

用药方法：10 ~ 20 克，水煎服。

53. 云南朋卡 Yunnapengka

地方名：罗汉果。

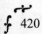

基源及拉丁学名：葫芦科植物罗汉果 Momordica grosvenorii Swingle 的成熟果实。

形态：多年生草质藤本，长 2～5 米。茎纤细，暗紫色。卷须二分叉几达中部。叶互生，叶柄长 2～7 厘米；叶片心状卵形，膜质，长 8～15 厘米，宽 3.5～12 厘米，先端急尖或渐尖，基部耳状心形，全缘，两面均被白色柔毛。花雌雄异株，雄花序总状，雌花花单生；花萼漏斗状，被柔毛，5 裂，花冠橙黄色，5 全裂，先端渐尖，外被白色夹有棕色的柔毛。瓠果圆形或长圆形，被柔毛，具 10 条纵线，种子淡黄色。花期 6～8 月，果期 8～10 月。

生长环境：山坡林下、河边湿润地段或灌木丛林中。

采集：秋季采摘，晾数天后，低温干燥。

分布：广西、广东、湖南等地。

现代研究：含罗汉果苷，较蔗糖甜 300 倍；另含果糖、氨基酸、黄酮等。果中含非糖甜味的成分，主要是三萜苷类；还含大量葡萄糖、果糖。又含锰、铁、镍、硒、锡、碘、钼等 26 种无机元素及蛋白质、维生素 C 等。

性味功能：甘，凉。清热润肺，滑肠通便。

侗医主治：肺虚燥咳、肺结核咯血、大便秘结。

用药方法：10～20 克，水煎服，或调蜜糖适量服。

54. 桑骂葵 Sangma kui

地方名：续断。

基源及拉丁学名：川续断科川续断 Dipsacus asper Wall. 的根。

形态：基生叶稀疏丛生，叶片琴状羽裂。叶片披白色刺毛或乳头状刺毛。小苞片倒卵形，长 7～11 毫米，披短柔毛，具 3～4 毫米的喙尖，喙尖两侧密生刺毛或稀疏刺毛，稀披短毛。花冠淡黄色或白色，花冠管长 9～11 毫米，基部狭缩成细管，顶端 4 裂，一裂片稍大，外面披短柔毛；雄蕊 4，着生于花冠管上，明显超出花冠，花丝扁平，花药椭圆形，紫色；子房下位，花柱通常短于雄蕊，猪头短棒状。瘦果长倒卵柱状，包藏于小总苞内，长约 4 毫米，仅顶端外露与小总苞外。

生长环境：沟边草丛或林中。

采集：秋季采挖，除去根头及须根，烘干。

分布：分布于广西、湖南、湖北、贵州、江西、四川、云南、西藏等地。

现代研究：根含生物碱、挥发油，尚含有维生素 E。药理作用：续断水煎剂对兔离体子宫有较强的兴奋作用，表现为频率增加、张力提高，多呈强直收缩状态。对肺炎双球菌有抑制作用；有杀死阴道毛滴虫的作用；亦有对抗维生素 E 缺乏症的作用。

性味功能：苦、辛，微温。补肝肾，续筋骨，通经络。

侗医主治：骨折、安胎。

用药方法：10 ~ 20 克，水煎服。

55. 靖南骂架苦 Tannanmjiaku

地方名：水田七。

基源及拉丁学名：蒟弱薯科植物裂果薯 Tacca plantaginea（Hance.）Drenth 的块茎。

形态：多年生草本。块茎粗而弯曲。叶根生，无毛，椭圆状披针形，长 12 ~ 22 厘米，宽 3.5 ~ 7 厘米，先端渐尖，基部下延，全缘；具长柄。花茎由叶丛抽出，顶生伞形花序，花 10 余朵；总苞 4 枚，外面 2 枚阔卵形，内面 2 枚较小，卵形；苞片线形，长达 7 厘米；花被钟状，外面淡绿色，内面淡紫色，裂片 6，2 轮，外轮 3，长三角形，内轮 3，宽卵形；雄蕊 6，着生于花被管内面，5 裂，花丝扁宽，基部扩大，上部呈倒生的袋状，花药淡紫色；子房下位，1 室，柱头 3 枚，花瓣状，2 裂，蒴果；种子多数，呈椭圆形，弯曲，表面有 10 余条纵棱。花期 5 ~ 6 月。果期 7 ~ 8 月。

生长环境：生于溪边、田边等潮湿地。

采集：春、夏采挖，洗净，鲜用或切片晒干。

分布：广西、贵州、江西、湖南、广东、云南等地。

性味功能：甘、苦，凉，有小毒。调经止痛，去瘀生新。

侗医主治：胃痛。

用药方法：10 ~ 15 克，水煎服。

56. 美筒品 Meitongpin

地方名：木贼。

基源及拉丁学名：木贼科植物笔管草 Hippochaete debilis（Roxb. ex Vaucher）Ching 的地上部分。

形态：根茎短，棕黑色，匍匐丛生；营养茎与孢子囊无区别，多不分枝，高达 60 厘米以上，直径 4 ~ 10 毫米，表面具纵沟通 18 ~ 30 条，粗糙，灰绿色，有关节，节间中空，节部有实生的髓心。叶退化成鳞片状基部连成筒状鞘，叶鞘基部和鞘齿成暗褐色两圈，上部淡灰色，鞘片背上有两面三刀条棱脊，形成浅沟。孢子囊生于茎顶，长圆形，无柄，具小尖头。

生长环境：生于坡林下阴湿处、河岸湿地、溪边，有时也生于杂草地。

采集：夏秋二季采割，除去杂质，晒干。

分布：广西、贵州、湖南、四川等地。

现代研究：木贼中含挥发性成分琥珀酸、延胡索酸、戊二酸甲酯、对羟基苯甲酸、间羟基苯甲酸、阿魏酸、香草酸、咖啡酸等；尚含有犬问荆碱、二甲砜、胸腺嘧啶、香荚兰醛、对－羟基苯甲醛。还含磷酸盐与多量的二氧化硅、硅酸盐、皂苷、树脂及葡萄糖和果糖。药理作用：①木贼注射液对家兔血管有一定的降压作用但不够稳定，对家兔离体血管有明显扩张作用。②木贼醇提取物40克/千克和20克/千克灌胃能明显增加戊巴比妥钠对中枢神经的抑制作用。③木贼醇提取物低浓度时对家兔肠和豚鼠回肠有兴奋作用，能使肠肌收缩频率和肌张力增加，收缩振幅加大，高浓度时则呈抑制作用。④木贼在试管内对金黄色葡萄球菌、大肠杆菌、炭疽杆菌、乙型链球菌、白喉杆菌、绿脓杆菌、伤寒杆菌及痢疾杆菌等有不同程度的抑制作用。

性味功能：甘、微苦，平。利水通淋，清热解毒。

侗医主治：尿路结石、尿路感染、肾炎。

用药方法：15～30克，水煎服。

57. 扛归 Kanggei

地方名：百合。

基源及拉丁学名：百合科植物野百合 Lilium brownii F.E.Br. ex Miellez Var. viridulum Baker 的地下鳞茎。

形态：多年生球根草本花卉，株高40～60厘米，还有高达1米以上的。茎直立，不分枝，草绿色，茎秆基部带红色或紫褐色斑点。地下具鳞茎，鳞茎由阔卵形或披针形，白色或淡黄色，直径由6～8厘米的肉质鳞片抱合成球形，外有膜质层。多数须根生于球基部。单叶、互生，狭线形，无叶柄，直接包生于茎秆上，叶脉平行。有的品种在叶腋间生出紫色或绿色颗粒状珠芽，其珠芽可繁殖成小植株。花着生于茎秆顶端，呈总状花序，簇生或单生，花冠较大，花筒较长，呈漏斗形喇叭状，六裂无萼片，因茎秆纤细，花朵大，开放时常下垂或平伸；花色，因品种不同而色彩多样，多为黄色、白色、粉红、橙红，有的具紫色或黑色斑点，也有一朵花具多种颜色的，极美丽。花瓣有平展的，有向外翻卷的。花落结长椭圆形蒴果。

生长环境：生于山坡、草丛、石缝中。

采集：秋季采挖，除去茎秆、须根，洗净，晒干。

分布：广西、湖南、贵州等地。

现代研究：百合鳞茎含秋水仙碱等多种生物碱及淀粉、蛋白质、脂肪等。麝香百合的花药含有多种类胡萝卜素，其中大部分是顺花药黄质酯，占

91.7% ~ 94%。研究表明：药百合、兰州百合、麝香百合的磷脂组成以双磷脂酰甘油和磷脂肪酸的含量为主。药理作用：①有止咳、祛痰、平喘作用。②能升高外周白细胞，并有提高机体免疫力的作用。灌胃可防止环磷酰胺所致动物白细胞减少症。

性味功能：甘，平。润肺止咳，清心安神。

侗医主治：老人久咳、咯血。

用药方法：10 ~ 30 克，水煎服，或研末蜜糖调服。

58. 美蛇猛西巴 Meisiemongxiba

地方名：四块瓦。

基源及拉丁学名：金粟兰科植物银线草 Chloranthus japonicus Siebold 的全草。

形态：多年生草本，高约 30 厘米。根茎横走，生有多数细长的根须，有特殊香味，茎直立，不分枝，下部带紫色，无毛。结明显膨大，每节上生 2 枚鳞片状小叶。顶生叶四片，形大密接排成轮状故名"四块瓦"。叶椭圆形，长约 9 厘米，宽约 5 厘米，先端渐尖，基部宽楔形，边缘有锯齿，上面深绿，背面较淡，脉纹明显，叶柄长约 1 厘米。夏季开花，穗状花序顶生，花黄绿色。核果倒卵形，熟时绿色。

生长环境：生于林下、沟边潮湿处。

采集：夏、秋季采挖，洗净，晒干。

分布：云南、广西、湖南、贵州等地。

性味功能：辛、苦，温，有毒。清热解毒，祛风散寒。

侗医主治：毒蛇咬伤、风湿关节痛。

用药方法：6 ~ 10 克，水煎服。或鲜品适量捣烂外敷。

59. 美冬 Meidong

地方名：猕猴桃。

基源及拉丁学名：猕猴桃科植物紫果猕猴桃 Actinidia chinensis Planch. 的果实、根。

形态：落叶藤本；枝褐色，有柔毛，髓白色，层片状。叶近圆形或宽倒卵形，顶端钝圆或微凹，很少有小突尖，基部圆形至心形，边缘有芒状小齿，表面有疏毛，背面密生灰白色星状绒毛。花开时乳白色，后变黄色，单生或数朵生于叶腋。萼片 5，有淡棕色柔毛；花瓣 5 ~ 6，有短爪；雄蕊多数，花药黄色；花柱丝状，多数。浆果卵形成长圆形，横径约 3 厘米，密被黄棕色有分枝的长柔毛. 花期 5 ~ 6 月，果熟期 8 ~ 10 月。猕猴桃的大小和 1 个鸡蛋差不多（约 6 厘米高，圆周约 4.5 至 5.5 厘米），一般是椭圆形的。深褐色并带毛的表皮一般不食用。而其内则是呈亮绿色的果肉和一排黑色的种子。

生长环境：生于山坡林缘或灌丛中。有栽培。

采集：根全年可采挖，洗净，晒干。秋季采收成熟果实，洗净鲜用。

分布：广西、贵州、湖南等地。

性味功能：酸、甘、寒。补气健胃，活血消肿。

侗医主治：胃痛、肺结核、急性阑尾炎。

用药方法：20 ～ 50 克，水煎服。

60. 高扒七把 Gaopaciba

地方名：七叶莲。

基源及拉丁学名：五加科植物鹅掌藤 Schefflera arboricla Hayata 的全草。

形态：常绿蔓生藤状灌木，全株有香气。高达 3 米。茎绿色，有细纵纹，光滑无毛。茎圆筒形，有细纵条纹。叶互生，掌状复叶，有长柄，柄基部扩大，总柄长 7 ～ 9 厘米，小叶通常 7 片，长卵圆形，故称"七叶莲"，革质，长椭圆形，长 9 ～ 16 厘米，宽 2.5 ～ 4 厘米，两端钝，先端尾尖，基部圆形，全缘，叶面绿色，有光泽，下面淡绿色，网脉明显；小叶柄长 1 ～ 3 厘米，中间的最长；托叶在叶柄基部与叶柄合生，显著。春季开绿白色小花，伞形花序集成总状花序状，集合成圆锥花丛，顶生。花青白色，花萼 5 齿裂；花瓣 5 片，分离，卵形；雄蕊 5。子房下位，6 室，浆果球形，成熟时黄红色。

生长环境：生于山谷或阴湿的疏林中。

采集：全年可采收，洗净，鲜用或切片晒干。

分布：广西、广东、湖南、贵州、台湾等地。

性味功能：苦，温。消肿止痛，祛风活络。

侗医主治：毒蛇咬伤、慢性肾炎。

用药方法：10 ～ 20 克，水煎服。

61. 美猪丫 Meixrya

地方名：小罗伞。

基源及拉丁学名：紫金牛科小罗伞 Ardisia punctata Lindl. 的全草。

形态：常绿直立灌木，高 30 ～ 60 厘米。根柔软肥壮。茎幼时被暗褐色小毛，除花枝外不分枝。叶互生，矩圆形至椭圆状披针形，长 7 ～ 14 厘米，宽 1.5 ～ 3 厘米，先端短尖或钝，基部阔棋形，上面深绿色，秃净，下面淡绿色，被暗褐色小毛，全叶具无数黑色腺点，边缘处连成一明显的边脉，叶边缘有腺体。伞形花序生于长 3 ～ 10 厘米、被微毛、顶略弯的花枝上；花柄长 1 ～ 2 厘米；萼被微毛；花冠内部白色，外被紫色斑点，裂片钝头。浆果球形，熟时深红色，径约 6 ～ 8

毫米。花期 6 ～ 9 月。

生长环境：生于深山林下或灌木丛中。

采集：全年可采。

分布：广西、广东等地。

性味功能：苦、甘、辛，温。活血散瘀，消肿止痛。

侗医主治：跌打损伤。

用药方法：鲜品适量捣烂调酒外敷。

62. 骂跌安 Mabiean

地方名：夏枯草。

基源及拉丁学名：唇形科植物夏枯草 Prunella vulgaris L. 的果序。

形态：多年生草本，高 13 ～ 40 厘米。茎直立，常带淡紫色，有细毛。叶卵形或椭圆状披针形，长 1.5 ～ 5 厘米，宽 1 ～ 2.5 厘米，全缘或疏生锯齿。轮伞花序顶生，呈穗状；苞片肾形，基部截形或略呈心脏形，顶端突成长尾状渐尖形，背面有粗毛；花萼唇形，前方有粗毛，后方光滑，上唇长椭圆形，3 裂，两侧扩展成半披针形，下唇 2 裂，裂片三角形，先端渐尖；花冠紫色或白色，唇形，下部管状，上唇作风帽状，2 裂，下唇平展，3 裂；雄蕊 4，2 强，花丝顶端分叉，其中一端着生花药；子房 4 裂，花柱丝状。小坚果褐色，长椭圆形，具 3 棱。花期 5 ～ 6 月。果期 6 ～ 7 月。

生长环境：生长在荒地或路旁草丛中。

采集：夏季果穗半枯时采收，晒干。

分布：广西、湖南、贵州、云南、广东等地。

现代研究：全草含有以齐敦果酸为苷元的三萜皂苷，尚含有芸香苷、金丝桃苷等苷类物质。亦含有熊果酸、咖啡酸及游离的齐敦果酸等有机酸；尚含维生素 B_1、维生素 C、维生素 K、胡萝卜素、树脂、苦味质、鞣质、挥发油、生物碱及氯化钾等无机盐。花穗中含飞燕草素和矢车菊素的花色苷、d- 樟脑、d- 小茴香酮、熊果酸。药理作用：①夏枯草煎剂（浓度为 1：10 万 ～ 1：100 万）能使在位兔心和离体蛙心收缩幅度增大。但浓度增大（1：20 ～ 1：50）则使收缩幅度变小。②夏枯草煎剂对痢疾杆菌、伤寒杆菌、霍乱弧菌、大肠杆菌、变形杆菌、绿脓杆菌和葡萄球菌、链球菌及人型结核杆菌均有一定抑制作用。③夏枯草煎剂（1：50 ～ 1：200）可使家兔离体子宫出现强直收缩；对离体兔肠能增强其蠕动。

性味功能：辛、苦，寒。清肝火，消瘰疬，利尿降压。

侗医主治：乳腺炎、癫痫。

用药方法：10 ～ 20 克，水煎服。

63. 勾星 Gouxing

地方名：勾藤。

基源及学名：茜草科植物钩藤 Uncaria rhynchophylla（Miq.）Miq.ex Havil 的带钩枝条。

形态：常绿木质藤本，长可达 10 米。小枝四棱柱形，褐色，无毛。叶腋有成对或单生的钩，向下弯曲，先端尖，长约 1.7 ~ 2 厘米。叶对生；具短柄；叶片卵形，卵状长圆形或椭圆形，长 5 ~ 12 厘米，宽 3 ~ 7 厘米，先端渐尖，基部宽楔形，全缘，上面光亮，下面在脉腋内常有束毛，略呈粉白色，干后变褐红色；托叶 2 深裂，裂片条状钻形，长 6 ~ 12 毫米。头状花序单个腋生或为顶生的总状花序式排列，直径 2 ~ 2.5 厘米；总花梗纤细，长 2 ~ 5 厘米；花黄色，花冠合生，上部 5 裂，裂片外被粉状柔毛；雄蕊 5；子房下位。蒴果倒卵形或椭圆形，被疏柔毛，有宿存萼。种子两端有翅。

生长环境：生于谷溪边的疏林中、山地林中、山地次生林中。

采集：春、秋采收，剪去无钩的藤茎，晒干，或置锅内蒸后再晒干。

分布：广西、广东、湖南、湖北、贵州、云南等地。

性味功能：甘、苦，微寒。清热平肝，熄风止痉。

侗医主治：小儿高热抽搐、惊风。

用药方法：6 ~ 30 克，水煎服。

64. 美达西 Meibaxi

地方名：矮地茶。

基源及拉丁学名：紫金牛科植物紫金牛 Ardisia japonica（ Hornsted ）BI. 的全草。

形态：常绿小灌木，高 10 ~ 30 厘米，基部常匍匐状横生，暗红色，有纤维的不定根。茎常单一，圆柱形，表面紫褐色，被短腺毛。叶对生或轮生，坚纸质，椭圆形，长 3 ~ 7 厘米，基部宽楔形或近于圆形，顶端一般急尖，边缘有锯齿，两面有腺点，下面中脉外有微柔毛；侧脉 5 ~ 6 对，细脉联结成清晰网脉。花序近于伞形，腋生或近顶生；花长 3 ~毫米，萼片卵形，有腺点；花冠裂片卵形，急尖，有腺点；雄蕊短于花冠裂片，背面有腺点；紫蕊约与花冠裂片等长。果球形，鲜红色。花期 5 ~ 6 月，果期 11 ~ 12 月。

生长环境：生于低山林下或竹林下阴湿处。

采集：全年可采挖，洗净，鲜用或晒干。

分布：广西、湖南、江西、陕西等地。

现代研究：全株含挥发油 0.1% ~ 0.2%，在去油后的残渣中分离得镇咳有效成分矮茶素 1 号（即岩白菜素）和矮茶素 2 号；尚含 2 - 羟基 - 5 - 甲氧基 - 3 -

十五烯基苯醌等化合物及三萜类化合物。从紫金牛全草中分离得紫金牛素、紫金牛酚Ⅰ、Ⅱ；叶中含有槲皮苷、杨梅树皮苷、岩白菜素和冬青萜醇。

性味功能：辛、微苦，平。止咳去痰，利湿退黄。

侗医主治：肺结核、支气管炎。

用药方法：10 ~ 30克，水煎服。

65. 骂闻 Mawei

地方名：鱼腥草。

基源及拉丁学名：三白草科植物蕺菜 Houttuynia cordata Thunb. 的全草。

形态：为多年生草本，高30 ~ 50厘米，全株有腥臭味，茎上部直立，常呈紫红色，下部匍匐，节上轮生小根。叶互生，薄纸质，有腺点，背面尤甚，卵形或阔卵形，长4 ~ 10厘米，宽2.5 ~ 6厘米，基部心形，全缘，背面常紫红色，掌状叶脉5 ~ 7条，叶柄长1 ~ 3.5厘米，无毛，托叶膜质长1 ~ 2.5厘米，下部与叶柄合生成鞘。花小，夏季开，无花被，排成与叶对生、长约2厘米的穗状花序，总苞片4片，生于总花梗之顶，白色，花瓣状，长1 ~ 2厘米，雄蕊3枚，花丝长，下部与子房合生，雌蕊由3个合生心皮所组成。蒴果近球形，直径2 ~ 3毫米，顶端开裂，具宿存花柱。种子多数，卵形。花期5 ~ 6月，果期10 ~ 11月。

生长环境：生长于沟边、溪边及潮湿的疏林下。

采集：夏季采收，洗净，阴干用或鲜用。

分布：广西、湖南、贵州、广东、江西、福建等地。

现代研究：全草含挥发油，其中有效成分为癸酰乙醛（即鱼腥草素）、月桂醛、2-十一烷酮、丁香烯、芳樟醇、乙酸龙脑酯、α-蒎烯、莰烯（Camphene）、月桂烯和d-柠檬烯、甲基正壬基酮、癸醛、癸酸，花、叶、果中均含有槲皮素、槲皮苷、异槲皮苷、瑞诺苷、金丝桃苷、阿夫苷、芸香苷；尚含有绿原酸、棕榈酸、亚油酸、油酸、氯化钾、硫酸钾，以及β-谷甾醇和蕺菜碱。

性味功能：辛，微寒。清热解毒，消痈肿。

侗医主治：上呼吸道感染、腮腺炎。

用药方法：15 ~ 30克，水煎服。

66. 益母草 Yinucei

地方名：益母草。

基源及拉丁学名：唇形科植物益母草 Leonurus heterophyllus Sweet 的全草。

形态：幼苗期无茎，基生叶圆心形，边缘5 ~ 9浅裂，每裂片有2 ~ 3钝齿。花前期茎呈方柱形，上部多分枝，四面凹下成纵沟，长30 ~ 60厘米，直径0.2 ~ 0.5厘米；表面青绿色；质鲜嫩，断面中部有髓。叶交互对生，有柄；叶片青绿色，质鲜嫩，揉之有汁；下部茎生叶掌状 3 裂，上部叶羽状深裂或浅裂成 3 片，裂片全缘或具少数锯齿。

生长环境：生于野荒地、路旁、田埂、山坡草地、河边。

采集：夏季采割，晒干。

分布：广西、湖南、贵州、湖北及全国各地。

现代研究：含益母草碱、水苏碱、益母草定、益母草宁、亚麻酸、β－亚麻酸、月桂酸、油酸、苯甲酸、芸香苷、延胡索酸、甾醇、维生素 A 等；此外亦含精氨酸、4－胍基－1－丁醇、4－胍基－丁酸、水苏糖。尚提取得五种结晶物质，两种为生物碱即益母草碱甲、乙；三种为非生物碱，即益母草素甲、乙、丙。

性味功能：辛、苦，凉。活血调经，利水消肿。

侗医主治：肾炎水肿、月经不调、痛经。

用药方法：10 ~ 30 克，水煎服；鲜品 12 ~ 40 克。或熬膏，入丸剂，外用适量捣敷或煎汤外敷。

67. 桑儿盖 Sangegai

地方名：大罗伞。

基源及拉丁学名：紫金牛科植物大罗伞 Ardisia crispa（Thunb.）A.DC. 的根叶。

形态：灌木植物，高 0.8 ~ 1.5 米、极少达 6 米。叶片坚纸质或略厚，椭圆状或长圆状披针形，稀倒披针形，顶端长急尖或渐尖，基部楔形，长 10 ~ 17 厘米，宽 1.5 ~ 3.5 厘米，近全缘或具边缘反卷的疏突尖锯齿，齿边具边缘腺点，两面无毛。复伞房状伞形花序，无毛，着生于顶端下弯的侧生特殊花枝尾端；花瓣白色或带紫色，长 6 ~ 7 毫米，卵形，顶端急尖，具腺点，里面近基部具乳头状突起。果球形，直径约 9 毫米，深红色，腺点不明显。

生长环境：山谷、山坡林下及阴湿的地方。

采集：秋季采挖，切碎，晒干。

分布：广西、广东、福建、台湾、湖南、云南等地。

性味功能：辛、苦，平。活血祛瘀，止痛消肿。

侗医主治：骨折、跌打损伤。

用药方法：10 ~ 15 克，水煎服；外用适量捣烂敷患处。

68. 骂东先 Madongxian

地方名：雷公根。

基源及拉丁学名：伞形科植物积雪草 Centella asiatica（L.）Urb. 的全草。

形态：多年生草本，高 10～30 厘米，幼嫩部分被疏长柔毛。匍匐茎着地生根，茎上升，四棱形。叶对生；叶柄长为叶片的 1.5 倍，被长柔毛；叶片心形或近肾形，长 1.8～2.6 厘米，宽 2～3 厘米，先端急尖或钝，边缘具圆齿，两面被柔毛或硬毛。轮状花序，通常 2～3 花；小苞片线形，长 4 毫米，被缘毛；花萼筒状，长 9～11 毫米，外面被长柔毛，内面略被柔毛，萼齿 5，上唇 3 齿较长，下唇 2 齿略短，顶端芒状，具缘毛；花冠蓝色或紫色，下唇具深色斑点，花冠筒有长和短两型，长筒者长 1.7～2.23 厘米，短筒者长 1～1.4 厘米，外面多少端凹入；雄蕊 4，内藏，后对较长，花药 2 室；子房 4 裂，花柱略伸出，柱头 2 裂；花盘杯状，前方呈指状膨大。小坚果长圆状卵形，长约 1.5 毫米，深褐色。花期 4～5 月，果期 5～6 月。

采集：4～5 月采收全草，晒干或鲜用。

分布：广西、湖南、广东、贵州、云南、浙江、福建等地。

现代研究：茎叶含挥发油，主成分为左施松樟酮、左旋薄荷酮、胡薄荷酮、α－蒎烯、β－蒎烯、棕檬烯、1-8-桉叶素、对－聚伞花素、异薄荷酮、异松樟酮、芳樟醇、薄荷醇及 α－松油醇等。

性味功能：苦、辛，凉。清热解毒，凉血利湿，祛瘀止痛。

侗医主治：尿路感染，解木薯中毒。

用药方法：15～30 克，水煎服。

69. 骂匀 Mayun

地方名：犁头草。

基源及拉丁学名：堇菜科植物犁头草 Viola inconspicua Blume 的全草。

形态：多年生草本。主根粗短，托叶白色，具长尖，有稀疏的线状齿；叶柄长 2～8 厘米，上端有狭翅。花梗长 6～12 厘米，中部有线状小苞片 2 枚。花两性，花萼 5，披针形，长 5～7 毫米，附属物上常有钝齿；花瓣 5，紫色，倒卵状椭圆形，长约 1.5 厘米，距长约 7 毫米，雄蕊 5；子房上位，1 室，柱头三角形凸状。蒴果长圆形，裂瓣有棱沟，长 6～10 毫米。花期 4 月。果期 5～8 月。

生长环境：生长于山野、路旁向阳或半阴处。

采集：夏秋开花时采集全草，晒干。

分布：广西、湖南、江苏、浙江、安徽、江西、福建、台湾等地。

性味功能：苦、微辛，寒。凉血解毒，清热去湿。

侗医主治：咽喉痛、疔疮、肿毒。

用药方法：15～30 克，水煎服。

70. 骂帮包 Mabangbao

地方名：六角莲。

基源及拉丁学名：小檗科植物六角莲 Dysosma pleiantha（Hance）Woodson 的全草。

形态：多年生草本，植株高 20 ～ 60 厘米，有时可达 80 厘米。根状茎粗壮，横走，呈圆形结节，多须根；茎直立，单生，顶端生二叶，无毛。叶近纸质，对生，盾状，轮廓近圆形，直径 16 ～ 33 厘米，5 ～ 9 浅裂，裂片宽三角状卵形，先端急尖，上面暗绿色，常有光泽，背面淡黄绿色，两面无毛，边缘具细刺齿；叶柄长 10 ～ 28 厘米，具纵条棱，无毛。花梗长 2 ～ 4 厘米，常下弯，无毛；花紫红色，下垂；萼片 6，椭圆状长圆形或卵状长圆形，长 1 ～ 2 厘米，宽约 8 毫米，早落；花瓣 6 ～ 9，紫红色，倒卵状长圆形，长 3 ～ 4 厘米，宽 1 ～ 1.3 厘米；雄蕊 6，长约 2.3 厘米，常镰状弯曲，花丝扁平，长 7 ～ 8 毫米，花药长约 15 毫米，药隔先端延伸；子房长圆形，长约 13 毫米，花柱长约 3 毫米，柱头头状，胚珠多数。浆果倒卵状长圆形或椭圆形，长约 3 厘米，直径约 2 厘米，熟时紫黑色。花期 3 ～ 6 月，果期 7 ～ 9 月。

生长环境：林下、山谷溪旁或阴湿溪谷草丛中。

采集：（略）。

分布：广西、湖南、台湾、浙江、福建、安徽、江西、湖北、广东、四川、河南。

现代研究：根和根茎含抗癌成分鬼臼毒素和脱氧鬼臼毒素。鬼臼毒酮、4-去甲鬼臼毒酮、异鬼臼苦酮、鬼臼苦素、鬼臼苦酮、山荷叶素、去氢鬼臼毒素、尚含大黄素甲醚、山奈酚（Ⅵ）、槲皮素（Ⅶ），以及正十六烷酸（Ⅷ）、β-谷甾醇（Ⅸ）和胡萝卜苷（Ⅹ）、紫云英苷等。

性味功能：苦、甘，平，有毒。消肿毒，止痛。

侗医主治：蛇咬伤、胃痛。

用药方法：6 ～ 12 克，水煎服，外用适量，研末调敷或浸酒涂敷。

71. 骂卡苦 Maksku

地方名：车前草。

基源及拉丁学名：车前草科植物车前草 Plantago asiatica L. 的全草。

形态：多年生草本，连花茎高达 50 厘米，具须根。叶根生，具长柄，几与叶片等长或长于叶片，基部扩大；叶片车前子卵形或椭圆形，长 4 ～ 12 厘米，宽 2 ～ 7 厘米，先端尖或钝，基部狭窄成长柄，全缘或呈不规则波状浅齿，通常有 5 ～ 7 条弧形脉。花茎数个，高 12 ～ 50 厘米，具棱角，有疏毛；穗状花序为花茎的 2/5 ~ 1/2；花淡绿色，每花有宿存苞片 1 枚，三角形；花萼 4，基部稍合生，椭圆形或卵圆形，宿存；花冠小，胶质，花冠管卵形，先端 4 裂，裂片三角形，向外反卷；雄蕊 4，着生在花冠筒近基部处，与花冠裂片互生，花药长圆形，2 室，先端有三角形突出物，花丝线形；雌蕊 1，子房上位，卵圆形，2 室（假 4 室），花柱 1，线形，有毛。蒴果卵状圆锥形，成熟后约在下方 2/5 处周裂，下方 2/5 宿存。种子 4 ~ 8 枚或 9 枚，近椭圆形，黑褐色。花期 6 ~ 9 月。果期 7 ~ 10 月。

生长环境：生长在山野、路旁、花圃、河边等地。

采集：夏秋季采收，晒干，搓出种子，去掉杂质。

分布：广西、湖南、贵州、广东、湖北等地。

现代研究：车前全草含熊果酸、正三十一烷、谷甾醇、豆甾醇、车前苷等。车前种子含月桃叶珊瑚苷、车前黏多糖、消旋 – 车前子苷、都桷子苷酸、车前子酸、琥珀酸、腺嘌呤、胆碱及 10.43% 的脂肪油，β – 谷甾醇、β – 谷甾醇 –3–O– β –D– 吡喃葡萄糖苷。

性味功能：甘，寒。利水通淋，清热解毒，止血。

侗医主治：尿路结石、小便涩痛、肾炎。

用药方法：10 ~ 30 克，水煎服。

72. 美闷 Meimen

地方名：小驳骨。

基源及拉丁学名：爵床科植物小驳骨 Gendarussa vulgaris Nees 的茎叶。

形态：常绿小灌木，高 1 ~ 2 厘米。茎直立，茎节膨大，青褐色或紫绿色。枝条对生，无毛。单叶，叶片披针形，长 6 ~ 11 厘米，宽 1 ~ 2 厘米。先端尖，基部狭，边缘全缘，两面均无毛。叶柄短。春夏开花，花白色带淡紫色斑点。排成花序生丁枝顶或上部叶腋，长 2 · 5 厘米，粗 1 ~ 2 厘米。苞片钻状，披针形，长约 2 毫米。花萼五裂，裂片条状披针形，与苞片同生有黏毛。花冠二唇形，长 15 ~ 17 厘米。雄蕊 2 枚。夏季结果，果实棒状，长约 12 毫米。

生长环境：生于村旁或路边的灌丛中，亦有栽培。

采集：夏、秋季采收，洗净，切段，晒干或鲜用。

分布：广西、湖南、台湾、广东、海南、云南等地。

性味功能：辛，苦，平。祛风湿，散瘀血，续筋骨。

侗医主治：骨折。

用药方法：15 ~ 30 克，水煎服。外用适量。鲜品捣烂外敷或研末调敷。

73. 美恩嫩 Meiemen

地方名：臭牡丹。

基源及拉丁学名：马鞭草科植物臭牡丹 Clerodendrum bungei Stend. 的根叶。

形态：小灌木。嫩枝稍有柔毛，枝内白色中髓坚实。叶宽卵形或卵形，有强烈臭味，长 10 ～ 20 厘米，宽 5 ～ 15 厘米，边缘有锯齿。聚伞花序紧密，顶生，花冠淡红色或红色、紫色，有臭味。核果倒卵形或卵形，直径 0.8 ～ 1.2 厘米，成熟后蓝紫色。

生长环境：生于山坡、林缘、沟谷、路旁及灌丛中。

采集：根全年可采，茎叶夏季采集，鲜用或切段晒干。

分布：广西、湖南、贵州、湖北、江西等地。

性味功能：苦、辛，平。活血散瘀，收敛止痛。

侗医主治：脱肛、病后体虚。

用药方法：15 ～ 30 克，水煎服；病后体弱或产后血虚，用臭牡丹 30 ～ 50 克，鸡 1 只，蒸食或者煲食。

74. 美从　Meicong。

地方名：马尾松。

基源及拉丁学名：松科植物马尾松 Pinus massoniana Lamb. 的根、根皮、树皮、嫩梢、叶、果实。

形态：常绿乔木，高达 45 米，胸径 1 米，树冠在壮年期呈狭圆锥形，老年期内则开张如伞状；干皮红褐色，呈不规则裂片；一年生小枝淡黄褐色，轮生；冬芽圆柱形，褐色叶 2 针 1 束，亦有 3 针 1 束，马尾松针叶又分长短，长的达 30 厘米，叫长叶马尾松；短的仅 10 厘米以内，叫短叶马尾松。质软，叶缘有细锯齿；树脂脂道 4 ～ 8，边生。球果长卵形，长 4 ～ 7 厘米，径 2.5 ～ 4 厘米，有短柄，成熟时栗褐色，脱落而不突存树上，种鳞的鳞背扁平，横不很显著，鳞脐不突起，无刺。种长 4 ～ 5 毫米，翅长 1.5 厘米。子叶 5 ～ 8。花期 4 月；果次年 10 ～ 12 月成熟。

生长环境：生于海拔 1000 ～ 2800 米的山地树林中。

采集：全年均可采收，晒干或鲜用。

分布：广西、湖南、贵州、山东、江苏等地。

性味功能：甘、苦，温。驱风行气，活血止痛。

侗医主治：风湿、气管炎、烧伤。

用药方法：根适量水煎洗患处治疗风湿；果实或根皮 15 ～ 30 克，水煎服治气管炎；树皮研末敷患处治烧烫伤。

75. 美要　Meiyao

地方名：枫木。

基源及拉丁学名：金缕梅科植物枫香树 Liquidambar formosana Hance 的根、叶、果实。

形态：落叶乔木，高达 20 ~ 30 米。小枝有柔毛。叶掌状 3 裂，边缘有锯齿，背面有柔毛或变无毛，掌状脉 3 ~ 5 条；叶柄长达 11 厘米；托叶红色，条形，长 1 ~ 1.4 厘米，早落。花单性，雌雄同株；雄花排列成荑黄花序，无花被，雄蕊多数，药丝与花药近等长；雌花 25 ~ 40 朵，排列成头状花序，无花瓣；萼齿 5，钻形，长达 8 毫米，花后增长；子房半下位，2 室，胚株多数，花柱 2，长 1 厘米。头状果序圆球形，直径 2.5 ~ 4.5 厘米，宿存花柱和萼齿针刺状。种子多数，细小，扁平。花期 3 ~ 4 月，果期 9 ~ 10 月。

生长环境：生于平原或丘陵山地常绿阔叶林中。

采集：根叶全年可采，冬季果实成熟时采摘，晒干。

分布：广西、湖南、贵州、云南等地。

性味功能：苦，平。祛风除湿，行气止痛。

侗医主治：风湿、肠炎、痢疾。

用药方法：15 ~ 30 克，水煎服；鲜嫩叶适量嚼食治腹泻。

76. 桑私拢 Sangshilong

地方名：土细辛。

基源及拉丁学名：马兜铃科植物细辛 Asarum forbesii Maxim. 的全草。

形态：多年生草本，根状茎粗短，下生多数细根。叶 1 ~ 4 片，具长柄；叶片心状肾形，长和宽均 3 ~ 8 厘米，顶端钝或圆，基部心形，两面略被毛，边缘及脉上密被细柔毛；叶柄长 7 ~ 15 厘米，单花顶生，直径 1 ~ 1.2 厘米；花被筒钟状，顶端 3 裂，裂片宽卵形，紫暗色；雄蕊 12 枚；花柱 6 枚，柱头 2 裂。蒴果肉质，具多数黑褐色种了。花期 4 ~ 5 月，果期 5 ~ 6 月。

生长环境：生于阴湿有腐殖质的林下或草丛中。

采集：夏季采挖，洗净，晒干。

分布：湖南、江西、广西、贵州等地。

性味功能：辛，温，有小毒。散风逐寒，消痰行水，活血定痛。

侗医主治：胃寒痛、牙痛、毒蛇咬伤。

用药方法：6 ~ 15 克，水煎服。外用适量捣烂外敷。

77. 把铜钱挪 Batongqiannuo

地方名：虎耳草。

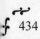

基源及拉丁学名：虎耳草科虎耳草 Saxifraga stolonifera Curtis 的全草。

形态：虎耳草多年生小草本，冬不枯萎。根纤细；匍匐茎细长，紫红色，有时生出叶与不定根。叶基生，通常数片；叶柄长 3 ~ 10 厘米；叶片肉质，圆形或肾形，直径 4 ~ 6 厘米，有时较大，基部心形或平截，边缘有浅裂片和不规则细锯齿，上面绿色，常有白色斑纹，下面紫红色，两面被柔毛。花茎高达 25 厘米，直立或稍倾斜，有分枝；圆锥状花序，轴与分枝、花梗被腺毛及绒毛；苞片披针形，被柔毛；萼片卵形，先端尖，向外伸展；花多数，花瓣 5，白色或粉红色下方 2 瓣特长，椭圆状披针形，长 1 ~ 1.5 厘米，宽 2 ~ 3 毫米，上方 3 瓣较小，卵形，基部有黄色斑点；雄蕊 10，花枝棒状，比萼片长约 1 倍，花药紫红色；子房球形，花柱纤细，柱头细小。蒴果卵圆形，先端 2 深裂，呈喙状。花期 5 ~ 8 月，果期 7 ~ 11 月。

生长环境：生于林下、灌丛、草甸和阴湿岩石旁。

采集：全年可采，去杂质，晒干。

分布：广西、湖南、江苏、浙江等地。

性味功能：苦、辛，寒，有小毒。清热凉血，祛风解毒。

侗医主治：中耳炎、结膜炎、角膜云翳。

用药方法：鲜品适量捣烂调酒取汁滴患耳治中耳炎；捣烂敷患眼治疗结膜炎、角膜云翳。

78. 美要婵 Meiyaochan

地方名：金缕半枫荷。

基源及拉丁学名：金缕梅科植物金缕半枫荷 Semiliquidambar cathayensis H. T. Chang 的全株。

形态：常绿乔木，高约 17 米，胸径达 60 厘米，树皮灰色，稍粗糙；芽体长卵形，略有短柔毛；当年枝干后暗褐色，无毛；老枝灰色，有皮孔。叶簇生于枝顶，革质，异型，不分裂的叶片卵状椭圆形，长 8 ~ 13 厘米，宽 3.5 ~ 6 厘米；先端渐尖，尾部长 1 ~ 1.5 厘米；基部阔楔形或近圆形，稍不等长，上面深绿色，发亮，下面浅绿色，无毛，或为掌状 3 裂，中央裂片长 3 ~ 5 厘米，两侧裂片卵状三角形，长 2 ~ 2.5 厘米，斜行向上，有时为单侧叉状分裂；边缘有具腺锯齿；掌状脉 3 条，两侧的较纤细，在不分裂的叶上常离基 5 ~ 8 毫米，中央的主脉还有侧二脉 4 ~ 5 对，与网状小脉在上面很明显，在下面突起，叶柄长 3 ~ 4 厘米，较粗壮，上部槽无毛。雄花的短穗状花序常数个排成总状，长 6 厘米，花被全缺，雄蕊多数，花丝极短，花药先端凹人，长 1.2 毫米。雌花的头状花序单生，萼齿针形，长 2 ~ 5 毫米，有短柔毛，花柱长 6 ~ 8 毫米，先端卷曲，有柔毛，花序柄长 4.5 厘米，无毛。头状果序直径 2.5 厘米，有蒴果 22 ～ 28 个，宿存萼齿比花柱短。

生长环境：生于砂质土山坡、平原、丘陵地疏林或密林中。

采集：全年可采，切片，晒干。

分布：广西、贵州、广东、江西等地。

性味功能：甘，温。祛风除湿，舒筋活血。

侗医主治：风湿麻痹、半边瘫、偏头痛。

用药方法：根、枝或叶 10 ～ 30 克，水煎冲酒服，兼熏洗患处。

79. 铜钱细 Tongqianxi

地方名：天胡荽。

基源及拉丁学名：伞形科植物天胡荽 Hydrocotyle sibthorpioides Lam. 全草。

形态：多年生草本。茎纤弱细长，匍匐，平铺地上成片，秃净或近秃净；茎节上生根。单叶互生，圆形或近肾形，直径 0.5 ～ 1.6 厘米，基部心形，5 ～ 7 浅裂，裂片短，有 2 ～ 3 个钝齿，上面深绿色，光滑，下面绿色或有柔毛，或两面均自光滑以至微有柔毛；叶柄纤弱，长 0.5 ～ 9 厘米。伞形花序与叶对生，单生于节上；伞梗长 0.5 ～ 3 厘米；总苞片 4 ～ 10 枚，倒披针形，长约 2 毫米；每伞形花序具花 10 ～ 15 朵，花无柄或有柄；萼齿缺乏；花瓣卵形，呈镊合状排列；绿白色。双悬果略呈心脏形，长 1 ～ 1.25 毫米，宽 1.5 ～ 2 毫米；分果侧面扁平，光滑或有斑点，背棱略锐。花期 4 ～ 5 月。

生长环境：生于路旁草地较湿润之处。

采集：夏秋间采收全草，洗净，晒干。

分布：广西、湖南、贵州、广东、四川等地。

现代研究：体外试验对金黄色葡萄球菌有较强抑制作用，对变形杆菌，福氏痢疾杆菌、伤寒杆菌也有不同程度的抑制作用。

性味功能：辛、苦，寒。清热解毒，利尿消肿。

侗医主治：黄疸型肝炎、小儿高热、小儿惊风。

用药方法：10 ～ 15 克，水煎服或蒸猪肝服治疗肝炎；布包搽全身治小儿高热；捣烂加洗米水调匀，取药液内服兼外搽头颅治小儿惊风。

80. 疳积草 Ganjicao

地方名：独脚疳。

基源及拉丁学名：玄参科植物独脚金 Striga asiatica（L.）Kuntze 的全草。

形态：一年生草本，高 8 ～ 15 厘米。茎直立，粗糙或被毛，单生或略分枝。上部叶互生，线形；下部叶对生，线形或披针形，叶长约 1 厘米或更短，很少有齿缺，有时退化为鳞片。穗状花序顶生，花黄色、红色或白色，下部者疏离，上部者较靠近，无柄；苞片通常长于萼；萼管状，5裂，通常有棱10条；花冠管纤弱，长约8毫米，近顶端弯曲，唇形，上唇2裂，下唇3裂，上唇较下唇为短；雄蕊4，内藏，花药1室；雌蕊1，花柱细长，顶端棒状。蒴果近球形或长椭圆形，室裂，种子多数。花期7月。果期8～9月。

　　生长环境：生于平原和丘陵的草地，常寄生其他植物的根上。

　　采集：夏、秋采集，洗净，晒干。

　　分布：广西、贵州、广东、福建等地。

　　性味功能：甘、淡，凉。清热利尿，健脾消食。

　　侗医主治：小儿疳积、结膜炎。

　　用药方法：取15～20克，与瘦猪肉蒸服，治疗小儿疳积。

81. 骂通先亚 Matongxianya

　　地方名：透骨消。

　　基源及拉丁学名：唇形科植物活血丹 Glechoma longituba（Nakai）Kupr. 的全草。

　　形态：为多年生匍匐草本；茎纤细，方柱形，长10～30厘米，下部常匍地生根，上部斜升或近直立，仅幼嫩部被稀疏长柔毛。叶对生，有长柄，叶片草质，圆心形或近肾形，上部的叶长1.8～2.6厘米，宽2～3厘米，顶端钝，边缘有圆齿，两面被柔毛或硬毛，下面常紫色。春末夏初开花；花蓝色或紫色，具短梗，通常单生于叶腋，稀2朵或3朵簇生；萼管状，长9～11毫米，具15条纵脉，被长柔毛，萼裂片的长度约与萼管相等或较短，具芒状尖头；花冠有长筒和短筒二型，长筒花长1.7～2.2厘米，短筒花长1～1.4厘米，外面多少被毛，冠管下部圆筒状，上部明显扩大呈钟形，檐部二唇形，上唇直立，2裂，下唇伸长，斜展，3裂，中间的裂片特大，顶端凹；雄蕊4枚，内藏。小坚果长圆状卵形，长约1.5毫米，深褐色，藏于宿存萼内。

　　生长环境：常生于疏林、林缘、溪边或草地上。

　　采集：全年可采收，以夏季叶茂盛时采收者质佳。拔取全草，去净泥沙，晒干。

　　分布：广西、湖南、贵州、湖北等地。

　　性味功能：辛、甘，微寒。活血祛瘀，生肌接骨，利水通淋，利湿退黄。

　　侗医主治：跌打损伤、骨折、尿路感染。

　　用药方法：鲜品适量捣烂，调米酒敷患处，治跌打损伤、骨折。

82. 神 Shen

　　地方名：蚯蚓。

　　基源及拉丁学名：巨蚓科动物蚯蚓 Phertima tschiliensis（Michaelsen）全体。

形态：体长约 60 ~ 120 毫米，体重约 0.7 ~ 4 克。最大的有 1.5 千克。身体呈圆筒形，褐色稍淡，约由 100 多个体节组成。前段稍尖，后端稍圆，在前端有 1 个分节不明显的环带。腹面颜色较浅，大多数体节中间有刚毛，在蚯蚓爬行时起固定支撑作用。在 11 节体节后，各节背部背线处有背孔，有利呼吸，保持身体湿润。

生长环境：生活于潮湿、疏松之泥土中。

采集：全年可捕捉，洗去黏液，及时剖开腹部，洗去内脏和泥土，晒干。

分布：广西、湖南、贵州、福建等地。

现代研究：蚯蚓含蚯蚓解热碱、蚯蚓素、蚯蚓毒素；广地龙含 6- 羟基嘌呤、琥珀酸及 L（+）谷氨酸等，蚯蚓亦含黄嘌呤、腺嘌呤、鸟嘌呤、胆碱、胍；尚含多种氨基酸如丙氨酸、缬氨酸、亮氨酸、苯丙氨酸、酪氨酸、赖氨酸等；脂类部分中含硬脂酸、棕榈酸、高度不饱和脂肪酸、磷脂、胆甾醇等；黄细胞组织中含碳水化合物、脂类、蛋白质及色素；所含碱性氨基酸有组氨酸、精氨酸、赖氨酸；其黄色素可能是核黄素或其相似物质。药理作用：①能使血液的凝血时间、凝血酶时间、凝血酶原时间均显著延长；能降低血液黏度，抑制血栓形成，有很好的抗凝作用。②地龙煎剂对甲型链球菌有微弱的抑菌作用；86% 的蚯蚓乙醇及石油醚提取物对人型结核杆菌有一定的抗菌作用；地龙提取液对毛霉和酵母菌有显著的抑制作用。

性味功能：咸，寒。清热镇痉，止喘，利尿。

侗医主治：小儿急慢性肠胃炎、小儿高烧抽搐、小儿哮喘。

用药方法：1 ~ 5 条研粉开水冲服，或鲜品捣烂布包水煎服。

83. 野 Ye

地方名：青蛙。

基源及拉丁学名：蛙科动物青蛙 Rana nigromaculata Hallowell 的全体。

形态：蛙类最小的只有 5 厘米，相当 1 个人的大拇指长，大的有 30 厘米，瞳孔都是横向的，皮肤光滑，舌尖分两叉，舌跟在口的前部，倒着长回口中，能突然翻出捕捉虫子。有三个眼睑，其中 1 个是透明的，在水中保护眼睛用，另外 2 个上下眼睑是普通的。头两侧有 2 个声囊，可以产生共鸣，放大叫声。

生长环境：生活在水中，但也有生活在雨林潮湿环境的树上的。

采集：夏秋季捕捉。剖开腹部，除去内脏，晒干。

分布：广西、湖南、贵州等地。

性味功能：甘，平。健胃消食，解毒消肿。

侗医主治：小儿疳积、肾炎浮肿、疔疮。

用药方法：1 ~ 2 只（去内脏），切碎，蒸服；捣烂敷患处治蛇头疮。

84. 骷 kubt 剪 Jian

地方名：蜈蚣。

基源及拉丁学名：蜈蚣科动物蜈蚣 Scolopendra subspinipes 的全体。

形态：蜈蚣呈扁平长条形，长 9 ~ 17 厘米，宽 0.5 ~ 1 厘米。全体由 22 个环节组成，最后一节略细小。头部两节暗红色，有触角及毒钩各 1 对；背部棕绿色或墨绿色，有光泽，并有纵棱 2 条；腹部淡黄色或棕黄色，皱缩；自第二节起每体节有脚 1 对，生于两侧，黄色或红褐色，弯作钩形。质脆，断面有裂隙。第一对脚呈钩状，锐利，钩端有毒腺口，一般称为腭牙、牙爪或毒肢等，能排出毒汁，一般长 1.5 ~ 34 毫米之间。药用蜈蚣是大型唇足类多足动物，只有 21 对步足和 1 对颚足，质量以身干、虫体条长完整、头红身绿者为佳。

生长环境：喜欢在阴暗、温暖、避雨、空气流通的地方生活。

采集：春夏捕捉，用两头尖的竹片插入头尾两部，绷紧，晒干。亦可用沸水烫过，晒干，生用。

分布：广西、湖南、广东、湖北、贵州、四川等地。

现代研究：含两种类似蜂毒的有毒成分，即组胺样物质及溶血性蛋白质；尚含脂肪油、胆固醇、蚁酸等；亦曾分离出 δ–羟基赖氨酸、氨基酸有组氨酸、精氨酸、鸟氨酸、赖氨酸、甘氨酸、丙氨酸、缬氨酸、亮氨酸、苯丙氨酸、丝氨酸、牛磺酸、谷氨酸。药理作用：①具有止痉作用。②蜈蚣水浸剂（1：4）在试管内对堇色毛癣菌、许兰黄癣菌、奥杜益小芽孢癣菌、腹股沟表皮癣菌、红色表皮癣菌、紧密着色芽生菌等皮肤真菌均有不同程度的抑制作用。③对肿瘤细胞有抑制作用。

性味功能：辛，温，有毒。熄风镇痉，攻毒散结，通络止痛。

侗医主治：淋巴结核、疮疖、毒蛇咬伤、外伤感染。

用药方法：将活的蜈蚣放丁桐油内浸泡，取油搽患处。

85. 独 Duc

地方名：黄牛。

基源及拉丁学名：牛科动物黄牛 Bos Taurus domesticus Gmelin 的肉、内脏、胃肠胆液。形态：体长 1.5 ~ 2 米，体重一般在 280 千克。体格强壮结实，头大额宽，鼻阔口大，上唇上部有 2 个大鼻孔，期间皮肤硬而光滑，无毛，称为鼻镜。眼、耳部较大。头上有角 1 对，左右分开，角之长短、大小随品种而异，弯曲无分枝，中空，内有骨质骨髓。四肢均匀，4 趾均有蹄甲，其后方二趾不着地，称悬蹄。尾较长，尾端具丛毛，毛色大部分为黄色，无杂毛掺混。

生长环境：饲养。

采集：宰杀取药用部分，鲜用。

分布：广西、贵州、湖南、湖北、四川、云南等地。

性味功能：肉甘，平。胃肠胆汁甘、苦，寒。补脾胃，益气血，强筋骨，凉血清热。

侗医主治：营养不良、虚弱、胃病、咽炎。

用药方法：牛心切片蘸"百草霜"（即锅底灰）烤熟服治小儿营养不良引起的眼角膜软化，预防小儿疳积；用胃肠胆汁煮牛肉、内脏食，侗话称"憋神"，又叫"百草汤"，不但是一道美味菜肴，又是一味良药，具有清热凉血、健脾和胃、解毒消肿的功效，对咽炎、疮疖、胃炎有较好的疗效。